JN426457

한방
물리치료학

한방물리치료학

2018년 7월 13일 1판 1쇄 인쇄
2018년 7월 23일 1판 1쇄 발행

지은이 | 배주한 외 공저
펴낸이 | 김진환
펴낸곳 | 학지사메디컬 HAKJISA MEDICAL
04031 서울특별시 마포구 양화로 15길 20 마인드월드빌딩
대표전화_ 02-330-5188 팩스_ 02-326-0338
등 록 | 2010년 2월 8일 제313-2010-36호
메 일 | hakjisamd@hakjisamd.co.kr
홈페이지 | http://www.hakjisamd.co.kr

ISBN 978-89-6069-711-9 93510

가 격 | 24,000원

· 저자와의 협약으로 인지는 생략합니다.
· 이 책을 무단 전재 또는 복제 행위 시 저작권법에 따라 처벌을 받게 됩니다.

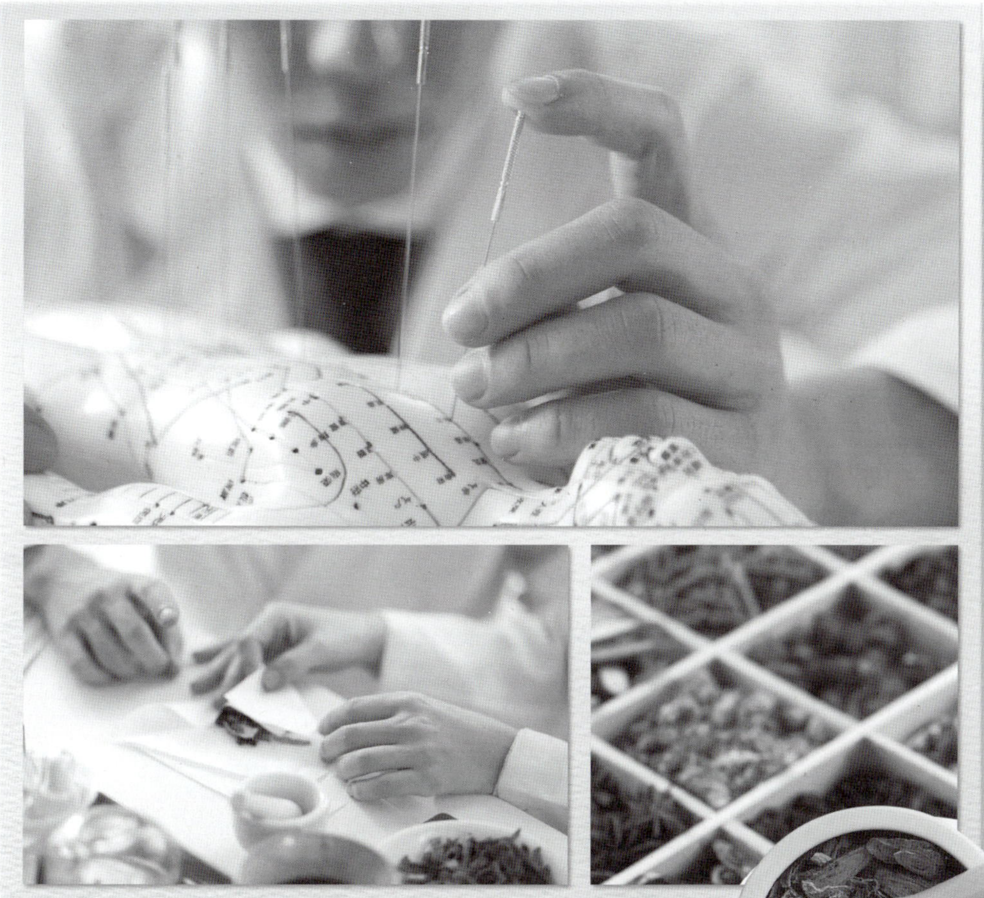

ORIENTAL PHYSICAL THERAPY

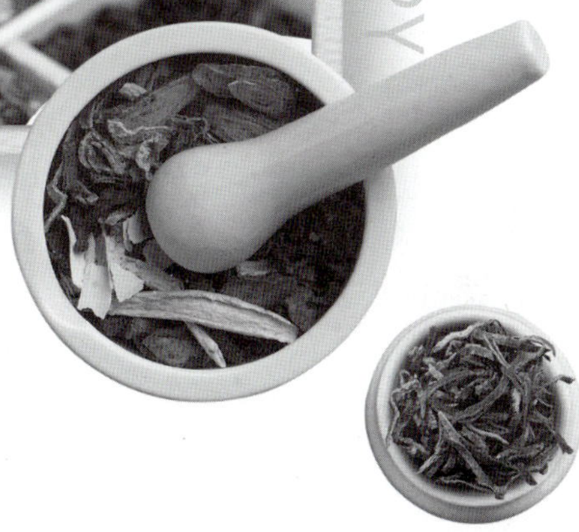

한방 물리치료학

배주한 외 공저

학지사메디컬
HAKJISA MEDICAL

저자 소개

배주한	구미대학교
김　경	대구대학교
김경훈	김천대학교
박재효	대구한의대학교
신형수	경운대학교
이상설	대전과학기술대학교
이연섭	대원대학교
이재홍	대구보건대학교
이희준	봉화노인복지센터원장
최석주	대구과학대학교

머리말

인간은 자연발생적인 한 생명체로서 생활환경에 순응하고 공존하면서 본능적으로 다양한 반사적 행동을 통하여 생존하여 왔다. 이런 가운데 동물의 행동 상태를 본뜬 도인안교법이 정체술로 발전되었으며, 인간의 본능적인 예지는 자연환경에 순응하는 각종 동작으로 응용되어 오늘날 다양한 한방물리치료요법으로 발전하여 왔다.

한편, 기계적인 기전을 이용하여 질병을 치료하고 건강을 증진시키는 효과를 얻기 위해 기존의 침구요법 이외에 다양한 기기가 한방물리치료 방법으로 사용되고 있다. 이러한 한방물리치료에 입문하기 위해 필요한 음양오행을 비롯하여 기초적인 한의학 이론과 인체의 생리, 병리에 대한 한의학적 치료에 대하여 서술하였다.

전자침술기기나 레이저 침과 같은 치료기는 침 시술 부위인 경혈에 기존의 침으로 자극을 주는 방법 대신에 응용되고 있다. 이외에 대부분의 치료기는 그 자극대상이 경혈에만 국한되지 않고 경근이나 경피, 혈락, 손락 등 모든 한의학적인 자극대상을 포함한다고 할 수 있다. 이러한 치료기는 일반적으로 자극 목적에 따라 통경락(通經絡), 온경락(溫經絡), 정경락(整經絡)요법으로 나눌 수 있다.

보건복지부는 2015년 2월 〈2014~2018 건강보험 중기보장성 강화 계획〉을 발표하고 국민의 요구도가 높은 근골격계 질환의 한의학 치료분야에 대하여 건강보험의 보장범위 확대를 추진하였다. 더불어 물리요법의 건강보험 보장성 강화를 위해서 별도 의료기기가 필요 없는 운동요법과 한의사에게 사용이 허용되는 의료기기를 활용한 물리치료요법에 대하여 건강보험 적용을 추진하였다. 또한 국토교통부는 2017년 〈자동차보험진료수가 한방물리요법의 진료수가 및 산정기준 공지〉를 통해 경피전기자극요법(TENS), 경근간섭저주파요법(ICT), 경추견인, 골반견인, 추나요법, 도인운동요법, 근건이완수기요법 등에 대해 진료수가와 산정기준을 적용하였다.

『한방물리치료학』은 이러한 점을 감안하여 동·서양의 특징적이고 상호보완적인 내용을 접목시켜 한방물리치료의 극대화에 기여하고자 출간하게 되었다.

이 교재는 대학에서 물리치료를 전공하는 학생과 임상에 근무하는 물리치료 선생님에게 한방물리치료에 조금이나마 도움이 되었으면 하는 바람으로 한의학 기초이론, 경맥과경혈, 한방물리치료 등 내용을 나누어 상세하게 집필하였다.

『한방물리치료학』이 출간되기까지 애써주신 중의사 이희준 원장님께 다시 한번 진심으로 감사드리고, 출판을 위해 많은 도움을 주신 학지사메디컬 권승하 부장님과 편집부 임직원 여러분께도 감사의 인사를 드린다.

2018년 7월
대표저자 배주한

차례

차례

CHAPTER 01

한의학 서론

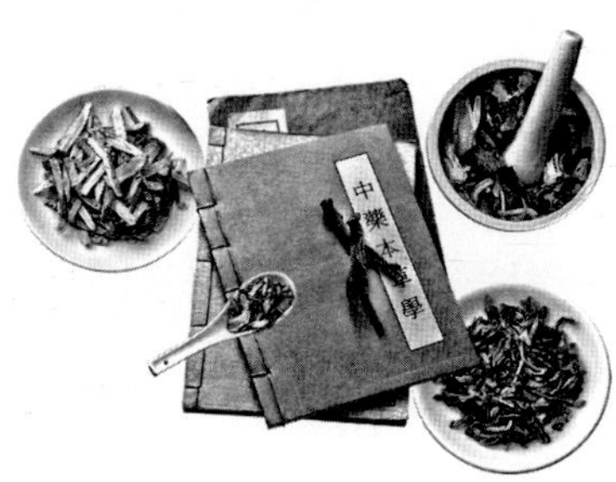

한의학의 개요

한의학은 서양의학에 대응하여 동양의학이라고도 한다. 중국 · 일본 등 한자문화권 지역의 의학과 교류되면서 연구 · 전승 · 발전되어 왔으며, 동양철학적인 방법에 근거를 두고 있다. 종합적인 생명현상을 동적(動的)으로 관찰함으로써 내적 생명력을 근본적으로 배양하고 건강을 증진하는 것이 큰 특징이다. 인체를 소우주(小宇宙)로 보기 때문에 한의학의 기초이론은 우주 운행원리인 음양을 중심으로 한 음양오행설(陰陽五行說)이다. 한의학의 자연관과 인체의 생리 · 병리에 대한 원리 · 진단 · 치료 · 약물 등에 대한 이론은 모두가 이 음양오행으로 설명될 수 있다.

1. 한의학의 기원

한의학의 기원은 도구사용과 관계있다는 설, 의학이 무술에서 기원했다는 설, 성인이 의학을 창립했다는 설, 원시시대 기원 등으로 볼 수 있다.

1) 도구사용과 관계있다는 설

목축과 농업은 원시사회에서 최고의 산업활동이었고, 불의 발명으로 농업생산은 급속한 발전을 하였다. 중국의 옛 시대로 거슬러 올라가 기록을 살펴보면 복희씨는 목축을, 신농씨는 농업을 발명하였고, 평조술이 진보하게 되어 탕액이 출현하였다. 이러한 인류의 생활 수단의 진보 과정과 의학지식 획득과의 관계가 반영된 것이다.

2) 의학이 무술에서 기원했다는 설

인체의 질병은 정령(혼령)이나 악마에 의해 체내 침입하여 발생한다는 믿음에 무의(巫醫)가 성행했다. 정신의와 일반적으로 육체의 질병을 다스리는 약물의로 구분하였다.

3) 성인이 의학을 창립했다는 설

하늘이 내려준 성인에 의하여 창제하였다는 주장으로 중국에서 가장 오래된 책인 역경(易經)의 괘(卦)를 만들었다는 전설의 복희, 여러 약초의 효능을 밝히고 한약의 치료법을 처음 만든『신농본초경』의 신농, 전설적인 인물인 황제와 그의 신하인 기백이 만든『황제내경(黃帝內經)』이 성인에 의하여 의학이 창제되었다는 것을 말하고 있다.

4) 원시시대 기원

인류 역사상 가장 오래된 치료법이고 동양의학의 영역에 속한다. 원시인들은 신체의 손상과 질병에 대해 본능적으로 비벼대거나 누르는 등의 행위를 통해 통증이 줄어들거나 증상이 완화되는 경험을 얻게 되어 장기간에 걸친 경험을 통해서 이 이론은 체계적으로 형성되고 발전되었다.

치료수단은 약초, 추나요법, 온열요법, 침구요법 등으로 물리적인 치료법이다.

2. 한의학의 역사

춘추전국시대에 한의학 최고의 서적이며 현재까지 한의학의 경전으로 받들어지고 있는 『황제내경』은 전설적 인물인 황제의 이름을 빌어 명칭을 붙였다. 그리고 신농은 일찍이 여러 가지 약의 효능을 밝혀 한약의 조상으로 알려져 있다. 그 약의 효능은 『신농본초경』이라는 책을 통하여 지금까지 전해지고 있는 바, 이는 한약재에 대한 기본서로 알려져 있다.

『황제내경』은 의학의 기초이론을 확립하고 정체관념을 중시하였는데, 정기음양오행학설로 인한 장상경락이론을 건립하고, 인간과 자연의 관계, 인체의 생리 · 병리 및 질병의 진단, 예방치료 등을 논술하였다.

『황제내경』은 원래 18권으로 전반 9권은 소문(素問), 후반 9권은 영추(靈樞)로 구분된다. 소문은 천인합일설 · 음양오행설 등 자연학에 입각한 병리학설을 주로 하고 실제치료에 대한 기록은 적은 편이다. 영추는 침구와 도인(導引) 등 물리요법을 상술하고 있으며, 약물요법에 대하여는 별로 언급하지 않았다(**그림 1-1**).

『신농본초경』에는 365종의 약제가 기

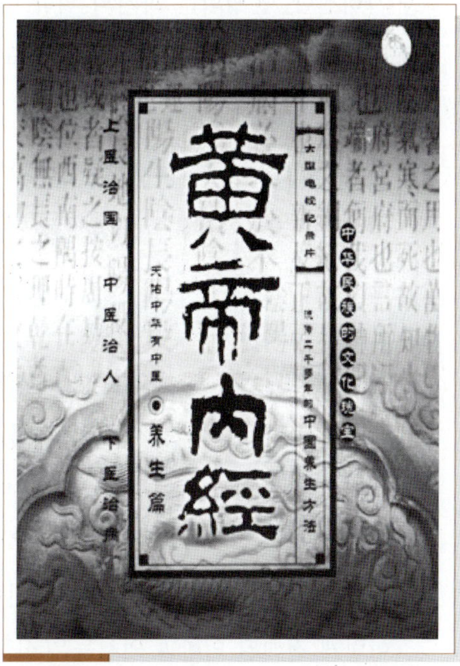

그림 1-1 『황제내경』

록되어 있으며 상 · 중 · 하품으로 나누고 사기(四氣)와 오미(五味), 칠정화합[七精和合(희노우사비공경): 기뻐하는 것, 성내는 것, 슬퍼하는 것, 생각하는 것, 근심하는 것, 놀라는 것, 무서워하는 것) 등의 이론으로 정립되어 있다. 이후에 후한의 장중경은 『상한론』을 저술하여 임상의학 발전에 크게 공헌하였다.

송나라 이전에는 주로 처방을 중심으로 의학의 대중화가 이루어져 왔으나, 송나라 시대에 이르러 성리학이 크게 발전하자, 이의 영향을 받아 처방이나 침술과 같은 치료 기술뿐만 아니라 이론적인 면에 더욱 관심을 가지기 시작하였다. 이러한 노력의 성과는 한의학의 이론적 발전에 크게 이바지하였고, 우주의 순환법칙에 의한 음양오행설이 발생하면서 한의학의 이론체계가 정립되었다.

금원 시대에는 한의학이 전성기를 맞게 되었다. 이 시기에는 전쟁이 끊이지 않고 전염병이 크게 돌아 수많은 사람들이 죽어 갔다. 이것을 해결하기 위한 노력이 끊임없이 행하여져 이 시대에 유명한 의사 4명 곧 금원사대가가 출현하게 되었다. 금원사대가는 유완소, 장종정, 이동원, 주진형 등을 말한다.

이렇게 이루어진 한의학 이론과 임상 방법은 명나라를 거쳐 청나라에 이르러 온병학(溫病學)이라는 새로운 장을 열게 되었다. 온병학은 현대의 열성전염병을 포함한 급성병을 가리킨다. 온병학은 과거의 의학 이론을 바탕으로 하여 당시에 큰 문제가 되었던 전염병을 해결함으로써 한의학 사상 중요한 일익을 담당하게 되었다.

3. 한의학의 전래

우리나라가 의학서적을 수입했다는 최초의 기록은 일본서기에 있으며, 고구려 평원왕 3년에 중국 오나라 사람인 지총이 『내외전』, 『약서』, 『명당도』 등 164권을 가지고 고구려를 거쳐 일본에 귀화하였다고 한다.

이때 우리나라는 중국의 의학을 최초로 받아들였다고 할 수 있으며, 여기에서 『내외전』은 『황제내경』, 『외경』 등의 의서를 말하고, 『약서』는 『신농본초경』, 『명의별록』 등이며, 『명당도』는 침과 뜸에 관한 서적이다.

이보다 약간 후에 백제는 남북조 시대의 여러 나라로 부터 의서를 수입하였는데, 백제 시대에 만들어진 『백제신집방』에 이들 의서의 내용들이 기록되어 있었다고 한다.

이렇게 전래된 의학과 의서들은 삼국 시대를 거쳐 고려 시대에 이르러 민족적인 자각으로 새로운 전기를 맞게 된다. 고려 시대 이전의 단순한 수입 의학 일변도에서 탈피하여 우리나라 사람에게 맞는 새로운 의학을 정립하고자 노력하기 시작하였다. 그리하여 이론적인 면에서는 이렇다 할 발전을 이루지 못하였지만, 약재와 처방에서는 상당한 성과를 거두게 되었다.

조선 시대에 들어와서는 고려 시대 의학을 정리 종합하였을 뿐만 아니라, 다시 새로운 의학 이론을 정립하여 중국에 견줄 만한 큰 성과를 거두었는데, 『향약집성방』과 『동의보감』이 그것이다. 『향약집성방』은 고려 시대에 편찬된 우리나라 처방 의서들을 종합 정리하여 새롭게 출판한 것으로, 우리 약재를 일반 대중에게 널리 알리기 위한 노력의 결과였으며, 『동의보감』은 허준이 선조의 명을 받들어 편찬한 의서였다(**그림 1-2**).

그 중 『동의보감』은 중국에서 가장 발달된 의학이라 할 수 있는 금원사대가의 이론을 받아들이고 아울러 역대 의서들을 총괄하여 독특한 방식으로 편집하였는데, 이렇게 뛰어나고 보기에 편리한 서적은 일찍이 없었으며, 다시 중국으로 역수출되기도 하였다. 『동의보감』 이전의 의학이 중국 의학을 그대로 답습하였거나 중국 의학 이론에 국산 약재나 우리 기술을 사용해 온 것에 비하여, 『동의보감』 이후의 의학은 명실상부한 우리 의학, 즉 한의학(韓醫學)이라고 할 수 있다. 이러한 자부심은 책 제목의 '동의(東醫)'라는

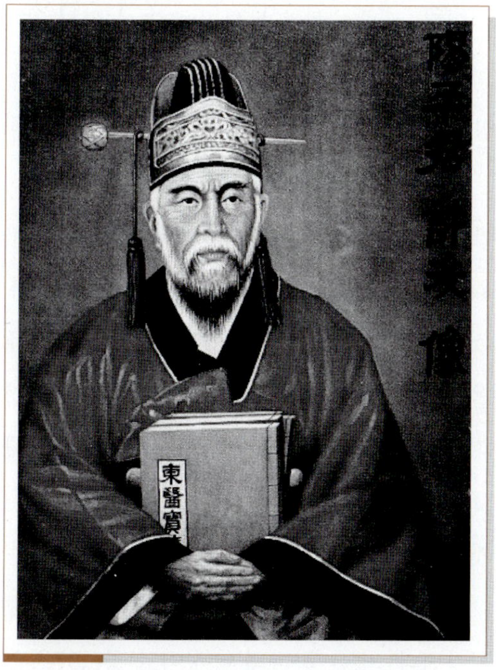

그림 1-2 허준의 『동의보감』

뜻에서도 잘 알 수 있다. 조선은 이미 세종 시대에 한국 의학의 자주적 기초를 마련할 정도로 크게 발전하였고, 특히 향약의 연구와 보급은 한국인의 질병 퇴치에 획기적인 업적을 이룩하였다. 이러한 학문적 토대 위에 허준이『동의보감』을 편찬함으로써, 한국 의학은 그 독자적 지위를 가질 수 있게 되었고, 책 제목의 "동의"는 우리 의학이 중국 의학과 대등한 것임을 과시한 것이었다.

조선조 말기에 이르러 우리 의학은 다시 한 번 새로운 전기를 맞게 되니, 이제마의『동의수세보원』의 출현이다. 이제마는 기존의 것과 다른 체질 이론을 도입하여, 각 체질에 따른 독특한 병리를 설명하고 치료 방법을 제시하였는데, 이를 사상체질 의학론이라 부른다.

이러한 자주적 정신을 이어받아 한의학(漢醫學)을 우리 고유의 한의학(韓醫學)으로 개칭하기에 이르렀다.

한의학의 기본 특징

변증론치(辨證論治)와 정체관념(整體觀念)이야 말로 동양의학인 중의학 또는 한의학의 병리적인 현상을 파악하는 가장 큰 근간이 될 것이다. 변증론치를 논하기에 앞서 필히 알아야 할 것이 바로 증(證)의 개념이다. 여기서 이야기하는 증(證)은 깨닫고 밝힌다는 큰 틀을 가지고 있다. 의학적인 측면에서 볼 때 증은 병의 증상을 밝힌다는 뜻이 된다. 다시 말해 병세, 즉 병의 힘이나 기운을 밝히는 것이다.

증(症)은 증세(症勢)로 병을 앓을 때 나타나는 여러 가지 상태나 모양을 말한다. 증(證)과 증(症)이 비슷하게 보이지만, 이러한 증(症)을 통해 나타나는 병의 상태를 분석하여 병의 단계 또는 병의 실질적인 근본을 밝히는 것이 된다. 증(證)은 질병의 원인, 부위, 성질과 환자의 신체적 여건 등의 상호 연관된 특징을 가지면서 증상이 종합된 일종의 증후군으로 여러 개의 증상이 일정한 틀에서 공통성을 띠고 유기적으로 집합되어 있는 것을 밝혀내는 것이다.

변병(辨病)이라는 것은 병을 구분해내는 것으로 양의의 병명을 나타내는 개념으로 볼 수 있다. 하지만 변증(辨證)이라는 것은 이러한 병이 구분되어 나타나는 증상과 증후를 구별하는 것이다. 물론 병과 증은 불가분의 관계를 가진다. 병은 하나의 총칭이고 증(證)은 병이 나타내는 주객관적 증상이며 질병의 병인, 병위, 성질과 병인의 신체강약 등이 상호 연계된 일연의 특징이라고 할 수 있다.

변증론치는 증(證)을 살펴서 이에 따른 치료를 결정한다는 것이다. 서양의와 다르게 병명에 관계없이 우선 증(證)을 살피게 되는 것이다. 그렇기에 아무리 복잡한 증상들이 나타나더라도 개별 증상에 집착하기 보다는 이들 증상 간에 어떠한 연계성이 있으며, 그 연계성의 원인이 어디에 있는가를 추적하는 방법을 변증이라고 한다. 가장 대표적인 것인 음, 양, 표, 리, 한, 열, 허, 실을 따지는 팔강변증(八綱辨證)이다.

정체관념은 동양의학에서 질병진료의 사고방식 중 하나이다. 질병을 국한적 또는 단편적으로 관찰하려 하지 않고, 전체와의 연계를 이해함으로써 인체의 생리와 병리를 설명하고 질병을 파악하여 치료원칙을 세우는 사고방식을 나타낸다. 이렇듯 전체관점에서 시작하여 문제를 전면적으로 고려하는 사고방식을 질병의 진단과 치료에 일관해서 적용하는 것으로 단지 국부적인 변화에서 착안하는 것이 아니기에 정체관념이라고 한다. 예를 들어 콧물이 흐르는 감기의 경우, 단지 코만 치료하는 것이 아니라 맑은 콧물을 흘릴 때는 폐를 따뜻하게 하는 약을 쓰고, 비후성 비염에는 폐를 서늘하게 하는 약을 쓰는 것처럼 단순한 국부증상에 따라 치료를 결정하는 것이 아니라 전체적인 기능의 조화를 통해 병을 치료하는 접근 방식이다.

그렇기에 같은 코에 관련된 병이지만 다른 방법을 쓸 수 있는데 이것을 바로 동병이치(同病異治)라로 한다. 물론 계절, 기후, 신체 등 모든 것을 고려하여 치료법을 사용하게 된다. 마찬가지로 다른 병이지만 병의 증상이 같은 경우 같은 방법으로 치료한다는 개념이 이병동치(異病同治)이다. 이것은 증상의 변화를 따지는 것으로써 증상의 시작은 병이 다르더라도 같을 수 있고, 병의 경중에 따라 변화할 수 있기 때문이다. 즉, 같은 증(證)의 경우 증(症)이 다르더라도 같은 치료를 행할 수 있는 것이다.

이렇게 변증하기 위해서 진찰과 진단이라는 것이 필요하다. 진찰은 환자의 개별적인 증상을 수집하는 과정이고, 진단은 진찰을 통해 찾아낸 유의성이 있는 정보를 종합하고 분석하여 병의 원인과 발전과정을 추적하고 치료 방향을 결정하는 것이다. 진찰의 방법으로 동양의학에서는 사진법을 사용한다. 사진법은 망(望), 문(問), 문(聞), 절(切)의 네 가지를 나타낸다.

망(望), 즉 망진(望診)은 눈으로 보면서 진찰하는 방법으로 얼굴색, 피부의 윤기, 정신상태, 몸의 전체 및 각 부위에 대한 형태를 관찰하는 것이다. 문진(問診)은 환자나 환자의 보호자에게 질병의 발생, 진행과정, 치료 경과와 현재의 증상 및 기타 질병과 관련된 여러 정황을 물어서 질병을 진찰하는 방법이다. 문진(聞診)은 환자로부터 나타나는 여러 가지 소리와 냄새의 이상한 변화를 통해 질병을 진찰하는 방법이다. 절진(切診)은 맥을 보는 맥진과 눌러 보는 안진으로 나뉜다. 의사가 손을 이용하여 환자의 신체표면을 만져보거나, 더듬어 보고, 눌러봄으로써 필요한 자료를 얻어내는 진단방법이다.

이러한 네 가지 진찰법을 통해 수집된 증상을 종합 분석하여 환자 상태에 대한 정확한 인식이 이루어지게 되며, 이에 따라 적합한 치료법이 결정된다. 이처럼 유의성 있는 정보를 종합 분석하여 하나의 패턴을 구성하는 과정이 바로 변증(辨證)인 것이다.

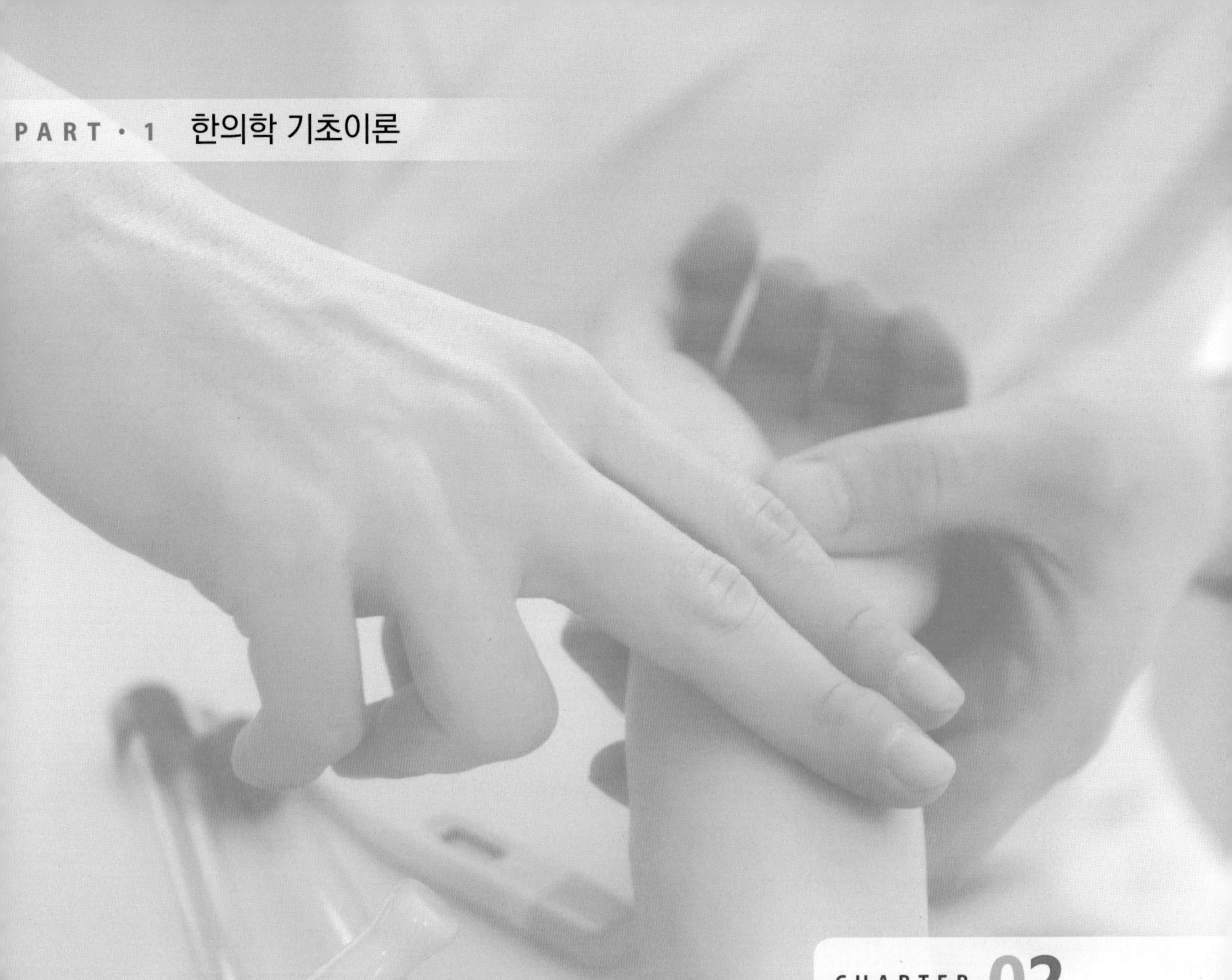

CHAPTER 02

음양오행설
(陰陽五行說)

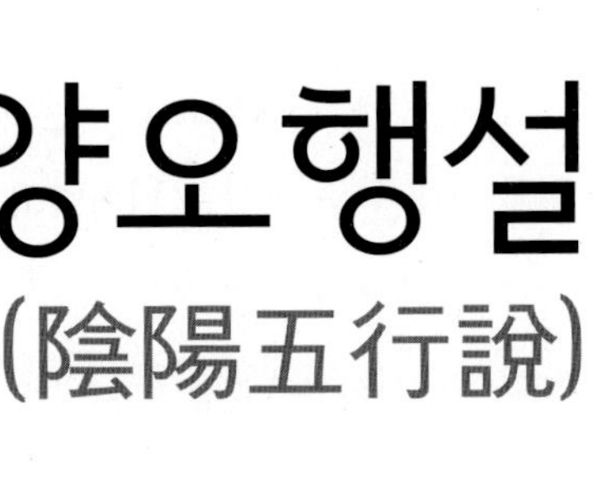

음양의 정의

아무것도 없는 백지상태, 즉 무(無)에서 하나의 기운이라는 것이 생기고, 그 하나의 기운 안에 음과 양이 생성되어 그것의 조화로 인해 우주가 형성되었고 모든 것이 창조되었다는 것이 음양의 정의이다.

음양이란 사물의 현상을 표현하는 하나의 기호라고 할 수 있다. 음과 양이라는 두 개의 기호에 모든 사물을 포괄 · 귀속시키는 것이다. 이는 하나인 본질을 양면으로 관찰하여 상대적인 특징을 지니고 있는 것을 표현하는 이원론적(二元論的) 기호라고도 할 수 있다.

음양의 분류

음양론은 음과 양이 상반 대립과 상호 교감의 논리로 설명되며, 대립되는 두 개의 개체가 서로 의존적 교감을 이루어 만물이 탄생하고 성장하고 절멸한다고 보고, 이것은 인간의 운명까지도 지배한다고 생각하였다.

음양론은 우주 존재와 활동을 음과 양으로 대립시켜 밝음이 있으며 어둠이 있고, 대 · 소(大 · 小), 동 · 정(動 · 靜), 생 · 멸(生 · 滅), 남 · 여(男 · 女)와 같이 대립적 관계로 파악한다. 음기는 양기를 받아 만물을 창조하는 정적(靜的)인 기운으로 여자, 달, 산 등이며, 양기는 음기를 변화시키는 동적(動的)인 기운으로 남자, 태양, 바람과 물 등이다. 음양은 일정한 주기를 가지고 서로를 보완시키거나 또는 약화시켜 지배하기도 하는데, 그 상호 보완작용에 의해 우주 만상은 변화하고, 또 질서를 유지하면서 진화하는 것으로 보았다(**표 2-1**).

표 2-1 음양의 분류

양(陽)	하늘 · 낮 · 태양	남	밝음	더움	기능	기	동	인체의 육부	인체의 외측
음(陰)	땅 · 밤 · 달	여	어둠	추움	물질	혈	정	인체의 오장	인체의 내측

인체와 음양

음양을 인체에 적용시켜 보면, 바깥은 양이고 안은 음이며, 장은 음에 속하고 부는 양에 속한다. 인체의 생리기능상 혈압상승, 분비액의 증가 등은 양적(陽的) 현상이며, 혈압강하·분비액의 저하 등은 음적(陰的) 현상이다. 인체에서 이 음양의 조화가 깨어지면 병적인 현상이 일어나게 된다. 한의학은 양과 음의 과다와 부족을 조화시켜, 깨어진 음양의 균형을 되찾도록 해주는 치료의학이라 할 수 있다.

음양의 편쇠에 따른 병리과정

1) 음의 편쇠

마치 양이 항진된 것과 같은 증상이 나타난다. 이때 표현되는 증상은 허열 등의 증상이다. 치료법으로는 보열, 보음하는 약물로 편쇠된 음을 치료하며, 보법으로 편쇠된 측면을 강화시키는 원칙에서 치료한다.

2) 양의 편쇠

마치 음이 항진된 것과 같은 증상이 나타난다. 이때 표현되는 증상은 오한, 전율 등의 증상이 나타난다. 치료법에는 보기(補氣), 보양(補陽)하는 약물로 편쇠된 양을 치료하며, 보법으로 편쇠된 측면을 강화시키는 원칙에서 치료한다.

3) 음양이 편쇠

음에서 정기가 약화되었으므로 이것을 우선적으로 강화하지 않고서는 유기체에서 모든 기능이 잘 회복될 수 없을뿐만 아니라, 병인도 효과적으로 제거할 수 없게 된다.

오행의 개념

동양의학에서는 자연계를 구성하고 있는 여러 가지 물질을 종합 분석하여 자연계는 오행이라고 하는 다섯 가지의 기본 물질로 구성되어 있다고 생각하였다.

오행은 목(木), 화(火), 토(土), 금(金), 수(水)의 다섯 가지를 말하는데 이것의 하나를 행(行)이라고 부른다. 오행을 일명 오운(五運)이라고 하는데 '행'이나 '운'은 다 같이 고정불변한 것이 아닌 움직인다는 것을 의미하는 말이다.

오행이라는 다섯 가지 물질은 각각 다른 속성들을 가지고 있다.

- **목(木)**: 부드럽고 잘 소통되어 있고 똑바로 뻗어나가는 성질을 가지며, 동요하는 성질이 있는 물질이다.
- **화(火)**: 뜨겁고 작열하고 연소하며, 그 기운이 위로 올라가는 성질을 가지는 물질이다.
- **토(土)**: 자양하고 성질이 온후하며, 변동이 적은 성질을 가지는 물질이다.
- **금(金)**: 아름답고 차고 굳으며 두드리면 소리가 잘 나고, 불을 두려워하며 불에 의하여 용해될 수 있는 성질을 가진 물질을 말한다.
- **수(水)**: 차고 습윤하며 높은 곳에서 낮은 곳으로 흐르는 성질을 가진 물질이다.

이상에서 오행의 다섯 가지 물질은 서로 각각 다른 성질을 가지고 있다는 것을 쉽게 이해할 수 있다. 이러한 물질 상호 간의 각각 다른 특성으로부터 그들 상호간에는 서로 조장(助長), 자생(資生)시키는 상호 관계가 있는가 하면, 다른 측면으로는 그들 상호 간에 서로 제약하며 타승하는 상호 관계를 발생시킨다.

『동의보감』의 '오행생극순역(五行生克順逆)'에서는 강한 것은 약한 것을 공격할 수 있는데 토(흙과 같은 것)는 목(나무와 같은 것)에 의하여 뚫어지고, 실한 것은 허한 것을 타승할 수 있는데 금(철과 같은 것)은 화에 의하여 용해되고, 굳은 것은 유연한 것을 제약할 수 있는데 목은 금에 의하여 베어진다고 하였다. 이것은 사물 상호간의 서로 제약하고 서로 타승하는 관계를 설명하는 동시에 오행의 각각 다른 특성을 설명하여 주는 것으로 이해된다. 이러한 모든 사물과 현상이 모두 이와 같은 상호 관계에 있으므로 그러한 실례는 헤아릴 수 없이 많을 것이다.

오행은 이와 같은 각각 다른 특성을 가지고 있기 때문에 그들 사이에는 서로 제약하며 타승하는 관계가 있는가 하면, 다른 측면으로는 서로 발생시키고 조장시키는 상호관계를 가지게 된다. 예를 들면 수는 화를 제약하며 동시에 목을 자양하는 성질을 가진다. 이것을 비유해서 말한다면 불은 물에 의해서 꺼지는 것이고, 나무는 수분이 없이 성장할 수 없다는 것과 같은 것이다.

이것은 수와 화, 수와 목 들 사이에 있는 상호 연관성을 말하는 것인바, 이러한 견해가 점차 발전하여 이후에는 모든 사물과 현상에 내재하는 상호 발생을 조장시키고 상호 제약하는 복잡한 연계관계를 설명하는 데 오행의 이론을 이용하게 되었다.

인체에서도 각 장기 계통 및 기능들이 생리 · 병리적으로 서로 밀접한 연관성을 가지고 있다. 동양의학에서는 이러한 인체에서의 상호 제약하고 상호 발생 조장시키는 연계 관계를 오행의 이론을 적용하여 설명하게 되었으며 나아가서는 질병과 발생, 발전, 경과 및 치료에서 그들 사이의 상호 연계를 설명하는 데 오행의 이론을 이용하였던 것이다.

물론 복잡한 유기체의 생리 · 병리적 과정을 모두 음양오행의 이론에 맞추어 기계적으로 공식화할 수는 없는 것으로 인정되나, 이 이론을 모르고는 동양의학의 내용을 잘 이해할 수 없다. 오행의 이론에서 우리가 주요하게 알아야 할 것은 오행의 상생 상극 제화와 상승 상모의 상호 관계를 잘 아는 것이다.

1. 오행의 상생과 상극

상생이라 하는 것은 사물과 현상에서 상호 조장(助長), 자생(資生)시키며 상호 의존하는 관계를 말한다.

상생에는 목생화(木生火), 화생토(火生土), 토생금(土生金), 금생수(金生水), 수생목(水生木)의 다섯 가지가 있다. 상생의 이 다섯 가지의 관계에 각기 아생자(我生子)와 생아자(生我者)의 모자 관계(어머니와 아들과의 관계)가 있는 바, 아생자라는 것은 내가 낳은 자라는 뜻이며, 생아자는 나를 낳은 자라는 뜻이다. 금을 예로 들면, 금의 아생자는 금생수에서 수를 말하는 것이며, 생아자는 토생금에서 토를 말하는 것이다(**그림 2-1**).

여기에서 상생의 사물을 발생 조장시킨다는 것을 비유해서 말하면 다음과 같다. 즉 화생토라고 할 때, 이것은 화가 있어야 토를 발생한다는 뜻인바 이것이 마치 초목에 불이 붙으면 후에 재가 남고, 이 재가 흙이 된다는 것과 같은 것이다. 그리고 화는 토를 발생 조장시키기 때문에 화를 모(母)로, 토를 자(子)로 하여 그들 사이의 상호 관계를 어머니와 아들과의 관계 즉 모자의 관계로 설명하였다. 이러한 관계는 인체에서 생리 · 병리적 현상을 설명하는 데 주요하게 이용된다.

다음으로 상극이라고 하는 것은 사물 상호간에 제약하며 타승 또는 극복하는 관계를 말한다. 중국의 『황제내경』의 '소문'에서는 '육절장상론(六節臟象論)'의 '오행의 상극 관계'에서 이렇게 기록한 대목이 있다.

황제: 무엇이 무엇을 이기는지 그 관계를 설명해주시오.

기백: 봄은 장하(長夏)에 이기고, 장하는 겨울에 이기고, 겨울은 여름에 이기고, 여름은 가을에 이깁니다. 또 가을은 봄에 이깁니다. 여기에서 장하는 토용(土用: 각 계절마다 있다. 입하 전이 봄의 토용, 입추전이 여름의 토용, 입동 전이 가을의 토용, 입춘 전이 겨울의 토용이다. 그 기간은 각각 18일 간이며, 이 시기에는 비장이 가장 활발하게 움직여서 오장을 보양한다. 토용은 1년에 4번 있는데, 요즈음에는 여름의 토용만을 가리키는 말이 되었다.)을 가리킨다. 여기에서 극(剋)이란, 이긴다는 뜻이다. 간장은 비장에 이기고, 비장(지라)은 신장에 이기고, 신장은 심장에 이기고, 심장은 폐장에 이기고, 폐장은 간장에 이긴다는 뜻이다.

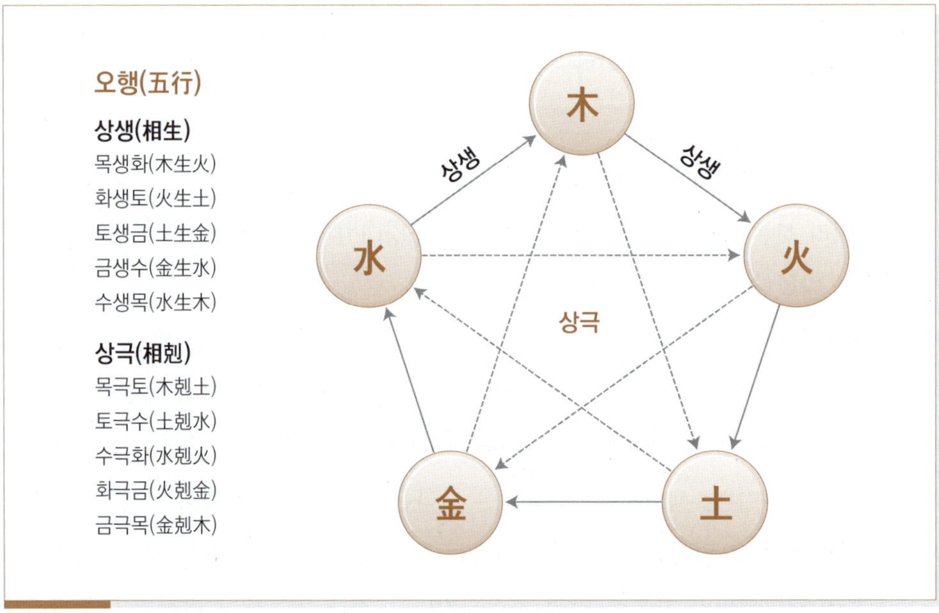

그림 2-1 오행의 상생과 상극

2. 상극(相剋)

서로 이긴다는 관계에는 다음과 같은 다섯 가지가 있다.

(1) 금극목(金克木): 폐장(가을)은 간장(봄)을 이긴다

폐장은 기를 순환시켜서 온몸의 활동을 돕는다. 한편 신체는 근육에 의해 활동하는데, 그 근육을 지배하는 것이 간장이다. 가을에 폐장이 활발하게 움직일 때에 체질적으로 간장이 약한 사람은 지나친 활동에 의해 근육이 약해져 간장에 부담을 준다.

(2) 목극토(木克土): 간장(봄)은 비장(장하)를 이긴다

간장은 비장에게 무엇인가를 빼앗아 그것으로 활동한다. 비장은 피를 만드는데, 간장이 근육을 움직이려면 피가 필요하다. 따라서 간장이 활동을 하면 할수록 비장에게서 많은 피를 빼앗아야 한다. 이것을 간장은 비장에 이긴다고 표현한 것이다.

간장은 봄에 활발하게 움직인다. 체질적으로 비장이 약한 사람은 간장에게 피를 빼앗기기 때문에, 봄에는 비장이 허하고 간장이 실한 비허간실(脾虛肝實) 상태가 된다. 따라서 비장이 약하면 영양분을 소화하고 흡수하는 능력이 떨어진다. 또한 간장은 피를 지나치게 저장하므로 염증을 일으키기 쉽다. 현대의학에서 말하는 B형 간염이 여기에 해당한다.

(3) 토극수(土克水): 비장(장하)은 신장(겨울)을 이긴다

비장과 신장의 관계는 약간 다르다. 비장에서 만들어진 정(精)은 신장에 저장되고, 비장은 그 정을 이용하여 활동한다. 즉 일반적인 상극 관계가 아닌 비장과 신장은 평등한 관계에 있기 때문에 비장이 약하면 신장도 약해지고, 신장이 약하면 비장도 약해진다.

비장은 토용의 시기에 움직임이 가장 활발하다. 따라서 체질적으로 신장이 약한 사람은 배설과 생식에 관여하는 하초(下焦)에 양기가 부족한 상태가 된다. 신장이 약하면 비장은 활발하게 움직여야 할 시기임에도 불구하고 오히려 둔해진다. 그 결과 하반신이 차가워져서 설사를 하게 된다. 비장만 약할 때에 생기는 설사 그리고 위장, 대장, 소장에 이상이 있을 때에 생기는 설사는 모두 횟수도 많고 복통이 나고 때로는 열도 난다. 그러나 신장 때문에 비장이 약해져서 나는 설사는 복통이 거의 없고, 횟수도 2~3회에 그치고 대변을 지리는 경우도 있다.

(4) 수극화(水克火): 신장(겨울)은 심장(여름)을 이긴다

심장에는 양기가 많고 신장에는 음기가 많다. 이 음기와 양기는 서로 교류하면서 건강을 유지한다. 겨울은 춥기 때문에 신장이 활발하게 움직임으로써 심장의 양기를 아래로 끌어내린다. 그렇기 때문에 허리와 다리가 춥지 않은 것이다. 하지만 체질적으로 양기가 적은 사람은 신장이 열심히 활동을 해도 양기가 하체로 내려오지 않고 신장의 음기만 왕성해진다. 따라서 허리와 다리가 차가워질 수밖에 없고, 다리가 차가워지면 양기는 더욱 부족해지므로 심장에 부담을 준다. 이런 관계를 신장은 심장을 이긴다고 표현한 것이다.

(5) 화극금(火克金): 심장(여름)은 폐장(가을)을 이긴다

심장은 폐장을 이기는 관계에 있다. 폐장은 심장의 양기를 온몸으로 순환시킨다. 여름에 심장이 활발하게 움직여 양기가 많아지면 당연히 폐장에 부담을 준다. 이 때는 운동을 통한 호흡을 이용해서 넘치는 양기를 땀과 함께 발산하는 것이 좋다. 만약 폐장이 활동하지 않으면 상체에 양기가 고여 머리가 멍해지거나 두통, 불면, 가슴 두근거림 등의 증상이 나타난다.

이상이 상극 관계에 관한 설명이다. 극을 한다는 것은 상대방이 가진 무엇인가를 빼앗거나 부담을 준다는 뜻이다. 간장은 비장에게서 피를 빼앗는다. 신장은 심장, 심장은 폐장, 폐장은 간장에 각각 부담을 준다. 그런데 비장과 신장의 관계만은 특별하다. 이런 생리를 잘 파악한 상태에서 증상을 구별하면 이해하기 쉬울 것이다.

3. 상극 관계를 이용한 방법

질병은 음기와 양기가 균형을 잃었다는 사실을 뜻한다. 그것을 바로잡는 것이 치료이다. 어느 부위의 양기와 음기에 변화가 일어났는지를 먼저 살펴야 한다. 병이 얕을 때는 양경과 음경, 또는 장부의 음기와 양기의 균형이 무너진다. 반면 병이 깊으면 장부의 관계에 의해 그 증상이 나타난다. 장과 부도 음양의 관계에 있다. 장부의 음양 관계를 모두 정리하면 상극 관계가 된다. 이런 상극 관계를 하나씩 나누어 음양의 관계로 생각하고, 그 증상을 정리하면 치료에 큰 도움이 될 것이다.

오행의 상극 관계는 음양론이 변하여 발전한 것이라고 생각하면 치료하기 편리하다. 오행론은 관념론이 아니다. 잘 이해하면 오늘날에도 충분히 임상에 응용할 수 있는 실천적인 내용이다.

여기에서도 역시 아극자(我克者) 및 극아자(克我者) 또는 소승(所勝) 및 소불승(所不勝)의 상호관계가 있다.

- 아극자라 하는 것은 내가 제약하는 자라는 뜻이고,
- 극아자는 나를 제약하는 자라는 뜻이며,

- 소승은 타승한다는 뜻이고,
- 소불승은 타승하지 못한다는 뜻이다.

목을 예로 들자면 목의 아극자는 목극토에서 토를 말하고, 극아자는 금극목에서 금을 말하며 이와 마찬가지로 여기에서 목의 소승은 토이고 소불승은 금이 된다.

상극에서 사물의 상호 제약하고 타승하는 연계관계를 비유하여 설명하면 수극화에서 화의 속성을 가진 사물과 현상은 수의 속성을 가진 사물과 현상에 의하여 제약되고 극복된다는 것과 같은 것인데 말하자면 불이 붙을 때에 물을 끼얹으면 불이 꺼지는 것과 같은 것을 말한다.

이상에서 상생과 상극은 그 어느 것도 단독으로 고립하여 존재할 수는 없으며, 다 같이 존재함으로써 음양의 상대적 균형을 유지할 수 있게 된다.

중국의 의학자 장경악은 사물이 발생 변화하는 데는 서로 상생하지 않을 수 없으며 또 제약하는 것이 없을 수 없다. 그것은 상생이 없으면 발생 발육할 근원이 없고 제약하는 것이 없다면 지나치게 왕성하고 항진되어 도리어 해로울 것이 되므로 반드시 상생 중에 제약이 있고 제약 중에 상생이 있어야 비로소 사물이 부단히 운동 변화할 수 있으며, 서로 상반되면서 다른 측면으로는 서로 발생 조장시킬 수 있다고 하였다. 그러므로 음양의 균형을 유지하는 데 있어 상생과 상극은 주요한 의의를 가진다.

4. 오행의 상생과 상극이 동양의학에서 적용되는 실례

1) 토생금

토는 위나 비장을 대표하고 금은 폐와 대장을 말한다. 이러한 토가 금을 발생 조장시킨다고 하는 것은 인체에서 비나 위가 튼튼해서 영양물질을 전신에 잘 공급해야 폐가 건전할 수 있다는 것과 같은 것이 된다. 이 이론은 동양의학에서 폐병 때에 비나 위의 기능을 강화하여 영양 상태를 좋게 함으로써 폐병의 치료를 촉진시키는 것을 일반적인 원칙으로 하고 있다.

2) 목극토

목에 병변이 있으면 앞으로 토를 장애하여 토의 기능장애를 일으킬 수 있다는 것이 된다. 동양의학에서 간담에 병변이 있을 때는 앞으로 비나 위의 기능장애를 일으킬 수 있다는 것을 오랜 경험으로 알고 있기 때문에 간과 담에 병이 들었을 때는 비와 위에 병변이 없다고 하더라도 미리부터 비와 위의 기능을 보호하며 강화하는 약물을 동시에 써서 간과 담의 병변이 비와 위에 파급되지 않도록 하면서 간과 담의 병을 치료하는 것을 원칙으로 한다. 이런 원칙은 합병증을 예방하는 데 있어서 큰 의의를 가지는 것이다.

5. 제화(制化)

제화는 처음에 상극 예하면 목금토가 있고, 다음에 목의 아극자인 토가 상생하는 금 즉 토생금이 있으며, 그 다음에는 토의 아생자인 금이 제약하는 목 즉, 금극목이 있게 된다. 정상 상태에서는 상생과 상극이 동시에 발생하는 측면과 제약하는 측면이 서로 조화되어 균형을 유지할 수 있게 되어 있으므로 사물의 상호관계에서 상생과 상극 관계가 동시에 존재하는 것을 설명하는 것으로 제화의 제는 제약한다는 뜻이며, 화는 생화 즉 발생 변화한다는 뜻이다.

제화는 오행의 제약하는 가운데는 발생 변화하는 것이 있고, 발생 변화하는 가운데는 제약하는 관계가 있다는 것을 설명하는 것이다. 그러므로 이것은 위에서 말한 상생과 상극이 보다 단순한 사물과 현상의 상호 관계를 설명한다고 하면 제화는 보다 복잡한 연계를 설명하는 것으로 된다. 제화에는 다음의 다섯 가지가 있다.

① 목극토(木剋土) → 토생금(土生金) → 금극목(金剋木)

- **목금토**: 나무는 흙을 이긴다. 즉 간은 비장을 이긴다.
- **토생금**: 흙은 쇠를 낳는다. 즉 폐는 비장을 돕는다.
- **금극목**: 쇠는 나무를 이긴다. 즉 폐는 간을 이긴다.

② 화극금(火剋金) → 금생수(金生水) → 수극화(水剋火)

- **화극금**: 불은 쇠를 이긴다. 즉 심장은 폐를 이긴다.
- **금생수**: 쇠는 물을 낳는다. 즉 폐는 신을 돕는다.
- **수극화**: 물은 불을 이긴다. 즉 신장은 심장을 이긴다.

③ 토극수(土剋水) → 수생목(水生木) → 목극토(木剋土)

- **토극수**: 흙은 물을 이긴다. 즉 비장은 신장을 이긴다.
- **수생목**: 물은 나무를 낳는다. 즉 신장은 간을 돕는다.

- **목극토**: 나무는 흙을 이긴다. 즉 간은 비장을 이긴다.

④ 금극목(金剋木) → 목생화(木生火) → 화극금(火剋金)

- **금극목**: 쇠는 나무를 이긴다. 즉 폐는 간을 이긴다.
- **목생화**: 나무는 불을 낳는다. 즉 간장은 심장을 돕는다.
- **화극금**: 불은 쇠를 이긴다. 즉 심장은 폐를 이긴다.

⑤ 수극화(水剋火) → 화생토(火生土) → 토극수(土剋水)

- **수극화**: 물은 불을 이긴다. 즉 신장은 심장을 이긴다.
- **화생토**: 불은 흙을 낳는다. 즉 심장은 비장을 돕는다.
- **토극수**: 흙은 물을 이긴다. 즉 비장은 신장을 이긴다.

제화는 화극금 → 금생수 → 수극화를 예를 들면, 화는 화극금으로서 금을 제약한다. 금은 지나친 제약을 받지 않기 위하여 금생수로서 수를 많이 발생시키고, 수는 다시 수극화로서 화를 제약함으로 정상적인 조건하에서는 화가 과도하게 항진될 수 없으며, 이들 사이에는 균형이 유지된다. 만약에 이러한 정상적인 상호 관계가 파괴될 때에는 인체에서 병적 현상이 발생하게 되므로 이상과 같은 오행의 상호 관계로 균형을 이루게 하는 방향에서 정상화하는 원칙으로 치료해야 한다.

예를 들면 침구학 오행 침 치료에서 만약에 폐 · 금이 실증일 때 이것은 화가 힘이 약하여 금을 제약하지 못하는 데서 발생하며 또한 수가 화를 지나치게 제약하므로 화는 더욱 약해져서 금을 제약할 수 없기 때문에 발생하는 것이다.

치료는 화경(火經)과 자경(自經)의 화혈(火穴)을 보(補)하고, 수경(水經)과 자경의 수혈(水穴)을 사(瀉)해 줌으로써 그들이 균형을 이루게 하는 원칙으로 한다. 화가 강화되어 금이 실한 것을 타승하여 이들 관계가 정상상태로 회복될 때 폐금의 실증은 치료된다.

인체와 오행

한의학에서는 오행의 생극(生剋)의 이치를 운용하여 인체에 있는 내장의 상호자생 · 상호제약의 관계를 설명하며, 오행의 귀납법으로 인체의 각 부위 간의 상호 연관을 설명한다(**표 2-2**).

표 2-2 오행배속표

구분 \ 오행(五行)	목(木)	화(火)	토(土)	금(金)	수(水)
오장(五臟)	간(肝)	심장(心)/심포(心包)	비장(脾)	폐(肺)	신(腎)
육부(六腑)	담(膽)	소장(小腸)/삼초(三焦)	위(胃)	대장(大腸)	방광(膀胱)
오관(五官)	눈(目)	혀(舌)	입(口)	코(鼻)	귀(耳)
오체(五體)	근(筋)	혈(血)	육(肉)	피(皮)	골(骨)
오지(五志)	노(怒)	희(喜)	사(思)	우(憂)	공(恐)
오색(五色)	푸른색(靑)	붉은색(赤)	노란색(黃)	흰색(白)	검은색(黑)
오미(五味)	신맛(酸)	쓴맛(苦)	단맛(甛)	매운맛(辣)	짠맛(鹹)
오기(五氣)	풍(風)	열(熱)	습(濕)	조(燥)	한(寒)
오축(五畜)	닭	양	소	말	돼지
오곡(五穀)	보리	기장	피	벼	콩
오수(五數)	3·8	2·7	5·10	4·9	1·6
오상(五常)	인(仁)	예(禮)	신(信)	의(義)	지(智)
오취(五臭)	누린내	타는내	단내	비린내	썩는내
오상(五常)	인(仁)	예(禮)	신(信)	의(義)	지(智)
오과(五果)	오얏	은행	대추	복숭아	밤
오채(五彩)	부추	염교	아욱	파	콩잎
오시(五時)	봄(春)	여름(夏)	장하(長夏)	가을(秋)	겨울(冬)
천간(天干)	갑을(甲乙)	병정(丙丁)	무기(戊己)	경신(庚辛)	임계(壬癸)
지지(地支)	인묘(寅卯)	사오(巳午)	진술축미	신유(辛酉)	해자(亥子)
방위(方位)	동(東)	남(南)	중앙	서(西)	북(北)
성질(五性)	생성	성장 · 분열	조화 · 완성	수렴 · 결실	휴식 · 응집

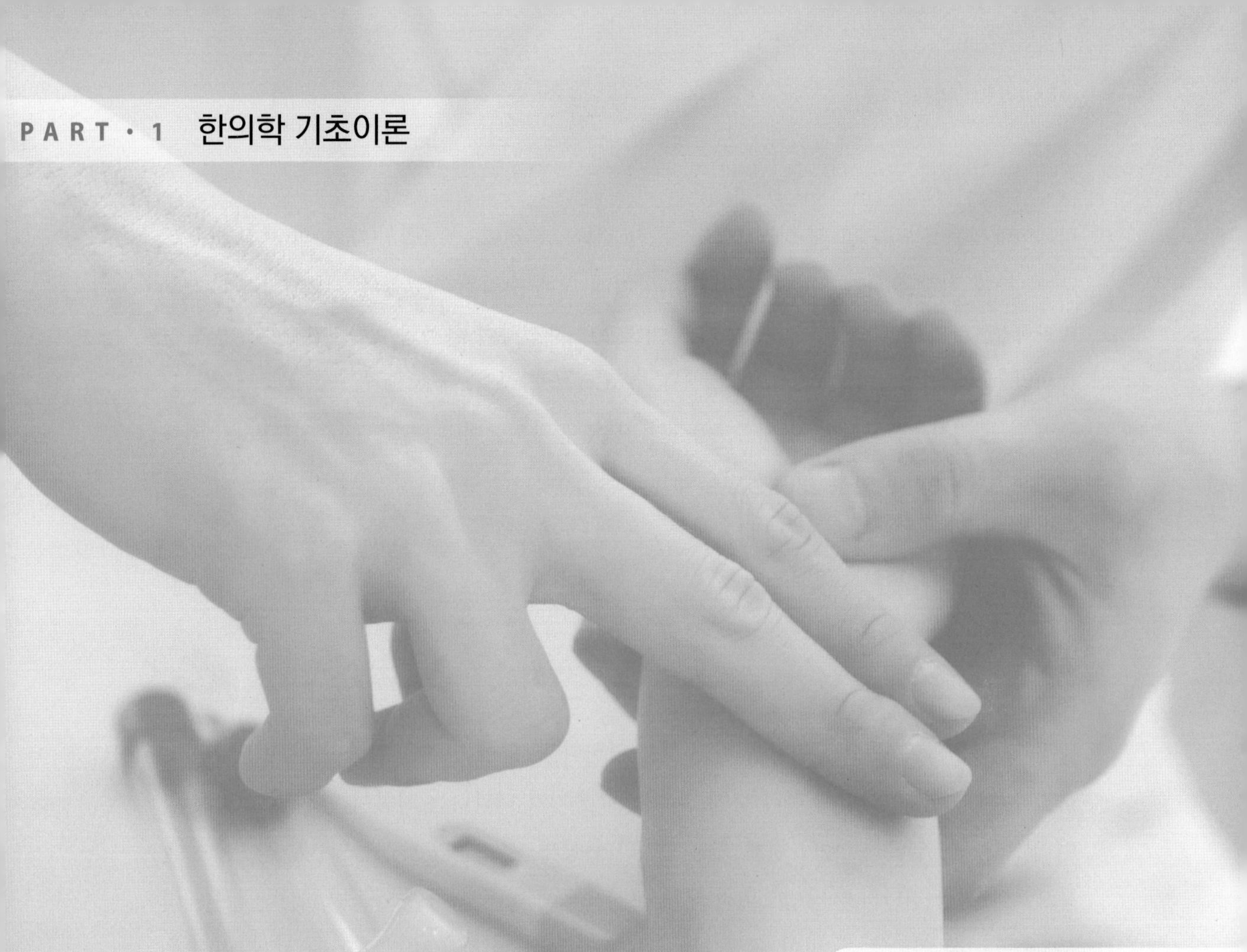

CHAPTER 03

한의학의 진단법

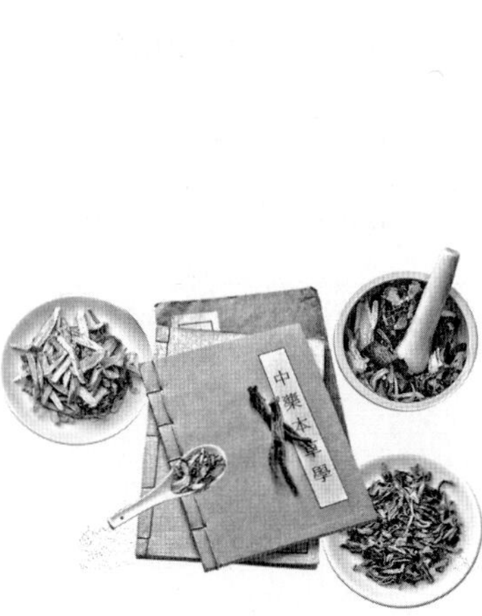

한의학에서는 진단을 할 때 망진(望診), 문진(聞診), 문진(問診), 절진(切診)의 사진법(四診法)을 통해 진찰을 하게 되는데 이 4가지 방법에 의해 수집된 자료를 음양오행학설과 장부경락학설, 한의학의 병인학설 등의 기본 이론으로 해석하여 환자의 병을 진단하고 병의 경중이나 예후, 원인을 짐작하고 치료법을 도출해 내게 된다.

또한 물리적 · 화학적 검사 자료, 의사의 진단, 음양허실법(陰陽虛實法), 양도락법, 외표(外表)반응법(reflex zone), 대상반응법(head's band), 척추진단법, 근육진단법으로도 진단하게 된다.

망진

망진(望診)은 눈으로 보고 진찰을 하는 것을 말한다. 옛말에 망진을 잘하면 신의(神醫)라고 하였다. 예를 들어, 사람에 따라 눈에 혹은 몸에 총기가 나타나는 사람이 있고, 흐리멍텅 힘이 없는 사람, 얼굴색, 몸의 형체, 움직임, 혀의 상태, 분비물과 배설물의 색, 질, 량 등을 눈으로 보고서 진단하는 방법으로써 특히 오장육부에 병이 생기면 얼굴빛, 눈빛, 눈물, 피부, 손톱, 혀, 입술 등에 병이 생겼다는 신호가 오는데, 이것을 바라보고 진찰하는 방법을 말하는 것이다.

몸의 특정부위나 얼굴색으로 병을 진찰하는 것으로 이것을 오장과 오색의 관계라고 한다.

- **얼굴이 푸른색으로 변하면:** 간, 담의 병
- **얼굴이 붉은색으로 변화면:** 심, 소장의 병
- **얼굴이 누런색으로 변하면:** 비, 위의 병
- **얼굴이 흰색으로 변하면:** 폐, 대장의 병
- **얼굴이 검은색으로 변하면:** 신, 방광의 병

얼굴진단법으로는 입술, 코, 인중(人中), 볼, 눈썹, 눈, 귀 등의 모양과 빛깔을 통하여 알아내는 진단법이다.

- **눈:** 눈의 장애는 간경에 이상과 관계가 있다.

- **혀:** 심장과 관계있으며 혀가 뻣뻣해지면 심경이 좋지 않고, 고협압이나 저혈압으로 심장이 약해지면 혀에 백태가 낀다.
- **입술:** 비경이나 위경에 이상이 나타나면, 입술이 말라서 터지며 양끝이 헐기도 한다.
- **코:** 폐경이 이상 시 코가 막히거나 콧물이 흐르거나 코가 헌다.
- **귀:** 신경의 이상 시 귀가 멀거나 귀울림이 있거나 귀가 아플 수 있다.

문진(聞診)

문진은 귀로 듣고 진찰하며 코로 냄새를 맡아 진찰하는 것으로 옛말에 문진을 잘하면 성의(聖醫)라 하였으며 문진은 환자의 몸에서 나는 소리 즉 목소리, 기침소리, 숨소리 등과 몸에서 나는 냄새로 오장육부 머리에 병이 생겼는가를 진찰하는 것을 말하는데, 환자의 언어, 호흡, 기침, 구토, 트림 등의 소리의 변화를 듣고, 신체, 입, 분비물, 배설물 등의 냄새의 변화를 맡는 것이 모두 문진에 속한다.

몸에서 나는 냄새를 가지고 진찰하는 것은 오장과 오취의 관계라고 한다.

- **환자의 몸에서 누린 냄새가 나면:** 간, 담의 병
- **환자의 몸에서 단 냄새가 나면:** 심, 소장의 병
- **환자의 몸에서 향긋한 냄새가 나면:** 비, 위의 병
- **환자의 몸에서 비린 냄새가 나면:** 폐, 대장의 병
- **환자의 몸에서 썩은 냄새가 나면:** 신, 방광의 병

문진(問診)

문진은 환자에게 생기는 이상 현상을 물어서 진찰하는 것이다. 옛말에 문진을 잘하면 공의(功醫)라 하였다. 의사가 환자나 환자보호자에게 물어보아 질병의 발생, 발전, 치료경과, 현재증상과 기타 질병과 유관한 사항을 이해하여 질병의 가능 요인, 발병 시의 상황, 병정의 상세한 경과, 현재의 자각증상, 과거의 건강상태, 기호물의 유무, 가족의 건강 상태 등

을 물어보는 것 등이 다 포함된다. 오장육부에 병이 생기면 환자 스스로만 알 수 있는 증상이 나타난다. 이를 자각증상이라 하는데, 이것을 환자에게 물어보는 것이 문진이다.

- 현재 병의 상태 및 발생 시기, 예전의 질병상황, 생활습관, 가족의 질병
- 대소변에 이상이 없는가?
- 소화는 잘 되는가?
- 잠은 잘 자는가?
- 여자의 경우, 월경에 이상이 없는가?
- 자한이나 도한 즉 평소에 땀이 나는가?
- 잠자리에서 땀이 나는가?
- 조열 즉, 갑자기 열이 밀려오는 증상이 있는가?
- 입맛은 괜찮은가?
- 입이 쓰거나 마르는가?
- 손발이 저린가 ?
- 불안, 초조한가?
- 머리가 아프거나 어지러운가?

절진

절진(切診)은 손을 대어보고 진찰하는 것이다. 옛말에 절진을 잘하면 교의(巧醫)라 하였다. 절진은 환자 몸 이곳저곳을 진찰자의 손끝으로 대어 보거나 또는 눌러보아 진찰하는 것을 말한다. 맥진을 통한 맥의 상태와 안진(按診)을 통한 손발의 차고 따뜻함, 복부의 종괴를 촉지 하거나 압통점의 유무 등을 살펴보는 것이 모두 포함된다.

1. 복진

복진(腹診)은 복부를 눌러 보아 압통점을 찾아내고 적 · 취 · 통이 있는지 촉지해내는 방법이며, 한의학에서는 맥진만큼이나 중요시하는 절진법 중 하나이다.

그 외에 신체의 모든 곳을 누르거나 두드려서 진단할 수 있는데, 압통점이 나타나는 경우 이것이 어느 경락의 이상인지 살펴보아서 어느 장부에 병이 생겼는가를 가려내는

진찰법도 있다.

2. 맥진

맥진(脈診)은 일반적으로 양손의 요골동맥 부위에서 맥의 상태를 살펴보아 병의 상태와 생사 길흉을 가려내는 것이며, 양손의 요골동맥부에 손가락 세 개를 대어 3곳에서 맥을 보는데, 살짝 대어서는 육부의 상태를 보고, 꽉 눌러서는 오장의 상태를 보며 각각의 맥은 28맥이 있으므로 그것들의 조합은 변화무쌍하다고 할 수 있다.

1) 맥의 정의

한의학 고유의 진단방법인 망문문절(望聞問切) 중 절진법(切診法)에 속하는 것으로, 인체에 흐르는 기와 혈의 조화를 파악하여 12장부의 기능적인 이상 유무를 측정하는 것이다.

2) 맥의 종류

28맥의 종류가 있는데 부맥(浮脈), 침맥(沈脈), 규맥(芤脈), 지맥(遲脈), 삭맥(數脈), 활맥(滑脈), 색맥(澁脈), 장맥(長脈), 단맥(短脈), 허맥(虛脈), 실맥(實脈), 홍맥(洪脈), 세맥(細脈), 현맥(弦脈), 대맥(代脈), 혁맥(革脈), 결맥(結脈), 촉맥(促脈), 미맥(微脈), 유맥(濡脈), 약맥(弱脈), 체맥(滯脈), 유맥(柔脈), 완맥(緩脈), 화맥(和脈) 등이다.

맥의 이름에 대한 정의는 생략하지만 몇 가지만 예를 든다. 부맥이란 피하에 떠있는 맥인데 살짝 손을 갖다 대도 강하게 감지되는 맥, 침맥이란 손을 꽉 눌러야 깊은 곳에서 감지되는 맥, 삭맥은 빨리 뛰는 맥을 말하며 지맥은 늦게 뛰는 맥을 말한다.

그 외에 넓게 뛰는 홍맥, 가늘게 뛰는 세맥, 있는 것도 같고 없는 것과도 같은 것은 미맥, 굵게 느껴지는 대맥, 강한 맥, 약한 맥, 인지(人指)와 중지(中指)를 비틀어 올려놓은 다음 가운데 콩알만한 구슬을 올려놓고 돌리면 두 개가 있는 듯하게 느껴지는 맥은 활맥이라 하며, 딱딱 끊어지게 느껴지는 맥, 새가 주둥이로 모이를 쪼는 듯 느껴지는 맥, 길게 연결되듯 느껴지는 맥 등이 있다.

맥에는 여러 가지 의미가 있으나 의학 용어로는 대체로 세 가지로 나눈다. 한의학에서는 경락을 또 서양 의학에서는 혈관을 의미하기도 하지만, 대개 심장박동으로 동맥 혈관 속으로 피가 흐를 때 느낄 수 있는 혈관의 동작 상황을 가리킨다.

맥이 뛰는 것을 관찰해서 사람의 건강과 질병 상황을 알아볼 수 있다고 하여 의학에서는 맥을 중요하게 여긴다. 특히 한의학에서는 맥을 짚는 것이 질병을 진찰하는 행위 전체로 알려질 만큼 맥은 중요하다.

3) 병의 진단과 맥

심장의 고동이 딱 그치면, 그것이 삶을 마감하는 순간이다. 그렇기 때문에 우리는 이 심장의 동작에 늘 주위를 기울여야 하는데, 심장의 상태는 맥으로 알 수 있다. 옛날부터 의사는 맥을 중요한 진단 자료로 여겨 왔다. 그래서 맥을 귀신같이 잘 짚는다는 말은 곧 명의를 일컫는 말이 되어 왔다.

눈이 마음의 창이라면 맥은 생명의 열쇠라고 할 수 있다. 그 맥 하나하나가 생명의 순간순간을 헤아리고 있다. 의사가 환자의 손을 쥐면 맥의 크고 작음, 강하고 약함, 느리고 빠름을 본다.

맥의 크고 작음은 맥이 뛸 때와 안 뛸 때의 혈관의 굵기의 차이를 말하는 것이요, 맥의 강하고 약함은 혈액이 진행하는 힘을 이름이요, 맥의 느리고 빠름은 맥박 사이의 시간을 가리키는 것이다. 보통 어른의 맥이 1분간에 70번 정도 뛰는데, 그것이 100번이나 140번 정도 뛰게 되면 그것은 위험 신호다.

맥에 변화가 생겼다는 것은 질병이 생겼다는 것을 의미하며, 어느 부위에 위험이 있다는 것을 알려주는 것이다. 또한 심리적 · 생리적 변화가 생겨도 반드시 맥에 이상이 나타난다.

기쁠 때는 기쁠 때의 독특한 맥이 뛰고, 안색이 이에 따라 변하고 화를 낼 때나 공포를 느낄 때도 다 같이 저마다 독특한 맥과 안색이 드러난다. 그렇다면 과연 맥으로 병을 진단할 수 있는가? 병이 맥으로 나타난다는 것은 부인할 수 없는 사실이다. 거꾸로 병을 맥으로 판단할 수 있다는 것도 사실이다. 다만 여기서 문제가 되는 것은 정도의 문제다. 곧 어느 정도까지 맥으로 질병을 판단할 수 있는가 하는 문제다. 이 점에서 서양 의학과 한의학 사이에 견해의 차이가 생긴다. 서양 의학에서도 맥에 대한 연구가 많아서 맥이 강하게 뛰는가 약하게 뛰는가, 크게 뛰는가 작게 뛰는가, 느리게 뛰는가 빨리 뛰는가, 그리고 어지럽게 뛰는가 바르게 뛰는가를 관찰하여 병의 진찰에 많이 참고하게 되어 있다.

또한 실험에 의해서 어떤 질병에는 어떤 맥의 상태를 볼 수 있다는 것이 결정되어 있다. 그러나 한의학에서처럼 맥에만 의존해서 어느 장기에 어떤 병이 있다는 것을 판단하지는 않는다.

사람의 감정은 반드시 얼굴에 나타난다. 얼굴에 나타나는 미묘하고 복잡한 표정을 우리가 과학적으로 분석해서 무슨 색소가 얼마나 있고, 무슨 근육이 어떻게 움직이면 무슨 감정을 나타낸다고 할 수는 없으나, 우리 눈으로 잠깐 얼굴만 쳐다보아도 정확히 알 때가 많다. 이와 마찬가지로 사람의 생리적 변동을 어떤 방식으로든지 맥으로 판단할 수 있다는 것만은 이론상으로 부인할 수 없는 사실이다. 맥을 많이 짚어 본 사람은 사람마다 맥의 상태가 다를 뿐만 아니라 같은 사람에게도 아플 때와 건강할 때, 밥 먹기 전과 밥 먹은 뒤 보통 때와 화났을 때, 유쾌할 때와 침울할 때 각각 맥이 다르다는 것은 누구나 인정하는 사실이다.

이로써 맥을 짚어서 병을 진단할 수 있다는 것이 조금도 이상하지 않다는 것을 알 수 있을 것이다.

4) 맥을 짚는 부위

넓은 의미에서 맥을 짚는 부위와 좁은 의미에서 맥을 짚는 부위는 각각 다르다. 넓은 의미에서는 인체의 어느 곳이든지 맥이 뛰는 것을 느낄 수 있는 곳이면 된다. 맥의 움직임을 느낄 수 있는 곳은 동맥 혈관이 굵고 동맥의 위치가 피부에 가까이 있으며, 동맥을 감싸고 있는 근육이 유연한 곳이다. 한의학에서 중요시하는 맥은 인영맥(人迎脈)과 기구맥(氣口脈)이다. 인영맥은 후두결절 양쪽에서 뛰는 맥으로서 곧 총경동맥을 일컫는다. 그것이 자리 잡고 있는 곳은 족양명위경의 인영혈이다. 기구맥은 양손 촌구에서 뛰는 맥으로서 요골동맥이요, 경락은 수태음폐경에 속한다. 기구맥이 한의학에서 맥을 짚는 진정한 맥 부위이다.

일반적으로 맥을 본다는 것은 곧 기구맥을 보는 것이다. 기구맥이 있는 부위를 촌구(寸口)라 하는데, 이 촌구를 다시 셋으로 나누어 촌(寸), 관(關), 척(尺)으로 정한다.

- 좌촌(左寸)에서 심의 상황을 관찰하고, 우촌(右寸)에서 폐의 상황을 관찰한다.
- 좌관(左關)에서 간의 상황을 관찰하고, 우관(右關)에서 비의 상황을 관찰한다.
- 좌척(左尺)에서 신의 상황을 관찰하고, 우척(右尺)에서 명문의 상황을 관찰한다.

그러나 막연하게 맥을 짚을 때는 촌구를 진맥하는데, 그 부위를 정확히 알아야 한다. 가장 쉽게 촌, 관, 척의 부위를 정하는 방법은 손목 요골의 말단에 있는 조그마한 돌기를 찾아서 그 자리를 관(關)으로 보고 그 곳의 가운데에 가운데 손가락을 대고 둘째손가락과 넷째 손가락을 나란히 대면된다. 둘째손가락이 얹히는 자리가 촌구이고, 넷째 손가락이 얹히는 자리가 척중(尺中)이다. 앞에서 왼쪽 손목의 촌에서 심, 관에서 간, 척에서 신의 상태를, 그리고 오른쪽 손목의 촌에서 폐, 관에서 비, 척에서 명문의 상태를 알 수 있다.

5) 맥의 원리

맥의 종류가 16이라고 하는 사람도 있고, 24라고 하는 사람도 있고 28이라고 하는 사람 또는 그 이상이라고 주장하는 사람도 있다. 사실 맥의 차이는 무한하다고 할 수 있다. 사람의 얼굴이 서로 다른 것처럼 맥의 상태도 모두 다르며, 한 사람의 경우에도 시시각각으로 맥의 상태에 얼마간 변화가 있으므로 이것을 세분하면 한이 없을 것이다.

따라서 분석적 태도로 맥을 연구하기보다는 종합적으로 맥학의 원리만 알면 응용을 자유롭게 할 수 있고, 다양한 맥의 상태를 판단하는 데 어려움이 없을 것이다.

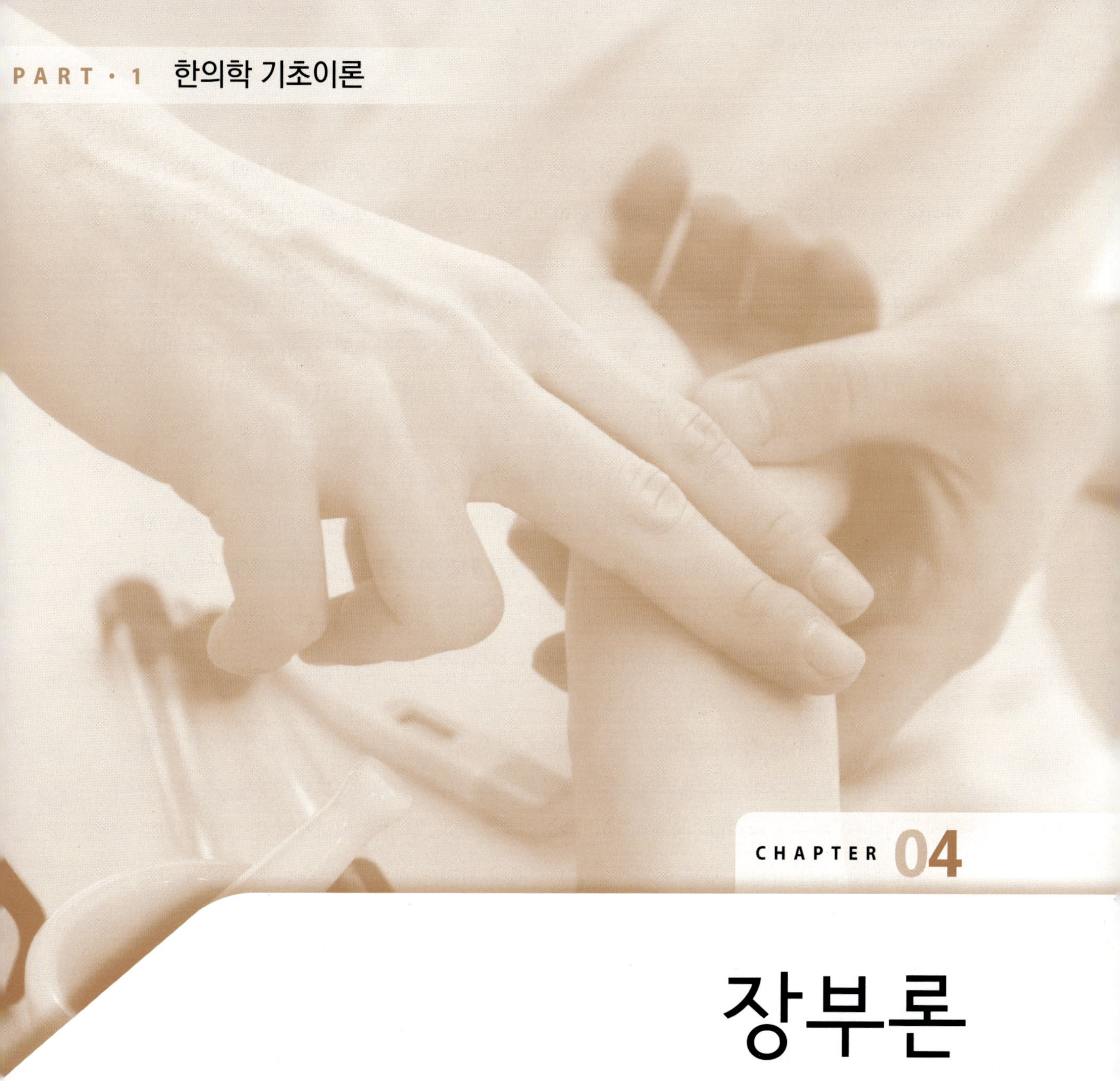

CHAPTER 04

장부론

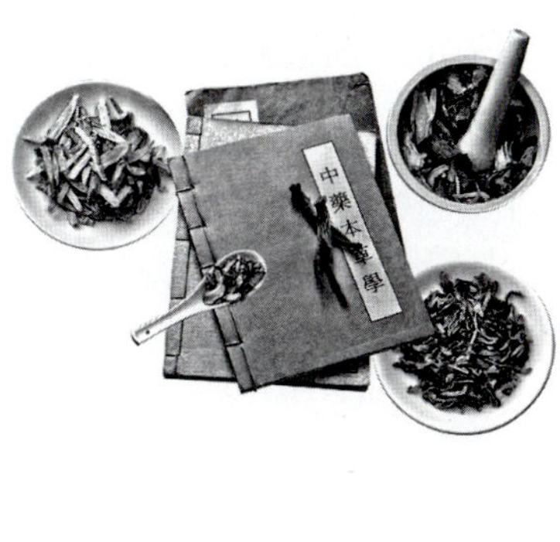

장(臟)은 『내경』에서 '藏'으로 쓰이며 '저장한다'는 뜻이다. 장은 간 · 심 · 비 · 폐 · 신 다섯 개이며, 합해서 '오장'이라 한다. 공통된 생리적 특징으로는 정, 기, 혈, 진액 등을 만들고 저장하는 것이다.

부(腑)는 『내경』에서 '府'로 쓰이며, '창고 · 집'의 뜻으로, 사람과 사물이 들어가고 나올 수 있으나 오래 머물 수 없다. 부는 담, 소장, 위, 대장, 방광, 삼초이며, 합해서 '육부'라고 한다. 육부의 공통된 생리적 특징은 음식물을 받아들여 소화시키고 전달하는 것이다.

서양의학에서 말하는 장기는 인체를 구성하는 수많은 기관들 중의 하나일 뿐이다. 위는 소화기계를 구성하는 한 기관, 심장은 순환기계를 구성하는 한 기관, 신장은 비뇨기계를 구성하는 한 기관이다. 이런 복부장기들만 기관이 아니라 눈, 코, 귀, 입 등의 감각기관도 기관이며 전립선, 고환, 난소, 자궁 등과 같은 생식기관도 기관이다. 그것이 무엇이든 간에 특정한 기능을 수행하는 독립적 단위는 다 기관이라 할 수 있다. 따라서 서양의학에서 말하는 장기란 인체를 구성하는 수많은 기관들 중의 하나일 뿐이다. 눈이나 간은 둘 다 하나의 기관이라는 관점에서는 우열이 없다.

한의학에서 말하는 장부는 인체를 구성하는 수많은 기관들 중의 어느 하나가 아니다. 한의학에서 말하는 장부란 인체를 기술하는 총체적 개념이다. 인체의 모든 생명활동이 다 장부라는 개념으로서 설명된다. 인체의 생명활동은 장부라는 상징적 개념으로서 전부 해석되는 것이다. 따라서 인체의 모든 기관, 그리고 심지어 기관에 속하지 않은 다른 조직도 장부에 속하는 개념이다. 이런 의미에서 장부란 상당히 관념적인 것이다. 흔히들 장부를 숙어적으로 오장육부라고 하지만, 실제로는 육장육부가 정확한 표현이다.

육장은 간 · 심 · 비 · 폐 · 신 · 심포(肝 · 心 · 脾 · 肺 · 腎 · 心包)이고, 육부는 담 · 소장 · 위 · 대장 · 방광 · 삼초(膽 · 小腸 · 胃 · 大腸 · 膀胱 · 三焦)이다. 간 · 심 · 비 · 폐 · 신이나 담 · 소장 · 위 · 대장 · 방광은 우리가 흔히 사용하는 일상적인 용어에서도 자주 등장하는 것이므로 그리 생소한 것이 아니지만, 심포와 삼초는 무엇을 말하는지 머리에 잘 그려지지 않을 것이다. 우선 이 둘을 제외한 나머지 실재하는 장부들을 '오장오부'라고 하자.

앞서 한의학에서 말하는 장부는 서양의학에서 말하는 장기와 다른, 상징적이고 관념적인 것이라고 했지만, 그렇다고 한의학에서 말하는 장부가 완전히 실체적 근거가 없는 가공의 것이라는 말은 아니다. 간 · 심 · 비 · 폐 · 신이나 담 · 소장 · 위 · 대장 · 방광 이들이 지칭하는 바는 현대의학에서 말하는 것과 동일한 장기들임은 분명하다. 한의학의 장부론에서 말하는 간(肝)이나 서양의학에서 장기로서 말하는 간(liver)이나 그것이 가리키는 대상은 동일하다는 것이다. 대상은 동일하되 그 동일한 대상을 바라보는 동서양의 인식 방법이 다른 것이다. 서양의학은 간을 단순한 하나의 기관으로서 보는 반면, 한의학은 간을 인체를 거시적으로 기술하는 근본적 이론인 이른바 오행론의 구성원 중 하나로서 보는 것이다. 또, 서양의학에서 말하는 장기는 그냥 한 실체로서 독립적인 장기일 뿐, 한의학에서 말하는 것처럼 장과 부라는 두 계열로 분할되는 것이 아니다. 간 · 심 · 비 · 폐 · 신과 담 · 소장 · 위 · 대장 · 방광, 이렇게 따로 헤쳐모여 그룹을 지어야 할 것들이 결코 아니다. 간 · 심 · 비 · 폐 · 신이건 담 · 소장 · 위 · 대장 · 방광이건 각자 자신의 기능을 발휘하는 하나의 기관일 뿐이다.

한의학에서 말하는 장기들은 장의 계열과 부의 계열로 엄격하게 분리된다. 간 · 심 · 비 · 폐 · 신은 장의 계열, 즉 오장이요, 담 · 소장 · 위 · 대장 · 방광은 부의 계열, 즉 오부이다.

간

1) 간의 위치

간은 사람의 몸에서 가장 큰 선으로서 명치의 바로 밑에 오른쪽으로 치우쳐 놓여 있는데 대부분 갈비뼈 밑에 위치한다. 정상적인 상태에서는 간이 밖에서 만져지지 않는다. 그러나 간이 부어오르면 밖에서도 만져진다.

2) 간의 형상과 구조

간은 검붉은 색으로 비교적 말랑 말랑한 몸체로서 무게는 약 1.3kg이나 되고, 위는 둥글고 밑은 우묵하며, 우엽과 좌엽으로 크게 나누어져 있다. 우엽 즉, 오른쪽 간이 훨씬 크다.

3) 간이 하는 일

- 간은 담즙을 만든다. 간에서는 하루에 600cc 정도의 담즙을 만들어 소장으로 보내어 소화를 돕는다. 담즙은 음식물 중에서 지방분을 소화하는데 큰 도움을 주는 것으로 담즙의 흐름이 어려우면 황달을 일으킨다. 대변의 색이 노란 것은 담즙의 색이다.
- 혈액을 만드는 일을 하며, 피 속에 있는 적혈구의 성숙을 돕는 물질을 만든다.

- 혈액을 저장해 두었다가 피를 많이 흘렸을 때 저장한 혈액을 동원한다.
- 알부민을 만든다. 영양분의 하나인 알부민은 간에서 만든다.
- 해독작용을 하며, 혈액 속에 있는 독이 있는 물질을 뽑아내어 담즙에 섞어 배설한다.

4) 한의학에서 보는 간

- 간은 혈액을 담고 있다.
- 간은 인체의 근건 즉 힘줄을 다스린다. 그래서 간에 병이 들면 몸에 마비가 온다고 보고 있다.
- 간은 오관에서는 눈과 직결됐다고 본다. 그래서 간이 병들면 저절로 눈물이 나오고, 눈이 흐리며, 눈이 부셔 햇볕을 쳐다보지 못하게 된다는 것이다.
- 간은 손, 발톱과도 관계가 있다. 간이 건강하면 손톱이 윤기가 나고 실하며, 간이 병들면 손톱이 얇아지고, 검푸르며 윤기가 없어진다.
- 간은 피로의 원천이다. 간에 병이 생기면 피로해지므로 큰 이유 없이 피곤하면 간의 병을 의심해야 한다.

담낭(쓸개)

1) 담낭의 위치

담낭은 명치 즉, 횡격막의 바로 밑 오른쪽에 치우쳐 놓여 있는 간의 오른쪽 덩어리 즉, 우엽의 밑에 붙어 있다. 위쪽은 간의 밑에 바짝 붙어 있고 복막에 덮여 있으며 매끈하다.

2) 담낭의 형상과 구조

담낭은 뚱뚱한 가지 모양의 주머니 같기 때문에 담낭이라 불린다. 크기는 7~10cm이며, 속에 쓸개즙을 담을 수 있는 양은 35~40cc이다. 담낭은 간에 연결된 간관과 담낭관 및 총담관에 연결되어 있다. 또한 총담관은 소장(작은창자)의 십이지장(샘창자)에 연결되어 있다.

3) 담낭이 하는 일

담낭은 간에서 만들어진 담즙을 그 속에 저장하며, 담즙 속에 있는 물기를 12분의 1까지 농축시키는 일을 한다. 또한 음식물이 위에서 십이지장(샘창자)으로 내려오게 되면 반사적으로 담낭이 수축되며 담즙을 쏟아내어 총담관을 통해 십이지장(샘창자)으로 내려보낸다.

총담관이나 간관에 담석이 막히거나, 간 또는 담낭에 병이 생겨 담즙의 배설이 안 되면 결국 답즙 성분이 핏속으로 거꾸로 흘러들어 황달이 일어난다. 담즙 즉 쓸개즙은 간에서 하루 약 600cc 정도가 만들어져 담낭에 보관된다.

담즙의 색깔은 녹색이다. 녹색이 물과 만나면 노란색을 띠는데 대변의 노란색이 담즙색이다. 담즙은 소장(작은창자) 속에서 지방분 즉, 기름기를 소화하는데 작용한다.

4) 한의학에서 보는 담낭

담낭의 색은 검고 그 형상은 거꾸로 매달은 표주박과 같다고 하였으며 간에 붙어 있고 깨끗한 즙 세홉을 담고 있는데, 드나드는 구멍이 없다고 하였다. 담낭은 겨드랑이 밑을 주관하고 있으며, 결단력과 용감성을 주관하고 있다고 보고 있다. 담기가 활발하면 병기운이 침범하지 못하여 여러 가지 병을 막을 수 있다는 것이다.

심장

1) 심장의 위치

혈액을 온몸에 돌려주는 원동력인 심장은 가슴 속의 좌 · 우 폐 사이에 끼어 있으며, 2/3가 왼쪽으로 치우쳐 있고, 심장 끝이 왼쪽 젖꼭지 밑에 있다.

2) 심장의 형상과 구조

심장의 크기는 거의 자기 주먹만 하며, 길이는 약 12~15cm 정도이고, 무게는 250~300g 정도이다. 모양은 "피망" 고추와 흡사하다. 위는 뭉툭하고 둥글며 끝은 뾰족하여 이것을 심첨(심장꼭대기)이라 하는데, 이 심첨은 왼쪽 젖꼭지 밑의 앞가슴에 가깝게 닿아 있다. 왼쪽 젖가슴을 눌러보면 손에 툭툭 와 닿는 것이 심첨박동이다. 심장 속을 심내강이라 하는데, 네 칸으로 나뉘어 있고 심장에는 여덟 개의 혈관이 출입하고 있으며, 심장의 근육에 영양분과 산소를 공급하는 혈관을 관상동맥(심장동맥)이라 한다.

3) 심장이 하는 일

심장은 온몸에서 모여든 정맥혈을 폐로 보내어 산소를 공급받은 동맥혈을 다시 받아들여 이것을 온몸에 나누어주는 펌프역할을 하고 있다. 심장은 1분간 70~80회를 박동하고 있다. 이 박동이 빠르면 열이 오르고 늦으면 차진다.

4) 한의학에서 보는 심장

① 심장에서 생명을 주관한다

심장의 움직임이 멎는 것이 곧 죽음이다. 그래서 심장은 생명의 근본으로 보고 있다.

② 심장에 정신이 깃들어 있다

사람의 정신활동과 의식 및 생각이 모두 심장에 있으며, 똑똑하고 똑똑치 못함이 모두 심장에 달려 있다고 보고 있다.

③ 심장은 혈맥을 주관하고 있다

혈맥은 혈관의 옛말이다. 혈관은 심장에서 뿜어내는 혈액을 전신으로 보내고 받아들이는 일을 하기 때문이다.

④ 심장은 얼굴에 나타낸다

심장이 건강하고 마음이 화평한 것은 얼굴을 보면 알 수 있다는 뜻이다. 심장이 약하면 얼굴색이 창백하고, 심장이 지나치게 활동하면 얼굴이 뻘겋게 되고 숨을 헐떡이게 된다. 심장이 화평하면 늘 웃는 얼굴이다. 우리말에 홍안백발이라는 말이 있다. 이것은 머리가 허옇게 늙었는데도 생명의 근본인 심장이 튼튼하고 정상이라 얼굴이 붉다는 뜻이다. 즉 장수하겠다는 말이다.

⑤ 심장은 혀와 직결되어 있다

심장의 움직임과 심장에 병이 생긴 것은 혀와 직결된다는 말이다. 마음이 편하면 음식 맛이 제대로 나고, 흥분하면 혀가 뻣뻣해져 말이 잘 안되며, 너무 억울한 일을 당하면 말문이 막히고 또 울화병으로 말을 못하게 되는 것이 이를 증명하고 있다.

소장(작은창자)

1) 소장의 위치

소장 오른쪽 상복부에 있는 위의 유문(날문)에서 이어져 끝으로 내려가 배꼽 밑에 하복부 중앙에 위치한다. 그리고 오른쪽 하복부에서 대장(큰 장자)의 맹장에 이어진다. 바로 하복벽의 밑에 자리 잡고 있다.

2) 소장의 형상과 구조

소장은 둥근 기둥모양의 소화관으로 길이는 약 6~7cm 정도이고 굵기는 윗부분이 약 4cm, 아랫부분이 약 2cm 정도이며 십이지장(샘창자), 공장(빈창자), 회장(돌창자)의 세 부분으로 나누어져 있다. 십이지장에는 총담관이 이어져 있으며, 십이지장은 길이가 손가락 12개를 포개 놓은 길 이라고 하여 붙여진 이름으로 길이가 약 25cm 정도이며 영어의 C자 모양이다. 공장과 회장은 모두 부채모양의 장간막에 의해서 후복벽에 붙어 있다. 소장 속의 점막에는 둥글둥글한 차바퀴 모양의 주름이 있고 여기에는 비로드천에 솟은 털 모양의 융모가 있는데, 여기서 영양분을 흡수한다.

3) 소장이 하는 일

소장은 꿈틀 꿈틀 움직이는 연동 운동을 하며 내용물을 항문 쪽으로 이동시킨다. 그리고 소장 속의 점막에는 장액을 만들어 내는 장선이 있는데, 여기서 소화흡수시 필요로 되는 끈적끈적한 알카리성 액을 만들어 낸다. 소장에서는 우리가 먹은 음식물 중에서 영양분을 빨아들이는데 주로 췌액의 작용에 의한다. 그리고 쓸개즙(담즙)과 장액이 소화흡수를 돕는다. 물도 영양분의 일종으로 주로 소장에서 빨아들인다.

4) 한의학에서 보는 소장

관원혈이 배꼽 밑의 3촌(9cm 정도)에 있는데, 이것을 소장의 막이라 하였다. 등쪽으로는 18번째 등뼈 바로 밑의 양쪽에 소장유혈이 있는데, 이것이 소장이 위치한 곳이라 하였다.

① 소장은 음식물 중 수곡(물과 곡식)을 소화하여 깨끗하고 탁한 것을 갈라놓는 일을 주관한다고 하였다. 수액은 방광으로 보내고 음식 찌꺼기는 대장으로 보내는 일을 하고

있다는 것이다. 그래서 소장의 기가 불건전하면 대소변에 직접 영향을 주는 것으로 알 수 있다.

② 어깨를 주관하고 있다. 소장이 안 좋으면 어깻죽지와 날갯죽지가 안 좋아지는 것을 알 수 있다.

비장(지라), 췌장(이자)

사람의 뱃속 즉, 복강 안에는 지라라고 하는 비와 지라라고 하는 췌가 따로 있다. 이 두 장기는 모양도 하는 일도 위치한 곳도 모두 다르다. 그러나 한의학에서는 지라(췌)는 눈을 닦고 보아도 찾을 수 없다. 그러나 한방에서는 지라(췌)를 지라(비)와 합쳐서 설명하고 있다. 한방의 비는 췌의 부분을 더 많이 설명하고 있다. 그래서 췌와 비를 따로 알아보기로 한다.

1) 비장의 위치

비장은 왼쪽 갈빗대가 끝나는 곳에 있으며, 명치 및 위의 뒤에 있으며 등에 붙어 있다.

2) 췌장의 위치

췌장은 아주 큰 소화선 즉 소화액을 만들어 내는 곳으로서 위의 뒤쪽, 척추 뼈의 앞에 가로 누워 있으며 췌장의 머리는 십이지장에 둘러 싸여 있다. 첫 번째와 두 번째 허리뼈 높이에 위치한다. 그리고 췌장의 꼬리 부분은 비장에 닿아 있다.

3) 비장의 형상과 구조

비장의 무게는 약 200g 정도이고, 길이는 약 12cm 정도이며 편편하고 둥근 모양으로 얇은 피막에 쌓여 있고 바깥쪽은 불룩하고 안쪽 면은 위와 신장에 붙어 있으며 오목하다. 비장은 인체에서 가장 큰 임파 기관이다.

4) 췌장의 형상과 구조

췌장은 길이가 약 12~15cm 정도이고, 무게는 70g 가량으로 앞쪽만이 복막에 덮인 복막 뒤쪽에 있다. 모양은 편편하고 길며 마치 혓바닥 같이 생겼으며 빛깔은 분홍색이고 물렁

물렁한 장기이다. 췌장은 다음과 같은 두 종류의 분비선, 즉 체액을 만들어 내는 샘을 가지고 있다.

- **외분비선:** 이곳에서는 췌액을 만들어 소장으로 보내어 소화흡수를 돕는다.
- **내분배선:** 이곳에서는 인슐린이라는 호르몬을 만들어 핏속으로 보낸다.

5) 비장(지라)이 하는 일

비가 하는 일은 혈액을 만드는 일과 혈액을 저장하는 일, 쓸모없는 적혈구를 파괴하는 일, 혈액 속에 균이 들어오면 이것을 없애주는 면역체를 만드는 일 및 임파구를 만들어 저장하는 일 등을 하고 있다.

6) 췌장이 하는 일

췌장은 다음과 같은 두 가지의 큰일을 한다. 하나는 만들어진 췌액을 십이지장(샘창자)을 통해서 소장으로 보내어 소화흡수를 돕는 일을 하고, 소화효소인 이자액을 분비하고, 위에서 내려온 위산을 중화시킬 수 있는 중화효소를 분비한다. 그리고 랑게르한스섬세포에서 대사에 특이한 호르몬을 분비한다. 랑게르한스섬세포는 염색의 형태에 따라 2가지 세포가 존재하는데, 먼저 알파세포(alpha cell: 10~30% 정도)는 빨갛게 염색되며 글루카곤을 분비한다. 그리고 다른 한 종류인 베타세포(beta cell: 60~90% 정도)는 파랗게 염색되며, 인슐린을 분비한다. 인슐린 생산이 모자라면 혈액 속에 당분이 지나치게 남아돌게 되며 당뇨병을 일으키게 된다.

7) 한의학에서 보는 비장

한의학에서는 오장의 비장을 실제로 비장과 췌장을 합해서 설명하고 있다.

① 비장은 소화운송을 주관하고 있다. 비장은 음식을 소화하고 거기에서 얻은 영양분을 온 몸으로 운반하고 있다.

② 비장은 몸 안의 수분과 습기도 주관한다. 비장은 몸 안에 들어온 수분을 처리하는 일을 하고 있다. 만약 비장의 기가 허약해지면 수분을 처리하는 능력을 잃게 되어 병이 생기는데 설사와 소변이 잘 나오지 않고, 몸이 무겁거나 푸석 푸석하게 붓게 된다.

③ 비장은 몸 안의 혈액을 통솔한다. 비장은 생리적으로 혈액을 통솔하는 일을 하고 있

다. 비장이 혈액을 통솔하는 힘을 잃게 되면 여러 가지 출혈성의 병, 즉 만성혈변, 월경과다, 자궁출혈 등이 생긴다.

④ 비장은 팔다리의 근육도 주관한다. 살이 찌고 여위는 것은 비장이 맡고 있다. 살이 여위고 몸이 약한 것과 팔다리에 힘이 쭉 빠지는 것은 비장이 허약한 탓이다.

⑤ 비장은 입속과 직결되어 있다. 비장의 움직임과 비장에 병이 생긴 것은 입속과 직결된다는 말이다. 비장에 이상이 생기면 늘 입안이 텁텁하고 개운치 못하고, 입안에 부스럼, 즉 창이 생겨 헐게 된다. 비장의 상태는 입술에 나타난다. 비장이 건강하거나 병이 있는 것은 입술의 빛깔로 표시가 된다는 것이다. 비장이 건강한 사람은 입술 빛깔이 앵두 빛 같이 붉고 윤기가 있으며, 비장에 병이 있으면 입술 빛깔이 창백해지고 윤기가 없어진다는 것이다.

위장

1) 위장의 위치

위는 소화관 중에서 가장 크고 넓은 부분이며 횡격막 즉, 명치의 바로 밑 왼쪽으로 갈비뼈가 끝나는 부분에 비스듬히 놓여 있고 간의 왼쪽 부분이 위를 덮고 있다. 쉽게 말해서 위는 배꼽 위의 상복부에 왼쪽으로 치우쳐 있다.

2) 위장의 형상과 구조

위장의 형상은 커다란 주머니 같이 생겼으며 매우 신축성 있는 즉, 늘어났다 줄어들었다 하는 큰 장기인데, 체격과 몸의 위치에 따라 또 시간에 따라 음식을 먹고 안 먹음에 따라 그 모양, 크기 및 위치에 변화가 많다.

위장에 음식이 들어갈 수 있는 양은 어른의 경우 1,200~1,500cc 정도이다. 위와 식도가 연결되는 곳은 분문(들문), 위가 소장의 윗부분인 십이지장과 연결되는 곳을 유문(날문)이라 한다.

위벽의 구조는 매우 두꺼운데 점막, 근층, 장막의 세 겹으로 되어 있다. 위의 속에 있는 안 껍질을 위 점막이라 하는데, 붉고 부드러우며 길이가 큰 주름을 이루고 있다. 이 점막에는 많은 선을 간직하고 있다. 이것을 위선이라 하는데, 이곳에서는 소화에 꼭 있어야 하는 위액을 만들어 낸다. 위액은 하루에 1.5L 가량 나온다. 위액의 성분은 수분, 염산(위산), 레닌, 리파아제 등이다.

3) 위장이 하는 일

위장은 일정한 사이를 두고 율동적으로 되풀이되는 운동을 한다. 이 운동에 의하면 음식물을 위액과 섞고 묽은 죽과 같이 부수어 놓는 일을 한다. 이것을 위의 소화 작용이라 하며 죽과 같이 된 음식물을 소장으로 내려 보내는 일도 한다. 위가 정상인 경우는 3~5시간에 소화되어 소장으로 내려 보낸다. 위에서는 영양분을 거의 흡수하지 않고 알코올과 약간의 당분을 흡수할 뿐이다.

4) 한의학에서 보는 위장

위장은 육부 중에서 가장 으뜸 되는 것으로 사람이 사는 사회에서 시장 같은 것이라 하였으며 수곡(음식물)을 받아 들여 여기서 정기를 얻어 온몸에 공급한다고 믿어 왔다. 그렇기 때문에 위는 오장육부에 영양을 공급하는 극히 중요한 장기라고 설명되고 있다. 만약 위에 병이 생기면 위기가 약해지는 것은 말할 것도 없지만 다른 장부에 영향을 주고 질병으로 몰고 간다고 보았다.

폐(허파)

1) 폐의 위치

폐는 숨을 쉬는 데 가장 으뜸이 되는 일을 하는 곳으로 가슴 속에 있다. 심장의 양쪽에 놓여 있으며 둥글고 위는 뾰족한 원추형으로 좌, 우에 위치한 한 쌍이다.

2) 폐의 형상과 구조

높이가 약 25cm, 무게가 약 500~650g이며 우폐는 좌폐보다 약간 크고 무겁다. 폐는 기관지, 가는 기관지, 폐포(허파꽈리), 폐동맥 및 폐정맥의 가지들로 덩어리지어 있다. 색은 검붉은 색으로 말랑말랑하며 탄력성이 있는 스펀지 모양의 장기이다. 폐 끝은 약간 둥글고 뾰족하며 밑은 움푹 패여 있다. 우폐는 세 개 엽, 좌폐는 두 개 엽으로 갈라져 있다.

3) 폐가 하는 일

코, 인두, 후두, 기관, 기관지, 폐 등이 일을 하여야 하는데, 이 중에서 폐가 으뜸되는 장기이다. 코, 인두, 후두, 기관, 기관지는 숨을 쉴 때 공기가 들어오는 길이 즉, 기도이고 폐에서 공기 속에 있는 산소를 핏속으로 넣어 주고, 핏속에 있는 탄산가스를 뽑아내어 밖으로 내보내는 일을 하고 있는 것이다. 숨을 내 뱉는 것을 '호'라 하고 숨을 들이쉬는 것을 '흡'이라고 하는데, 이것이 연속적으로 일어나기 때문에 호흡이라 한다. 호흡을 하는 데는 횡격막 즉 명치가 중요한 역할을 하는데 숨을 들여 마실 때 배가 불룩하게 부풀어 오르는 것은 명치가 밑으로 내려오기 때문이다.

호흡의 횟수는 연령과 성별에 따라 약간 다르다. 신생아는 60~70회, 5~6세는 25~26회, 15~20세는 20회, 성인은 16~17회이다. 운동을 하여 몸 안에 산소가 많이 필요하면 호흡횟수가 늘고, 몸에 열이 있다든지, 호흡기계에 병이 있으면 호흡횟수가 늘어난다.

4) 한의학에서 보는 폐

폐는 기를 주관하고 숨 쉬는 일을 맡고 있다. 폐는 자연 속에 있는 공기를 들여 마셔 이것을 사람의 기에 넣어 주는 일을 하고 있으며, 또 몸 안에 있는 진기 즉, 사람이 살아 움직이는데 꼭 필요로 되는 기를 주관하고 있다는 것이다.

① 폐는 상부지관이다

상부지관이란 말은 정부기관의 재상 즉 영의정과 같은 일을 하고 있다는 뜻이다. 재상이 왕을 모시고 도와 나라 일을 하듯이, 폐도 사람 몸 안에서 왕에 해당하는 심장을 도와 혈액순환을 조절하고, 기혈 즉, 기와 피를 고르고 순조롭게 흐르게 하며 다른 오장도 잘 협조한다는 뜻이다.

② 폐는 피모를 주관한다

피모는 사람의 살가죽과 거기에 솟아난 털을 말한다. 폐에 병이 있으면 피부로 나오는 땀이 안 나오고 또 가만히 있어도 땀이 나는 자한 및 밤중에 잠자리에서 흘리는 땀인 도한은 폐가 인신의 피모를 주관하고 있음을 증명해 주고 있다.

③ 폐는 코와 직결되어 있다

폐는 호흡으로 인해 공기가 출입하는 문이기 때문에 폐가 살아 움직이고, 폐에 병이 생긴 것이 코로 직결되어 나타난다는 것이다. 폐가 찬바람에 의해 상하게 되면 코가 막히고, 콧물이 흐르며 냄새를 맡을 수 없게 되는 것은 바로 이것을 증명해 주고 있는 것이며, 폐에 열이 심하면 기침을 하고 숨을 헐떡거리며, 숨을 몰아 쉴 때 코가 벌렁거림은 코와 폐가 직결된 때문이다.

④ 폐는 목구멍과 목소리까지 주관한다

폐에 병이 생기면 목이 쉬거나 말소리가 가늘고 약하며 잘 나오지 않는다

대장(큰창자)

1) 대장의 위치

대장은 소화관의 맨 끝부분으로, 하복부의 오른쪽 밑에서 소장과 이어서 뱃속을 한 바퀴 돌아 항문에서 그치는데 배꼽 밑을 가로질러 놓여 있다.

2) 대장의 형상과 구조

대장은 길이가 약 1.5m이며, 직경이 약 8cm되는 굵은 소화관이다. 대장은 위치에 따라 맹장(막창자), 결장(주름창자), 직장(곧창자)으로 구분한다. 맹장은 소장과 이어지는 부분이며 맹장 끝에 충수돌기가 달려있다. 충수돌기는 길이가 약 8~10cm 굵기가 0.5~1cm 정도로 끝이 막혀 있으며, 이것이 세균 등으로 감염되면 염증을 일으키는데 이것을 속칭 맹장염이라 한다.

결장은 대장의 가운데 부분으로 상행결장, 횡행결장, 하행결장, S상결장과 같이 넷으로 구분한다. 직장은 S상결장에 이어져 둘째 허리뼈 높이에서 천골(엉치뼈) 정중앙을 따라 밑으로 내려가 꼬리뼈 끝에서 급히 뒤쪽으로 굽어져 항문으로 열리는 15cm 정도의 대장 끝부분이다.

대장 속에서 소장 속의 점막과는 달리 영양분을 빨아들이는 융모가 없고 매끈하다. 항문이 오므라져 있는 것은 항문부의 근육을 닫고 여는 내괄약근과 외괄약근이 있기 때

문이며 배변을 할 때면 이 근육이 늘어나 항문이 열린다.

3) 대장이 하는 일

대장에는 교감신경과 부교감신경이 분포되어 있어 운동을 조절한다. 대장의 운동으로 변이 항문쪽으로 이동된다. 대장은 소장에서 영양분을 흡수한 음식물의 찌꺼기를 썩히는 일을 하고 있다.

대장 속에는 많은 세균이 있어 이것이 가능하며 음식물이 썩을 때 가스가 생기며 부피가 줄어들게 된다. 대장에서는 약간의 수분과 염류만을 흡수하고 대변 덩어리를 형성하고 배변을 하는 일을 담당하고 있다.

4) 한의학에서 보는 대장

대장을 일명 회장 또는 광장이라고 하였다. 대장이 등에 붙어서 소장에서 찌꺼기를 받아 배꼽으로 돌아서 겹겹이 쌓이고 항문에서 하구를 열고 있다고 보아 왔으며, "전도지관으로 변화해서 배출한다."고 하였다. 이 뜻은 음식물의 찌꺼기를 시 즉, 대변으로 만들어 이것을 밖으로 내보내는 일을 하고 있다는 것이다.

신장(콩팥)

1) 신장의 위치

신장은 오줌을 걸러내는 일을 하는 장기로서 좌우 한 쌍이 있다. 뱃속의 뒤쪽 윗부분에 있는데, 위쪽 끝은 열두 번째 흉추(등뼈) 높이에서 밑쪽의 끝은 세 번째 요추(허리뼈) 사이에 걸쳐 등에 붙어 추골(척추뼈)을 가운데 두고 마주보고 있다.

2) 신장의 형상과 구조

신장은 붉은 콩 모양을 하고 있으며 검붉은 색깔이다. 길이가 약 10cm, 넓이가 약 5cm, 두께가 약 3cm, 무게가 약 120g 정도이며, 일반적으로 오른쪽 신장이 왼쪽 신장보다 약간 낮게 있으며, 왼쪽 신장이 오른쪽 신장보다 약간 크다. 신장은 질긴 피막, 즉 껍질에 쌓여 있고 또 전체가 두껍고 노란 기름덩이에 쌓여 있다. 붉은 콩같이 오목한 곳은 신문이라 하는데, 오줌이 흘러 내려가는 수뇨관과 혈관이 드나들고 있다.

3) 신장이 하는 일

신장의 속은 신우(콩팥깔때기), 피질(겉질), 수질(속질)로 나누어지는데 피질 속에 있는 신소체(콩팥소체)라는 곳에서 오줌을 걸러내고 있다. 오줌은 몸속에 생긴 노폐물이나 독이 있는 물질과 남아도는 물을 신장에서 걸러낸 것이다. 신장은 몸 안에 수분의 양을 일정하게 보전하는 일을 하며, 염기, 즉 소금기를 몸 전체에서 고루 퍼지게 하고 산도를 조절하는 역할을 하고 있다. 신장에 병이 생기면 오줌에 즉각 반응이 나타나고, 온몸에 붓는 증세가 오며, 염기와 산도가 지나치게 몸 안에 쌓이게 되어 혈압이 올라가게 된다.

4) 한의학에서 보는 신장

신장은 배꼽과 서로 대향하며 허리에 붙어 있으며 붉은 콩의 모양을 한 것이 두 개인데, 척추뼈의 살에 붙어 서로 마주보고 있다고 하였다. 왼쪽 신장은 오줌을 걸러내는 곳이고 오른쪽 신장은 생명이 출입하는 명문이라 하였으며, 그리고 신장에는 사람이 태어나기 전부터 간직하고 있는 원기가 깃들어 있는 것이라 하였다.

신장은 다음과 같은 일을 하고 있다.

① 신장은 정을 간직하고 있다

정은 정력을 말한다. 정력은 두 가지 뜻을 가지고 있다. 하나는 살아서 움직이는 활동의 정력 즉, 힘을 말하는 것으로 사람의 힘은 신장에 좌우된다는 것이며, 두 번째는 자손을 번성시키는 생식의 정력도 신장에 달려 있다는 것이다. 이로 인하여 신장에 병이 들면 힘이 없어 자꾸 눕고 싶으며, 양기부족이 오고 생식기의 발기불능이 오며 유정이 되는 등의 병증이 따라 온다는 것이다.

② 신장은 성장발육도 주관한다

신장의 기는 원기로서 부모에게로부터 선천적인 정기를 이어받는 곳이다. 그래서 모태에 있을 임신기간 중의 성장발육도 신기가 기초가 되고 있다. 그리고 출생 이후에도 음식물에서 얻은 정기의 보충을 받아 성장 발육을 촉진하는 원동력이 되는 것이 신이다.

③ 신장은 명문이다

신장은 생명이 출입하는 문이라는 것이다. 생명은 심장이 주관하고 있는데, 바로 오른쪽 신장 즉, 우신이 심장을 돕는 역학을 한다고 믿고 있다. 사람은 신장의 기가 약해지면 점차 늙어가고 큰 병이 없어도 죽게 된다는 것이다. 머리털이 빠지고 눈이 어두우며 치아가 빠지고 허리가 굽는 등의 노쇠현상은 신기(腎氣)에 달려 있다는 것이다.

④ 신장은 뼈와 골수도 주관한다

뼈와 골수(척수, 뇌 등)의 성장발육은 모두 신장과 일정한 관계가 있다는 것이다. 신장에 이상이 있으면 아래 다리에 힘이 없어 오래 서있을 수 없고, 치아가 흔들리며, 등이 굽으며 운동이 부자유스러워 진다는 것이다. 그리고 신장은 뼈 속에 골수, 척수, 뇌 등에도 작용을 한다는 것이며, 신기가 활발하면 힘이 넘쳐흐르고 움직임이 경쾌해지고 명랑해지며, 두뇌도 맑고 명석해 진다고 알고 있다.

⑤ 신장은 귀와 연결되어 있다

신장은 오관 중에서 귀와 연결되어 있다고 보고 있다. 신기는 귀와 연결하고 있는데 신장이 건강하면 소리도 잘 들리며, 만약 신기가 허약해지면 가는 귀가 먹고 귀에서 소리가 나는 이명이 생긴다는 것이다. 이때는 신기를 보해주면 된다.

⑥ 신장은 몸 안에 수분을 주관한다

신장은 전신의 수분이 각 길을 통해 잘 분포되도록 도와주고, 남아도는 수분을 오줌으로 뽑아내는 일을 맡고 주관한다. 만일 신기가 제대로 구실을 못하면 몸 안에 수분이 쌓이게 되며, 소변이 불리하고 몸이 붓는 증상이 나타나게 된다는 것이다.

⑦ 신장은 생식기와 항문과 직결되어 있다

항간에서 남자생식기의 대명사를 신장이라 한다. 생식기가 발기되지 못하고, 발기가 되더라도 빳빳하게 굳지 못하고, 정액이 절로 흘러나오는 것도 신기에 의한 것이라 믿고 있다. 신장은 전신의 수분을 관리하는 일을 하기 때문에 신장에 이상이 생기면 대소변에도 연결된다고 보고 있다.

⑧ 신장의 상태는 머리털로 나타난다

신기의 실하고 약함은 머리털과도 직접 관계가 있다는 것이다. 신기가 왕성하면 머리

털이 검고 윤택이 나며, 신기가 쇠약하면 머리털이 빠지며 또는 빛을 잃고 백발이 된다는 것이다.

⑨ 신장은 다리를 주관한다

신장은 허리 부위에 양쪽으로 놓여 있으므로 신장이 안 좋으면 허리근육이 약해지고, 하체인 다리의 뒷편에 이상이 생긴다. 그러므로 오금이나 발뒷꿈치 또는 발바닥과 발가락에 열통이 나거나 차가운 느낌으로 고통을 받으며 살아가야 한다. 신장은 여성이 대표적으로 나빠지는 장기이므로 항상 주의를 요하는 장기임을 반드시 명심해야 한다.

방광

1) 방광의 위치

방광은 하복부의 맨 아래쪽 가운데 치골(두덩뼈)의 뒤쪽에 있다. 남자는 직장 앞에 놓여 있고, 여자는 자궁과 질(생식기) 앞에 놓여 있다.

2) 방광의 형상과 구조

방광은 근육으로 된 큰 주머니 같은 기관이다. 오줌 약 500cc가 들어갈 수 있으며, 오줌이 다 흘러내리면 바람 빠진 고무풍선 같으나, 오줌이 가득 차면 둥글납작한 타원형이 된다. 방광의 끝에는 요도와 연결되고 위쪽에는 신장으로 이어져서 오줌이 흘러 들어오는 수뇨관과 연결되어 있다. 요도는 오줌을 눌 때 오줌이 흘러내리는 끝부분이다.

3) 방광이 하는 일

방광은 신장에서 수뇨관을 통해 내려 보내진 오줌을 저장하였다가 주기적으로, 즉 하루에 네다섯 번 몸 밖으로 배설하는 일을 한다.

4) 한의학에서 보는 방광

방광은 하복부 배꼽 밑의 4촌(약 12cm)되는 곳에 있다고 하였으며, 방광은 오줌을 저장하는 일을 주관한다고 하였다.

음식물 즉, 수곡은 비장과 위장 작용에 의하여 진액으로 변하여 전신에 옮겨지는데, 인체에서 필요한 양만을 흡수하고 나머지는 모두 몸 밖으로 배설한다고 믿어 왔으며, 이 나머지의 진액이 땀이 되어 나오고, 나머지 대부분은 삼초의 수도를 거쳐서 방광으로 보내져 소변이 된다고 하였다.

심포

심장을 싸고 있는 껍질로 심장과 같은 것으로 다루기 때문에 심포를 포함하여 오장이라 한다. 그러나 육장으로 나누기도 한다. 서양의학에는 심포에 관한 것을 말하지 않고 있으며 한의학에서만 다루어지고 있다. 한방에서는 심포를 다음과 같이 설명하고 있다.

심포는 심장의 외위, 즉 밖을 지켜주는 것으로서 심장을 보호하는 일을 하고 있다는 것이다. 쉽게 설명하면 심장은 사람의 몸의 왕에 해당하는 것이며 심포는 왕을 지켜주는 호위병이라는 뜻이다. 그래서 심장의 명령에 따라 움직인다는 것이다. 심장과 심포는 같은 것으로 이것을 동본지장이라 하고 있다.

삼초

삼초는 한의학에서만 쓰여 지고 있는 용어이다. 삼초는 상초, 중초, 하초 이렇게 3부분으로 구분하며, 무형에 장기이기 때문에 하는 일도 신체 내에서 형태가 없는 것들을 주관하고 있다(열 · 기 · 공기 등을 주관하고 있다).

1) 상초

상초는 횡격막(가로막) 즉, 명치 위쪽을 말하는데 폐와 심장의 호흡작용을 주로 하고 있다.

2) 중초

중초는 횡격막 이하 배꼽까지의 몸 중앙부분을 말하는데, 비장과 위의 소화작용을 주로 하고 있다.

3) 하초

하초는 배꼽 밑의 하복부 부분을 말하는데, 신장과 간장의 생식 및 배설작용을 주로 하고 있다.

4) 근대의학에서 보는 삼초

삼초를 근대의학에서는 임파의 작용으로 해석하고 있는 것이 지배적이다. 임파는 심장, 혈관, 혈액과 같이 순환기계에 속하는 것으로 제2의 생명이라고 일컬어지고 있다.

임파는 혈액에 섞여 조직으로 가고 또 조직에서 혈액과 갈라져 임파관을 따라 흐르는 심장 가까이에서 혈액과 합류하는데, 이것이 생명의 원천이 되고 몸에 열을 내게 하는 중요한 작용을 하고 있는 것이다.

전신에 임파가 흐르는 임파관이 혈관과 비슷하게 분포되어 있으며 임파계의 주 장기는 비장이다. 한의학에서는 삼초를 이상과 같이 설명하고 있으며 다른 장부와 같이 뚜렷한 형태의 기관이 없기 때문에 무형의 장기라 일컫는다. 그런데 몸 안에서 하는 일은 호흡을 주관하고, 소화를 주관하며, 생식 및 배설을 주관하기 때문에 매우 쓸모가 있는 장기라고 높이 생각되어 왔다.

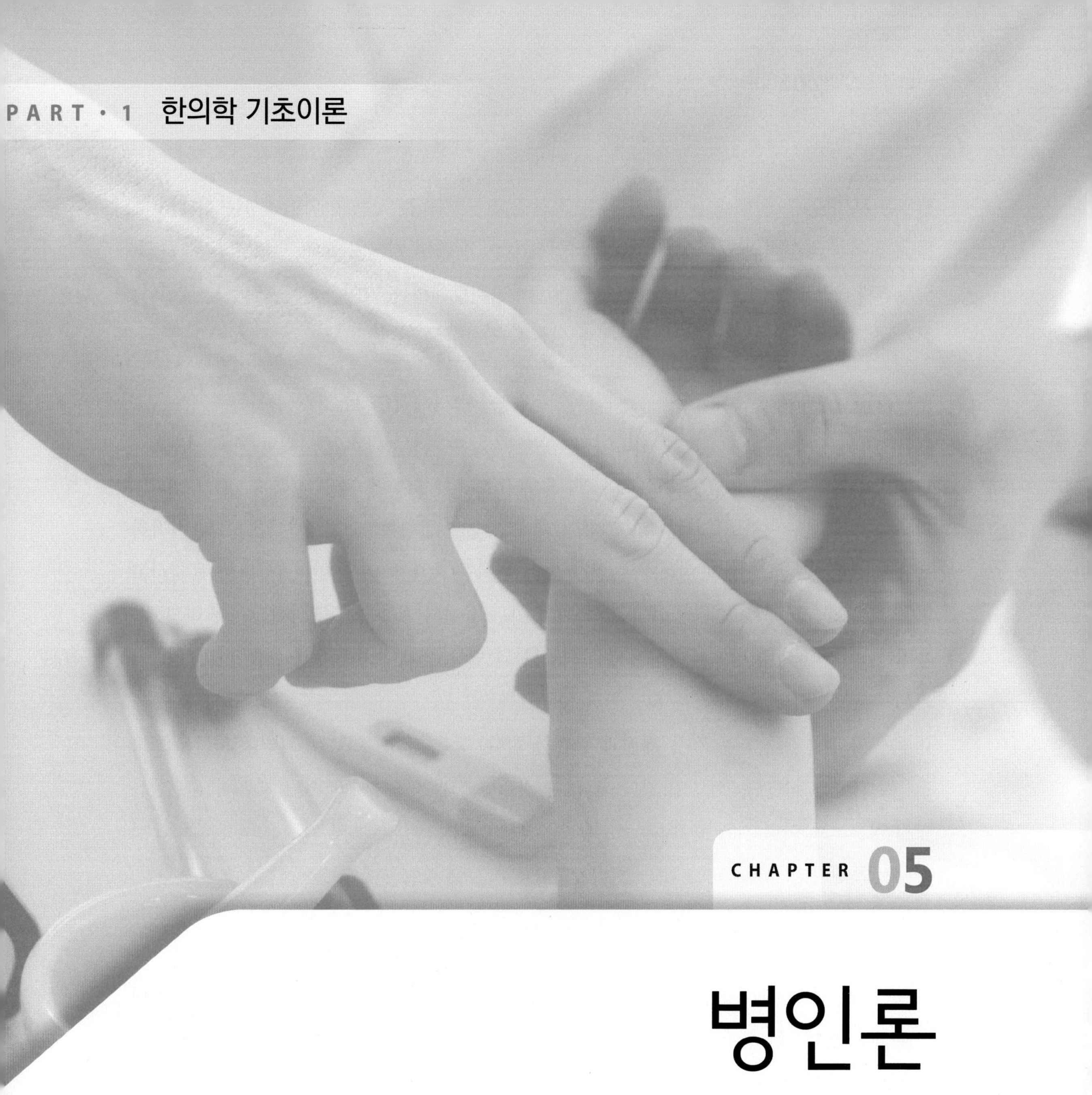

CHAPTER 05

병인론

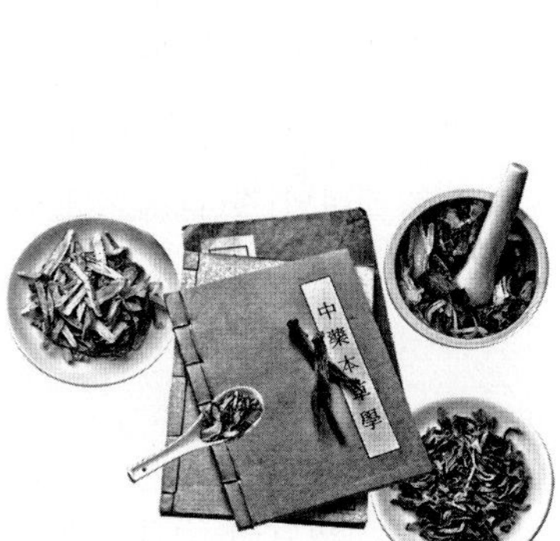

병인론(病因論)은 질병을 발생원인과 그 조건을 연구하는 것으로, 한의학에서는 질병의 개념을 인체의 정상적인 생리상태가 파괴되어 음양이 실조된 것으로 보고 있다. 그러므로 음양실조의 원인을 질병의 원인으로 볼 수 있다. 한의학에서는 병이 생기는 원인을 외감(外感), 내상(內傷), 외상(外傷) 그리고 병리 산물로 구분하고 있다.

외감병

기후나 미생물(바이러스)의 일부가 원인이 되는 병증을 말한다. 외감병은 표증으로 시작하는 병증이다. 기후 또는 바이러스로 인한 원인을 육음(六淫)이라고 한다. 참고로 육기라고 하는 것은 풍, 한, 서, 습, 조, 화를 말하는데, 이는 자연의 기후변화 정상현상을 말하고, 육음이란, 이것이 과하거나 부족하여 보통의 상황과 달리 인체에 병적 원인으로 나타나게 되는 것을 말한다.

육음이 병을 가져오는 것은 계절과 관계가 깊다. 봄은 풍병, 여름은 서병, 장하는 습병, 가을은 조병, 겨울에는 한병이 많다. 그러나 기후변화의 복잡성이나 사람 체질의 감수성은 같지 않으므로 여러 가지 형태로 나타날 수 있다. 그리고 이 중의 몇 가지는 복합적으로 나타나기도 한다.

1) 풍

풍(風)은 봄의 주기(主氣)로, 풍사에 의한 병은 봄에 가장 많으며, 장기로는 간과 밀접한 관계가 있다. 한난(寒暖)의 부적당, 주리(땀구멍)의 치밀하지 못함에 의해 풍사가 표면으로 부터 침입해 들어가는 것으로 흔히 상풍(傷風)이라고 한다. 증상은 해소, 두통, 비한, 콧물, 오한, 발열, 재채기 등이며 풍사는 대개 다른 사기(邪氣)와 합하여 감염된다. 즉 풍한, 풍습, 풍한습 등이다.

육음 중 풍병의 범위가 가장 넓고 변화도 많은 고로, 소문(素問)의 풍론(風論)에서는 “풍은 백병의 장(百病之 長)”이라고 했다. 즉, 풍은 모든 병의 근본이라는 말이다. 이것은 상풍(傷風)인데, 일반적으로 그냥 풍이라고 부르기도 한다.

2) 한

한(寒)은 겨울의 주된 기로서, 일종의 음사이다. 사람의 양기를 가장 해치기 쉬운 게 바로 이 한이다. 한사가 표면에 나타나면, 오한, 발열, 땀이 나지 않음, 천식, 두통, 신체통 등이 생기고 더 깊이 들어가면, 근골계통증이 오며 더 깊이 들어가면 구토, 설사, 장명, 복통이 생긴다.

3) 서

서(暑)는 여름의 주된 기로서, 여름의 열병을 서병이라 한다. 즉, 하지(夏至) 이전에는 온(溫)병, 하지 이후에는 서병이라 칭한다. 그 주된 증상은 두통, 신열, 구갈, 심번, 자한이며 맥은 빠르다.

4) 습

습(濕)은 장하(長夏-음력 6월, 장마철)의 주된 기이다. 습사는 점조(粘稠-끈적끈적)하고 하체(下滯)하는 성질을 가진 음사이다. 물기와 가까이 해서 발생하는 병을 습병이라 한다. 보통 물 속에서 작업하고 냇가를 걷고, 비에 젖거나 주거지가 습할 때 생기는 병이 습병이다.

5) 조

조(燥)는 가을의 주된 기이다. 진액이 손상되어 피부가 건조해져서 주름살이 생기고, 손톱이 마르며 음성이 마르고 갈증이 나면서 소화가 잘 되지 않는 것을 조병이라고 한다.

6) 화

화(火)는 열이 극에 달하면 화가 되는데, 이는 장부를 태우고 진액을 마르게 하는 것이다. 그 성질이 불같기 때문에 병의 해독도 강렬하여서 내부 장기를 태우고 진액을 소모시켜 버리며, 그 화독이 강렬하여 병은 항상 심신에 미친다. 즉, 화의 주된 증상은 심번, 구갈, 인통, 면적, 목통, 장열(壯熱), 광란, 흥분 등의 증상이다.

내상병

내상병(內傷病)은 음식상, 노권상, 칠정상이 그 원인이다.

1) 음식상

인간은 신기(腎氣)와 음식물의 정기(精氣)에 의해서 생존한다. 음식상은 과하거나 부족한 것이 문제가 된다. 그중에서도 과한 것은 부족한 것보다 더 나쁘니, 차라리 조금 적게 먹는 것이 훨씬 좋다고 생각된다.

음식상에 있어서는 과식상, 기아상, 주상, 약물상이 있다. 과식상은 음식을 과다하게 많이 먹어서 오는 병이요. 기아상은 너무 안 먹어서 생긴 병이요. 주상은 술을 너무 많이 마셔서 생긴 병이요. 약물상은 약물을 그 마땅한 바에 어긋나게 섭취해서 오는 병이다(**표 5-1**).

그러나 이것은 어디까지나 맛의 생리적인 범위 안에서 말한 것이지, 과량 섭취나 지나친 편식에 의한 한 가지 맛의 계속적인 편식 때는 오히려 생리기능을 혼란시키고 장부나 조직, 기관 등의 기능감퇴 내지 병적 상태로까지 이끌어갈 수 있다는 것을 잊어서는 안 된다.

2) 노권상

노동은 본래 인간의 본능이며 생활의 중요한 부분이다. 노권상(勞倦傷)은 과도한 노력으로 인해 기혈이 상하는 것을 말한다. 적당한 운동은 체력을 기르고 식욕을 증진시키며,

표 5-1 내상병의 음식상

				과량 섭취 시	계속 섭취 시
신맛	목	간	간을 보하며 심장의 박동력을 절약하고 축적한다.	비 기능을 약화	근육과 입술에 영향
쓴맛	화	심	심장을 보하고 심장의 박동을 제지하며 이뇨, 통변, 소종, 해독시킨다.	폐 기능을 약화	피부와 피모에 영향
단맛	토	비	비를 보하고 영양을 보급하며 완화 해독시킨다.	신 기능을 약화	뼈와 모발에 영향
매운맛	금	폐	폐를 보하고 혈액순환을 왕성케 해주며 풍한을 몰아내고, 식욕항진과 위액분비를 촉진시킨다.	간 기능을 약화	힘줄과 손톱에 이상
짠맛	수	신	신을 보하고 피를 부드럽게 하거나 혹은 혈액을 응고시킨다.	심 기능을 약화	혈액과 혈색에 이상

병에 대한 저항력을 키운다. 노동을 통해 근육은 단련되며, 운동을 통해 정신 함양이 이루어진다. 정신과 건강은 운동과 건강의 관계와 같이 밀접한 관계가 있다. 건강한 정신은 건강한 육체와 통하고, 건강한 육체는 건강한 정신과 통한다는 말이다.

운동이 부족하면 기체에 걸리게 되어, 근육과 골격의 통증과 병적 이상 자세나 형태가 나타나고 혈액이 울체되어 염증이 잘 일어나고 병적 감염이 강하며, 출혈이 잘 일어난다.

또한 소화장애, 순환계장애뿐 아니라 대소변을 통한 배설작용이 원활치 못해 전신의 조직이 기능감퇴를 일으키며 수명마저 단축시킨다. 그러나 운동이 과하면 위해하게 된다.

피로의 축적은 비기를 손상시켜 결국 기를 소모케 하여 기력의 감퇴, 사지노곤, 말하기 싫어지며, 움직이면 숨이 차고, 발열, 자한, 가슴 답답함에 불안까지 나타나게 된다. 성생활의 부절제도 노권상에 해당한다.

신체가 허약해지고, 얼굴에 광택이 없고, 피부가 거칠어지고, 요통과 무릎이 시리고, 정력이 약해지며, 밤에 잘 때 식은땀을 흘리게 되는 것은 모두 성생활 과로로 오는 신허증이다.

3) 칠정상

칠정(七情)이란 희, 노, 우, 사, 비, 공, 경의 일곱 가지 감정을 말하며, 정신활동의 구체적인 표현으로서는 감정의 변화를 말한다.

칠정은 정상의 상황 하에서는 그 변화에 절도가 있어서 해가 되지 않지만, 그 도가 지나치면 이 역시 병을 일으키는 원인이 된다.

(1) 희(喜): 심

기쁨이며 심정이 유쾌함의 표현을 희라고 한다. 기쁘면 기가 누그럽게 되며 순환이 순조로워 진다. 의가 온화하고, 기가 순조롭고, 영위가 조화되어 건강 무병하게 된다. 단, 희가 과도하면 심기가 손상 받는다.

(2) 노(怒): 간

노여움이다. 노여워하면 기가 평정을 잃고 역상한다. 혈액을 상하게 하고 따라서 음혈이 소모되면 수생목의 원리가 이루어지지 않아 화가 극성해진다.

(3) 우(憂): 폐

근심, 걱정을 말한다. 우수(憂愁)는 정지(情志)가 침울한 상태이다. 근심하면 기가 누그러진 상태에 있지 못하며, 울체되므로 기는 폐색되어 순환이 되지 못한다. 따라서 기를 순환시키는 폐가 힘들게 되어 상하게 된다.

(4) 사(思): 비

생각이며, 정신의 집중을 말한다. 만약 생각이 지나치게 되면, 정신은 일정한 영향을 받아 점점 착란할 것이다. 그렇게 되면 심의 신명작용이 훼손될 것이며, 비가 손상될 것이다.

(5) 비(悲): 폐

슬퍼하고 번뇌하며 고통스러워하는 것이다. 슬픔이 지나치면 폐는 넓어져서 올라가 상초의 기가 순환되지 못할 것이며, 열기가 울적되므로 기는 더욱 소모된다.

(6) 공(恐): 신

이는 무서움, 두려움 즉 공포의 의미로 정신이 극도로 긴장하는 것에서 일어나는 공포의 감정이다. 이는 무서움을 알면서 느끼는 감정이다. 공하게 되면 신을 상한다.

(7) 경(驚): 신

놀람인데, 불의의 비상사태에 부딪혀 정신적으로 긴장하여 놀라는 것이다. 즉, 스스로 몰랐던 것에 대해 놀라는 것을 경이라 하는데, 놀라면 기의 순환이 돌발적으로 문란해진다.

외상병

외상병(外傷病)은 불내외인이다. 즉, 기계적인 마찰이나 작용에 의해서 다치거나 손상을 입어 생기는 병을 말한다. 외과적인 상해, 교통사고 등이 이에 해당한다고 볼 수 있다.

병리 산물

발생한 질병이 진행되는 과정에서 발병인자와 인체가 작용해서 여러 가지 병리 변화의 산물을 만들어 낼 수 있다. 이러한 병리 산물은 또 다른 발병인자로 작용하여 장부조직의 기능변화와 실조를 일으켜 새로운 질병을 일으키게 된다. 이러한 병리산물의 대표적인 것으로는 담음(痰飮)과 어혈(瘀血)이 있다.

1) 담음

담음(痰飮)이란 섭취한 음식물이 소화 흡수되는 과정에 발생되는 것으로 노폐물이 신진대사의 작용에 의해 배설되지 않고 체내에 머물러 생기는 비정상적인 체액으로 질병의 원인이 된다.

담음은 주로 심장의 순환과 배설작용이 원활치 못할 때 주로 나타나며, 영양과잉, 운동부족, 정신과 육체적 과로, 환경오염 등이 대표적인 원인이다.

담음(痰飮)에서 담은 농도가 높은 것으로, 음은 농도가 낮아 묽은 것으로 구분하기도 하지만 하나의 개념으로 이해될 때가 많다. 그러나 담은 끈적끈적하며 몸의 여러 곳으로 옮겨 다니는 특성이 있다. 예를 들면 담이 폐에 있으면 기침과 가래를 뱉게 되고, 담이 위장에 있으면 메스꺼움과 구토가 생기고, 머리에 있으면 두통이나 어지러움을 느끼게 된다. 반면, 음은 수분이 찬 기운을 만나 만들어진 것으로 묽고, 한 곳에 머물러 쌓이면서 몸에 이상을 일으킨다. 그 예로 음이 살갗에 머무르면 가슴과 옆구리가 땅기고 아프며 호흡이 가빠지고 기침을 하게 된다. 따라서 담음이 있으면 어지러움, 구토, 가슴 두근거림, 근육통, 복명(뱃속에서 나는 소리) 등의 증상이 나타나게 된다.

2) 어혈

어혈(瘀血)이란 국소적으로 혈액순환이 정체되거나 체액의 성분이 변질된 것을 말하는 것으로 항간에서 말하는 죽은피라는 것도 어혈을 의미하는 것이다. 어혈은 서양의학에는 개념이 없는 한의학 특유의 개념이다.

어혈의 원인은 타박, 외과 수술, 방사선치료, 산후, 갱년기 장애, 정신적 충격, 놀람, 공포, 스트레스, 유전 등으로 다양하며, 어혈에 의해 발생하는 질환으로는 관절염, 류마티스, 통풍, 동맥경화증, 고혈압, 심장병, 불안 신경증, 신경과민, 히스테리, 간염, 갑상선 기능항진증, 암, 악성 빈혈, 백혈병, 자반병 등이 있다.

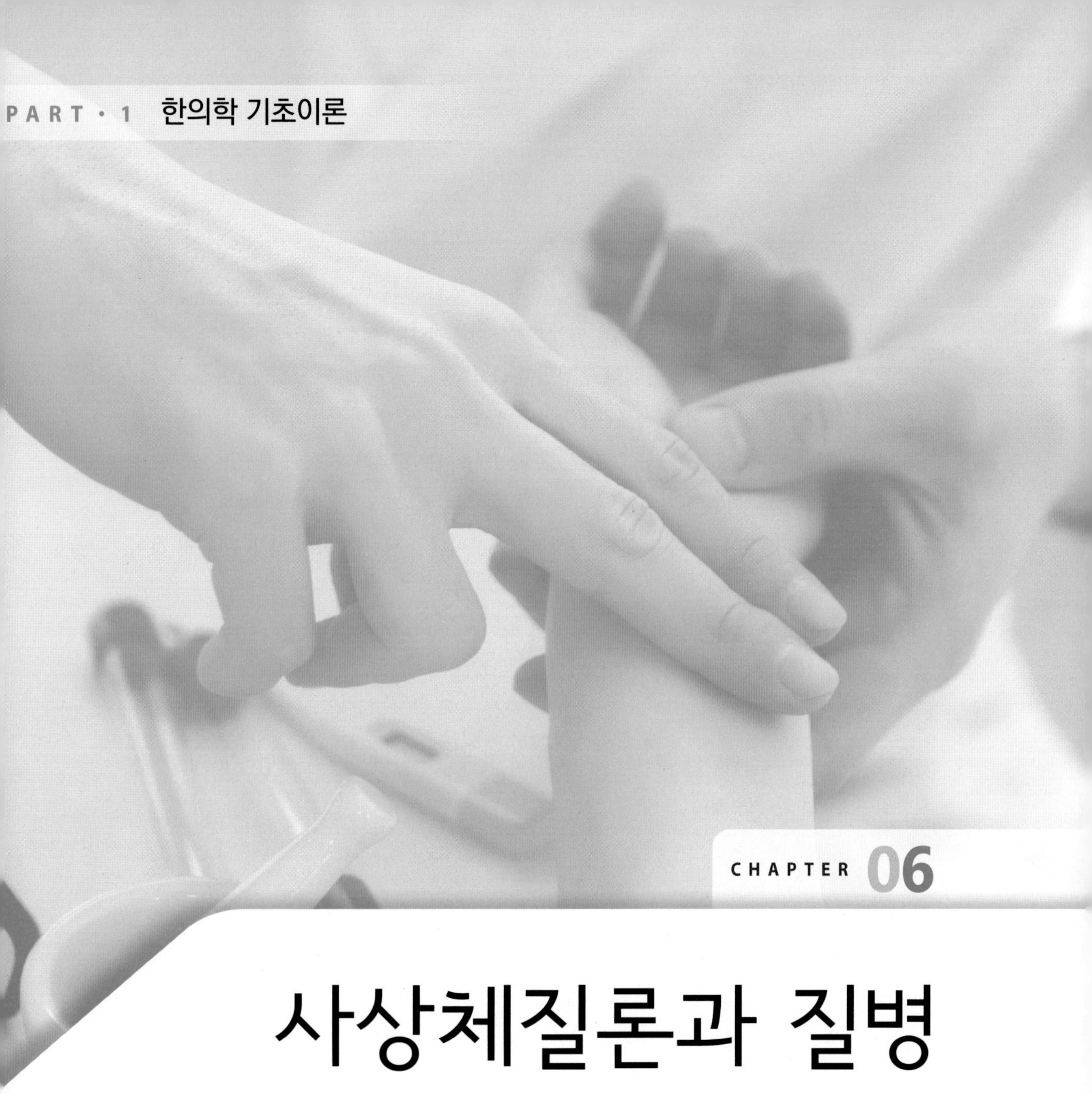

CHAPTER 06

사상체질론과 질병

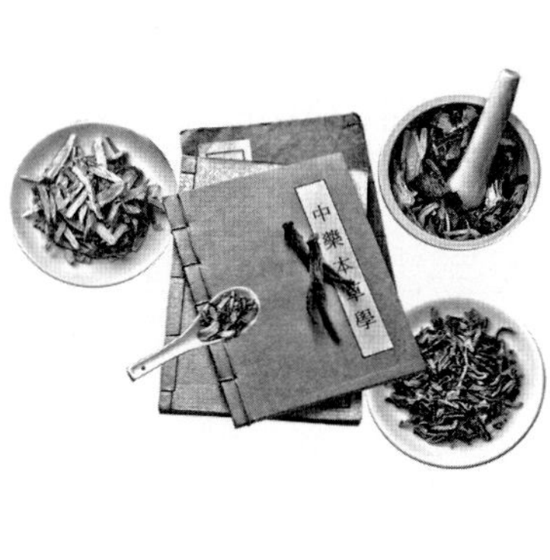

사상의학

동무(東武) 이제마 선생이 1894년에 저서 『동의수세보원 東醫壽世保元』을 통해 인간은 천부적으로 장부허실(臟腑虛實)이 있고, 이에 따른 희노애락의 성정(性情)이 작용하여 생리 현상을 빚으며, 체질에 알맞는 음식과 양생법이 중요하다고 주장했다.

이제마 선생은 "내가 의학이 전해온 지 수 천년 후에 나서 옛 사람들이 전해온 저술을 통하여 우연히 사상인의 장부 성리를 발견하게 되었다. 이는 종래의 의학과 확연히 다르므로 먼저 그 뿌리를 찾은 연후에 가지와 잎사귀를 취할 것이요. 태 · 소음양인의 장부가 본질적으로 대소, 허실이 있음은 천부적으로 이루어진 품성이니 만큼 재론의 여지가 없다"고 하여 체질 고정론을 강조하였다.

이러한 사상의학(四象醫學)에 따른 사람의 체질은 태양인(太陽人), 소양인(少陽人), 태음인(太陰人), 소음인(少陰人)의 네 가지로 분류되는데, 각 체질에 따라 병의 치료, 식생활, 양생법에 차이가 있다고 했다.

사상의학설은 체질의학의 원전으로서 각자의 체질을 안다면 질병을 예방하고 치료하는 지름길이 될 수 있다는 것이 그 핵심요지이다.

사상체질

사상의학의 4가지 체질이라 함은 태양인(太陽人) · 소양인(少陽人) · 태음인(太陰人) · 소음인(少陰人)을 말하는 것으로 각 체질에 따른 장부허실이 상대적으로 작용하고 있어 만일 허한 것이 더욱 허하거나 실한 것이 더욱 실할 때 병으로 나타난다고 하며, 이를 장부의 태(太) · 소(少)라고 했다. 여기서 태 · 소란 해부학적 의미가 아니라 하나의 기능을 말하는 것이며, 태양인은 폐대간소(肺大肝小), 소양인은 비대신소(脾大腎小), 태음인은 간대폐소(肝大肺小), 소음인은 신대비소(腎大脾小)라고 했다.

체질의 구성 비율은 지역이나 인종에 따라 다를 수도 있지만, 우리나라를 표준하여 볼 때는 소음인이 약 50% 정도로 볼 수 있고, 태음인이 30%, 소양인이 20% 정도이며, 태양인은 극히 희소하여 약 0.5% 정도로 볼 수 있다.

사상 외형 진단론

1) 태양인

태양인 체질은 폐가 크고 간이 작기 때문에 목덜미가 실하고 머리가 크다. 얼굴은 둥근 편이고, 살이 비후하지 않으며, 보통 이마가 넓고 관골이 나왔으며 눈에는 광채가 있다. 또한 간이 작으므로 척추와 허리가 약하며, 오래 앉아 있지 못하고 기대어 앉거나 눕기를 좋아하고, 다리에 힘이 없어서 오래 걷지 못한다. 대체로 몸은 마른 편이며, 여자인 경우에는 몸이 건강해도 자궁 발육이 잘 안 되어 임신을 하지 못하는 수도 있다. 성격은 남들과 잘 어울리고 과단성 · 진취성이 강하다. 또한 머리가 명석하고 뛰어난 창의력이 있어 남이 생각하지 못하는 것을 연구한다. 반면에 계획성이 적고 대담하지 못하며, 남을 공격하기 좋아하고 후퇴를 모른다.

지나친 영웅심과 자존심이 강하여 일이 안 될 때는 심한 분노를 표현한다. 태양인은 더운 것보다는 차고 담백한 음식을 좋아한다. 뜨거운 음식을 오래 먹게 되면 위가 상하거나 식도경련, 식도협착증 같은 것이 생길 가능성이 크다.

2) 소양인

소양인은 비가 크고 신이 작으므로 비부위 흉곽이 발달되고 허리 아래 관골부(寬骨部)가 약하다. 대개 몸은 비후하지 않은 편이며, 상체가 실하고 하체가 가벼워서 걸음걸이가 빠르다. 항상 먼 곳을 바라보면서 걷고 곁을 잘 살피지 않는다.

머리는 앞뒤가 나오거나 둥근 편이고, 얼굴은 명랑하다. 눈이 맑고 반사적이다. 입은 과히 크지 않고 입술이 얇으며 턱이 뾰족하다. 피부는 희지만 윤기가 적고 땀이 별로 없다. 말소리는 낭낭하고 쓸데없는 이론을 싫어하며, 말할 때는 논리적이지 못하다. 보기에 경솔하고 무슨 일이나 빨리 시작하고 빨리 끝내기 때문에 실수가 많고 일이 거칠며, 싫증을 내기 쉬워서 용두사미격이 된다. 여자는 다산을 하지 못하고 남자는 양기부족이 많다. 소양인은 밖의 일은 좋아하지만 가정이나 자신의 일은 경솔히 여긴다.

남의 일에는 희생을 아끼지 않고 그 일에 보람을 느끼므로 자기 일을 돌볼 겨를이 없다. 판단력이 매우 빠르나 계획성이 적으며, 일이 안 될 때는 체념을 잘한다. 의분이 생길 때는 물불을 가리지 않고 행동으로 옮겨서 목에 칼이 들어와도 하고야 만다. 항상 열이 있으므로 체질상 더운 음식을 좋아하지 않으며 겨울에도 냉수를 좋아한다.

3) 태음인

태음인은 간이 크고 폐가 작으므로 허리가 발달하고 목덜미 위가 허약하다. 대륙성 체질을 타고났으므로 사상인 중에서는 가장 체격이 큰 편이다. 골격이 굵고 키가 크며 살찐 사람이 많고 특히 손발이 큰 편이다. 피부근육이 견고하고 땀구멍이 성글며, 항상 땀기가 있다. 얼굴은 윤곽이 뚜렷하여 눈 · 코 · 귀 · 입이 크고 입술이 두텁다. 턱이 길고 두터워 교만하게 보인다. 상체보다 하체가 건장하여 걸을 때는 약간 고개를 떨어뜨리고 앞을 내려다보며 배를 내밀고 발을 땅에 놓아 오리걸음같이 걷는다.

상체를 앞으로 숙이고 양반걸음같이 위엄 있게 팔을 저으므로 교만한 인상을 준다. 여자의 경우에는 눈매의 자태는 없으나 시원스럽고, 남자의 경우는 눈 끝이 치올라가서 범상하고 또 성난 사람 같은 인상을 준다. 몸에는 늘 땀기가 있고 활동을 하면 땀이 잘 흐른다. 찬밥을 먹을 때도 땀을 흘리는 사람은 대개 태음인에 많다. 땀을 흘려도 건강에는 이상이 없고 도리어 신진대사가 잘 되므로 건강하다는 증거이다.

여자들은 겨울에 손이 많이 튼다. 성격은 겉으로는 점잖으나 속은 음흉하여 좀처럼 속마음을 드러내지 않는다. 마음이 넓을 때는 바다와 같고, 고집스럽고 편협할 때는 바늘구멍같이 좁다. 잘못된 일인 줄 알면서도 무모하게 밀고 나가려는 우둔성이 있다. 비록 묵묵히 있어도 속으로는 무궁무진한 설계를 하여, 실행에 옮기게 되면 대성할 수 있다. 자기주장을 말할 때는 남들이 좋아하거나 말거나 끝까지 소신을 피력하는 끈질긴 성격이다.

태음인은 비교적 식성이 좋고 대식가가 많으나, 성격상 규칙적인 생활을 하지 못하므로 때에 따라 폭음폭식을 하여 위를 손상시키는 일이 많다.

4) 소음인

소음인의 체형은 중초비위(中焦脾胃)가 허약하고 신방광(腎膀胱) 부위가 발달되어, 상체보다는 하체가 실하지만 위아래의 균형이 잘 잡혀 있다. 키는 작은 편이나 큰 사람도 있고, 용모가 잘 짜여 있어 여자는 오밀조밀하고 예쁘며 애교가 있다.

피부가 매우 부드럽고 밀착하여 땀이 적으며 겨울에도 손이 잘 트지 않는다. 몸의 균형이 잡혀서 걸을 때는 자연스럽고 얌전하며, 말할 때는 눈웃음을 짓고 조용하고 침착하며 논리정연하다. 가끔 한숨을 쉬는 일이 있어 남 보기에 고민하는 사람 같이 보인다. 성격은 내성적이고 비사교적이다. 겉으로는 유연해도 속은 강하다. 작은 일에도 세심하고 과민하여 늘 불안한 마음을 갖는다. 아전인수 격으로 자기 본위로만 생각하고 실리를 위해서는 수단과 방법을 가리지 않는다. 머리가 총명하여 판단력이 빠르고 매우 조직적이며 사무적이다.

자기가 한 일에 남이 손대는 것을 가장 싫어하고 남이 잘하는 일에는 질투가 심하다. 또한 작은 일에도 마음을 끓이고 늘 불안정한 마음을 가지므로 신경증 환자가 가장 많다. 다른 체질에 비해 소음인이 병이 많은 이유도 여기에 있다. 소음인은 먹은 것이 소화가 잘 안 되고 장이 약하다.

체질별 음식론

1) 태양인

태양인은 기가 담백한 음식이나 간을 보하고 음을 생하는 식품이 적합하다. 특히 지방질이 적은 해물류나 채소류가 좋다(**표 6-1**).

2) 소양인

비 · 위에 열이 많은 체질이기 때문에 싱싱하고 찬 음식이나 채소류, 해물류가 좋고 음허하기 쉽기 때문에 음을 보하는 음식이 좋다(**표 6-2**).

3) 태음인

일반적으로 체구가 크고 위장 기능이 좋은 편이어서, 동식물성 단백질이나 칼로리가 많은 맛이 중후한 식품이 좋다(**표 6-3**).

표 6-1 태양인

유익한 음식	해로운 음식
• 곡류: 메밀, 냉면 • 해물: 새우, 조개류, 해삼, 게, 붕어 • 채소: 순채나물, 솔잎 • 과일: 포도, 머루, 앵두, 모과, 감	• 맵고 성질이 뜨거운 음식(매운 닭발, 갈비, 떡볶이) • 지방질이 많은 음식(탕수육, 튀김, 삼겹살 등) • 밀가루 제품, 녹용, 당근, 설탕, 커피 등

4) 소음인

소화기능이 약하여 위장장애가 오기 쉬우므로, 자극성이 없는 조미료나 따뜻한 음식이 좋다. 지방질 음식이나 찬 음식, 날 음식은 설사를 유발한다(표 6-4).

표 6-2 소양인

유익한 음식	해로운 음식
• 곡류: 보리, 팥, 녹두, 참깨 • 육류: 돼지고기, 달걀, 오리고기 • 해물: 생굴, 해삼, 멍게, 전복, 새우, 게, 가재, 복어, 잉어, 자라, 가물치, 가자미 • 채소: 배추, 오이, 상치, 우엉, 호박, 가지, 당근 • 과일: 수박, 참외, 딸기, 바나나, 파인애플 • 기타: 생맥주, 빙과	• 매운 음식(고추, 생강, 파, 마늘, 겨자, 카레) • 자극성 있는 음식(조미료) • 닭고기, 노루고기, 염소고기, 꿀, 인삼 등

표 6-3 태음인

유익한 음식	해로운 음식
• 곡류: 밀, 콩, 고구마, 율무, 수수, 땅콩, 들깨, 강냉이, 현미 • 육류: 쇠고기, 유유, 버터, 치즈 • 해물: 간유, 명란, 우렁이, 뱀장어, 대구, 미역, 다시마, 김, 해조류 • 채소: 무, 도라지, 당근, 더덕, 고사리, 연근, 토란, 마, 버섯, 콩나물 • 과일: 밤, 잣, 호두, 은행, 배, 매실, 살구, 자두	• 닭고기, 개고기, 돼지고기, 삼계탕, 인삼차, 꿀, 과자, 사탕

표 6-4 소음인

유익한 음식	해로운 음식
• 곡류: 찹쌀, 차조, 감자 • 육류: 닭고기, 개고기, 노루고기, 토끼, 꿩, 염소고기, 양고기, 벌꿀 • 해물: 명태, 도미, 조기, 멸치, 민어, 미꾸라지, 고등어 • 채소: 시금치, 양배추, 미나리, 파, 마늘, 양파, 부추 • 과일: 사과, 귤, 토마토, 복숭아, 대추	• 냉면, 참외, 수박, 냉우유, 빙과류, 생맥주, 보리밥, 돼지고기, 오징어, 밀가루 음식(라면) 등

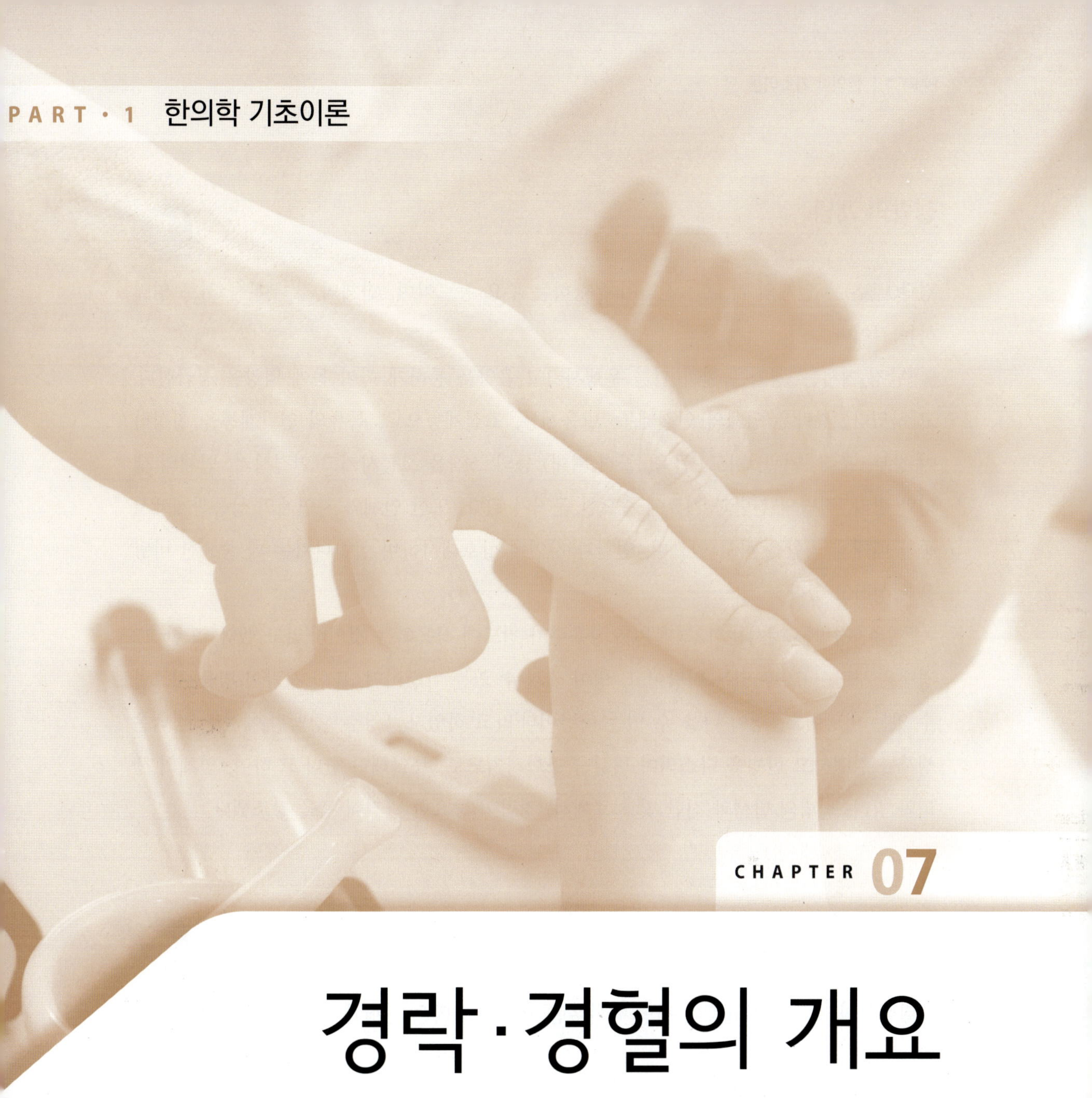

CHAPTER 07

경락·경혈의 개요

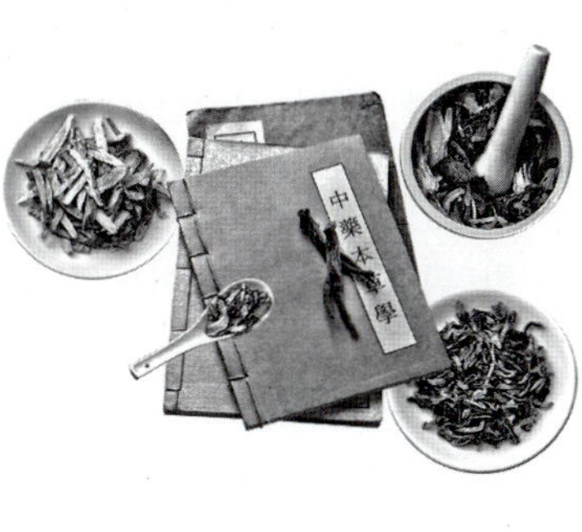

경락의 개념

경락(經絡)은 인체의 기, 혈, 진액이 운행하는 주요 통로이며, 인체의 각 부분을 서로 연결하는 길이다.

『난경』에서는 '경맥은 혈과 기를 운행시키고 음양을 통하게 하여 몸에 영양을 공급한다'고 하였다. 경락은 인체의 연결계통, 반응계통, 조절계통으로, 특유의 연락계통을 형성하여 장부, 조직, 기관, 피모, 근육, 골격(뼈대) 등의 조직을 소통시키고 연결시켜, 인체의 생리와 병리, 질병의 진단과 치료에 중요한 근거가 된다. 또한 인체와 자연계의 상응관계에서 중간 매개체 역할을 하고 있으며, 인간과 자연이 상호대사하며 살아나가는 데 중요한 바탕을 형성하고 있다.

『영추. 경별론』에서는 '12경맥은 오장육부가 천도에 상응하는 것이다'라고 했다. 또한 '12경맥은 사람이 살 수 있는 바탕이고, 병이 생길 수 있는 바탕이며, 또한 사람이 병을 치료할 수 있는 바탕이고, 병이 나을 수 있는 바탕이다'라고 하였다. 『영추. 경맥편』에서도 '경맥은 생사를 결정하고 만병을 다스리며 허실을 조화시키므로, 통달해야 한다'고 하여, 인체의 생리와 병리, 질병의 발생과 진단 및 치료에서, 경락이 중요한 관건이 됨을 강조했다.

경락학설의 기원

경락학설의 기원은 사람들이 질병과 싸우면서 수없이 많은 경험과 실천을 통해 체표에 나타난 반응점과 침 자극 느낌이 전달되는 체험, 혈 자리의 주치 · 효능의 모든 지식, 해부학적 지식, 생리현상을 관찰하여 경락학설의 이론적 기초로 두고 있다.

1) 체표 반응점과 자침 감응경로의 현상

경락학설 기원 중 임상경험과 침 치료 시에 나타나는 체표의 반응점과 주위로 퍼지는 감각이다. 옛날 사람들은 어느 내장 또는 어느 한 부위에 병이 있을 경우, 체표의 일정한 부위에 압통 등의 감각이 나타나기도 하고, 체표의 어느 부위를 누르면, 반응점이 출현한 뒤에 통증이 줄어드는 것을 발견했다. 또한 옛날 의사들은 일정한 부위의 반응점에 자침하면 시큰거리거나, 마비되거나, 묵직하거나, 붓는 등의 감각이 일정한 경로로 전해진다는 것을 발견했다. 옛날 사람들은 이런 여러 가지 치료경험을 축적하는 과정에서, 점차로 인체 내에는 다양한 연결통로가 있음을 이해하게 되었는데, 이것이 경락학설을 형성하는 하나의 중요한 바탕이 되었다.

2) 혈(穴)자리의 주치 · 효능의 기능

경락학설 형성은 주로 혈 자리의 주치, 효능을 기초에 근거를 두고 있다. 처음에는 사람들이 인체에 혈 자리가 있음을 알지 못했다. 일상생활 중 신체의 어느 부위가 우연히 부딪치거나 손상되었을 때, 통증이나 질병이 줄어드는 것을 발견했다. 또한 신체의 어느 부위에 불쾌한 감각이 있으면, 손으로 문지르거나 눌러서 통증이 사라지는 경우가 있었다. 따라서 사람들은 체표 일정한 부위의 특수 작용에 대하여 어느 정도 인식을 가지기 시작했고, 점차적으로 치료 작용이 있는 '점'의 개념을 형성하게 되었으며, 이런 점을 혈 자리라고 했다.

임상의 의료경험을 통해서 새로운 혈 자리가 발견되고, 그 혈 자리가 주로 치료하는 병증의 지식도 점차 늘어나서 혈 자리 작용에 대한 인식이 깊어졌다. 질병을 고치기 위해 의식적으로 체표의 어느 부위를 자극하여 혈 자리 위치가 확정되고 이름이 결정되면서 혈 자리의 주치, 효능에 대한 지식이 풍부해지고 혈 자리의 주치작용을 정리하고 분석하여 귀납함으로써 기본적으로 주치, 효능이 서로 같은 혈 자리가 어느 부위에 계통적으로 분포되어 있음을 발견했다. 또한 혈 자리에서는 내장과 체표를 연결시키는 통로가 있을 것으로 연상했다. 즉, 혈 자리의 주치를 분류하고 연결시킴으로써 그 상호 연관 속에서 경락학설의 이론이 발생되었다.

3) 해부 · 생리학적 지식

경락학설은 인체 해부와 생리현상을 관찰한 결과이다. 『영추. 경수편』에서는 '오장의 튼튼함과 허약함, 육부의 크고 작음, 음식물 섭취량의 많고 적음, 맥의 길고 짧음, 피의 맑고 더러움, 기의 많고 적음에 모두 일반적인 규칙이 있다'고 하여 장부의 형태, 맥과 기혈의 운행 등을 설명하고 있으며, 또 '경맥은 혈을 받아 영양한다'고 하였다.

『영추. 본장편』에서는 '경맥은 혈기를 운행시키며 몸 속과 겉을 영양한다', 『영추. 경맥편』에서는 '12경맥은 살 속에 숨어 있으므로 깊숙해서 볼 수 없다. 여러 가지 맥 중에 겉에 떠있어서 늘 볼 수 있는 것은 모두 낙맥이다'라고 하였다. 내경 시대에 이미 경락학설에 대해 이해하고 있었음을 알 수 있다. 이러한 의서 중에는 내장 형태, 혈관 분포, 혈액 운행, 근육과 골격, 관절 연결 등이 설명되었으므로 해부 · 생리학적 지식은 경락학설에 영향을 미쳤다.

경락의 구성

경락계통의 구성은 경맥, 낙맥, 안으로 장부에 소속하는 부분, 밖으로 체표에 이어지는 부분 등, 크게 네 부분으로 나눌 수 있다.

경맥과 낙맥은 서로 긴밀하게 연결되고, 또한 가로 세로로 교차하여 연결된다. 장부와 근육, 힘줄, 뼈 등의 모든 조직은 경락이 연결하여 하나의 계체를 이루고 있다(그림 7-1).

1) 경맥

경락계통의 큰 줄기인 경맥은 정경(12정경)과 기경으로 분류된다. 12경맥, 12경별, 기경 8맥의 세 종류가 있다.

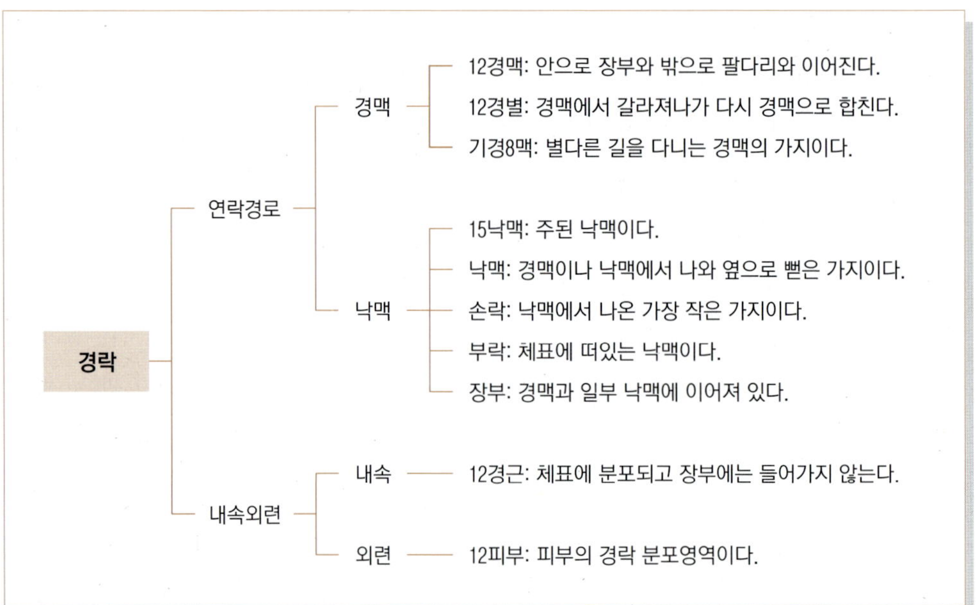

그림 7-1 경락의 구성

(1) 12경맥

정경(正經)은 수 · 족 삼음경과 수 · 족 삼양경의 12개가 있어 '12경맥'이라 한다. 12경맥은 좌우대칭이며 팔에 분포하는 경맥을 수삼음, 수삼양이라 하고, 다리에 분포하는 경맥을 족삼음, 족삼양이라 한다. 삼음의 이름은 태음(太陰), 소음(少陰), 궐음(厥陰)이고, 삼양의 이름은 태양(太陽), 양명(陽明), 소양(少陽)이다. 이를 장부와 결합하면 수태음폐경, 수양명대장경, 족양명위경, 족태음비경, 수소음심경, 수태양소장경, 족태양방광경, 족소음신경, 수궐음심포경, 수소양삼초경, 족소양담경, 족궐음간경의 12경맥이 이루어진다.

(2) 12경별

12경맥에서 갈라져나가 가로 세로로 뻗은 가지 맥으로, '다르게 흐르는 정경'이라고도 한다.

(3) 기경8맥

12경맥 이외의 별다른 길을 다니는 경맥으로 독맥, 임맥, 충맥, 대맥, 양교맥, 음교맥, 양유맥, 음유맥의 8개가 있다.

2) 낙맥

낙맥(絡脈)은 경맥에서 갈라져나가 옆으로 뻗은 맥으로 낙맥, 부락, 손락이 있으며, 12경맥의 낙맥과 임 · 독맥의 낙맥, 비의 대락을 합하여 '15낙맥'이라고 한다. 그밖에 위의 대락을 합하여 실제로는 16대락이지만, 비와 위는 표리 관계가 있으므로 흔히 15대락 이라고 한다. 12낙맥은 12경맥에서 갈라져나가 옆으로 분포된 비교적 큰 낙맥이다.

부락(浮絡)은 낙맥이 체표에 떠 있는 것으로 넓게 분포해서 경맥과 체표를 소통시킨다. 부락 가운데 피부로 노출된 작은 혈관을 혈락이라고 한다.

손락(孫絡)은 낙맥에서 갈라져나간 가장 작은 가지로 기혈을 운행시키고 영위를 통하게 하는 작용이 있다.

3) 연속(連屬)부분

경맥과 낙맥이 내부와 체표조직을 연결하는 부분으로, 크게 안으로 장부에 이어진 부분과 밖으로 체표의 12경근, 12피부에 이어진 부분을 말한다.

(1) 안으로 이어짐(내속)

경락은 체표에 골고루 분포할 뿐만 아니라, 몸 속 깊이 들어와서 모든 장부에 이어짐으로써 온몸의 조직과 기관을 연결한다. 정경, 경별, 기경, 낙맥 등은 모두 장부와 연결되어 있으며, 그 중 12경맥은 중요하고 직접적으로 작용한다.

12경맥은 각각 자신의 장부와 직접 이어지는데, 이를 '소속한다(屬)'고 한다. '소속' 이외에, 표리를 이루는 장부와 이어지는 것을 '연락한다(絡)'고 한다.

이와 같이 음양경맥이 장에 소속하면 부에 연락하고, 부에 소속하면 장에 연락함으로써, 장과 부가 서로 합하는 관계를 형성하고, 경락의 순행 · 교차에 의해 기타 관련된 장부와 이어지고 또한 경별 · 낙맥 등 가지 맥의 연결이 더해짐으로써, 장부와 경락 간에는 복잡한 연결을 하고 있다(**표 7-1**).

(2) 밖으로 이어짐(외련)

① 12경근

12경근은 12경맥 순행부위에 분포된 근육계통의 총칭으로, 팔다리와 모든 뼈를 연결

표 7-1 12경맥 소속-연락 장부표

경맥			소속	연락
수	삼음경	태음경	폐	대장
		궐음경	심포	삼초
		소음경	심	소장
	삼양경	양명경	대장	폐
		소양경	삼초	심포
		태양경	소장	심
족	삼음경	태음경	비	위
		궐음경	간	담
		소음경	신	방광
	삼양경	양명경	위	비
		소양경	담	간
		태양경	방광	신

하며 온몸을 이어주고 관절의 운동을 주관한다.

② 12피부

12피부는 12경맥과 그 낙맥이 분포하는 피부 부위이며, 피부의 경락구역이다. 온몸의 피부는 12경맥의 기능 활동이 체표로 반영되는 부위이며, 경락의 기가 흐르는 곳이고, 12경맥의 기능 활동을 반영하는 반응구역으로, 외사의 침입을 방어하는 방패구실을 한다.

경락의 생리기능

경락의 작용은 표리상하를 소통시켜 장부와 조직을 연결하고, 기혈을 운행시키며, 병사의 침입이나 침구자극을 전달하고, 인체의 이상을 반영하며, 인체 각 부분의 기능 활동을 조절하는 것이다.

1) 연결 작용

12경맥과 12경별은 가로 세로로 교차하여 표리상하를 소통시키고 장부와 오관구규의 사이를 순행하여 이를 이어준다. 기경8맥은 12정경을 이어주고 조절하며, 12경근과 12피부는 근맥과 피부를 이어준다. 이와 같이 인체는 경락계통의 연결 작용을 통하여 하나의 통일체를 형성할 뿐만 아니라, 생리활동에서도 서로 돕고 조절하는 유기체를 형성한다.

(1) 장부와 팔다리의 연결

『영추. 해론편』에서는 '12경맥은 안으로 오장육부와 이어지고 밖으로 팔다리와 이어진다'고 하여 경락과 장부, 팔다리의 연결을 설명했다.

『영추. 경맥편』에서는 '수태음폐경은 중초에서 시작하여 아래로 대장에 연락하고, 위장의 입구를 돌아 횡격막을 꿰뚫고 폐에 소속하며... 수양명대장경은 둘째손가락 끝에서 시작하여... 결분으로 들어가 폐에 연락하고, 아래로 횡격막을 꿰뚫고 내려가 대장에 소속한다... 족궐음간경은 엄지발가락에 털난 부분에서 시작하여... 넓적다리 안쪽을 따라 거웃으로 들어가 성기를 돌고 아랫배에 이르며, 위장의 양옆을 순행하여 간에 소속하고 담에 연락한다'고 하여 12정경의 순행경로와 장부의 소속-연락관계를 설명하였다.

이와 같이 오장육부는 그 소속경맥이 있으며, 경맥은 오장육부에서 시작하여 장부와 체표의 사이를 연결하는데, 안으로는 경맥의 소속–연락으로 장과 부가 표리관계를 형성하고, 밖으로는 팔다리와 모든 뼈, 다섯 감각기관(혀)과 아홉 구멍, 살과 피부 등과 이어진다. 그러므로 장부기능의 변화는 경맥을 통하여 체표에 반영되고, 경맥의 변화는 또한 소속–연락하는 장부의 기능 활동에 영향을 준다.

(2) 오관구규의 연결

12정경은 장부와 이어지고(소속–연락), 오관구규와 이어진다. 『영추. 맥도편』에서는 '오장의 정기는 항상 몸 위쪽의 일곱 구멍으로 모인다. 폐의 기운은 코로 통하는데 폐기가 조화로우면 코로 냄새를 맡을 수 있고, 심의 기운은 혀로 통하는데 심기가 조화로우면 혀로 맛을 볼 수 있으며, 간의 기운은 눈으로 통하는데 간기가 조화로우면 눈으로 색을 구별할 수 있고, 비의 기운은 입으로 통하는데 비기가 조화로우면 입으로 음식물을 구별할 수 있으며, 신의 기운은 귀로 통하는데 신기가 조화로우면 귀로 소리를 들을 수 있다'고 하여 장부와 오관구규의 연결을 설명하였다.

(3) 경락간의 연결

경락간에도 서로 만나는 관계가 있어 더욱 정교한 생리작용을 나타낸다. 수삼양경과 족삼양경은 독맥에서 만나므로 독맥을 '양맥의 바다'라고 하였고, 수삼음경과 족삼음경, 음교맥, 충맥은 임맥에서 만나므로 임맥을 '음맥의 바다'라고 한다. 또한 충맥은 12경맥의 기혈이 모이는 곳이므로 '12경맥의 바다'라고 한다.

2) 운수조절 작용

『영추. 본장편』에서는 '경맥은 기혈을 운행시킴으로써 몸속과 겉을 영양하고, 힘줄과 뼈를 적시며, 관절의 활동을 원활하게 한다'고 하였다.

『영추. 사객편』에서는 '영기는 진액을 분비하며 경맥으로 들어가 피로 바뀌어 밖으로 팔다리를 영양하고 안으로 오장육부를 적신다'라고 하였다. 기혈은 경락을 통하여 온몸에 수송된다. 그리고 인체의 조직과 기관은 기혈이 적시는 작용을 통해서 정상적인 생리활동을 유지하며, 외사의 침입을 방어하여 인체를 보호한다. 이와 같이 『영추. 경맥편』에서는 '경맥은 생사를 결정하고 만병을 다스리며 허실을 조화시키므로, 통달해야 한다'고 말한 것처럼, 경락은 인체 각 부분의 기능 활동에 대하여 상대적 평형과 협조를 유지하는 작용을 한다.

3) 감응전달 작용

경락은 병사의 침입이나 침구 자극 등을 전달하는 작용이 있다. 이것을 '경락 감응전달 현상'이라고 한다. 경락 감응전달 현상은 혈 자리에 자극이 가해졌을 때, 인체에 발생하는 감각(시큰거리거나, 마비되거나, 묵직하거나, 붓는 등), 경맥의 순행노선을 따라 전해지거나 퍼지는 현상을 말한다. 한의학에서는 이를 '기운을 얻었다(得氣)' 또는 '기운이 왔다(氣至)'고 말한다. 예를 들어 『소문. 무자론』에서는 '대개 사기가 인체에 침입하면 반드시 먼저 피부에 머무는데, 여기서 제거되지 않으면 손락으로 들어가 머물고, 여기서 제거되지 않으면 낙맥으로 들어가 머물며, 여기서 제거되지 않으면 경맥으로 들어가 머물게 되어, 오장에 영향을 미치고 위와 장으로 퍼진다'고 하였다.

4) 반응 작용

경락은 인체의 이상을 반영하는 작용이 있다. 경락은 인체의 질병 발생에 대하여 연결된 부위에 이상변화를 반영한다. 특히 체표부위의 이상 현상을 반응점, 압통점 또는 과민점이라고 한다. 이런 체표 반응점은 질병 진단과 침구 치료에 쓰는 혈 자리이다.

『영추. 사기장부병형편』에서는 '소장에 병이 들면 아랫배가 아프고 귀앞에서 열이 난다'라 하였고, 『소문. 장기법시론』에서는 '간에 병이 들면 양옆구리 아래쪽이 아프고 아랫배가 당기며, 폐에 병이 들면 어깨와 등이 아프다'라고 하였다.

경락학설의 운용

1) 경락의 생리 운용

(1) 연계정체 작용(전체를 연결하는 작용)

경락은 인체의 각 부분을 유기적으로 연결하여 온몸을 하나의 통일체로 형성하는 작용이 있다. 즉 경락은 인체의 내외, 표리, 상하, 좌우를 소통시키고, 오장, 육부, 오관, 구규, 뼈, 피부, 살 등을 연결하여 하나의 유기체를 형성한다.

(2) 기혈 운행

인체는 정상기능을 유지하기 위해 양기와 음액의 공급을 필요로 한다. 양기는 원기, 종기, 영기, 위기, 장부지기 등을 가리키며, 음액은 주로 인체 내 혈액, 진액, 정액 등을 가리키며, 통상 기혈이라고 하면 양기와 음액을 총칭한다.

『영추. 본장편』에서는 '경맥은 기혈을 운행시킴으로써 몸 속과 겉을 영양하고, 근골을 적시며, 관절의 활동을 원활하게 한다'라고 하였다. 인체의 생명활동 유지를 위해서 반드시 필요한 기혈의 운행은 경락의 전달 수송을 거쳐 온몸으로 운송되어 기능을 발휘한다.

(3) 방어 작용

생활환경 중에는 질병의 발생인자인 외사가 많이 있다. 인체가 건강한 생활을 하면서 외사의 침입을 방어하는 것은 경락의 작용에 의한다.

『영추. 본장편』에서는 '위기는 살을 따뜻하게 하고 피부를 충실히 하며, 주리(땀구멍)를 튼튼하게 하며, 열고 닫는 것을 주관한다... 위기가 조화로우면 살이 매끄럽고 피부가 부드러우며 주리가 촘촘하다'고 하였다. 외사를 방어하는 위기를 피부, 살, 힘줄, 뼈, 팔다리, 장부로 운송해서 몸을 보호하고 외사를 방어하여 건강을 유지하게 한다.

(4) 인체와 자연의 상응관계를 유지

사람은 자연환경 속에서 생활하므로 환경의 변화는 인체에 대하여 일정한 영향을 미친다. 『영추. 경별편』에서는 '사람은 천도에 합한다... 12경맥은 오장육부가 천도에 상응하는 것이다'라고 하였다. 인체가 경락을 통하여 자연의 변화규칙에 적응함을 설명한 것이다.

2) 경락의 병리 운용

(1) 반응계통의 작용

인체가 외사의 침입을 받아 장부의 기능 활동이 파괴되어 질병이 발생하면, 상응하는 경락의 특정 부위에 반응이 나타난다.

『영추. 구침십이원편』에서는 '오장에 질병이 있으면 12원혈에 반영된다'고 하였다. 내장에 질병이 발생하면 경락의 연결 작용으로 체표의 일정한 부위에 반응이 나타남을 설명하였다. 이러한 반응부위를 관찰하거나 누르는 방법으로 내장의 질병을 검사할 수 있다.

『영추. 사객편』에서는 '폐와 심에 사기가 있으면 그 사기가 양 팔꿈치에 머물고, 간에 사기가 있으면 양 겨드랑이에 머물며, 비에 사기가 있으면 양 넓적다리에 머물고, 신에 사기가 있으면 양 오금에 머문다'고 하였다. 비록 질병이 내장에 발생했으나, 그 반응은 체표 상응부위에 나타남을 설명했다.

(2) 전달계통의 작용

사기는 밖에서 속으로, 속에서 밖으로 움직일 수 있다. 체표에 사기가 침입하면 경락을 통하여 내장으로 들어가고, 내장끼리의 경락 연결에 의하여 사기가 다른 장부로 들어갈 수 있다. 이를 '사기가 옮아간다' 혹은 '다른 경락으로 전해진다'고 한다.

『소문. 무자론』에서는 '대개 사기가 인체에 침입하면 반드시 먼저 피부에 머무는데, 여기서 제거되지 않으면 손락으로 들어가 머물고, 여기서 제거되지 않으면 낙맥으로 들어가 머물며, 여기서 제거되지 않으면 경맥으로 들어가 머물게 되어 몸 안 오장에 영향을 미치고 위와 장으로 퍼진다'라고 하였다. 사기는 피부, 낙맥, 경맥을 거쳐서 장부로 전해진다.

3) 경락의 진단 운용

(1) 경락 연결에 의한 진단

『영추. 구침십이원편』에서는 '오장에 질병이 있으면 12원혈에 반영되기 때문에, 12원혈에 나타나는 반응을 살피면 질병의 원인을 분명히 알 수 있고, 오장의 질병을 알 수 있다'라고 하였다. 경락의 특정한 부위에 나타나는 반응으로 질병을 진단할 수 있다. 예를 들면, 심화가 타올라서 혀가 붉고 아픈 증상, 간화가 타올라서 두 눈이 충혈되는 것, 신기가 너무 허해서 아무 소리도 듣지 못하는 증상, 폐기가 막혀서 콧구멍이 막히는 것 등 경락의 특이한 연결 때문에 알 수 있는 것이다.

(2) 경락 순행부위에 의한 연결

경락 순행부위는 12경맥의 증후가 나타나는 분포 부위로 진단을 하는 근거가 된다. 허리통증이 나타나면 양명경은 얼굴 앞쪽에 분포하므로 전두통은 양명두통에 속하여 양명경과 관련된 병리기전을 추측할 수 있고, 태양경은 목뒤에 분포하므로 후두통은 태양두통에 속하며, 소양경은 머리의 양옆에 분포하므로 편두통은 소양두통에 속하여, 각 경락과 관련된 병리기전을 추측할 수 있다.

『영추. 관능편』에서는 '오장육부의 질병은 그 통증 부위와 얼굴의 상하좌우에 나타나는 색을 관찰하면, 질병의 한열조습과 사기가 어느 경맥에 있는지를 알 수 있다. 또 피부의 차고 따스함, 매끄럽고 꺼끌꺼끌함을 자세히 관찰하면 그 병을 알 수 있다'고 하였다. 이것은 병이 드러나는 부위를 근거로 경락을 따라 진단함을 설명한 것이다.

(3) 기타

진맥으로 수태음동맥(촌구맥/寸口: 손목 맥 짚는 부위)을 통하여 온몸의 질병을 진단한다.『영추. 경맥편』에서는 '대개 낙맥의 색을 살펴서, 파란 색이면 한사와 통증이 있고, 붉으면 열이 있는 것이다. 위장 속에 한사가 있으면 어제의 낙맥이 모두 파란 색을 띠고, 위 속에 열사가 있으면 어제의 낙맥이 붉은 색을 띠며, 어제의 낙맥이 검은 색을 띠면 사기가 오랫동안 머물러 비증이 된 것이다'라고 하였다. 낙맥의 색으로 질병을 진단하는 구체적인 방법을 설명한 것이라 하겠다. 임상에서 지문과 혀를 살피는 것 등은 낙맥의 색과 윤택함, 모양을 관찰하여 질병을 진단하는 방법이다. 그밖에 경락을 따라 피부 바로 밑에 뭉친 것이나 살이 솟고 꺼진 것 등은 진단의 참고로 한다.

4) 경락의 치료 작용

경락학설은 한의학의 임상치료에서 결정적인 역할을 한다. 침구치료 뿐만 아니라 약물 등 기타 치료를 할 때 경락학설을 응용하지 않으면 유기적인 전체개념을 상실하여 변증론치의 정확성에 영향을 미친다. 예를 들면 약물요법은 먼저 약물의 귀경 문제를 고려해야 한다. 귀경을 고려한 약물의 사용은 더욱 좋은 치료효과를 나타낸다. 침구치료도 경락학설을 벗어날 수 없다. 침구는 외치법으로서, 밖에서 안을 치료한다. 만약 경락의 연결, 전달이 아니면 치료 작용이 나타날 수 없다.

(1) 침구치료의 운용

① 각각의 경락은 모두 소속된 경혈이 있으며, 질병이 발생하면 각 경락의 질병은 자기 경락 특유의 반응을 나타낸다. 침구치료에서는 경락을 따라 혈 자리를 정하는 치료규칙이 나온다.

② 경락은 순행과정 중에 교차하는 부분이 있어서, 왼쪽 병에 오른쪽 경락을 쓰고, 오

른쪽 병에 왼쪽 경락을 쓰는 치료방법이다. 예를 들면 족양명위경은 승장혈에서 좌우가 교차하여, 왼쪽의 구안와사에는 오른쪽 족양명경의 협거혈과 사백혈을 자침하고, 오른쪽 구안와사에는 왼쪽 족양명경의 협거혈과 사백혈을 자침한다. 삼릉침을 쓴 자락요법은 경락학설의 침구치료학적 운용이라 하겠다.

(2) 임상 용약 방면의 운용

임상 용약(用藥)은 먼저 병이 존재하는 경락을 고려한다. 그다음 경락에 작용하는 약물을 써서 치료를 행한다. 예를 들면 상한 태양병은 마땅히 태양경으로 귀경하는 마황, 계지를 써서 치료하면 효과가 뛰어나고, 소양병은 소시호탕으로 치료한다. 만약 병이 소양경에 있는데, 양명경 약물을 쓰면 병을 치료할 수 없을 뿐만 아니라 부작용을 일으킬 수 있다. 병의 상황이 복잡할 때는 비록 여러 경락의 약물을 쓰지만 그 원칙은 경락학설의 귀경을 벗어날 수 없다.

수혈의 개념

인체 내부의 장기에 병리 현상이 있을 때 인체의 일정한 선상에 반응이 나타난 것을 체계화한 것이 경락이라면, 이 경락 선상에서 반응이 더욱 뚜렷하게 나타나는 곳을 수혈이라 한다. 수혈은 인체의 맥 기운이 모이는 부위이며, 내장 장기의 기운이 통하는 문이라고 할 수 있다. 수혈은 기혈(氣穴) · 공혈(孔穴) 등의 이름으로도 불리고 있다.

1) 수혈의 분류

(1) 경혈

경혈(經穴)은 12경맥과 임, 독맥에 속한 수혈들이다. 동의보감에는 365혈로 기록되었다.

(2) 경외기혈(經外奇穴)

기혈은 12경맥과 임, 독맥에 속하지 않는 수혈들이다. 대개 200여 기혈로 구성된다.

(3) 아시혈

아시혈(阿是穴)이란, 눌러 보았을 때 아픈 곳을 혈 자리로 삼는 것을 말하며, 바로 그 자리에 침을 놓거나 뜸을 떠서 병을 치료하게 된다. '아시'라는 말은 '아야! 거기가 맞아'라는 뜻이다. 이 용어는 손사막이 처음으로 정의하였는데, 『영추·경근』편의 "아픈 곳을 혈 자리로 한다(以痛爲輸)"는 개념이 바탕이 되었다. 후세에는 이를 천응혈(天應穴)이라고도 하였다.

허임은 아시혈에 대해 "해당 처를 말한다"고 하며 별혈에 넣었다. 그는 아시혈을 사용하는 치료법을 일러 '수통수침법(隨痛隨鍼法)', 즉 아픈 곳을 따라 침을 놓는 방법이라 칭하면서, 실제 치료에 적극적으로 활용하고 있다.

그가 아시혈을 많이 사용한 병증을 보면 주로 목이 뻣뻣한 증, 손과 팔의 근이 뒤틀리며 시고 아픈데, 낙상이나 타박상, 팔꿈치, 손목이 시면서 아픈 증상 등 오늘날로 치면 근육·관절 관련 통증에 다용하였다.

또한 아시혈점을 탐색하는 요령에 대해 "의사가 왼손 엄지로 근이 뭉쳐 통증이 있는 부위를 꽉 눌러 움직이지 않게 하고, 침으로 근이 뭉친 곳을 관자하여 근이 상한 곳에 침봉이 이르면 시고 아픈 것을 참을 수 없는 곳이 바로 천응혈이다. 통증에 따라 침을 놓으면 신효를 본다"라고 설명한다.

아시혈에 대한 이러한 이해와 치법은 최근 서의학에서 근막통증증후군, 섬유근통 등의 병증에 방아쇠점(Trigger Point), 압통점(Tender Point)의 개념을 이용한 국소 치료법을 활용하고 있는 것과 비교해볼 때 많은 유사성을 보이고 있다는 점에서 흥미 있는 일이다.

2) 수혈의 치료작용

(1) 근치작용(近治作用)

경혈은 모두 위치한 부위와 가까운 인근의 조직과 기관의 병증을 치료할 수 있다. 예를 들어, 눈 부위의 정명, 승읍, 사백혈은 모두 눈병을 치료하고, 귀 부위의 청궁, 이문, 청회혈은 모두 귓병을 치료하며, 위 부위의 중완, 건리, 양문혈은 모두 위병을 치료한다.

(2) 원치작용(遠治作用)

십이경맥의 팔꿈치와 무릎관절 이하에 있는 경혈은 국부(局部)의 병을 치료할 뿐만 아니라 경맥이 순행하는 먼 부위의 조직, 기관, 장부의 병증도 치료하고 온몸에 영향을 주는 작용을 하기도 한다. 예를 들어, 손등의 합곡혈은 팔의 병 뿐만 아니라 목, 머리, 얼굴부위의 병증도 치료하고 감기로 인한 발열도 치료한다. 또 무릎 아래의 족삼리혈은 다리의 병 뿐만 아니라 소화계통을 조절하고, 온몸의 면역체계에도 큰 작용을 한다.

(3) 특수작용(特殊作用)

일부 경혈은 병증의 양면을 양방향으로 조절하는 작용을 한다. 예를 들어, 천추혈은 설사와 변비를 치료하며, 내관혈은 심장 박동이 너무 빠르거나 너무 느린 것을 조절하여 치료할 수 있다. 한편 상대적인 특이성도 있다. 예를 들어, 대추혈은 열을 내리고, 지음혈은 태아의 위치를 바로 잡아준다.

3) 특정혈의 분류와 의의

특정혈은 14경맥의 경혈 중에서 특수한 작용을 갖추고 있는 혈 자리이다.

(1) 배유혈과 모혈

① 배유혈(背兪穴)

배부(背部 등쪽) 방광경에 소속한 경혈로 간, 심, 비, 폐, 신, 심포와 담, 소장, 위, 대장, 방광, 삼초 등 인체 장부의 이름 뒤에 유(兪)(수 라고도 읽음)자를 붙인 경혈로 압통, 근육의 강직 등의 이상이 잘 나타나 그 해당하는 장부의 병변 진단 및 치료에 유용하게 쓰이는 혈을 말한다.

② 모혈(募穴)

모(募)는 모인다, 모집한다는 뜻을 가진 글자로, 장부의 경기(經氣)가 집결하는 혈로서 12경맥 상에 압통, 경결, 과민반응 등이 잘 나타나 질병의 진단과 치료에 중요한 의미를 지닌다. 단, 이 모혈은 그 해당경락 상 폐, 간, 담경맥을 제외하고는 다른 경맥 상에 위치하고 있음이 특이하다(표 7-2).

(2) 극혈

극혈(穴)은 기혈이 깊이 모이는 곳이기 때문에 치료하는데 일부 특수한 효과가 있다. 대체로 급성질환에 잘 듣는다.

어의적인 의미에서 간극 극자('隙' 字)를 쓰는 이 혈들은 근과 근 사이, 근막과 뼈

사이, 뼈와 뼈 사이 등 틈새에 위치하고 있다(표 7-3).

(3) 팔회혈과 교회혈

팔회혈(八會穴)은 기(氣)의 회혈은 단중이고, 혈(血)의 회혈은 격유이고, 골(骨)의 회혈은 대저이고, 맥(脈)의 회혈은 태연이고, 근(筋)의 회혈은 양릉천이고, 수(髓)의 회혈은 현종이고, 장(臟)의 회혈은 장문이고, 부(腑)의 회혈은 중완이다.

이것은 그들의 작용에 따라 결정한 것으로 예를 들면 혈증을 치료하는 데는 격유를 취혈하고, 기병을 치료하는 데는 단중을 취혈해야 하는 것 등이다.

교회혈(交會穴)은 두개의 경맥이나 그 이상의 경맥이 서로 모이는 곳인데, 전신에 약 70여 개가 있다. 본 경맥의 질병뿐만 아니라 그 교회하는 경맥의 질병도 겸해서 치료할 수 있다.

표 7-2 장부에 배유혈과 모혈

장부	배유혈	모혈	장부	배유혈	모혈
간장	간유	기문	**담낭**	담유	일월
심장	심유	거궐	**소장**	소장유	관원
비장	비유	장문	**위장**	위유	중완
폐장	폐유	중부	**대장**	대장유	천추
신장	신유	경문	**방광**	방광유	중극
심포	궐음유	전중	**삼초**	삼초유	석문

표 7-3 경맥에 극혈

경맥	극혈	경맥	극혈	기경	극혈
간경	중도	**담경**	외구	**양교맥**	부양
심경	음극	**소장경**	양노	**음교맥**	교신
비경	지기	**위경**	양구	**양유맥**	양교
폐경	공최	**대장경**	온류	**음유맥**	축빈
신경	수천	**방광경**	금문		
심포경	극문	**삼초경**	회종		

(4) 원혈(原穴)

- 장부의 원기가 통과하거나 머무르는 경혈이다(표 7-4).
- 생명력과 활기를 돋우는 삼초의 기가 나타나는 곳이다.
- 오장육부 병은 모두 그 경락의 원혈에서 진단 및 취한다.
- 손목과 발목 및 관절부위에 위치하고 있다.

(5) 낙혈(絡穴)

- 경맥에서 갈라져 나가 다른 경맥과 경맥 사이에서 연계를 가지므로 낙혈이라고 한다(표 7-5).
- 낙혈은 모두가 자기의 경락으로 부터 갈라져 나가 다른 경락과의 연계를 형성한 것이며, 낙혈은 또한 병변이 발생하면 각각 그의 특징적인 병후를 나타내고 있다.

표 7-4 경맥에 원혈

경맥	원혈	경맥	원혈
간경	태충	담경	구허
심경	신문	소장경	완골
비경	태백	위장경	충양
폐경	태연	대장경	합곡
신경	태계	방광경	경골
심포경	대릉	삼초경	양지

표 7-5 경맥에 낙혈

경맥	낙혈	경맥	낙혈
간경	여구	담경	광명
심경	통리	소장경	지정
비경	공손	위장경	풍륭
폐경	열결	대장경	편력
신경	대종	방광경	비양
심포경	내관	삼초경	외관

- 14경락에는 각각 1개씩의 낙혈이 있고, 족태음비경에는 큰 낙혈이 한 개 더 있어서 15락으로 되어 있다.

(6) 하합혈(下合穴)

- 『동의보감』 침구 편에 형혈은 밖의 경을 치료하고, 하합혈은 부(腑)를 치료한다고 하였다.
- 맥진 후 손으로 눌러 보아서 압통점이 가장 심한 곳의 장기나 경맥이 병이나 사기가 침범된 곳으로 진단을 확인할 수 있다(표 7-6).

(7) 팔맥교회혈(八脈交會穴)

- 기경에 병이 발생 시 통혈(대표혈)을 치료하지 않으면 절대로 고칠 수 없다(표 7-7).
- 정경의 병들이 이 혈들을 통해서 익출되므로 반드시 이 통혈을 치료해서 병을 몰아내야 한다.

(8) 오수혈(五輸穴)

십이경맥에는 사지 말단으로부터 팔굽과 무릎 쪽으로 각각 정(井), 형(滎), 유(俞), 경(經), 합(合) 등 다섯 개의 경혈이 있는데, 이를 오수혈이라 총칭한다(표 7-8).

표 7-6 경맥에 하합혈

담 - 양릉천	**대장** - 상거허
위 - 족삼리	**소장** - 하거허
방광 - 위중	**삼초** - 위양

표 7-7 기경에 팔맥교회혈

대맥 - 족임읍	**충맥** - 공손
독맥 - 후계	**임맥** - 열결
양유맥 - 외관	**음유맥** - 내관
양교맥 - 신맥	**음교맥** - 조해

표 7-8 십이경맥의 오수혈

	정(井, 木)	형(滎, 火)	유(兪, 土)	경(經, 金)	합(合, 水)
간경	대돈	행간	**태충**	중봉	곡천
심경	소충	소부	**신문**	영도	소해
비경	은백	대도	**태백**	상구	음릉천
폐경	소상	어제	**태연**	경거	척택
신경	용천	연곡	**태계**	복류	음곡
심포경	중충	노궁	**대릉**	간사	곡택
	정(井, 金)	**형(滎, 水)**	**유(兪, 木)**	**경(經, 火)**	**합(合, 土)**
담경	족규음	협계	**족임읍**	양보	양릉천
소장경	소택	전곡	**후계**	양곡	소해
위경	여태	내정	**함곡**	해계	족삼리
대장경	상양	이간	**삼간**	양계	곡지
방광경	지음	족통곡	**속골**	곤륜	위중
삼초경	관충	액문	**중저**	지구	천정

맥기(脈氣)가 나오는 곳을 정혈(井穴)이라 하고, 맥기가 머무는 곳을 형혈(滎穴), 맥기가 주입되는 곳을 유혈(俞穴), 맥기가 가는 곳을 경혈(經穴)이라 하며, 맥기가 들어가는 곳을 합혈(合穴)이라 한다.

- 경기(經氣)가 처음으로 나오는 것은 마치 물의 수원지와 같아서 정(井)
- 경기가 조금 왕성하면 마치 물의 소류와 같기 때문에 형(滎)
- 경기가 점차 왕성해지면 비교적 큰 수류가 관주하는 것 같아서 유(俞)
- 경기가 더욱 왕성해지면 수류의 장행과 같으므로 경(經)
- 경기가 충만하고 왕성하여 깊은 곳으로 들어가면 합쳐져서 합(合)

이것은 경락의 기가 사지의 말단에서 상행하여 팔목과 무릎으로 합쳐져 들어가는데 마치 물이 흐르는 것처럼 작은 곳에서 큰 곳으로, 얕은 곳에서 깊은 곳으로 들어가는 것을 말한다.

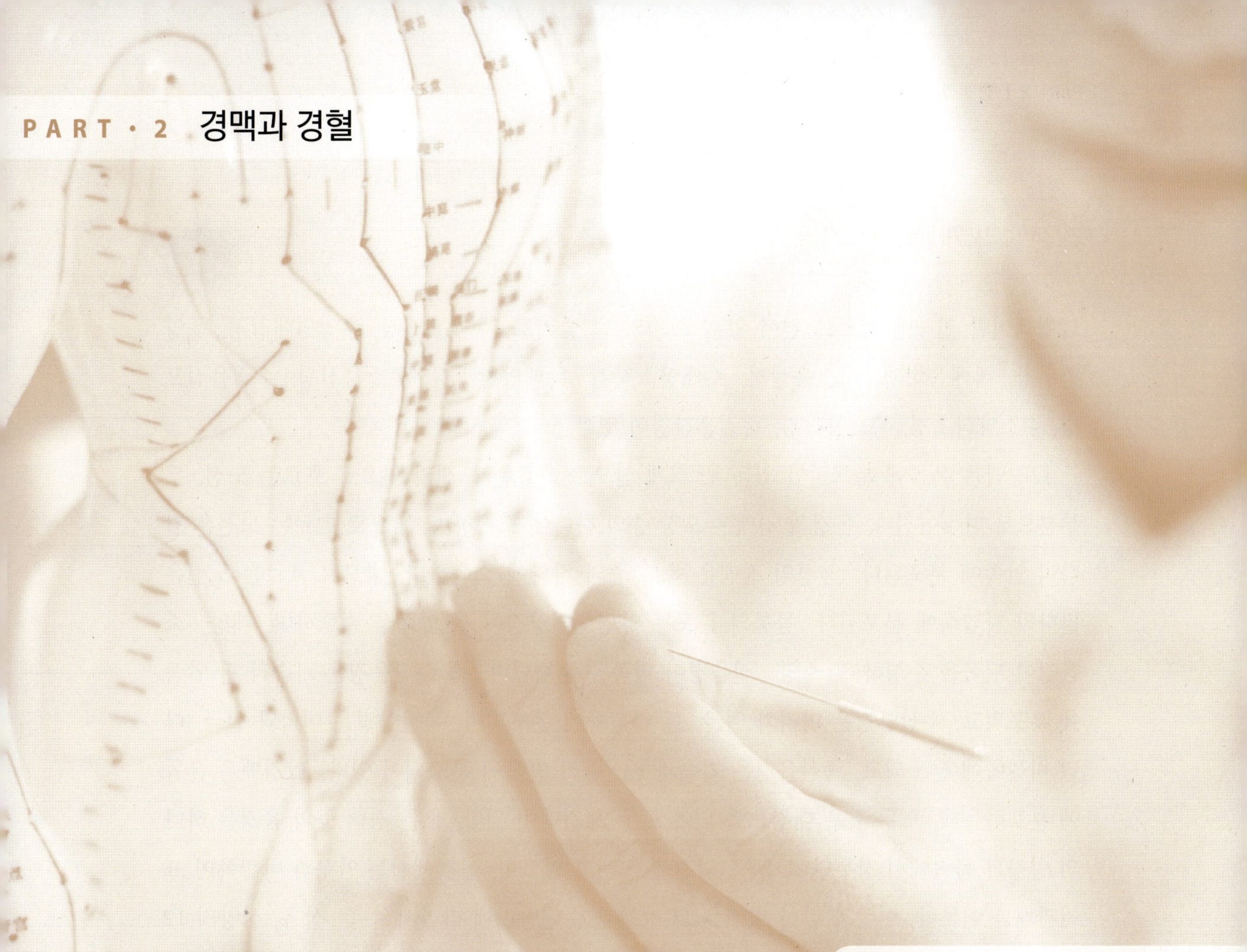

CHAPTER 08

12경맥 · 경혈

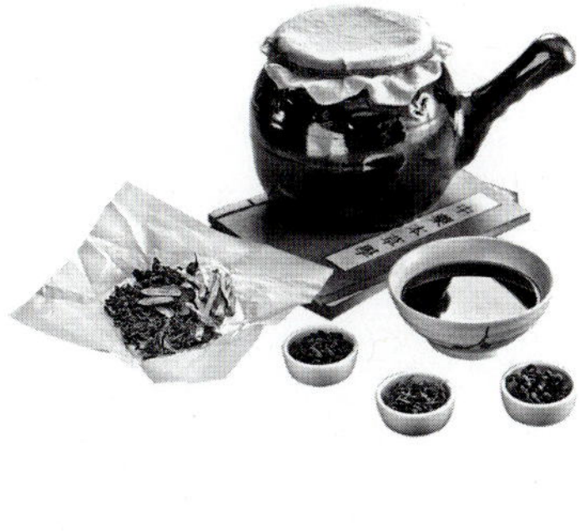

12경맥의 개념

12경맥이란 인체에 세로로 뻗어 있는 12개의 큰 줄기로, 수태음폐경, 수양명대장경, 족양명위경, 족태음비경, 수소음심경, 수태양소장경, 족태양방광경, 족소음신경, 수궐음심포경, 수소양삼초경, 족소양담경, 족궐음간경이 있다.

12경맥은 온몸에 분포되어 있는데, 크게 안으로 흐르는 노선과 밖으로 흐르는 노선, 두 부분으로 나누어진다. 음경의 경맥은 오장 중의 하나에 소속하며, 밖으로 흐르는 노선은 팔다리 안쪽에 분포된다. 양경의 경맥은 육부 중의 하나에 소속하며, 밖으로 흐르는 노선은 팔다리 바깥쪽에 분포된다. 몸통의 분포는 양명 · 태양경이 몸 앞쪽을 순행하며, 태양 · 소음경이 뒤쪽을 순행하고, 소양 · 궐음경이 옆쪽을 순행한다. 즉 수삼음경은 가슴과 팔 안쪽에 분포되고, 수삼양경은 머리와 얼굴, 팔 바깥쪽에 분포되며, 족삼양경은 머리와 얼굴, 다리 바깥쪽에 분포되고, 족삼음경은 가슴과 배, 다리 안쪽에 분포되어 있다. 12경맥은 온몸에 분포하는데, 모두 좌우 대칭으로 되어 모두 24경맥이 된다. 모든 경맥 중의 음경은 하나의 양경과 몸속에서 장부와 소속-연락관계를 맺고 있으며, 몸겉에서는 안쪽과 바깥쪽이 표리관계를 이룬다. 이상과 같이 경맥을 그 성격과 순행방법에 따라서 수족, 삼음, 삼양의 12경으로 분류하고 있으나, 이들 12경은 각기 하나씩 독립되어 있는 것이 아니고 한 고리처럼 연결되어 몸 어느 곳이나 미치지 않는 곳 없이 순환하고 있다.

12경맥의 분포와 소속경혈

1. 수태음폐경 手太陰肺經, Lung meridian

1) 순행노선

위완(중초)에서 시작하여 아래로 내려가 대장에 연락하고, 다시 돌아와 위에서 식도를 따라 올라가, 횡격막(가로막)을 지나 폐에 소속한다. 다시 폐에서 폐계(목구멍)를 따라 가다가, 겨드랑이로 나와 아래로 팔이 구부러지는 쪽(위팔두갈래근)의 앞쪽을 따라 가다가 팔오금에 이르고, 팔뚝 안쪽(손바닥쪽)의 요골(노뼈)을 따라 촌구, 어제 부위를 지나 엄지손가락 끝에 이른다. 손목 뒤에서 갈라져나간 가지가 있는데, 바깥쪽으로 돌아 둘째손가락 끝에 이른다.

2) 소속경혈(좌우 각각 11개)

중부, 운문, 천부, 협백, 척택, 공최, 열결, 경거, 태연, 어제, 소상(**그림 8-1**, **표 8-1**)

3) 주치증

천식, 폐결핵, 갱년기 장애, 동맥경화증, 어깨관절의 류마티즘, 목구멍이나 기관지에 생긴 병, 기침, 치질, 탈항, 편도선비대, 감기 등의 병에 효과가 있다.

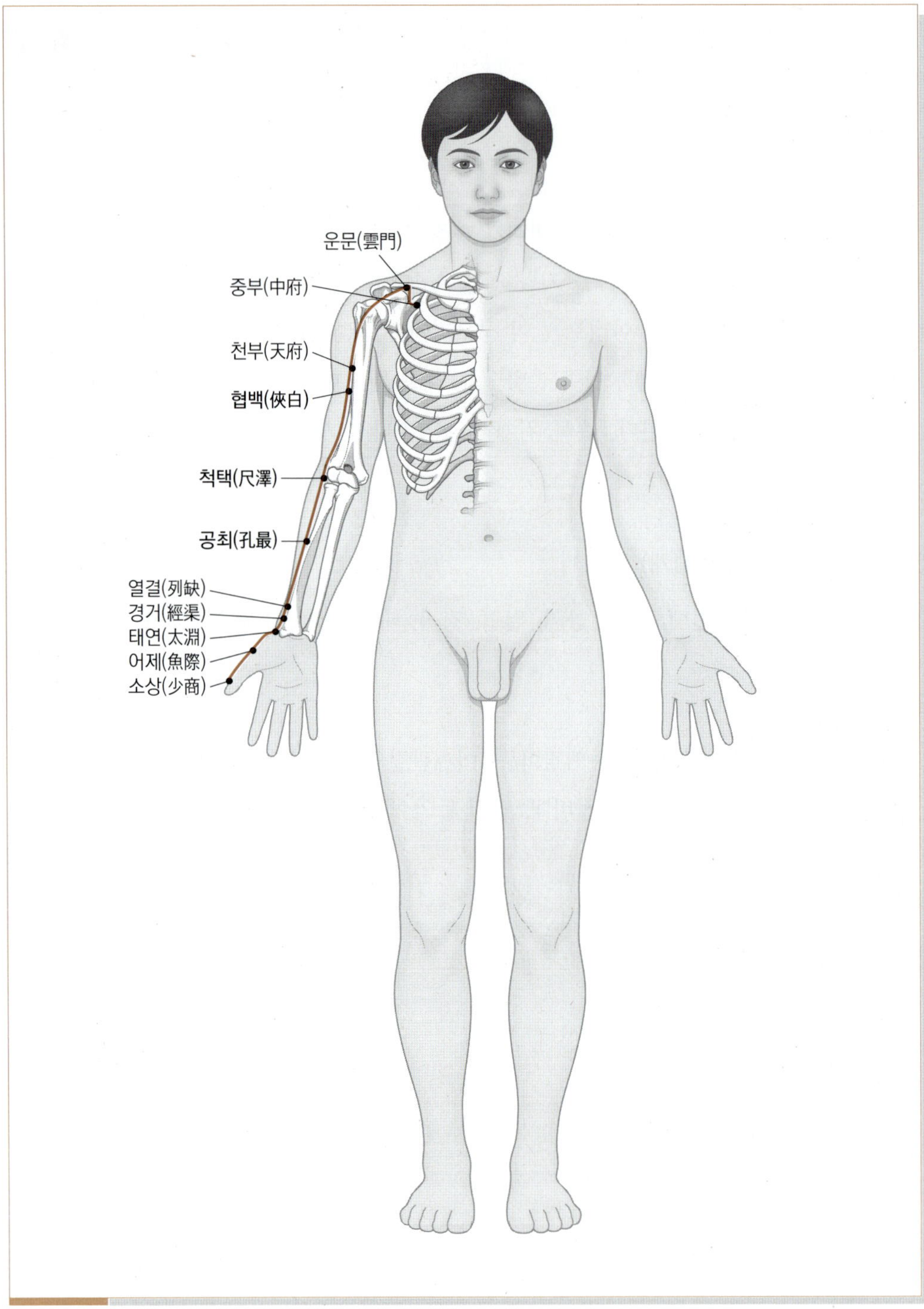

그림 8-1 수태음폐경

표 8-1 수태음폐경의 소속경혈

	소속경혈	내용
L1	중부(中府) -폐경의 모혈	① 혈위: 쇄골(빗장뼈)외단 함요처가 운문혈인데, 운문혈의 1촌 아래 우묵한 곳 ② 적응증: 천식, 기관지염, 폐렴, 편도선염, 상박신경통, 어깨통증 ▪ 폐경의 모혈이며, 중(中)은 '가운데 중'자이기도 하지만 '맞을 중'으로도 쓰이며, 부(府)라 하면 사람이 많이 모이는 곳으로 나라의 중심지라는 뜻으로 써왔다.
L2	운문(雲門)	① 혈위: 쇄골(빗장뼈)연하로 대흉근(큰가슴근)과 삼각근(어깨세모근)간 중부혈 위로 1촌 ② 적응증: 기침, 편도선, 늑간 신경통, 오십견, 가슴 신경통
L3	천부(天府)	**천(天)이란 천기(天氣), 부(府)란 창고를 뜻함, 즉 폐를 뜻함** ① 혈위: 전액와 횡문에서 아래로 3촌 ② 적응증: 뇌출혈, 코피, 팔 아픈데
L4	협백(俠白)	① 혈위: 천부혈 아래 1촌 ② 적응증: 심장병, 가슴 뛰는데
L5	척택(尺澤)	① 혈위: 팔꿈치 횡문의 중앙 두 힘줄 사이에 엄지손가락 요측(노뼈쪽) 함요처 ② 적응증: 인후염, 폐결핵, 팔 저린데, 비출혈, 천식, 주관절(팔꿉관절)내측통증 ▪ 혈을 정확하게 누르면 손끝까지 저리다. 기혈이 흐르는 경락의 중요한 줄기에 해당되므로 이런 명칭이 붙어졌다.
L6	공최(孔最)-극혈	① 혈위: 손목에서 위로 7촌, 척택에서 3횡지 아래쪽 ② 적응증: 주관절(팔꿉관절), 발한, 치질, 치루, 탈항, 무지마비, 편도선 비대, 피부질환 ▪ '최(最)'라는 자는 최고의 뜻으로 폐경의 사기가 최고로 잘 모이는 자리로 표현하고 있다. 극혈은 급성병에 극으로 다스린다.
L7	열결(列缺)-락혈, 8맥교회혈 (임맥)	① 혈위: 손목 완횡문 끝에서 1.5촌 위 ② 적응증: 반신불수, 삼차신경통, 엄지손가락 통증, 두통 ▪ 기경팔맥과 교회하며 폐계통 생식기질환에 상호 연계성이 있으므로 열결(폐경, 임맥)은 조해(신경, 음교맥)와 짝지워 치료하면 더 효과적이며 관리 통솔한다.
L8	경거(經渠)	① 혈위: 완횡문상 태연혈 직상으로 1촌 ② 적응증: 편도선, 구토, 기관지염
L9	태연(太淵) - 원혈, 맥회	① 혈위: 완횡문 요측 함요처 ② 적응증: 숨찬데, 손목관절염, 폐경의 진단혈
L10	어제(魚際)	① 혈위: 엄지손가락 마디 밑 부분 제1 중수골(손허리뼈) 중점 불룩한 곳의 적백 육제처 ② 적응증: 두통, 신경성 심계항진, 히스테리, 엄지손가락 굴신 불능, 소화기의 기능조절 ▪ 어제의 색을 보고 병을 진단하면 청색이 나타나면 복통, 음식불하 등의 위중한이고 적색이 나타나면 위염, 위중열로 본다.
L11	소상(少商)	① 혈위: 무지(엄지손가락) 요측의 조갑근부(손톱부분)에서 0.1촌 떨어진 곳 ② 적응증: 중풍, 이하선염, 급성고열, 편도선염, 급체 ▪ 사관의 구급 대용혈이며, 기의 생성 조절 및 전신 구급의 기본혈이다.

2. 수양명대장경 手陽明大腸經, Large intestine meridian

1) 순행노선

둘째손가락 안쪽 끝에서 시작하여 둘째손가락 안쪽 가장자리를 따라 올라가 손아귀(합곡)의 두 뼈 사이로 나온다. 쭉 위로 올라가서 두 힘줄[장무지신근건(긴엄지폄근), 단무지신근건(짧은엄지폄근)] 중간으로 들어간다. 팔뚝 위쪽[요골(노)쪽] 모서리를 따라 가다가 팔오금의 바깥쪽을 지나간다. 삼두박근(위팔세갈래근) 앞쪽을 따라 위로 올라간 다음, 거골 앞으로 나오고, 위로 대추혈을 지나 결분을 통해 가슴으로 들어가서 폐에 연락하고 대장에 소속한다.

그리고 가지는 결분에서 위로 올라가 목을 지나 뺨(얼굴에서 동맥이 뛰는 곳)에 이른 뒤 아래 잇몸으로 들어가고, 다시 돌아 나와서 입가와 윗입술을 지나 맞은편 수양명대장경과 인중에서 서로 교차하고, 맞은편 콧망울 옆에 이르러 족양명위경과 만난다.

2) 소속경혈(좌우 각 20개)

상양, 이간, 삼간, 합곡, 양계, 편력, 온류, 하렴, 상렴, 수삼리, 곡지, 주료, 수오리, 비노, 견우, 거골, 천정, 부돌, 화료, 영향(**그림 8-2**, **표 8-2**)

3) 교회혈(수양명대장경이 만나는 다른 경맥의 혈)

병풍(수태양소장경), 대추 · 인중(이상 독맥), 지창(족양명위경)

4) 주치증

대장경과 폐경은 음양 한 쌍의 경락으로 팔의 앞면과 뒷면에 위치해 있다. 고혈압, 치질, 중풍, 피부병, 치통, 편도선염, 편도선 비대, 코피, 두통, 뇌일혈, 눈병, 인후통, 어깨 결림, 비염, 후각마비, 축농증 등의 병에 효과가 있다.

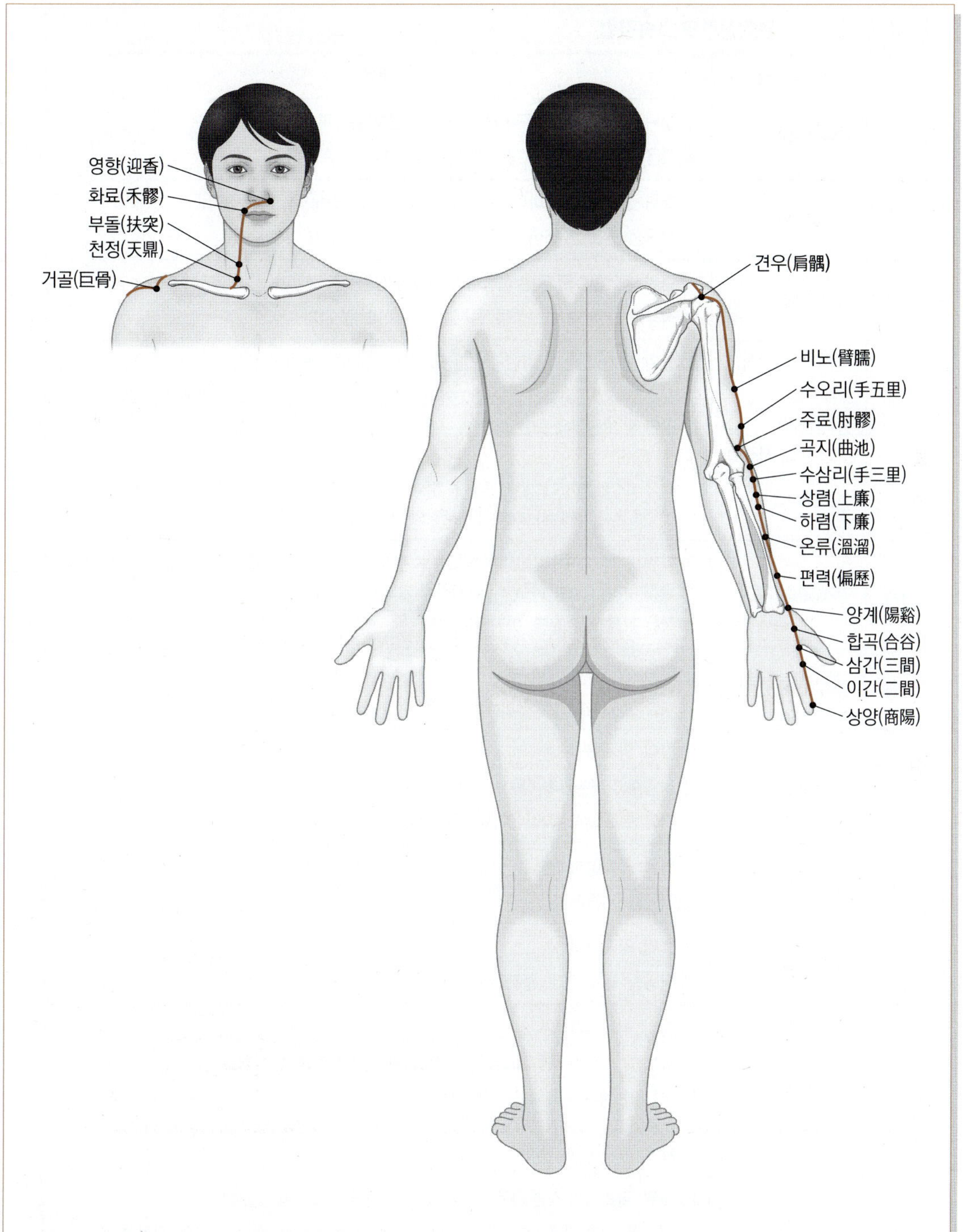
영향(迎香)
화료(禾髎)
부돌(扶突)
천정(天鼎)
거골(巨骨)
견우(肩髃)
비노(臂臑)
수오리(手五里)
주료(肘髎)
곡지(曲池)
수삼리(手三里)
상렴(上廉)
하렴(下廉)
온류(溫溜)
편력(偏歷)
양계(陽谿)
합곡(合谷)
삼간(三間)
이간(二間)
상양(商陽)

그림 8-2 수양명대장경

표 8-2 수양명대장경의 소속경혈

	소속경혈	내용
LI1	상양(商陽)	① 혈위: 둘째 손가락(시지) 요(노)측 조갑근부(손톱부분)에서 후 0.1촌 ② 적응증: 뇌출혈, 치통, 편도선염, 혼미, 설사
LI2	이간(二間)	① 혈위: 둘째 손가락 마디[제2 기절골(첫마디뼈) 요(노)측] 밑의 전함중 ② 적응증: 편도선, 변비, 치통
LI3	삼간(三間)	① 혈위: 제2 중수골 두(손허리뼈머리)의 후함중 ② 적응증: 어깨 죽지 신경통, 둘째손가락 마비, 열 감기
LI4	합곡(合谷) - 원혈, 사관혈	① 혈위: 엄지와 검지 갈라진 사이(제1, 2 중수골간(손허리뼈사이)의 중앙으로 최고 융기점 ② 적응증: 두통, 혈압항진, 소화기계통 일체, 대장염, 피부병, 치통, 각종 통증질환, 안면 및 오관부의 모든 질환 ▪ 유산혈이므로 임산부에게는 금침혈이다. 대장경의 원혈이므로 원기 주입 증가, 자연 치유력을 증가시키며 대장의 진단처로 쓰인다. 이곳을 누를 때에 유난히 아프면 대장의 이상이 있다.
LI5	양계(陽谿)	① 혈위: 손목 위쪽 요(노)측의 함요부로 무지를 위로 세웠을 때 장무지신근건(긴엄지폄근)과 단무지신근건(짧은엄지폄근)간의 함요처 ② 적응증: 손목 관절염, 아기 소화불량
LI6	편력(偏歷) - 락혈	① 혈위: 양계혈상 3촌 ② 적응증: 엄지손가락 마비, 편도선염
LI7	온류(溫溜) - 극혈	① 혈위: 양계혈상 5촌 ② 적응증: 두통, 인후종통 ▪ 기혈 변동이 심한 자리이므로 극혈, 즉 급성병을 다스린다.
LI8	하렴(下廉)	① 혈위: 곡지혈하 4촌 ② 적응증: 기관지염
LI9	상렴(上廉)	① 혈위: 곡지혈하 3촌 ② 적응증: 팔 저린데, 중풍, 천식
LI10	수삼리(手三里)	① 혈위: 곡지혈하 2촌 ② 적응증: 소화기계통, 소화불량, 위장질환, 상지신경통, 반신불수 ▪ 삼리라는 혈이 다리에도 있기 때문에 수삼리, 족삼리로 나누어 불리우고, 이 혈을 정확하게 누르면 합곡으로 반응이 간다. 수삼리의 1횡지 아래가 상렴, 1횡지 더 아래가 하렴, 그 세 번째 혈이기 때문에 삼리라는 이름으로 불리우게 되었다.
LI11	곡지(曲池)	① 혈위: 팔를 구부리면 가로 무늬가 있는데 팔꿉 가로 노측 끝부분 ② 적응증: 어깨, 팔꿉, 손목관절 질환, 피부의 기능 정상화, 습진, 소양증, 감기 발열, 알러지성 피부염, 고혈압, 테니스엘보 ▪ 우리 몸의 사기가 모이는 지점이며, 에너지가 이곳에 모였다가 장부로 흘러 나가는데 여기 모여든 사기의 정도에 따라 대장의 증세가 좌우된다. 이 사기를 제거하여 경맥의 흐름을 부드럽게 해주어야 한다. 곡(曲)자는 관절을 의미하며, 지(池)자는 수습관리를 의미하므로 합해서 관절 수습관리에 쓴다.

표 8-2 수양명대장경의 소속경혈(계속)

	소속경혈	내용
LI12	주료(肘髎)	① 혈위: 곡지혈 외상방 1촌 ② 적응증: 팔 저린데, 팔 뻣뻣한데
LI13	수오리(手五里)	① 혈위: 곡지혈 상방 3촌 ② 적응증: 팔꿈치 관절통
LI14	비노(臂臑)	① 혈위: 팔을 들어 올렸을 때 삼각근(세모근) 지점 조금 전방으로 견우혈 하 3촌 ② 적응증: 피부, 안 질환, 어깨통증
LI15	견우(肩髃)	① 혈위: 삼각근(세모근) 상 중점으로 팔을 들어 올렸을 때, 어깨관절부에 두 개의 함요중 전면 함요처. 후방 함요처는 삼초경의 견료혈이다. 팔을 들 때 어깨 끝 우묵한 곳 ② 적응증: 피부질환, 어깨통증, 고혈압, 반신불수, 오십견에 특히 효과가 있다.
LI16	거골(巨骨)	① 혈위: 쇄골(빗장뼈) 외단과 견갑골(어깨뼈) 접합점간 함요중 ② 적응증: 혈압조절, 어깨 결린데, 팔 운동 불능 ▪ 자침 시 뇌빈혈이 올 수 있으므로 주의해야 한다.
LI17	천정(天鼎)	① 혈위: 부돌과 결분의 연선중점으로 흉쇄유돌근(목빗근) 후연 부돌 하 1촌 ② 적응증: 편도선, 인후염 ▪ 뇌출혈자, 정신이상자는 인영맥이 뛰지 않는다.
LI18	부돌(扶突)	① 혈위: 기사혈 상 2촌, 목 옆 주름간 곳 ② 적응증: 기침, 천식, 가래, 기관지, 임파선, 편도선, 갑상선 주위 질환에 필수
LI19	화료(禾髎)	① 혈위: 인중혈방 0.5촌 ② 적응증: 코피, 콧병, 삼차 신경통, 구안와사
LI20	영향(迎香)	① 혈위: 코끝에서 바깥으로 0.5촌(1~1.5cm) 정도 떨어진 곳 ② 적응증: 코 막힌데, 축농증, 안면 신경마비, 삼차신경통 ▪ 영향은 대장경이 끝나는 지점이고, 위경을 맞아들이는 자리이다.

3. 족양명위경 足陽明胃經, Stomach meridian

1) 순행노선

콧구멍 양옆에서 시작하고 위로 올라가 코뿌리(정명혈)에서 족태양방광경과 만난 다음, 아래로 코 바깥쪽을 따라 윗잇몸으로 들어갔다가 다시 나온 뒤, 입을 끼고 입술을 돌아서 아랫입술 밑에 폭 파인 데(승장혈)에서 좌우 경맥이 교차한다. 다시 승장혈에서 아래턱 모서리를 따라 대영혈로 나와, 협거혈을 따라 위로 귀앞을 지나서, 머리털 난 곳을 따라 이마에 이른다.

가지는 대영혈 앞에서 아래로 내려가, 인영혈에 이르러 목구멍을 따라 결분으로 들어가고, 아래로 횡격막(가로막)을 지나 위에 소속하고 비에 연락한다.

바로 내려가는 가지는 결분에서 젖가슴 안쪽을 따라 내려가 배꼽을 끼고 기충혈로 간다. 다른 한 가지는 위장 아래구멍(소장과 이어진 부분)에서 시작하여, 아래로 뱃속 깊은 데를 따라 기가(사타구니)에 이르러, 바로 내려간 가지와 만난 뒤, 아래로 내려가 비관혈을 지나 복토혈에 이르고, 무릎 속으로 내려가 아래로 정강이뼈 바깥쪽을 따라 발등으로 내려가서, 두 번째 발가락의 바깥쪽 끝(여태혈)으로 간다. 또 한 가지는 무릎 아래 3촌 부위(족삼리혈)에서 아래로 내려가 가운데 발가락 바깥쪽에 이른다. 다시 한 가지가 발등(충양혈)에서 엄지발가락 끝(은백혈)으로 나와 족태음비경과 만난다.

2) 소속경혈(좌우 각 45개)

승읍, 사백, 거료, 지창, 대영, 협거, 하관, 두유, 인영, 수돌, 기사, 결분, 기호, 고방, 옥예, 응창, 유중, 유근, 불용, 승만, 양문, 관문, 태을, 활육문, 천추, 외릉, 대거, 수도, 귀래, 기충, 비관, 복토, 음시, 양구, 독비, 족삼리, 상거허, 조구, 하거허, 풍륭, 해계, 함곡, 내정, 여태(**그림 8-3**, **표 8-3**)

3) 교회혈

영향(수양명대장경), 정명(족태양방광경), 상관 · 현리 · 함염(이상 족소양담경), 인중 · 신정 · 대추(이상 독맥), 승장 · 상완 · 중완(이상 임맥)

4) 주치증

위경은 거의 모든 질병과 관계가 있다. 치통, 안면신경마비, 위암, 위궤양, 폐결핵, 장에 생긴 병, 신장병, 변비, 자궁 내막염, 대하증, 월경불순, 방광에 생긴 병, 하복부의 병, 복부의 냉증, 만성 위 질환, 무릎 관절의 냉증, 무릎관절염, 설사, 구토증, 위통 등의 병에 효과가 있다.

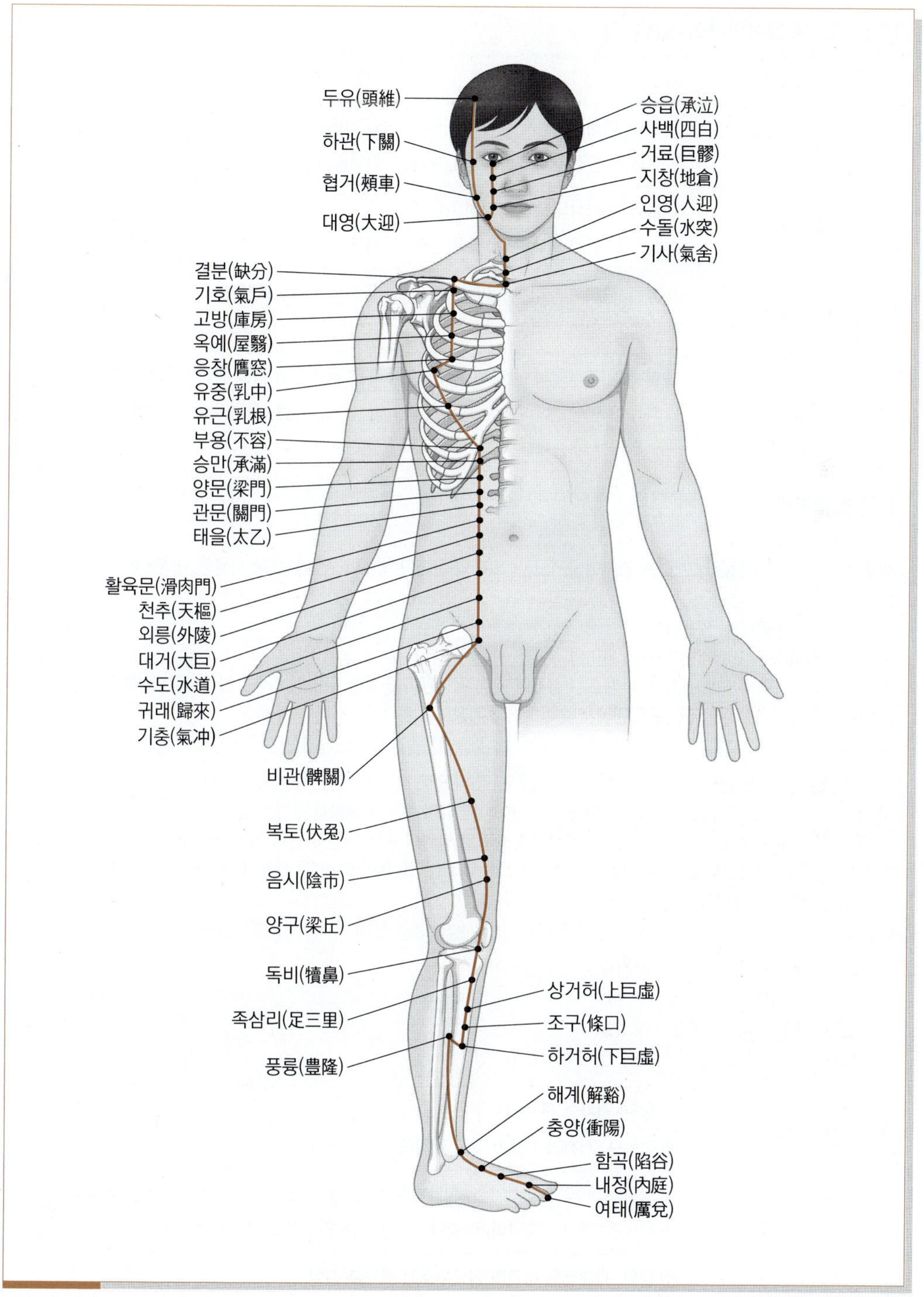

두유(頭維)
하관(下關)
협거(頰車)
대영(大迎)
승읍(承泣)
사백(四白)
거료(巨髎)
지창(地倉)
인영(人迎)
수돌(水突)
기사(氣舍)
결분(缺分)
기호(氣戶)
고방(庫房)
옥예(屋翳)
응창(膺窓)
유중(乳中)
유근(乳根)
부용(不容)
승만(承滿)
양문(梁門)
관문(關門)
태을(太乙)
활육문(滑肉門)
천추(天樞)
외릉(外陵)
대거(大巨)
수도(水道)
귀래(歸來)
기충(氣冲)
비관(髀關)
복토(伏兔)
음시(陰市)
양구(梁丘)
독비(犢鼻)
족삼리(足三里)
풍륭(豊隆)
상거허(上巨虛)
조구(條口)
하거허(下巨虛)
해계(解谿)
충양(衝陽)
함곡(陷谷)
내정(內庭)
여태(厲兌)

그림 8-3 족양명위경

표 8-3 족양명위경의 소속경혈

	소속경혈	내용
S1	승읍(承泣)	① 혈위: 아래눈확틈새 중앙 동공직하 눈동자 아래로 7푼 ② 적응증: 안질환, 초기 백내장, 녹내장, 야맹증, 사시, 구안와사
S2	사백(四白)	① 혈위: 정시상태로 동공직하 1촌 ② 적응증: 삼차 신경통, 전두통, 안통, 담석통
S3	거료(巨髎)	① 혈위: 광대뼈 자리, 비공에서 옆 8푼과 동공직하선의 교차점 ② 적응증: 안면 신경통
S4	지창(地倉)	① 혈위: 입꼬리에서 4푼(1~1.5cm), 눈동자 정 중앙선과 입술 옆과 만나는 자리 ② 적응증: 안면 신경마비, 설염, 저작근(씹기근육) 경련, 침 흘리는데, 언어 불능증 ■ 입 돌아간 데는 제일 중요한 혈이고 하관혈도 함께 쓴다.

안면 신경마비

냉성(冷性)

체내의 병적 실열이 상승하고 있는 경우에 급작스런 외부의 한기가 국소에 지속적으로 작용할 때 일어나는 국소마비 현상이다.

- 웃어도 입이 돌아가지 않는다.
- 여름에 덥다고 계속 찬바람 쏘인 경우이다.
- 얼굴의 근원, 뒷목이 뻐근, 얼굴이 때로는 감각이 무디고 따끔따끔 또는 무엇이 스물스물 기어가듯 하고 멍멍한 상태로 완치될 수 있으며, 기간은 당일에서 늦어도 2, 3주 정도면 된다.

이차성(二次性)

다른 원인 즉 비, 위, 간담, 내분비계통(특히 갑상선), 경추(목뼈) 2, 3번 이상, 유양돌기(꼭지돌기, 귀 뒤에 튀어나온 뼈)염으로 인하여 올 수 있고, 며칠 전부터 전조증상이 나타나며 충분히 예방할 수 있다.

전조증상이 보이며 입이 삐뚤어지면 풍 현상이 진행되고 있으니 손대지 말고 먼저 병원으로 보내어 진단을 받게 해야 한다. 단순히 냉성으로 오는 구안와사보다는 치료가 오래 걸리며(4~5주 정도) 치료가 다 되었다 하더라도 웃을 때는 입이 돌아가는 정도이다.

뇌성(腦性)

- 뇌의 얼굴 지배구에 출혈 또는 색전으로 오는 경우이다.
- 처방(4~5주 정도 치료)
  - 전신기본혈 + 국소기본혈 + 국소혈
  - 내관, 인중, 삼음교, 태충 + 견정, 풍지 + 국소상용혈

	소속경혈	내용
S5	대영(大迎)	① 혈위: 협차혈 전 0.5촌 ② 적응증: 지창과 치료가 같고 지창으로 대신한다.
S6	협차(頰車): 협거(頰車)	① 혈위: 턱뼈각 전 상방 1촌, 힘을 주어 입을 다물었을 때 교근(깨물근)융기 최고점 ② 적응증: 안면 신경마비, 아랫니 신경통(치은염), 편도선염, 하악탈구
S7	하관(下關)	① 혈위: 광대뼈뒤 하연의 함요부로서 폐구후 취혈 ② 적응증: 안면 신경마비, 치통, 하악탈구, 중풍구금불개
S8	두유(頭維)	① 혈위: 이마 머리 나는 곳 정중에서 4.5촌 ② 적응증: 뇌질환, 안질환, 편두통, 전두통에 열결과 짝지워 쓴다.

표 8-3 족양명위경의 소속경혈 (계속)

	소속경혈	내용
S9	인영(人迎)	① 혈위: 전경부 후두결절방 1.5촌 ② 적응증: 고혈압, 일사병, 인후염, 편도선염, 갑상선 종대, 기관지염, 기관지 확장, 천식, 위경련, 식도 경련, 오심구토 ■ 인영맥의 맥진처이며 손목의 요골(노뼈) 동맥과 비교하여 병을 진단하는 방법으로 인영촌구맥법이 있다.
S10	수돌(水突)	① 혈위: 흉쇄유돌근(목빗근) 전연으로 인영과 기사를 이은 선의 중점 ② 적응증: 갑상선 질환
S11	기사(氣舍)	① 혈위: 인영혈 직하 천돌혈양방 ② 적응증: 위장의 여러 가지 증상
S12	결분(缺分)	① 혈위: 유두 직상선으로 쇄골(빗장뼈)상와 중앙점. 천돌혈방 4촌 ② 적응증: 목과 어깨 부위 이상 ■ 쇄골(빗장뼈)이라 부른다.
S13	기호(氣戶)	① 혈위: 결분혈하 1촌, 임맥의 선기혈방 4촌 ② 적응증: 백일해, 만성 기관지염
S14	고방(庫房)	① 혈위: 앞가슴 젖꼭지 직선상 제1 갈비사이로 화개혈방 4촌 ② 적응증: 기관지염, 호흡 곤란
S15	옥예(屋翳)	① 혈위: 앞가슴 젖꼭지 직선상 제2 갈비사이로 자궁(子宮)혈방 4촌 ② 적응증: 늑간 신경통
S16	응창(膺窓)	① 혈위: 앞가슴 젖꼭지 직선상 제3 갈비사이로 옥예혈하 1촌 6푼 ② 적응증: 늑막염, 기침
S17	유중(乳中)	① 혈위: 젖꼭지 중앙 ② 적응증: 염증이 생기기 쉬우므로 금침구이며, 단지 취혈할 때 기준으로 쓴다.
S18	유근(乳根)	① 혈위: 젖꼭지 중앙 아래 제1 갈비뼈 사이, 유중하 1.6촌 ② 적응증: 상초 및 유방의 모든 질환에 쓴다. 유방염, 유방 종기, 유즙분비 부족
S19	불용(不容)	① 혈위: 제중상 6촌, 거궐혈방 2촌 ② 적응증: 가슴 답답, 위경련, 위산과다
S20	승만(承滿)	① 혈위: 제중상 5촌의 상완혈방 2촌 ② 적응증: 만성위염
S21	양문(梁門)	① 혈위: 제중상 4촌의 중완혈방 2촌, 승만혈 아래 1촌 ② 적응증: 위통, 급성위염, 식욕부진, 담석통, 위암, 위산과다증, 급체 등 위제질환, 위궤양의 반응처 ■ 불용, 승만, 양문혈의 좌측은 위췌질환, 우측은 간, 담, 십이지장질환으로 진단한다.

표 8-3 족양명위경의 소속경혈 (계속)

	소속경혈	내용
S22	관문(關門)	① 혈위: 제중상 3촌의 건리혈방으로 2촌 ② 적응증: 급성위염, 식욕부진, 신경성 소화불량 ■ 옆에 간이 있고 간과 위의 연계성이 있으므로 간위불화에 쓴다.
S23	태을(太乙)	① 혈위: 제중상 2촌의 하완혈방 2촌 ② 적응증: 가슴답답, 소화불량
S24	활육문(滑肉門)	① 혈위: 제중상 1촌의 수분혈방 2촌, 태을에서 아래 1촌 ② 적응증: 위통, 신장염, 중이염
S25	천추(天樞) - 대장의 모혈	① 혈위: 배꼽에서 옆으로 2촌(5~6cm) ② 적응증: 장염, 장폐색, 장 기능 문란, 충수염, 변비, 제장질환, 고혈압, 저혈압, 쇼크, 인사불성 등 구급혈로도 쓴다. ■ 몸이 자주 피곤하고 무겁고 기력이 없을 때 천추와 황유나 발바닥 중심부가 반응점인데, 이것을 신허증이라 하고 체력이 아주 쇠약해졌을 때 나타나며 지압으로 뭉친 것 풀어주고 침이나 뜸으로도 다스려준다.
S26	외능(外陵)	① 혈위: 천추혈하 1촌 ② 적응증: 대장부위 통증
S27	대거(大巨)	① 혈위: 외능혈하 1촌 ② 적응증: 방광염, 불임증, 부인병, (만성)맹장염
S28	수도(水道)	① 혈위: 제중하 3촌의 관원혈방 2촌, 위치상 방광 ② 적응증: 장폐색, 충수염, 복막염, 방광염, 전립선질환, 불감증, 조루, 뇨폐, 자궁염, 월경불순, 대하, 불임증, 기능성 자궁출혈, 신염, 고환염, 하복부 질환
S29	귀래(歸來)	① 혈위: 제중하 4촌의 중극혈방 2촌 ② 적응증: 탈장, 자궁탈수, 유뇨, 유정, 남녀 생식기 질환
S30	기충(氣冲)	① 혈위: 치골(두덩뼈)결절 외상방 정중선방 2촌 ② 적응증: 생식기 질환에 필수, 허리 신경통, 반신불수, 빈혈, 자궁출혈, 장출혈
S31	비관(髀關)	① 혈위: 상전장골극(위앞엉덩뼈가시)과 슬개골(무릎뼈) 외연을 이은 선과 회음혈의 수평선과의 교차점 ② 적응증: 하지경련, 고관절 질환, 슬관절 질환, 대퇴 신경통
S32	복토(伏兎)	① 혈위: 슬개골(무릎뼈) 외상연 직상으로 6촌, 대퇴전면 외측 ② 적응증: 다리 냉증, 무릎관절 기능 정상화, 중풍, 다리 저린데
S33	음시(陰市)	① 혈위: 슬개골(무릎뼈) 외상연 직상으로 3촌 ② 적응증: 다리, 무릎 냉증
S34	양구(梁丘) - 극혈	① 혈위: 슬개골(무릎뼈) 중앙에서 위로 2촌, 밖으로 1촌 ② 적응증: 설사, 대퇴부 신경통, 위경련, 무릎 관절염, 위산과다 ■ 복통에는 신경성인 것과 위에 이상이 생겼을 때인데 이중에서 급성 복통, 위경련에 잘 듣는다.

표 8-3 족양명위경의 소속경혈 (계속)

	소속경혈	내용
S35	독비(犢鼻) -외슬안 (外膝眼)	① 혈위: 무릎을 구부린후 슬개(무릎)인대의 외측 함요부 ② 적응증: 관절 류마티스, 무릎 관절염 ▪ 독비란 이름은 송아지 코뚜레하는 곳과 같다고 하여 붙여진 이름이며 바깥쪽은 외슬안, 안쪽은 내슬안이라고 한다.
S36	족삼리(足三里)	① 혈위: 외슬안(독비)혈 하 3촌, 경골외측 1횡지처 ② 적응증: 소화불량, 위경련, 위하수, 위산과다과소, 위궤양, 식욕부진, 당뇨병, 간담질환, 췌장염, 졸도, 일사병, 중풍, 비만증, 장폐색, 장염, 충수증, 뇌빈혈, 뇌충혈, 고혈압, 소아경풍, 정신분열증, 노이로제, 사지권태, 강장의 요혈 ▪ 중풍 예방 및 양생혈로 남자는 족삼리, 관원에 직구, 여자는 간접구를 적용하면 장수할 수 있다. 중풍 예방 치료로는 족삼리와 현종, 양릉천, 승산, 태계, 곤륜에 1일 3~5장 직구로 하면 중풍예방이 된다.
S37	상거허(上巨虛) -대장의 하합혈	① 혈위: 족삼리혈 하 전경골근(앞정강근) 중 3촌 ② 적응증: 대장질환에 필수 ▪ 대장의 하합혈로 대장경의 곡지와 같은 작용을 하지만, 곡지보다 대장에 가까우므로 직접 치료의 의미를 가진다.
S38	조구(條口)	① 혈위: 하퇴(종아리)전면외측 상거허혈 하 2촌 ② 적응증: 상지거상불능. 어깨관절 질환에 조구혈에 2촌 이상 자침하여 강자극시킨다. 팔 운동을 시키고 국소에 부항 20분 유지시키고 피내침으로 마무리, 소화기계통질환
S39	하거허(下巨虛) -소장의 하합혈	① 혈위: 족삼리 혈하 6촌 ② 적응증: 소장질환에 필수
S40	풍륭(豊隆) -락혈	① 혈위: 외과(가쪽복사)첨 직상 8촌, 조구혈 외측 1촌 ② 적응증: 신경쇠약, 히스테리, 정신분열증, 전간, 소아경풍, 불면, 기관지 질환, 가래 ▪ 비경은 비주생담이므로 풍륭은 비경과 위경이 만나는 락혈이기 때문에 거담의 요혈이다.
S41	해계(解谿)	① 혈위: 발목관절 전면 횡문중점 양근지간 ② 적응증: 눈다래끼, 발목 관절염
S42	충양(衝陽) -원혈	① 혈위: 해계혈하 1.5촌 발등의 최고점, 동맥박동 반응처 ② 적응증: 다리 관절염
S43	함곡(陷谷)	① 혈위: 제2, 3 중족골두(발허리뼈사이)의 후함중간 ② 적응증: 발등 부은데, 둘째 발가락 마비
S44	내정(內庭)	① 혈위: 제2, 3 기절골저의 전함중간, 둘째발가락 단지신근(짧은발가락폄근)건의 외측에 해당되고 전비골(종아리)신경이 분포되어 있다. ② 적응증: 안면 및 오관부, 내장 질환에 필수, 코피(뉵혈), 안면부종, 치통
S45	여태(厲兌)	① 혈위: 제2지 외측 조갑각에서 후 1푼 ② 적응증: 위경락상 구급을 요하는 모든 질환, 급성 콧병, 얼굴 저린데, 위신경증

4. 족태음비경 足太陰脾經, Spleen pancreas meridian

1) 순행노선

엄지발가락 안쪽 끝(은백혈)에서 시작하여, 적백육제(발바닥과 발등의 경계)를 따라 가다가 핵골의 뒤쪽을 거쳐 위로 안쪽 복사뼈의 앞쪽을 지난다. 종아리 안쪽에서 정강이뼈 뒤쪽을 따라 올라가다가, 족궐음간경과 교차하여 족궐음간경 앞쪽으로 나온다. 위로 무릎 안쪽과 허벅지의 앞쪽을 지나 배로 들어가서, 비에 소속하고 위에 연락한다. 위로 횡격막을 지나 목구멍을 끼고 혀뿌리에 이어지고 혀 아래에서 흩어진다.

한 가지는 위에서 별도로 올라가, 횡격막을 지나 가슴 속으로 들어가 수소음심경과 만난다.

2) 소속경혈(좌우 각 21개)

은백, 대도, 태백, 공손, 상구, 삼음교, 누곡, 지기, 음릉천, 혈해, 기문, 충문, 부사, 복결, 대횡, 복애, 식두, 천계, 흉향, 주영, 대포(**그림 8-4**, **표 8-4**)

3) 교회혈

중극 · 관원 · 하완(이상 임맥), 일월(족소양담경), 기문(족궐음간경), 중부(수태음폐경)

4) 주치증

비경은 위경과 음양 한 쌍의 경락으로 다리의 안과 밖에 위치해 있다. 어혈의 정화, 월경불순, 식중독, 임신중독, 결핵, 부인과 질환, 신장, 하지마비, 당뇨병, 심한 졸음, 장 질환, 변비, 늑간 신경통, 천식, 늑막염, 유아천식 등의 치료에 효과가 있다.

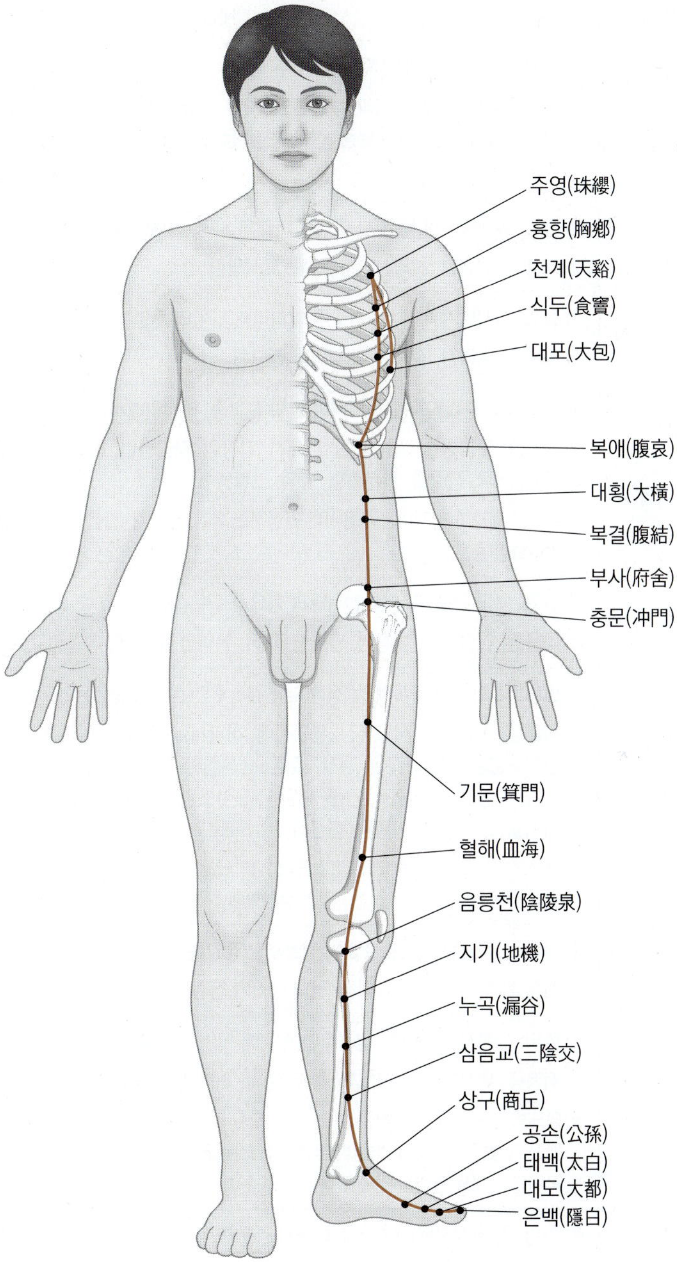
주영(珠纓)
흉향(胸鄕)
천계(天谿)
식두(食竇)
대포(大包)
복애(腹哀)
대횡(大橫)
복결(腹結)
부사(府舍)
충문(冲門)
기문(箕門)
혈해(血海)
음릉천(陰陵泉)
지기(地機)
누곡(漏谷)
삼음교(三陰交)
상구(商丘)
공손(公孫)
태백(太白)
대도(大都)
은백(隱白)

그림 8-4 족태음비경

표 8-4 족태음비경의 소속경혈

	소속경혈	내용
SP 1	은백(隱白)	① 혈위: 엄지발가락의 안쪽, 조갑근 후 1푼 ② 적응증: 급성출혈, 월경과다, 장출혈, 치질, 육혈, 협심증, 심판막증, 현운, 신경쇠약, 히스테리, 전간, 정신분열증, 졸도, 혼미 등 구급혈 ▪ 사관의 대용혈, 모든 구급 및 정신질환에 기본이다.
SP2	대도(大都)	① 혈위: 엄지발가락 내측 첫 마디뼈 아래의 앞면, 적백육제 ② 적응증: 위경련, 허리신경통, 복통, 토사곽란
SP3	태백(太白)-원혈	① 혈위: 엄지발가락 제1 중족골두(발허리뼈머리)의 뒷면 ② 적응증: 위경련, 장출혈, 비경이상 진단처
SP4	공손(公孫) -락혈, 팔맥교회혈: 충맥	① 혈위: 제1 중족골저(발허리뼈아래)의 전함중, 태백혈에서 1촌 뒤 ② 적응증: 월경불순, 기능성 출혈, 대하, 자궁염, 자궁경련, 하복경련, 위통, 소화불량, 유정, 유뇨, 조루, 장출혈, 항문출혈, 양위, 고환염 ▪ 공손은 내관과 짝지워서 사용하며 만성적 소화기, 생식기, 정신, 심장, 신경성 질환에 필수혈이다.
SP5	상구(商丘)	① 혈위: 내과(안쪽 복사뼈) 전하방의 함요처 ② 적응증: 간담질환, 췌장염, 당뇨병, 대하, 복막염, 유선염, 메스껍고 토할 때, 발목 아픈데
SP6	삼음교(三陰交)	① 혈위: 내과(안쪽 복사뼈)첨 직상 3촌, 경골후연(정강뼈 뒷면) ② 적응증: 소화불량, 식욕부진, 영양장애, 허약체질, 만성병, 비만증, 전신부종, 담마진, 전신소양증, 전립선질환, 생식기질환, 냉성질환, 월경불순, 하복냉증, 기능성 자궁출혈, 대하, 자궁염, 산후오로, 난산, 불임증, 음부소양증, 하지신경통, 하지마비, 하지경련, 하지궐냉, 류마티스, 통풍, 전신쇠약 ▪ 삼음교는 비경의 태음, 간경의 궐음, 신경의 소음 등 세음경이 만난다고 붙여진 이름이다. 인공 유산혈로 사용된다. 합곡혈과 상완혈에 같이 자침하면 90% 유산된다.
SP7	누곡(漏谷)	① 혈위: 삼음교혈 직상으로 3촌, 경골후연(정강뼈 뒷면) ② 적응증: 다리냉증, 복부팽창, 남녀 생식기 질환
SP8	지기(地機)-극혈	① 혈위: 음릉천혈 하 3촌, 경골후연(정강뼈 뒷면) 종아리 알통 중심선 ② 적응증: 위산과다, 설사, 영양부족, 빈혈, 허약체질, 뇨폐 ▪ 당뇨병의 반응처, 치료처 배가 팽팽하고 식욕이 없을 때 급성으로 오는 증세를 다스리는 혈이다. 극이란 틈새를 말하는 것으로 뼈와 살의 틈에 있는 혈을 의미한다.
SP9	음릉천(陰陵泉)	① 혈위: 경골(정강뼈)내측두후 하로서 경골후연(정강뼈 뒷면)과 비복근(장딴지근) 사이 ② 적응증: 하지관절의 수습, 비뇨생식기계통, 무릎관절, 복막염, 뇨폐 ▪ 최근 침으로 마취시킬 수 있는 혈 중에 하나다. 영추에는 "병이 높고 안에 있을 때는 음릉천을, 병이 높고 밖에 있을 때는 양릉천을 다스리라"고 써 있다. 병이 높다는 것은 두통, 어지럼증, 귀울림, 어깨결림, 숨찬증 등 제중 위에서 일어나는 증세를 말하고, 병이 안에 있다는 것은 주로 한에서 오는 냉증, 소변이 잘 안 나올 때, 월경이 불순할 때 등의 증세를 말하며, 병이 밖에 있다는 것은 열이 나는 것을 의미한다.

표 8-4 족태음비경의 소속경혈(계속)

	소속경혈	내용
SP10	혈해(血海)	① 혈위: 슬개골(무릎뼈) 내 상 연상으로 2촌 ② 적응증: 혈담, 빈혈, 피부염, 습진, 담마진, 피부소양증, 월경불순, 제부인과질환, 기능성 자궁출혈, 산후오로, 대하, 슬관절통 ■ 비장은 혈액을 생성해 주고 혈액을 다스리는 기관으로 이 혈은 피가 잘 돌아가도록 해준다고 해서 부쳐진 이름이다. 특히 여성만의 생리작용이 순조롭지 못 할 때 특효가 있으며 미용에도 효과가 있다. 생리불순으로 인한 무릎, 허리의 통증, 아랫배가 땡기는데, 어깨가 아픈데, 두통 등 어혈증 치료에 아주 효과적이다. 앙와위해서 누우면 양 무릎 혈해의 두혈과 제중 아래에 기해를 연결해보면 삼각형을 이룬다. 기와 혈을 잘 유통시키기 위해서는 이 혈해혈과 기해혈을 잘 다스려준다.
SP11	기문(箕門)	① 혈위: 혈해혈 상으로 6촌 ② 적응증: 임질, 유정, 하지 신경통
SP12	충문(冲門)	① 혈위: 치골결합(두덩결합) 상연상에 있는 곡골혈방으로 3.5촌 ② 적응증: 고환염, 음낭 헤르니아, 질염, 복수, 난소염
SP13	부사(府舍)	① 혈위: 충문혈상 0.7촌 ② 적응증: 변비, 설사, 맹장염
SP14	복결(腹結)	① 혈위: 대횡혈하 1.3촌, 부사혈상 3촌 ② 적응증: 복막염, 위장염, 옆구리 아픈데, 변비 ■ 만성 변비증 환자에게서 흔히 보는 증세로 대장에 가스가 찰 때 배꼽 언저리가 단단하게 뭉쳐있다. 대횡, 복결을 같이 눌려주면 배속이 편해진다. 명치 밑이 아프고 메스껍고 설사에 잘 듣는 혈이다.
SP15	대횡(大橫)	① 혈위: 제중방 3.5촌 ② 적응증: 식욕부진, 소화불량, 영양부족, 위염, 위경련, 간염, 간경화, 담낭염, 담도회충증, 췌선염, 당뇨병, 장기능 문란, 장폐색, 대장염, 직장염, 충수염, 변비, 복막염 ■ 변비나 설사 등 장의 활동이 부진할 때 효과가 있는 혈이다. 대횡에서 13cm 내려가면 부사혈이 있는데 변비나 설사에 잘 듣는다.
SP16	복애(腹哀)	① 혈위: 대횡혈 상 3촌 ② 적응증: 위경련, 위냉증, 소화불량, 설사
SP17	식두(食竇)	① 혈위: 제5 늑간(갈비뼈사이)으로 임맥정중선방 6촌 ② 적응증: 폐염, 늑막염, 가슴답답증
SP18	천계(天谿)	① 혈위: 제4 늑간(갈비뼈사이) 전정중선 단중혈방 6촌, 유중외방 2촌 ② 적응증: 기관지염, 가슴 답답하고 아픈데, 유방염
SP19	흉향(胸鄕)	① 혈위: 제3 늑간(갈비뼈사이)으로 정중선방 6촌, 임맥 옥당혈방 6촌 ② 적응증: 늑막염, 늑간 신경통, 음식 넘기기 어려운 증세
SP20	주영(珠纓)	① 혈위: 제2 늑간(갈비뼈사이)으로 정중선방 6촌, 임맥 자궁혈방 6촌 ② 적응증: 기관지염, 늑막염, 기침
SP21	대포(大包) -비경의 대락혈	① 혈위: 측흉부 액하 6촌 ② 적응증: 폐염, 천식, 팔다리 무력증, 전신이 아프고 쑤시는데 ■ 비주운화의 영양을 전신으로 공급하는 시발점으로 음양의 모든 경락에 연결되므로 대락이라 하며 전신질환 즉 몸살, 권태, 무력, 열증, 부종, 비만 등에 쓰인다.

5. 수소음심경 手少陰心經, Heat meridian

1) 순행노선

가슴 속에서 시작하여 심계(여러 장부와 심장을 잇고 있는 줄)에 소속하고 아래로 횡격막(가로막)을 지나 소장에 연락한다. 그 가지는 심계에서 올라가서 목구멍의 양쪽을 따라 눈에 이어진다. 곧게 가는 가지는 다시 심계에서 폐로 올라갔다가 겨드랑이 아래로 나온 다음 팔 안쪽(위팔두갈래근) 뒤쪽을 따라 가다가 예골끝(신문혈)에 이른 다음, 손바닥 안쪽(손바닥뼈 제4, 5번 사이)으로 가서 새끼손가락 안쪽(요골쪽)을 따라 그 끝(소충혈)으로 나와 수태양소장경과 만난다.

2) 소속경혈(좌우 각 9개)

극천, 청령, 소해, 영도, 통리, 음극, 신문, 소부, 소충(**그림 8-5**, **표 8-5**)

3) 주치증

심장병, 이명, 변비, 류마티즘, 신경통, 편도선염, 발성 곤란 등의 언어장애, 눈의 충혈, 폐결핵, 천식, 피로회복, 심한 어깨 결림, 호흡장애, 자궁출혈, 항문출혈, 팔꿈치 관절통, 신경 쇠약, 고혈압 등의 병에 효과가 있다.

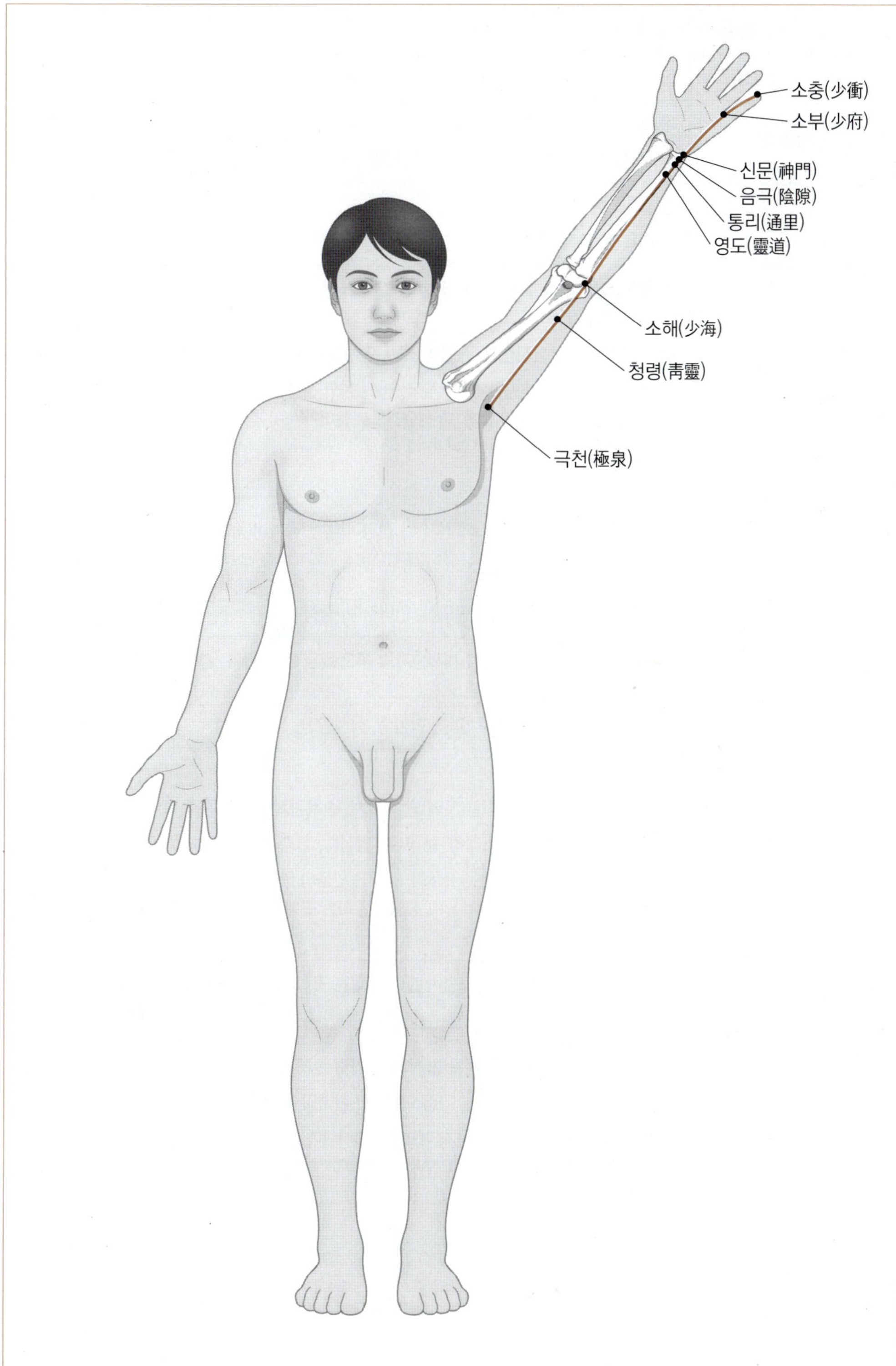

그림 8-5 수소음심경

표 8-5 수소음심경의 소속경혈

	소속경혈	내용
H1	극천(極泉)	① 혈위: 겨드랑이 중앙 함몰부 ② 적응증: 늑간 신경통, 히스테리, 겨드랑 암내, 심계항진, 상지마비
H2	청령(青靈)	① 혈위: 소해혈상 3촌 ② 적응증: 두통, 팔꿈치 관절염, 신경성 심계항진
H3	소해(少海)	① 혈위: 팔꿉굽힘 주름 끝, 팔 굽힌 안쪽 줄기 끝, 팔꿉 전면의 내측, 상박골(위팔뼈) 내상과의 앞 ② 적응증: 광증, 어지럼증, 심장병, 축농증, 귀울림, 골프엘보우 ■ 소장경의 소해와 혼동하기 쉬우나 적을 소(小)와 젊을 소(少)가 다르다. 손의 소음인 심경의 큰 흐름, 즉 태양경으로 들어가는 곳에 있는 소해는 소음의 바다로 들어간다는 뜻으로 붙여진 이름이다.
H4	영도(靈道)	① 혈위: 신문혈상 1.5촌 ② 적응증: 팔꿈치 관절염, 척골(자뼈) 신경마비, 신경마비(중풍)
H5	통리(通里) - 락혈	① 혈위: 앙장 신문혈상 1촌 ② 적응증: 두통, 히스테리, 편도선, 언어장애, 중풍
H6	음극(陰隙) - 극혈	① 혈위: 손목 꺾이는 곳에서 새끼손가락 쪽으로 약 2cm 위쪽, 손목내측 횡문 끝에서 위로 5푼 ② 적응증: 코피(과로), 어지럼증, 협심증, 심계항진, 심흉협착통 ■ 급성질환에 쓰인다.
H7	신문(神門) - 원혈	① 혈위: 손목관절 횡문 척골(자뼈)단 함요처, 손목관절 새끼손가락 쪽 ② 적응증: 심장마비, 히스테리, 눈 피로, 협심증, 신경쇠약, 불면증, 다몽 ■ 신이 출입하는 곳이라 문을 뜻한다. 심장은 만물의 영장이라고 일컬어지는 인간에게 정신작용을 통제하는 곳이다. 그 심장과 통하는 곳에 있다고 해서 신문이라는 이름이 붙여졌다.
H8	소부(少府)	① 혈위: 손을 접었을 때 소지첨이 손바닥 닿는 곳, 제4, 5중수골지간(손허리뼈 사이) ② 적응증: 심장질환, 손바닥열
H9	소충(少衝)	① 혈위: 새끼손가락 안쪽 손톱 밑, 새끼손가락 손톱측 1푼 ② 적응증: 심장병, 인사불성, 가슴 아픈 데, 손바닥 열, 목 굳는데, 기절, 흉통 ■ 구급혈로서 기사회생에 쓰는 혈이므로 중요시해야 한다.

6. 수태양소장경 手太陰小腸經, Small intestine meridian

1) 순행노선

새끼손가락의 척골쪽(자뼈쪽) 끝(소택혈)에서 시작하여, 손 바깥쪽을 따라 위로 손목의 예골을 지나, 팔뚝 바깥쪽 뒤쪽을 따라 팔꿈치의 두 돌기 사이(소해혈)로 나와 위로 올라간다. 위팔 바깥쪽 뒤쪽을 따라 어깻죽지(견정혈)로 나와 어깨뼈(천종혈)를 돌아 어깨 위에서 만난다. 다시 반쯤 꺾여 가슴으로 향하여 결분으로 들어와서 심장에 연락한다. 식도를 따라 아래로 횡격막(가로막)을 지나 위(胃)에 이르고 소장에 소속한다.

그 가지는 결분에서 목을 따라 올라가서, 뺨을 지나 눈초리(족소양담경의 동자료혈)에 이르고, 되돌아 나와 귀 속(청궁혈)으로 들어간다.

또 한 가지는 뺨에서 갈라져나가 코옆을 끼고 비스듬히 올라가, 코 뿌리에 이르러 눈구석(정명혈)에서 족태양방광경과 만나고, 비스듬히 광대뼈 부위에 이어진다.

2) 소속경혈(좌우 각 18개)

소택, 전곡, 후계, 완골, 양곡, 양로, 지정, 소해, 견정, 노수, 천종, 병풍, 곡원, 견외수(유), 견중수(유), 천창, 천용, 관료(권료), 청궁(**그림 8-6**, **표 8-6**)

3) 교회혈

대추(독맥), 상완(임맥), 정명 · 대저 · 부분(이상 족태양방광경), 화료(수소양삼초경), 동자료(족소양담경)

4) 주치증

소장경은 심경과 음양 한 쌍으로 팔의 안과 밖에 위치해 있다. 고혈압, 심장병, 신경통, 오십견, 이명, 혈압항진, 뇌일혈, 부인병, 척골신경통, 마비, 어깨 결림, 변비, 목이 뻣뻣해지는 증상, 안면신경마비 등의 치료에 효과가 있다.

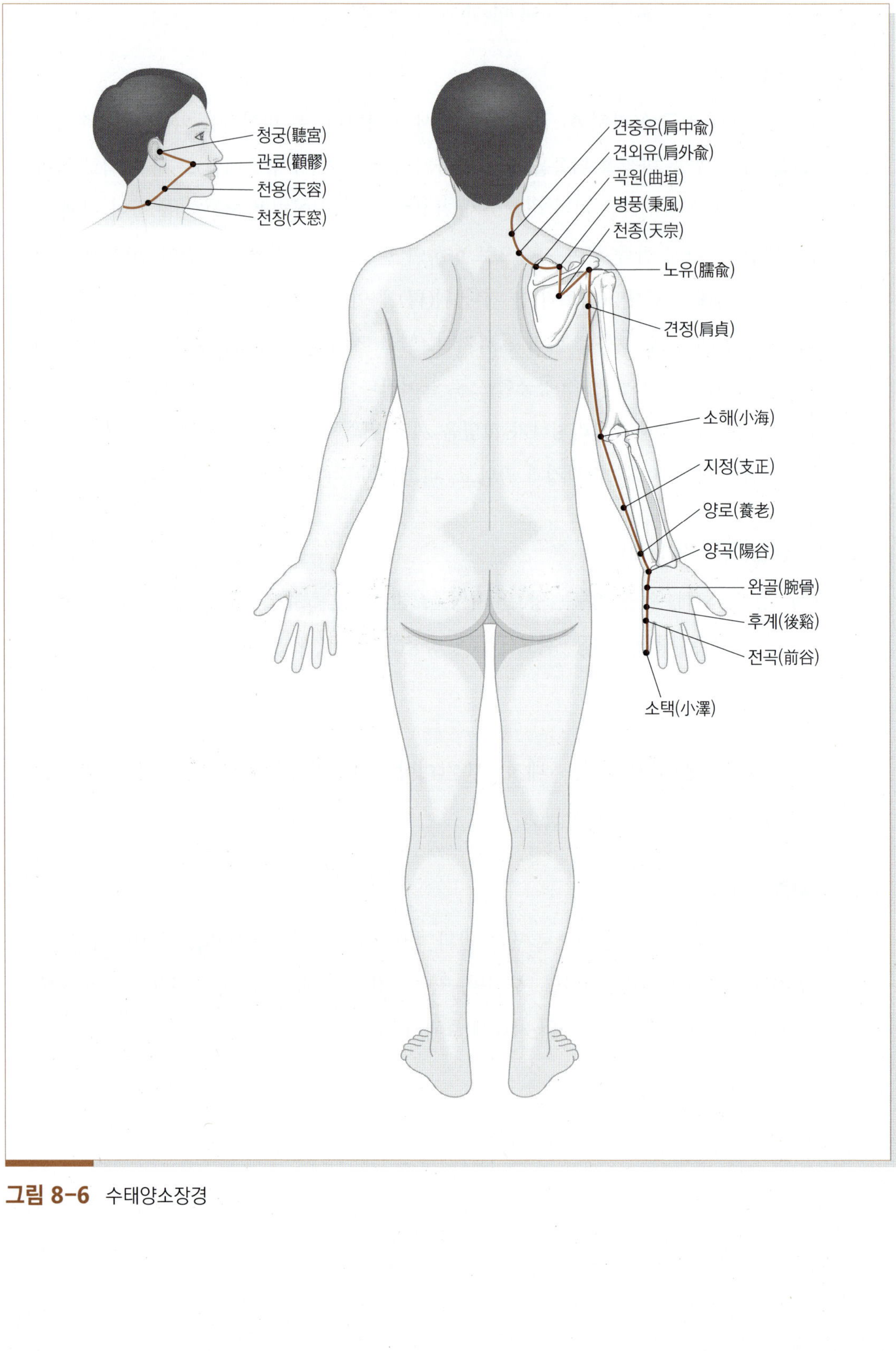
청궁(聽宮)
관료(顴髎)
천용(天容)
천창(天窓)
견중유(肩中兪)
견외유(肩外兪)
곡원(曲垣)
병풍(秉風)
천종(天宗)
노유(臑兪)
견정(肩貞)
소해(小海)
지정(支正)
양로(養老)
양곡(陽谷)
완골(腕骨)
후계(後谿)
전곡(前谷)
소택(小澤)

그림 8-6 수태양소장경

표 8-6 수태양소장경의 소속경혈

	소속경혈	내용
SI1	소택(小澤)	① 혈위: 새끼손가락 가쪽 조갑각 후 1푼 ② 적응증: 두통, 심장마비, 인사불성(구급혈), 반신불수, 편도선염, 산후 유즙부족 ■ 구급혈로 쓸 때는 양쪽 혈을 함께 시술해야 한다.
SI2	전곡(前谷)	① 혈위: 제5 기절골(첫 마디뼈) 척측저(자뼈 아래)의 전함중, 새끼손가락 밑 마디 앞 우묵한 곳 ② 적응증: 코 막힌데, 기침, 해수, 척골신경통 ■ 소변이 적색이나 황색일 때, 숨찰 때 특효지만 후계로 대신 사용한다.
SI3	후계(後谿) – 팔맥교회혈: 독맥	① 혈위: 제5 중수골(손허리뼈) 중점 적백육제, 새끼손가락 밑 마디 우묵한 곳 ② 적응증: 두항강통, 폐렴, 요통, 후두통 ■ 급성관절에 특효이고 피부, 근육, 열성 정신질환에 필수다. 후계 신맥 짝 지워서 사용한다.
SI4	완골(腕骨) – 원혈	① 혈위: 손등의 바깥쪽 제5장골과 두상골(콩알뼈) 사이 우묵한 곳 ② 적응증: 손목 관절염, 류마티스, 두통, 구토증, 척골 신경통, 당뇨병 ■ 실제 임상에서는 후계를 대용한다.
SI5	양곡(陽谷)	① 혈위: 완배횡문 척측(자뼈쪽)단 함요처, 손목에서 경상돌기(붓돌기)의 앞 우묵한 곳 ② 적응증: 어지럼증, 입안이 헐었을 때, 치은염, 이명, 이농
SI6	양로(養老) – 극혈	① 혈위: 척골(자뼈)소두의 요측(노측)연상방 골접합부중점, 척골경상돌기(자뼈붓돌기)의 중앙완관절에서 1촌 뒤 ② 적응증: 어깨통증(경련), 팔 마비, 후두통, 요통 ■ 합곡, 수삼리와 병행하면 특효이다.
SI7	지정(支正) – 락혈	① 혈위: 양곡혈과 소해혈의 연결선상에서 양곡혈 상방 5촌 ② 적응증: 팔죽지 통증, 뇌신경 쇠약(마비)
SI8	소해(小海)	① 혈위: 팔을 구부리고 팔꿉관절의 후방으로 척골두(자뼈머리)와 위팔뼈안쪽돌기, 팔꿈치에서 외측으로 5푼 나가 우묵한 곳 ② 적응증: 어깨죽지 팔꿈치 경련
SI9	견정(肩貞)	① 혈위: 수비합액 후 어깨와 팔이 붙은 겨드랑 뒤쪽 상 1촌 ② 적응증: 오십견, 잡는 힘 마비, 두통 ■ 갱년기에 흔히 나타나는 어깨 힘이 빠지고 쑤시는 증세, 즉 오십견에 잘 듣는다. 어깨 쪽으로 약 5cm 정도 위에 노유와 천종을 같이 쓰면 훨씬 효과가 좋다. 오십견에는 곡원, 대장경의 견우, 폐경의 중부, 삼초경의 견료 등 어깨 부위의 혈들도 잘 듣는다.
SI10	노유(臑兪)	① 혈위: 견정혈 직상 1.5촌, 견정 위로 3횡지, 견갑극(어깨뼈가시)의 아래 가장자리 ② 적응증: 뇌일혈(혈압내리기), 후두통, 어깻죽지 신경통, 반신불수 ■ 노유의 '노'자는 '팔 노'자로 팔죽지를 말하고, 특히 혈압을 내려주는 효과가 있기 때문에 뇌일혈, 중풍 등에 많이 쓰인다.

표 8-6 수태양소장경의 소속경혈(계속)

	소속경혈	내용
SI11	천종(天宗)	① 혈위: 견갑극(어깨뼈가시)하방 1.5촌 중앙 우묵한 곳 ② 적응증: 유방통, 심장병, 오십견, 견갑 신경통, 유즙부족, 흉통, 늑막염, 늑간 신경통
SI12	병풍(秉風)	① 혈위: 견갑극(어깨뼈가시) 상와중앙 천종직상 ② 적응증: 오십견, 팔 어깨 마비
SI13	곡원(曲垣)	① 혈위: 견갑극(어깨뼈가시) 상와내측단 ② 적응증: 어깨마비, 어깨통증
SI14	견외유(肩外兪)	① 혈위: 제1 등뼈 극돌기(가시돌기)하방 3촌 ② 적응증: 편두통, 어깨 · 팔 경련과 마비
SI15	견중유(肩中兪)	① 혈위: 견갑(어깨)내연 대추혈에서 옆으로 2촌 ② 적응증: 기관지염, 천식, 어깻죽지 쑤시는데, 목 뻣뻣한데, 시력결핍 ■ 어깨부위에서 가장 많이 활용되는 혈로서 어깨와 이어진 각 부분의 이상증세에 유효하게 쓰인다. 글자 그대로 어깨 중심을 이루는 혈이며 호흡기 질환, 목의 뻣뻣한 증세, 잠을 잘 못 자고 일어났을 때, 목을 돌릴 수 없을 때에 목 부위를 잘 문질러 지압을 해서 풀어주면 아주 효과적이다.
SI16	천창(天窓)	① 혈위: 후두융기(뒤통수뼈융기)방 3.5촌, 부돌혈후 0.5촌 ② 적응증: 반신불수, 어깨 팔의 경련
SI17	천용(天容)	① 혈위: 이수하로 하악각의 목빗근 앞 ② 적응증: 호흡곤란, 목 신경통, 편두통, 발성 이상, 편도선염, 치은염
SI18	권료(顴髎): 관료(顴髎)	① 혈위: 외안각(가쪽눈구석)의 직하와 영향혈 수평선과의 교차점 ② 적응증: 안면 신경마비, 삼차 신경통, 윗니가 아픈데
SI19	청궁(聽宮)	① 혈위: 귀젖앞 아래쪽, 개구시 이주중앙의 함요부 ② 적응증: 귀 아픈데, 이명, 두통, 어지럼증, 시력감퇴, 실음(말 못하는 사람), 이농

7. 족태양방광경 足太陽膀胱經, Blandder meridian

1) 순행노선

눈구석(정명혈)에서 시작하여, 올라가 이마를 지나 정수리(백회혈)에서 좌우가 교차한다. 그 가지는 정수리에서 귀 위쪽 끝에 이른다.

곧게 가는 경맥은 정수리에서 안으로 들어가 뇌에 이어지고, 다시 돌아 나와 정수리에서 목덜미로 내려가, 어깨뼈 안쪽–등줄기 양옆 1.5촌에서 등줄기를 따라 허리로 내려가고, 등심을 따라 안으로 들어가서 신에 연락하고 방광에 소속한다. 그 가지는 허리에서 아래로 내려가 엉덩이를 지나 오금(위중혈)으로 들어간다.

또 한 가지는 목덜미에서 어깨뼈 안쪽–등줄기 양옆 3촌을 따라 아래로 등줄기를 타고 내려가 큰 대퇴돌기(환도혈)를 지나 넓적다리 뒤쪽을 따라 내려가서, 허리에서 온 가지와 오금에서 만난 다음, 아래로 장딴지를 지나서 바깥 복사뼈 뒤쪽(곤륜혈)으로 나와, 새끼발가락 끝(지음혈)에 이르러 족소음신경과 만난다.

2) 소속경혈(좌우 각 67개)

정명, 찬죽, 미충, 곡차, 오처, 승광, 통천, 낙각, 옥침, 천주, 대저, 풍문, 폐수(유), 궐음수(유), 심수(유), 독수(유), 격수(유), 간수(유), 담수(유), 비수(유), 위수(유), 삼초수(유), 신수(유), 기해수(유), 대장수(유), 관원수(유), 소장수(유), 방광수(유), 중려수(유), 백환수(유), 상료, 차료, 중료, 하료, 회양, 승부, 은문, 부극, 위양, 위중, 부분, 백호, 고황, 신당, 의희, 격관, 혼문, 양강, 의사, 위창, 황문, 지실, 포황, 질변, 합양, 승근, 승산, 비양, 부양, 곤륜, 복삼, 신맥, 금문, 경골, 속골, 족통곡, 지음(**그림 8-7, 표 8-7**)

3) 교회혈

곡빈 · 솔곡 · 부백 · 두규음 · 두완골 · 두임읍(이상 족소양담경), 신정 · 백회 · 뇌호 · 대추 · 도도(이상 독맥)

4) 주치증

방광경은 우리 몸 뒤쪽 머리 꼭대기에서 발가락 끝까지 전체를 통과하는 경락이다. 거의 모든 병의 시술점이 있다고 할 수 있다. 6장 6부의 경락 중 가장 길고 중요하며 혈의 수도 134혈로서 가장 많은 경락이다. 뇌충혈, 뇌일혈, 혈압항진, 이명, 현기증, 신경쇠약, 불면증, 코가 막히는 증상, 축농증, 두통, 머리가 무거운 증상, 눈병, 감기, 코피, 인후통, 편도선염, 뇌막염, 고혈압, 폐결핵, 백일해, 어깨 결림, 심장판막증, 심계항진(가슴이 두근거리면서 불안해하는 증상), 협심증(심장 벽의 혈관의 경련. 경화. 폐색 등으로 일어나는 매우 심한 동통 발작의 증세), 폐렴, 늑막염, 천식, 시력감퇴, 야맹증, 담낭의 고장, 냉증, 편두통, 간장 질환, 비장 질환, 위의 질환, 불면증, 건망증, 히스테리, 생식기 질환, 방광 질환, 좌골 신경통, 당뇨병, 대장 질환, 설사, 변비, 류마티즘, 자궁출혈, 요통 등의 치료에 효과가 있다.

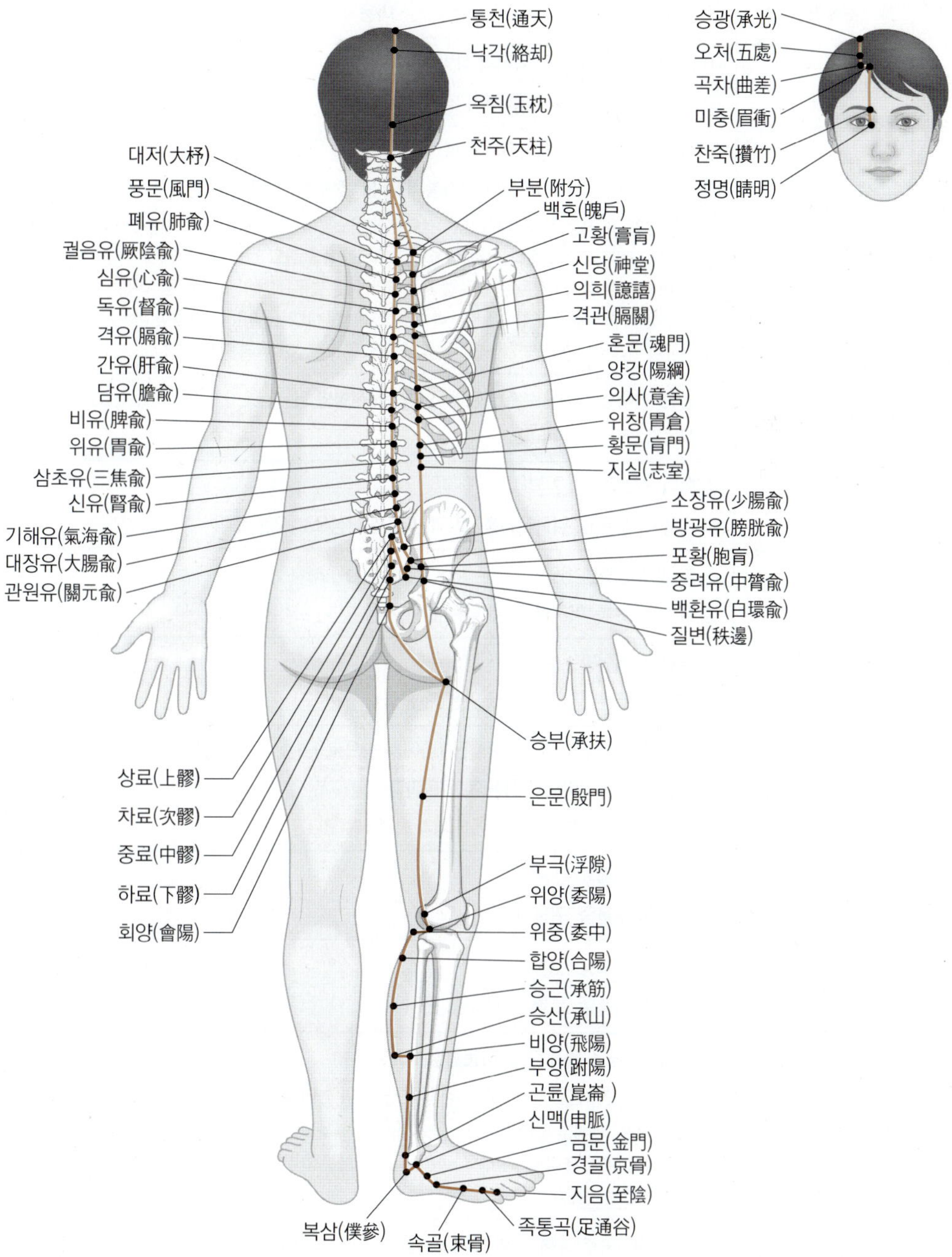
통천(通天)
낙각(絡却)
옥침(玉枕)
천주(天柱)
승광(承光)
오처(五處)
곡차(曲差)
미충(眉衝)
찬죽(攢竹)
정명(睛明)
대저(大杼)
풍문(風門)
폐유(肺兪)
궐음유(厥陰兪)
심유(心兪)
독유(督兪)
격유(膈兪)
간유(肝兪)
담유(膽兪)
비유(脾兪)
위유(胃兪)
삼초유(三焦兪)
신유(腎兪)
기해유(氣海兪)
대장유(大腸兪)
관원유(關元兪)
부분(附分)
백호(魄戶)
고황(膏肓)
신당(神堂)
의희(譩譆)
격관(膈關)
혼문(魂門)
양강(陽綱)
의사(意舍)
위창(胃倉)
황문(肓門)
지실(志室)
소장유(少腸兪)
방광유(膀胱兪)
포황(胞肓)
중려유(中膂兪)
백환유(白環兪)
질변(秩邊)
승부(承扶)
은문(殷門)
상료(上髎)
차료(次髎)
중료(中髎)
하료(下髎)
회양(會陽)
부극(浮隙)
위양(委陽)
위중(委中)
합양(合陽)
승근(承筋)
승산(承山)
비양(飛陽)
부양(跗陽)
곤륜(崑崙)
신맥(申脈)
금문(金門)
경골(京骨)
지음(至陰)
족통곡(足通谷)
복삼(僕參)
속골(束骨)

그림 8-7 족태양방광경

표 8-7 족태양방광경의 소속경혈

	소속경혈	내용
B1	정명(睛明)	① 혈위: 눈을 감게 하고 목자각 상방 1푼 ② 적응증: 눈병, 콧물, 눈물과다, 난시, 원시, 근시
B2	찬죽(攢竹)	① 혈위: 양쪽 눈썹이 시작되는 앞쪽 ② 적응증: 안면 신경마비, 삼차신경통, 편두통, 전두통, 시력부족, 안질환 ▪ 찬죽의 찬(攢)자는 장(杖)자가 변한 것으로 긁어모은다는 뜻이다. 장(杖)자는 대지팡이라는 말인데, 눈에 사기가 몰려 눈이 나빠지니 대지팡이를 짚고 다녀야 될 형편이라는 데서 나온 이름이다. 삼차신경통은 얼굴의 지각신경인데, 얼굴 전체의 근육을 움직이는 안면신경과는 달리 촉각을 담당하고 있다. 이 신경에 이상이 생기면 이마나 얼굴이 아프고 눈 속이 깊숙이 아프기도 하고 눈물, 콧물이 많이 나오고 눈이 충혈되는 수도 있다.
B3	미충(眉衝)	① 혈위: 찬죽혈 직상으로 전발제에서 5푼, 신정혈방 5푼 ② 적응증: 전두통, 편두통
B4	곡차(曲差)	① 혈위: 신정혈방 1.5촌 ② 적응증: 전두통, 얼굴신경통, 코 막힌데, 정신성으로 오는 코피
B5	오처(五處)	① 혈위: 상성혈방 1.5촌 ② 적응증: 두통, 어지럼증, 열 나는데
B6	승광(承光)	① 혈위: 오처혈방 1.5촌 ② 적응증: 두통, 어지럼증, 코 막힌데, 울화
B7	통천(通天)	① 혈위: 승광혈후 1.5촌, 백회혈전 1촌에서 방으로 1.5촌 ② 적응증: 두통, 편두통, 협심증, 콧물과다 ▪ 뇌, 정신, 비, 두통 등의 질환에 백회와 함께 취혈한다.
B8	낙각(絡却)	① 혈위: 통천혈후 1,5촌 ② 적응증: 우울증, 귀울림
B9	옥침(玉枕)	① 혈위: 뇌호혈방 1.3촌 ② 적응증: 뇌충혈, 두통, 어지럼증, 근시
B10	천주(天柱)	① 혈위: 목 근육 줄기 중심, 아문혈방 1.3촌 ② 적응증: 두통, 불면증, 항강, 신경쇠약, 혈압이 높아질 때, 심장병, 축농증 ▪ 천(天)자는 목 위로 있다는 뜻이고, 주(柱)는 기둥 즉 가장 중요한 곳이라는 의미이다. 영추에 의하면 "열이 나고 머리나 목이 아플 때에는 후두의 태양, 방광경의 천주에 자침하면 땀을 내면서 낫는다"라고 되어 있다.
B11	대저(大杼)-골회	① 혈위: 제1 흉추(등뼈) 극돌기하(가시돌기밑)-도도혈 양방 1.5촌 ② 적응증: 기관지염, 폐렴, 어깨신경통, 혈압 오를 때, 두통
B12	풍문(風門)	① 혈위: 제2 흉추(등뼈) 양방 ② 적응증: 기관지염, 폐렴, 백일해, 중풍, 늑막염 ▪ 외감병의 출입문이며, 풍사에 역시 가장 중요한 예방 치료혈이다.

표 8-7 족태양방광경의 소속경혈(계속)

	소속경혈	내용
B13	폐유(肺兪)	① 혈위: 제3 흉추(등뼈) 극돌기하(가시돌기밑)-신주혈 양방 1.5촌, 대저 3횡지 아래 ② 적응증: 폐결핵, 기침, 가슴이 뭉치고 답답한데, 허리, 등 통증 (폐 기능진단) ▪ 일신상에 결핵성이 나타날 때 언제나 중부와 함께 치료해야 한다. 모든 사기는 유혈을 통해서 몸으로 들어와 5장6부를 침식하여 병들게 하여 얼마 후에는 가슴과 배에 있는 모혈로 모여든다고 한다. 유혈과 모혈은 밀접한 관계에 있는데 유혈과 모혈을 동시에 활용함으로써 체내의 이상을 발견할 수 있다.
B14	궐음유(厥陰兪)	① 혈위: 제4 흉추(등뼈) 극돌기하(가시돌기밑) 양방 1.5촌, 폐유 2횡지 아래 ② 적응증: 심장비대, 호흡질환, 기력쇠약, 노이로제, 심화병
B15	심유(心兪)	① 혈위: 제5 흉추(등뼈) 극돌기하(가시돌기밑)-신도혈 양방 1.5촌, 궐음유 아래 ② 적응증: 심장병, 협심증, 폐결핵, 위출혈, 구토, 신경쇠약, 정신병, 식은땀, 가슴답답증, 공포증, 중풍 ▪ 사기가 심장으로 들어가는 유혈로 심장의 모혈은 명치 밑 거궐이다. 협심증이나 심장병 발작으로 이 부분이 아프면 왼손바닥과 새끼손가락까지 아픔이 이어진다. 심장병 발작이 일어날 때는 심유는 물론, 단중 거궐, 소충을 지긋이 좀 세게 누르는 것이 좋다. 심장에는 신(神)이 머문다는 의미로 인체의 중추를 이루는 가장 중요한 혈로서, 정신적 쇼크가 심장의 발작과 직접 관련이 된다는 것을 알 수 있다.
B16	독유(督兪)	① 혈위: 제6 흉추(등뼈) 극돌기하(가시돌기밑)-영대혈 양방 1.5촌 ② 적응증: 위경련, 위산과다소, 위십이지장궤양, 오심구토, 횡격막경련
B17	격유(膈兪)-혈회	① 혈위: 제7 흉추(등뼈) 극돌기하(가시돌기밑)-지양혈 양방 1.5촌, 심유 3횡지 아래 ② 적응증: 천식, 식도협착, 위산과다, 만성 출혈성 질환, 빈혈, 신경성 구토, 딸국질 ▪ 격유는 상초와 중초의 경계선에 있다. 이 혈은 호흡순환, 소화흡수에 관련된 여러 증세에 잘 듣는다. 특히 딸국질에도 잘 듣는다. 횡격막의 마비로 일어나는 것을 지압으로 자극해서 풀어주면 된다.
B18	간유(肝兪)	① 혈위: 제9 흉추(등뼈) 극돌기하(가시돌기밑)-근축혈 양방 1.5촌, 격유 3횡지 아래 ② 적응증: 간장열(해독, 피로제거, 혈량 조절), 근육, 인대, 눈, 귀, 손발톱 끝, 소화(지방), 신경성 소화기계, 중풍(뇌혈관의 모든 질환), 황달, 담석증, 늑간 신경통 (간 기능 진단) ▪ 간유의 모혈은 기문이다. 간장은 몸 전체의 기능을 좌우하는 중요한 장기이다. 간에는 혼이 깃들어 있다고 보는데, 근육의 중요한 중추기관이며 정신과 정서가 자리 잡은 곳이다. 제9 흉추(등뼈) 근축혈 양방 1.5촌 간유혈 위치 그 바깥쪽의 혼문 등 다섯 혈이 간장에 있는 자리에 나란히 있고, 간 기능을 지배하고 사람의 감정을 다스린다. 눈병에도 즉효혈이다.
B19	담유(膽兪)	① 혈위: 제10 흉추(등뼈) 극돌기하(가시돌기밑)-중추혈 양방 1.5촌 ② 적응증: 지방질 소화, 담즙분비, 측면편두, 이(耳), 항(項), 하지 외측, 중풍마비 경련, 생식기, 생리, 서혜부 임파계, 담낭질환, 황달, 늑막염 ▪ 입맛이 쓰고 입 속이 마르고, 명치 밑에서 옆구리까지 단단한 것이 잡히면서 음식물을 삼키기가 힘들 때 효과가 있다. 만성 담낭염에는 간유와 담유에 침이나 뜸이 효과가 있다.

표 8-7 족태양방광경의 소속경혈(계속)

	소속경혈	내용
B20	비유(脾兪)	① 혈위: 제11 흉추(등뼈) 극돌기하(가시돌기밑)-척중혈 양방 1.5촌, 담유 아래 ② 적응증: 소화흡수, 영양 전신전달, 위하수, 위약, 위궤양, 췌장 이상, 당뇨병, 건망증, 월경불순(여성생리 난소기능 조정), 팔다리 무력증 ■ 당뇨병과 중초치료에 특효, 각종 멀미예방, 몸이 항상 노곤하고 눈에 띄게 살이 빠지는 사람, 황달병 증세, 소갈증이 생기는 사람은 췌장이 약하다는 증거이다. 만성 위장염, 식욕감퇴 흉분, 종기나 여드름 많은 사람, 부인병에 필수혈이다.
B21	위유(胃兪)	① 혈위: 제12 흉추(등뼈) 극돌기하(가시돌기밑) 양방 1.5촌 ② 적응증: 위경련, 위궤양, 위암, 복부팽창 ■ 위(胃)의 양(陽), 기(氣) 유입(流入) 조절처이며 위에 이상이 생기면 이 혈과 앞에 중완을 눌러보면 알 수 있다. 위유는 위에 사기가 흘러 들어가는 곳이므로 가슴이 쓰리거나 위에 이상이 생겼을 때 구토가 나거나 배가 팽팽할 때 아기가 젖을 토할 때 주로 쓰인다. 위가 약하면 등줄기가 묵직하거나 어깨가 쑤시는 증세가 나타난다. 이 혈은 담유, 비유와 함께 위의 6뜸으로 알려져 있으며 치질에도 활용된다. 위경의 모혈은 중완으로 복부 대동맥에서 갈라져 위, 췌장, 간장으로 뻗는 혈관이 갈라지는 곳이며, 내장기능을 조절하는 자율신경과 교차하는 곳이다.
B22	삼초유(三焦兪)	① 혈위: 제1 요추(허리뼈) 극돌기하(가시돌기밑)-현추혈 양방 1.5촌, 위유 아래 ② 적응증: 위경련, 식욕부진, 구토, 장염, 요통, 신경쇠약, 뇨도염, 방광염, 임질, 신장염, 신우염, 단백뇨, 월경불순 ■ 인간의 열 에너지를 이루고 있는 것이 삼초인데, 기(氣)가 흘러 들어가는 곳이 바로 삼초유다. 삼초유의 모혈은 석문인데 삼초유, 석문, 단중, 중완은 신체의 전체기능을 조절하는 중요한 혈이다. 머리 속이 어지럽거나 복잡하거나 일할 기분이 나지 않을 때에 지압을 해줘도 좋다.
B23	신유(腎兪)	① 혈위: 제2 요추(허리뼈) 극돌기하(가시돌기밑)-명문혈 양방 1.5촌 ② 적응증: 요통, 좌골 신경통, 비뇨 생식기의 모든 질환, 신장염, 방광염, 당뇨병, 정액결핍, 월경불순, 소화기병 일체, 호흡기병 일체, 신장병 일체, 방광질환 일체, 감증, 자궁출혈, 골병 일체, 이병 일체, 불임증, 부인병 일체, 신결석 ■ 몸 전체적 건강에 필수혈이며, 정력의 발원지이며 생명력을 좋게 하는 신의 양(陽), 기(氣) 유입(流入) 조절처이다. 신은 선천의 원기이며 태어날 때부터 타고난 생명력과 정력이 깃들어 있는 곳이라고 말한다. 이 혈을 중심으로 해서 과로하면 협척으로 근육이 굳어있고 조금만 눌러도 아픔을 느끼거나 돌 같은 덩어리가 잡힌다. 이런 증세가 있으면 혈압이 오르고 정력감퇴, 불면증, 부스럼이 생긴다. 여성일 경우는 생리불순, 요통, 다리 냉증 등이 생긴다. 제2 요추 극돌하에 명문, 제중하 3촌에 관원이 있는데 몸이 약하고 빈혈, 위장이 약한 사람에게는 아주 좋다.
B24	기해유(氣海兪)	① 혈위: 제3 요추(허리뼈) 극돌기하(가시돌기밑) 양방 1.5촌 ② 적응증: 기(氣)의 관리책임, 하초, 하지의 신체 근본성 유지
B25	대장유(大腸兪)	① 혈위: 제4 요추(허리뼈) 극돌기하(가시돌기밑)-요양관혈 양방 1.5촌, 신유 3횡지 아래 ② 적응증: 하지 신경통, 요통, 대장질환, 두드러기, 결핵성 피부염, 맹장, 변비, 설사 ■ 폐유, 위유, 대장유는 피부병의 기본적인 치료혈이다. 온류 견우혈과 병용하고 신궐 좌우에 천추혈까지 병용하면 모든 피부병에 크게 효과가 있다.

표 8-7 족태양방광경의 소속경혈(계속)

	소속경혈	내용
B26	관원유(關元兪)	① 혈위: 제5 요추(허리뼈) 극돌기하(가시돌기밑) 양방 1.5촌 ② 적응증: 하초 및 근원적 열에너지 조절 ■ 하단전의 양, 기 유입 조절 처이다.
B27	소장유(少腸兪)	① 혈위: 제1 천골공(엉치뼈구멍)-상료혈 수평으로 정중에서 양방 1.5촌 ② 적응증: 소화흡수, 전신 영양전달(비만, 수척), 하복부, 대소변에 영향 ■ 선천지기와 후천지기의 결핍으로 소장의 양, 기 유입 조절 처이다.
B28	방광유(膀胱兪)	① 혈위: 제2 천골공(엉치뼈구멍)-차료혈 수평으로 정중에서 양방 1.5촌, 제2 선추 양방, 소장유 옆 아래 ② 적응증: 방광염, 요도염, 임질, 좌골신경통, 유뇨, 월경불순, 소변불금, 혈뇨증
B29	중려유(中膂兪)	① 혈위: 제3 천골공(엉치뼈구멍)-중료혈 수평으로 정중에서 양방 1.5촌 ② 적응증: 장염, 당뇨병, 허리신경통
B30	백환유(白環兪)	① 혈위: 제4 천골공(엉치뼈구멍)-하료혈 수평으로 정중에서 양방 1.5촌 ② 적응증: 항문경련, 좌골신경통, 선골신경통, 변비
B31	상료(上髎)	① 혈위: 제1 천골공(엉치뼈구멍) ② 적응증: 비뇨생식기질환(고환염, 난소염) 및 항문 직장 치질 질환
B32	차료(次髎)	① 혈위: 제2 천골공(엉치뼈구멍) ② 적응증: 생식기질환
B33	중료(中髎)	① 혈위: 제3 천골공(엉치뼈구멍) ② 적응증: 생식기질환
B34	하료(下髎)	① 혈위: 제4 천골공(엉치뼈구멍) ② 적응증: 생식기질환 ■ 상료, 차료, 중료, 하료혈은 생식기 질환에 필수이다.
B35	회양(會陽)	① 혈위: 미골단하(꼬리뼈아래)-장강혈 양방 5푼 ② 적응증: 장염, 장출혈, 탈항, 치질
B36	부분(附分)	① 혈위: 제2 흉추(등뼈) 극돌기하(가시돌기밑) 양방 3촌, 풍문혈 외방 1.5촌 ② 적응증: 목 근육 경련, 견배통, 팔 마비
B37	백호(魄戶)	① 혈위: 제3 흉추(등뼈) 극돌기하(가시돌기밑)-신주혈 양방 3촌, 폐유혈 외방 1.5촌 ② 적응증: 폐위축, 기관지염, 천식, 견갑통 ■ 혼의 출입구
B38	고황(膏肓)	① 혈위: 제4 흉추(등뼈) 극돌기하(가시돌기밑) 양방 3촌, 궐음유혈 외방 1.5촌 ② 적응증: 폐결핵, 늑막염, 심장병, 노이로제, 광증, 냉증, 허증 ■ 고약이란 잘 안 낫는 병에 쓰는 약이란 뜻을 가지고 있으며, 고(膏)라는 자는 고치기 힘든 병을 말하며, 황(肓)은 혈(穴)을 뜻하는 글자로 고질병을 고치는 혈이라고 풀이된다.

표 8-7 족태양방광경의 소속경혈(계속)

	소속경혈	내용
B39	신당(神堂)	① 혈위: 제5 흉추(등뼈) 극돌기하(가시돌기밑) 양방 3촌, 심유혈 외방 1.5촌 ② 적응증: 심장병, 견배통, 팔 신경통
B40	의희(譩譆)	① 혈위: 제6 흉추(등뼈) 극돌기하(가시돌기밑) 양방 3촌, 독유혈 외방 1.5촌 ② 적응증: 심장병, 천식, 늑간 신경통
B41	격관(膈關)	① 혈위: 제7 흉추(등뼈) 극돌기하(가시돌기밑) 양방 3촌, 격유혈 외방 1.5촌 ② 적응증: 늑간 신경통, 식도경련, 위출혈, 애역(딸꾹질), 식도협착
B42	혼문(魂門)	① 혈위: 제9 흉추(등뼈) 극돌기하(가시돌기밑) 양방 3촌, 간유혈 외방 1.5촌 ② 적응증: 간장병, 소화기질환, 신경쇠약 ▪ 혼문은 간장의 문이다.
B43	양강(陽綱)	① 혈위: 제10 흉추(등뼈) 극돌기하(가시돌기밑) 양방 3촌, 담유혈 외방 1.5촌 ② 적응증: 간장염, 늑막염, 담석통 ▪ 담석증의 반응처이다.
B44	의사(意舍)	① 혈위: 제11 흉추(등뼈) 극돌기하(가시돌기밑) 양방 3촌, 비유혈 외방 1.5촌 ② 적응증: 간염, 위경련, 소화불량
B45	위창(胃倉)	① 혈위: 제12 흉추(등뼈) 극돌기하(가시돌기밑) 양방 3촌, 위유혈 외방 1.5촌 ② 적응증: 구토, 위경련, 담석통
B46	황문(肓門)	① 혈위: 제1 요추(허리뼈) 극돌기하(가시돌기밑) 양방 3촌, 삼초유혈 외방 1.5촌 ② 적응증: 상복통, 요통, 하지마비, 간 비장비대, 만성 내장질환, 상습변비
B47	지실(志室)	① 혈위: 제2 요추(허리뼈) 극돌기하(가시돌기밑) 양방 3촌, 신유혈 외방 1.5촌 ② 적응증: 요골, 좌골 신경통, 하지 질환, 비뇨생식기 질환, 정력보강, 신장염 ▪ 지실혈 바로 밑에 신장이 있다. 명문, 신유, 지실혈을 함께 쓰면 효과적이다. "신(腎)에 지(志)가 깃든다"라고 고전에 적혀 있다. 선천원기의 체력을 알아보는 혈이 지실이다. 신장병을 앓고 나면 의지가 깃든 곳이 약해지므로 의욕이 약해지는 신허의 증세가 나타난다. 등과 허리가 아프고 제중을 중심으로 적취가 잡히면서 소변이 시원치 않고 성욕결핍에도 신유와 함께 치료하면 효과적이다.
B48	포황(胞肓)	① 혈위: 제2 천골(엉치뼈) 극돌기하(가시돌기밑) 양방 3촌, 방광유혈 외방 1.5촌 ② 적응증: 요통, 방광염, 장염, 좌골 신경통, 비뇨생식기 질환, 변비
B49	질변(秩邊)	① 혈위: 제4 천골(엉치뼈) 극돌기하(가시돌기밑) 요유혈 양방 3촌 ② 적응증: 비뇨생식기 질환, 요골, 좌골 신경통, 골반내질환, 직장염, 치질 ▪ 반드시 환도혈과 같이 쓴다.
B50	승부(承扶)	① 혈위: 엉덩 부분 횡문 정중앙점으로 위중혈 직상 14촌 ② 적응증: 소아마비, 하지마비, 하지신경통, 좌골신경통, 치질통, 생리통 ▪ 대퇴부 뒤쪽에서 다리 전체가 땡기는 좌골신경통에 특효이며, 혈이 있는 둔부의 주름이 있는 곳을 만져보면 몽우리가 있는데, 둔부의 근육이 피로해져서 생기는 것이다. 또 치질로 인한 동통, 변비, 야뇨증, 생리통에도 잘 듣는 혈이다.

표 8-7 족태양방광경의 소속경혈(계속)

	소속경혈	내용
B51	은문(殷門)	① 혈위: 대퇴(넙다리)후면으로 승부혈 직하 6촌, 위중혈 직상 8촌 ② 적응증: 요배통, 요추간반탈출증, 좌골신경통, 하지마비, 반신불수, 대퇴부 신경통
B52	부극(浮隙)	① 혈위: 위중혈 외 1촌, 위양혈 외 1촌, 상방 1촌 ② 적응증: 방광염, 변비
B53	위양(委陽) -삼초경의 하합혈	① 혈위: 위중혈 외방 1촌 ② 적응증: 신염, 신우염, 방광염, 뇨폐, 하지신경통, 하지마비, 하지경련, 슬관절염 류마티스, 직복근 경련, 요배 신경통
B54	위중(委中) -방광경의 하합혈	① 혈위: 오금 횡문 중점 ② 적응증: 슬관절통, 뇌출혈, 토혈, 전신경련, 중풍마비, 요통 ■ 중년기 여성에게 무릎 관절의 뼈가 변형되어 근육이 압박하거나 혈액순환을 막는 증세가 잘 생기는데, 이것을 변형성 슬관절통이라 하며, 이런 증세에 위중과 위양이 잘 듣는 혈이다. 위중의 위(委)는 맡긴다, 구부린다는 뜻으로 무릎 뒤 오금의 주름을 뜻하며 여기에 중점이 위중이다. 열병이나 악성질환, 위급한 증세, 종아리가 땡길 때 위중에 사혈로 치료한다. 무릎 근육의 운동이 잘 안되어서 그 증세가 차츰 위로 올라가서 대퇴부, 둔부, 허리에까지 이르러 좌골 신경통을 일으킨다. 치료는 위양, 위중혈로 다스린다.
B55	합양(合陽)	① 혈위: 위중혈하 2촌 비장근이두지간 ② 적응증: 요통, 월경질환 과다, 하지마비, 고환염, 대하증
B56	승근(承筋)	① 혈위: 합양혈과 승산혈을 이은 선의 중점으로 비장근복중 ② 적응증: 두통, 요배통, 하지마비, 치질, 쥐 나는데
B57	승산(承山)	① 혈위: 위중혈하 8촌, 종아리에 힘을 주면 하퇴후 정중부에 인자형(人字形)으로 나타나는 함요부 ② 적응증: 요통, 좌골 신경통, 내장경련, 하지마비, 폐렴, 기관지염, 백일해, 대장질환, 설사, 변비, 치질, 탈항, 쥐 나는데
B58	비양(飛陽)-락혈	① 혈위: 곤륜혈 직상 7촌 ② 적응증: 좌골 신경통, 관절염, 류마티스, 코 막힌데
B59	부양(跗陽)	① 혈위: 외과후 곤륜혈 상 3촌 ② 적응증: 요퇴통, 하지마비, 족 관절염 ■ 좌골 신경통에 기본이다.
B60	곤륜(崑崙)	① 혈위: 외과첨과 아킬레스건과의 중점 함요처 ② 적응증: 요통, 좌골신경통, 전립선 질환, 대하, 두통, 현운, 오한, 계명하리(새벽에 하는 설사) ■ 난산은 지음(至陰)혈과 병용하면 특효이다.
B61	복삼(僕參)	① 혈위: 외과후 곤륜혈 직하 1.5촌 함요처 ② 적응증: 다리 근육통, 아킬레스건 통증

표 8-7 족태양방광경의 소속경혈(계속)

	소속경혈	내용
B62	신맥(申脈) – 팔맥교회혈: 양교맥	① 혈위: 외과 직하 하연 함요처 ② 적응증: 비염, 인후염, 편도선염, 뇌막염, 심 질환, 급성 뇌염, 후두통, 이하선염, 요통 ▪ 후계(소장경 독맥)과 신맥(방광경 양교맥)을 짝지워 치료해야 하며, 후측질환 치료에 기본이지만 금문혈로 대용한다.
B63	금문(金門) – 락혈	① 혈위: 외과전하방으로 제5 중족골 후 입방골하 함요부 ② 적응증: 요퇴통, 족저통, 하지질환, 전간, 소아경풍 ▪ 신맥혈 대신으로 쓴다.
B64	경골(京骨) – 원혈	① 혈위: 제5 중족골(발허리뼈) 저의 전함중 ② 적응증: 심장병, 뇌막염, 뇌충혈 ▪ 금문혈로 대용한다. 방광경의 진단처이다.
B65	속골(束骨)	① 혈위: 중족골(발허리뼈) 소두 후외측 함요처 ② 적응증: 두항통, 전간, 정신병
B66	족통곡(足通谷)	① 혈위: 제5 발가락마디뼈 저의 전함중 ② 적응증: 두통, 목현, 천식, 정신질환
B67	지음(至陰)	① 혈위: 새끼발가락 외측의 조갑각 후 0.1촌 ② 적응증: 신방광질환, 하지질환, 뇌출혈, 정신분열증, 유정, 반신불수, 두통

8. 족소음신경 足少陰腎經, Kidney meridian

1) 순행노선

새끼발가락 쪽 발바닥에서 시작하여 용천혈을 비스듬히 지나고, 연곡혈 아래로 나와 안쪽 복사뼈 뒤쪽(태계혈)을 따라 발뒤꿈치 속으로 들어간 다음, 종아리 안쪽 뒤쪽으로 올라가서 오금 안쪽(음곡혈)으로 나와, 위로 넓적다리 안쪽 뒤쪽을 따라 올라가, 독맥의 장강혈 부위에서 등줄기를 관통하여 신에 소속하고 방광에 연락한다.

곧게 가는 경맥은 신에서 올라가 위로 간과 횡격막을 통과해서 폐로 들어가고, 목구멍을 따라 혀뿌리에 이른다.

다른 한 가지는 폐에서 갈라져나가 심에 이어지고, 가슴으로 들어가 수궐음심포경과 만난다.

2) 소속경혈(좌우 각 27개)

용천, 연곡, 태계, 대종, 수천, 조해, 부류(복류), 교신, 축빈, 음곡, 횡골, 대혁, 기혈, 사만, 중주, 황수, 상곡, 석관, 음도, 복통곡, 유문, 보랑, 신봉, 영허, 신장, 욱중, 수부(**그림 8-8**, **표 8-8**)

3) 교회혈

삼음교(족태음비경), 장강(독맥), 관원 · 중극(이상 임맥)

4) 주치증

정 즉 정기를 관장하는 곳이 신경이다. 신장병, 뇌일혈, 하지마비, 약물중독, 모든 만성병, 인후통, 편도선, 귓병, 당뇨병, 복막염, 호흡기 질환, 위장병, 부인병, 감기, 천식, 바세도우씨병, 장 질환, 방광 질환, 머리가 무거울 때, 부인병, 생식기 질환, 심장병, 결핵, 신경쇠약 등의 치료에 효과가 있다.

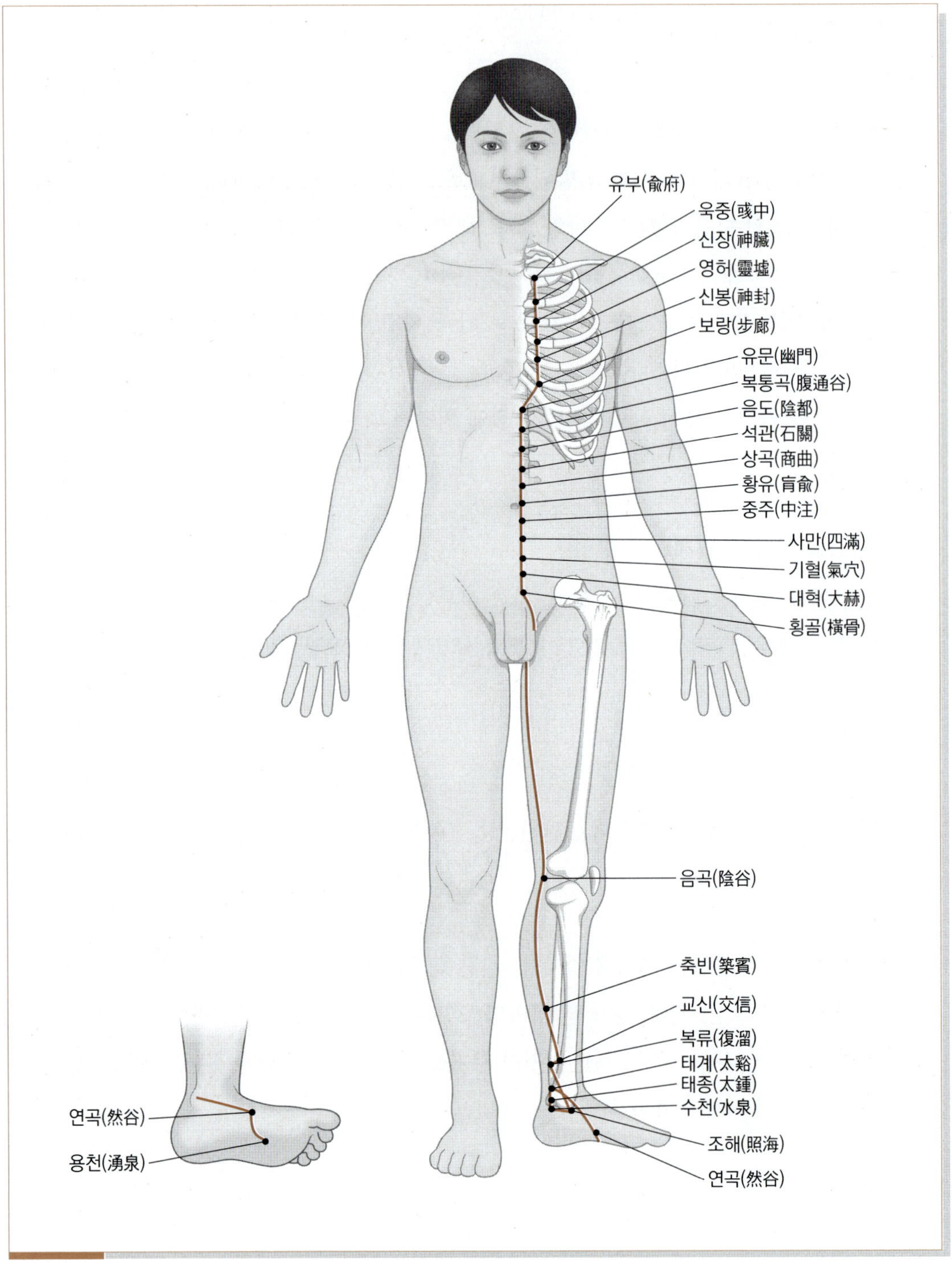
유부(兪府)
욱중(彧中)
신장(神藏)
영허(靈墟)
신봉(神封)
보랑(步廊)
유문(幽門)
복통곡(腹通谷)
음도(陰都)
석관(石關)
상곡(商曲)
황유(肓兪)
중주(中注)
사만(四滿)
기혈(氣穴)
대혁(大赫)
횡골(橫骨)
음곡(陰谷)
축빈(築賓)
교신(交信)
복류(復溜)
태계(太谿)
태종(太鍾)
수천(水泉)
조해(照海)
연곡(然谷)
연곡(然谷)
용천(湧泉)

그림 8-8 족소음신경

표 8-8 족소음신경의 소속경혈

	소속경혈	내용
K1	용천(湧泉)	① 혈위: 발바닥 중심부 움푹한데, 족장 전 1/3 지점 ② 적응증: 불면증, 냉증, 신장장애, 황달, 어지럼증, 뇌일혈, 혼수상태, 자궁하수, 정신병, 중풍, 두정통 ■ 선천적인 원기의 샘이 솟아나는 혈이라고 해서 용천이라는 이름이 붙여졌다. 발바닥은 옛부터 신령한 기가 흘러드는 곳이기 때문에 침이나 뜸을 숙달된 사람이 아니고는 하지 않는 곳으로 되어 있고 어려운 만큼 효과도 좋다. 특히 부인과 질환, 허리와 아랫배, 다리 아래의 냉증과 통증, 전신이 피로하고 쇠약해졌을 때에 누르면 큰 효과를 볼 수 있다. 삼음교와 경락을 따라 무릎까지의 혈을 차례로 지압해주면 더욱 효과적이다. 구급혈로 쓸 때는 백회와 함께 사용하면 효과가 좋다.
K2	연곡(然谷)	① 혈위: 내과첨 전 하방 주상골(발배뼈) 결절의 하연 오므라진 곳, 공손혈 뒤 1촌 ② 적응증: 심장병, 당뇨병, 요도염, 월경불순, 발바닥 아픈데, 고환염, 족척통(발을 밟을 때 통감을 느낄 때), 족심열
K3	태계(太谿) – 원혈	① 혈위: 족내과첨의 수평선상과 아킬레스건 사이의 중점 함요처, 외측은 곤륜혈 ② 적응증: 신장염, 정력증진, 천식, 요통, 다리마비 ■ 태계라는 말은 큰 계곡이란 뜻으로 신경의 원혈 즉 신경의 진단 조정을 하는데 사용된다. 선천원기의 생명력이 건전한 상태인지를 진단하는 조절처이다. 하지무력 및 피로시 하지 근력강화에는 명문, 신유, 지실, 질변, 환도, 은문, 위중, 승산, 태계, 곤륜혈을 다스리거나 압착 유동지압을 해주면 순간에 피로를 회복시킬 수 있다. 갱년기 증세에도 태계와 삼음교를 다스리면 효과적이다.
K4	태종(太鍾) – 락혈	① 혈위: 내과후 하방 아킬레스건의 퇴부착부 내측, 태계혈하 5푼 ② 적응증: 입안이 헐 때, 구토, 목 신경통, 자궁경련, 노이로제, 소변장애, 비뇨질환 ■ 태계혈로 대신 쓴다.
K5	수천(水泉) – 극혈	① 혈위: 태계혈하 1촌 ② 적응증: 급성 신장장애, 월경불순, 방광염, 근시
K6	조해(照海) – 팔맥교회혈: 음교맥	① 혈위: 내과첨 직하 4푼 ② 적응증: 불면증, 노이로제, 월경불순, 편도선염, 눈병, 신양의 조절처, 이명 ■ 열결(列缺): (폐경 임맥) – 조해: (신경 음교맥)을 짝지워서 사용하면 생식기질환, 비뇨기계, 호흡기계, 폐, 전면 중앙병에 효과적이다.
K7	복류(復溜)	① 혈위: 태계혈 직상 2촌 ② 적응증: 척수염, 복막염, 요통, 다리마비, 식은 땀(自汗, 盜汗, 多汗), 풍진, 제피부발한계통질환, 방광염, 전립선 비대
K8	교신(交信)	① 혈위: 족내과첨 상 2촌 ② 적응증: 척수염, 다리 신경통, 식은 땀, 급성 변비, 설사
K9	축빈(築賓)	① 혈위: 족내과첨후 상연 5촌, 태계혈상으로 5촌 음곡혈과 일직선상 ② 적응증: 쥐나는 데, 태독, 병독, 약독, 해독혈, 연탄가스 중독, 매독, 임질 ■ 약물중독, 부작용, 조미료 남용으로 인한 중독증세, 마약중독, 주독, 탄산음료에 의한 질병에 해독작용으로 주로 쓰인다.

표 8-8 족소음신경의 소속경혈(계속)

	소속경혈	내용
K10	음곡(陰谷)	① 혈위: 음릉천 1횡지 위. 무릎을 구부리고 무릎주름 안쪽부로 반막양근건(반막근)과 반건양근건(반힘줄근)간 ② 적응증: 무릎 관절염, 성기능 위축, 자궁출혈 ■ 음곡은 신경의 골짜기를 뜻하는 말로 신경의 합혈이다.
K11	횡골(橫骨)	① 혈위: 대혁혈의 아래 1촌, 치골(두덩뼈), 연골 결합의 위쪽, 곡골혈 양방으로 5푼 ② 적응증: 방광염, 요도염(생식기 질환), 발기부족, AIDS 예방치료, 양기부족, 매독
K12	대혁(大赫)	① 혈위: 중극혈 양방 5푼 ② 적응증: 조루증, 생식기 질환, 유정 ■ 중극혈로 다스려지지 않을 때 이 혈을 쓴다.
K13	기혈(氣穴)	① 혈위: 횡골혈상 2촌, 관원혈 양방 5푼 ② 적응증: 부인병, 생식기 질환, 대하, 불임증
K14	사만(四滿)	① 혈위: 횡골혈상 3촌, 석문혈 양방 5푼 ② 적응증: 장염, 부인병, 불임증, 월경통, 자궁출혈
K15	중주(中注)	① 혈위: 제하 1촌으로 음교혈 양방 5푼 ② 적응증: 장염, 변비, 복막염, 부인병, 요통, 월경부조
K16	황유(肓兪)	① 혈위: 신궐혈 양방 5푼 ② 적응증: 상습변비, 만성설사, 신장염, 당뇨병, 부인병(신장, 생식기병 반응처), 황달, 신장결핵, 불임증
K17	상곡(商曲)	① 혈위: 제상 1촌으로 하완혈 양방 5푼 ② 적응증: 위경련, 위하수, 식욕부진, 소화기계 기능장애, 황달
K18	석관(石關)	① 혈위: 건리혈 양방 5푼 ② 적응증: 위장병, 변비, 자궁출혈
K19	음도(陰都)	① 혈위: 중완혈 양방 5푼, 복통곡혈 하 1촌 ② 적응증: 폐기종, 천식, 구토, 황달, 위장질환 일체, 위암, 위궤양, 식도염 ■ 중완의 보조혈로 사용된다. 음도의 음(陰)은 다리에서 소음을 말하며, 도(都)는 많이 모이는 곳을 뜻하므로 소음의 사기가 모여드는 곳이라고 본다.
K20	복통곡(腹通谷)	① 혈위: 상완혈 양방 5푼 ② 적응증: 만성위염, 장염, 위확장
K21	유문(幽門)	① 혈위: 거궐혈 양방 5푼 ② 적응증: 늑간 신경통, 위확장, 위경련, 기관지염, 각종 멀미, 위암 ■ 유문의 유(幽)자는 위(胃)의 유문을 말하는 것이 아니고 가스를 말한다. 임산부의 구토 방지에도 효과가 있다.

표 8-8 족소음신경의 소속경혈(계속)

	소속경혈	내용
K22	보랑(步廊)	① 혈위: 중정혈 양방, 제5 늑간처 ② 적응증: 늑간 신경통, 늑막염, 협심증
K23	신봉(神封)	① 혈위: 단중혈 양방 2촌, 제4 늑간처 ② 적응증: 늑간 신경통, 늑막염, 기관지염, 유선염, 협심증
K24	영허(靈墟)	① 혈위: 옥당혈양방 2촌, 제3 늑간처 ② 적응증: 늑간 신경통, 기관지염, 유선염
K25	신장(神臟)	① 혈위: 자궁혈 양방 2촌, 제2 늑간처 ② 적응증: 늑간 신경통, 기관지염, 호흡곤란, 고혈압
K26	욱중(彧中)	① 혈위: 화개혈 양방 2촌, 제1 늑간처 ② 적응증: 천식, 인후, 기관지염
K27	유부(兪府)	① 혈위: 선기혈 양방 2촌, 쇄골내단하(빗장뼈 안쪽아래) 함요부 ② 적응증: 기관지염, 천식, 흉통, 구토, 호흡곤란, 갑상선비대

9. 수궐음심포경 手厥陰心包經, Heart constrictor meridian, pericardium meridian

1) 순행노선

가슴에서 시작하여 심포에 소속하고 아래로 횡격막(가로막)을 지나 차례대로 상중하 삼초와 연락한다.

그 가지는 가슴에서 옆구리로 나와 겨드랑이 아래 3촌부위(천지혈)로 내려왔다가, 다시 위로 올라가 겨드랑이에 이르러, 위팔 안쪽 가운데를 따라, 수태음폐경과 수소음심경 사이를 지나서 팔꿈치 가운데(곡택혈)로 들어가고, 팔뚝 두 힘줄(긴손바닥근힘줄근건, 노쪽굽힘근힘줄건근) 사이로 내려가서 손바닥 한가운데(노궁혈)로 들어간 다음, 가운데 손가락을 따라 그 끝(중충혈)으로 나온다.

다른 한 가지는 손바닥 한가운데에서 갈라져나가, 넷째손가락 바깥쪽을 따라 손가락 끝(관충혈)으로 나와 수소양삼초경과 만난다.

2) 소속경혈(좌우 각 9개)

천지, 천천, 곡택, 극문, 간사, 내관, 대릉, 노궁, 중충(**그림 8-9**, **표 8-9**)

3) 주치증

횡경막(가로막) 위에 있는 모든 병, 심장병, 폐결핵, 천식, 신경 쇄약, 늑막염, 유방통, 피로회복, 기침, 팔꿈치 관절염, 류마티즘, 출혈성 질환, 손의 마비 등의 치료에 효과가 있다.

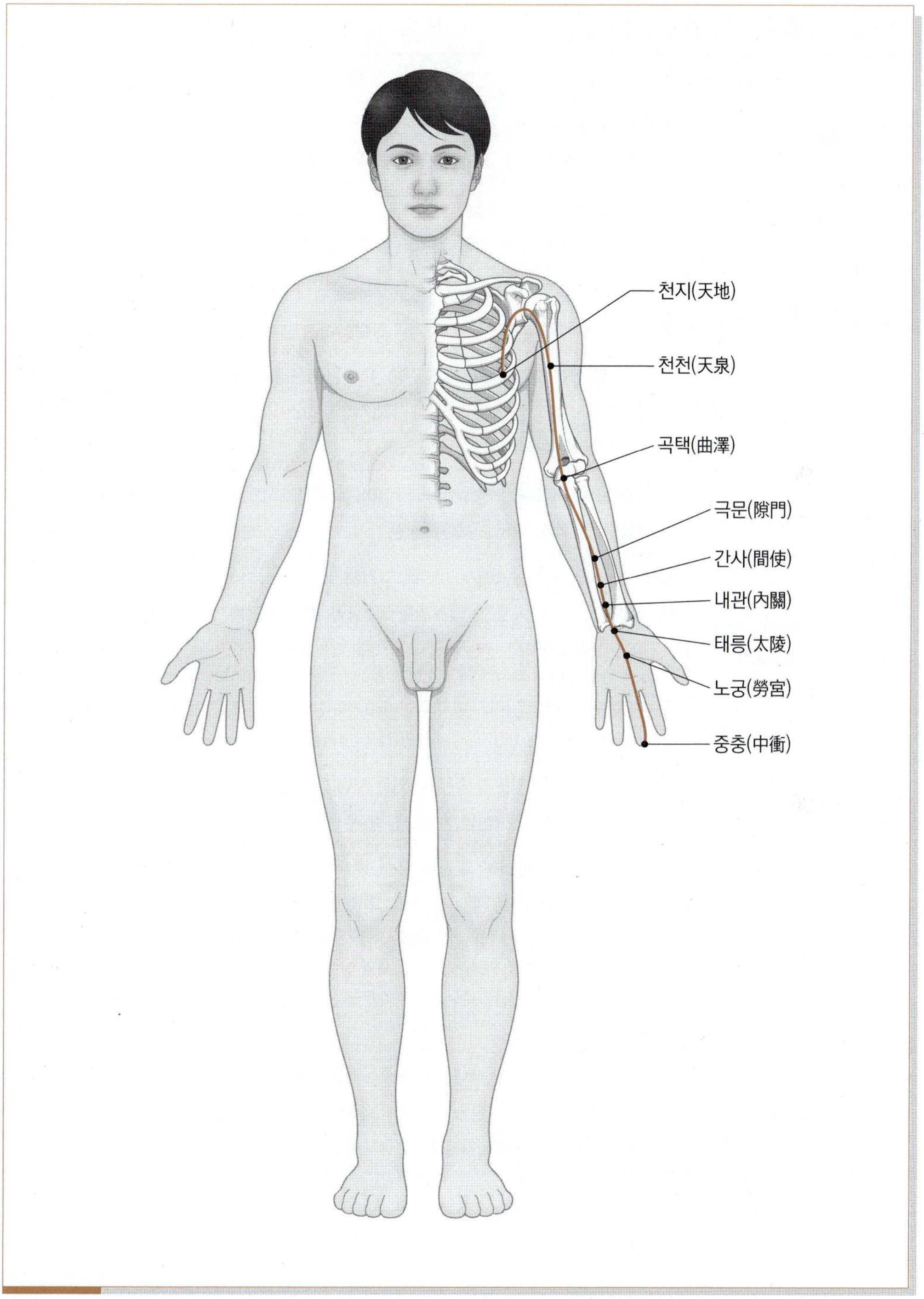

그림 8-9 수궐음심포경

표 8-9 수궐음심포경의 소속경혈

	소속경혈	내용
P1	천지(天地)	① 혈위: 유두외측 1촌, 제4 늑간 상평 ② 적응증: 심장 판막증, 뇌충혈, 유방염, 늑간 신경통
P2	천천(天泉)	① 혈위: 전액와횡문두하 2촌 ② 적응증: 심장 내막염, 심계항진, 늑간 신경통, 팔쭉지 신경통, 기침
P3	곡택(曲澤)	① 혈위: 팔꿉주름 이두박근건(위팔두갈래근) 내측 함요처 ② 적응증: 심장병, 기관지염, 수전증, 상박신경통
P4	극문(隙門)-극혈	① 혈위: 팔꿈치와 손목의 안쪽 중간중심부, 완횡문 정중직상 5촌 양건지간 ② 적응증: 늑막염, 심장 판막증, 폐결핵(객혈), 히스테리, 심계항진 ■ 심장병 발작이 일어날 때 구급혈로 쓰인다.
P5	간사(間使)	① 혈위: 손목 내측 횡문 중앙에서 3촌, 내관혈상 1촌 양건지간 ② 적응증: 인후염, 위염, 공포증, 중풍
P6	내관(內關)-락혈, 팔맥교회혈: 음유맥	① 혈위: 손목 횡문 중앙에서 2촌 위, 양건지간 ② 적응증: 심장병, 공포증, 메스꺼울 때, 황달, 전박 신경통 ■ "심(心)계가 실할 때는 심통(心痛)하고, 허할 때는 목이 강하므로 양근(兩筋) 사이에 혈을 잡는다"라고 고전에 쓰였다. 팔꿈치에서 어깨죽지에 걸쳐오는 근육의 마비, 협심증으로 인한 심장마비 등에 잘 듣는다. 명치 밑이 아프거나 눈 충혈, 두통, 팔이 저리고 아플 때 효과가 있는 혈이다. 공손(비경: 충맥)-내관(심포경: 음유맥)과 짝지워서 사용해야 효과적이다.
P7	태릉(太陵)-원혈	① 혈위: 손목 내측 횡문의 중간 두 힘줄 사이 ② 적응증: 심장염, 편도선염, 두통, 발열, 수완부건초염
P8	노궁(勞宮)	① 혈위: 손가락을 굽혀 중지 끝이 닿는 곳, 제2, 3 중수골간 ② 적응증: 구강염, 손목 관절염, 과로, 더위 먹었을 때, 황달, 당뇨병 ■ 노궁의 노(勞)는 노동을 뜻하고, 궁(宮)은 대궐을 말하는 것이므로 과로해서 피로가 쌓인 대궐이라는 뜻으로 붙여진 이름이다. 밤새워 일하며 몹시 피곤할 때, 손바닥이 화끈거릴 때가 있는데 피로가 노궁으로 모여들었기 때문이다. 정신병, 전간을 치료하고 지압으로 피로를 회복시킨다.
P9	중충(中衝)	① 혈위: 중지요측지(가운데손가락 노쪽 끝)갑각후 1푼 ② 적응증: 손가락 통증, 정중 신경마비, 심장염, 발열, 귀울림 ■ 모든 정신질환 및 구급에 기본적으로 점자 출혈한다.

10. 수소양삼초경 手少陽三焦經, Triple heater meridian

1) 순행노선

넷째 손가락 바깥쪽 끝(관충혈)에서 시작하여, 위로 넷째손가락 바깥쪽을 따라 손바닥뼈 제4, 5번 사이로 나와서, 손등과 손목(양지혈)을 따라 팔뚝 바깥쪽에서 두 뼈(노뼈와 자뼈) 사이로 나오고, 팔꿈치를 지나 위팔 바깥쪽을 따라 어깨로 올라가서, 족소양담경과 교차하여 담경 뒤로 나와, 결분으로 들어가고 단중에 분포하며 심포에 흩어져 연락한 다음, 아래로 횡격막을 지나서 상중하 삼초에 차례로 소속한다.

그 가지는 단중에서 결분으로 올라 나와 목덜미를 따라 귀 뒤에 이어지며, 곧게 올라가 귀 위쪽 끝으로 나와, 다시 구부러져 아래로 뺨을 지나 눈밑에 이른다.

다른 한 가지는 귀 뒤(예풍혈)에서 귓속으로 들어간 다음, 귀앞으로 나와 객주인혈(족소양담경의 상관혈) 앞을 지나 청궁혈(수태양소장경)에서 앞의 가지와 만나고, 눈초리(동자료혈)에 이르러 족소양담경과 만난다.

2) 소속경혈(좌우 각 23개)

관충, 액문, 중저, 양지, 외관, 지구, 회종, 삼양락, 사독, 천정, 청냉연, 소락, 노회, 천료, 견료, 천유, 예풍, 계맥, 노식, 각손, 이문, 화료, 사죽공(**그림 8-10**, **표 8-10**)

3) 교회혈

병풍 · 관료 · 청궁(이상 수태양소장경), 동자료 · 상관 · 함염 · 현리 · 견정(이상 족소양담경), 대추(독맥)

4) 주치증

모든 부인병, 갱년기 장애, 소장의 질환, 맹장, 난청, 이명, 두통, 변비, 출혈성 질환, 월경 이상, 피로 회복, 중이염, 치통, 어깨 결림, 상지 신경통, 편두통, 눈병 등의 치료에 효과가 있다.

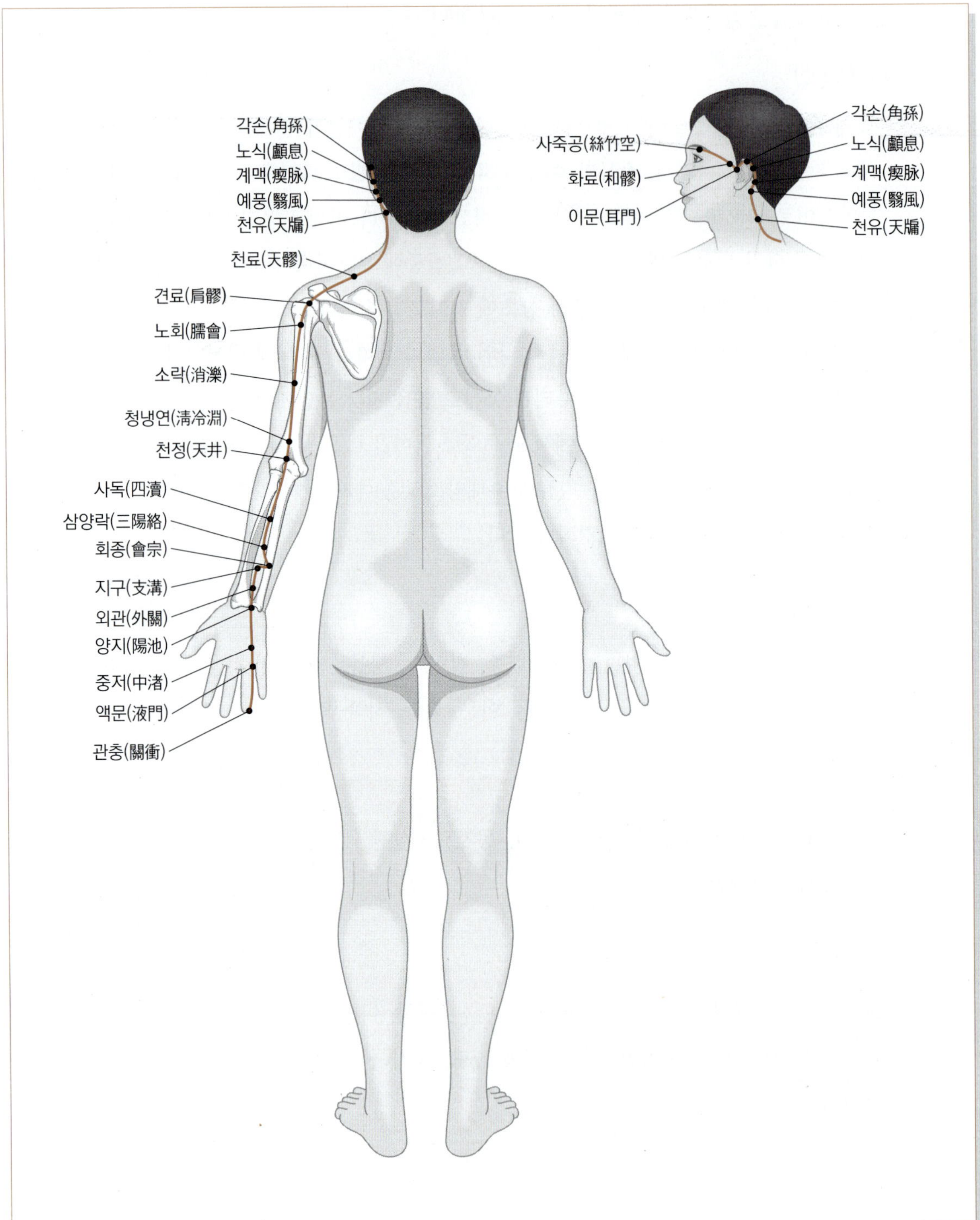

그림 8-10 수소양삼초경

표 8-10 수소양삼초경의 소속경혈

	소속경혈	내용
TH1	관충(關衝)	① 혈위: 제4 손가락 가쪽, 조갑각 후 1푼 ② 적응증: 이비인후과 질환, 열병, 가슴이 답답한 증상, 두통, 인후통, 혀마비, 구토 ▪ 삼초경 및 정신질환, 전신의 구급 및 열(熱), 염(炎), 통(痛)을 식혀준다.
TH2	액문(液門)	① 혈위: 제4, 5 기절골(첫마리뼈) 아래의 전함중간 ② 적응증: 두통, 인후염, 이농, 수지종통 ▪ 액(液)을 뜻하는 것으로 내분비계통, 분비물 등의 열증을 다스린다.
TH3	중저(中渚)	① 혈위: 제4, 5 중수골두(손허리뼈머리)의 후함중간 ② 적응증: 비염, 인후염, 편도선염, 두통, 현운, 오한, 발열, 이하선염, 중이염, 이명, 이농, 난청, 멀미 ▪ 이질환, 현운, 멀미, 귀의 평형신경 조절에 특효다.
TH4	양지(陽池) – 원혈	① 혈위: 어깨관절 배면횡문중앙 약간 척측(자쪽)의 함요부로 총지신근(손가락폄근)의 척측 ② 적응증: 자궁탈수, 자궁후굴증, 자궁전굴증, 대하, 임신오조, 감기, 인후염, 편도선염, 당뇨병
TH5	외관(外關) – 락혈, 팔맥교회혈: 양유맥	① 혈위: 양지혈[완관절(오목위팔관절) 뒤쪽면가로중앙]상 2촌, 내관혈과 반대쪽에 위치 ② 적응증: 편두통, 늑간 신경통, 늑막염, 두항강직, 견배통, 상지 신경통, 삼차 신경통, 치통, 변비, 이하선염, 중이염, 결막염, 각막염, 이명, 이농, 난청, 현운, 기관지염, 폐렴, 편도선염, 피부질환 ▪ 외관(삼초경: 양유맥) – 족임읍(담경: 대맥)을 짝지워서 사용하면 측면 질환을 다스려준다.
TH6	지구(支溝)	① 혈위: 외관혈직상 1촌, 양골지간함중 ② 적응증: 늑막염, 심장염, 변비, 편두통, 유선염 ▪ 변비의 요혈
TH7	회종(會宗) – 극혈	① 혈위: 지구혈 척측방 1촌 ② 적응증: 이통, 비통, 전간
TH8	삼양락(三陽絡)	① 혈위: 지구혈 상 1촌, 요 · 척골간(자뼈사이) ② 적응증: 비통, 수전증, 중풍
TH9	사독(四瀆)	① 혈위: 전박배면 주첨하 5촌, 요 · 척골간(자뼈사이) ② 적응증: 두통, 이통, 치통, 전박통, 상지마비, 신경쇠약, 현운
TH10	천정(天井)	① 혈위: 굴주(팔꿈치굽힘)시 주첨(팔꿈치꼭대기)상방 1촌, 상박후면 함요처 ② 적응증: 기관지염, 기침, 편도선염, 편두통, 경항통
TH11	청냉연(淸冷淵)	① 혈위: 굴주(팔꿈치굽힘)하고 천정혈상 1촌 ② 적응증: 두통, 안통, 비통

표 8-10 수소양삼초경의 소속경혈(계속)

	소속경혈	내용
TH12	소락(消濼)	① 혈위: 청냉연과 노회혈을 이은 선의 중점으로 노회혈 하 1촌 ② 적응증: 두통, 항배강통, 치통
TH13	노회(臑會)	① 혈위: 견료혈 직하 3촌 ② 적응증: 어깨통증, 갑상선종
TH14	견료(肩髎)	① 혈위: 견봉(봉우리)돌기 외단후연 하함중으로 견우후측 ② 적응증: 어깨통증, 류마티스, 상지통
TH15	천료(天髎)	① 혈위: 유선상의 견정을 정하고 그 후 1촌 ② 적응증: 견배산통, 경항통, 열병
TH16	천유(天牖)	① 혈위: 유양돌기(꼭지돌기) 후하연으로 흉쇄유돌근(목빗근) 전방에 천용혈을 취하고 흉쇄유돌근(목빗근) 후방 ② 적응증: 비염, 감모, 뇌충혈, 두통
TH17	예풍(翳風)	① 혈위: 귓불 뒤 이수와 유양돌기(완골) 사이의 함몰부 ② 적응증: 이질환, 뇌정신, 안면 신경마비, 멀미, 언어불능, 혈압 ■ 삼초경은 예풍에서 계맥, 노식, 각손, 이문, 화료의 방향으로 돌아 귀울림이나 귀가 잘 안 들릴 때, 또 삼차신경통에도 예풍혈을 지압하면 좋다. 멀미약 붙이는 곳이기도 하며 한양방 공히 멀미치료에 탁월하다.
TH18	계맥(瘈脉)	① 혈위: 이후 이륜 연하여 예풍혈과 각손을 이은 선의 하방 3분의 1 ② 적응증: 두통, 뇌충혈, 소아경기
TH19	노식(顱息)	① 혈위: 계맥혈 상방 1촌 ② 적응증: 두통, 이명, 이농, 중이염
TH20	각손(角孫)	① 혈위: 귀를 측두골(관자골)쪽으로 접어 귀의 정점과 만나는 부위 ② 적응증: 눈병, 각막, 백내장, 구내염, 구토, 치통
TH21	이문(耳門)	① 혈위: 이주상 개구하면 생기는 함요부 ② 적응증: 귓병, 치통, 이명 ■ 하관혈로 대용한다.
TH22	화료(和髎)	① 혈위: 이문혈 전상방 아래턱관절 상방 1촌으로 동맥부 ② 적응증: 두통, 이명, 안면 신경마비, 충혈된 안질
TH23	사죽공(絲竹空)	① 혈위: 미모외측단 함요처 ② 적응증: 두통, 눈질환, 삼차 신경통, 안면 신경마비

11. 족소양담경 足少陽胆經, Gall bladder meridian

1) 순행노선

눈초리(동자료혈)에서 시작하여, 올라가 이마 구석(함염혈)에 이르고, 다시 내려가 귀 뒤에서 꺾어져 이마로 올라가서, 눈썹 위 양백혈에서 꺾어져서 아래로 귀 뒤에 이르러, 목을 따라 수소양삼초경의 앞쪽으로 가며, 어깨에 이른 뒤에 뒤로 물러나와 수소양삼초경과 교차하여 그 뒤쪽으로 나와 결분으로 들어간다. 그 가지는 귀 뒤에서 귓속으로 들어가고 또 귀 앞으로 나와 눈초리에 이른다.

다른 한 가지는 눈초리에서 내려가 대영혈 부위에 이르고, 수소양삼초경과 만나서 눈밑에 이른다. 아래로 협거혈을 지나 목으로 내려가서 결분에서 앞 맥과 만난 다음, 가슴으로 내려가 횡격막을 지나 간에 연락하고 담에 소속한다. 겨드랑이 속을 따라 사타구니(기충혈)로 나와 거웃을 돌아 옆으로 큰 대퇴돌기(환도혈) 속으로 들어간다.

곧게 가는 경맥은 결분에서 아래로 겨드랑이에 이르러 옆구리를 따라 쭉 내려가 큰 대퇴돌기에서 앞 맥과 만난다. 다시 아래로 넓적다리 바깥쪽을 따라 내려가 무릎 바깥쪽으로 나오고, 종아리뼈 앞에서 내려가 곧바로 절골(현종혈)에 이른 다음, 아래로 바깥 복사뼈 앞으로 나와서 발등을 따라 네째발가락 바깥쪽 끝(족규음)에 이른다.

또 한 가지는 발등(임읍혈)에서 갈라져나가 엄지발가락과 둘째발가락 사이를 따라 끝(대돈혈)으로 나오고, 되돌아가서 발톱을 뚫고 털난 곳으로 나와 족궐음간경과 만난다.

2) 소속경혈(좌우 각 44개)

동자료, 청회, 상관, 함염, 현로, 현리, 곡빈, 솔곡, 천충, 부백, 두규음, 완골, 본신, 양백, 두임읍, 목창, 정영, 승령, 뇌공, 풍지, 견정, 연액, 첩근, 일월, 경문, 대맥, 오추, 유도, 거료, 환도, 풍시, 중독, 슬양관, 양릉천, 양교, 외구, 광명, 양보, 현종, 구허, 족임읍, 지오회, 협계, 족규음(**그림 8-11**, **표 8-11**)

3) 교회혈

두유 · 하관(이상 족양명위경), 예풍 · 각손 · 화료(이상 수소양삼초경), 청궁 · 병풍(이상 수태양소장경), 대추(독맥), 장문(족궐음간경), 상료 · 하료(이상 족태양방광경), 천지(수궐음심포경), 천용(수태양소장경)

4) 주치증

뇌일혈, 두통, 감기, 콧병, 담낭 질환, 황달, 늑막염, 늑간 신경통, 위(胃)의 질환, 신장병, 하복통, 좌골신경통, 하복부의 냉증, 모든 부인병, 방광 질환, 편두통, 하지 신경통, 내장 출혈, 모든 냉기에 의한 질병 등의 치료에 효과가 있다.

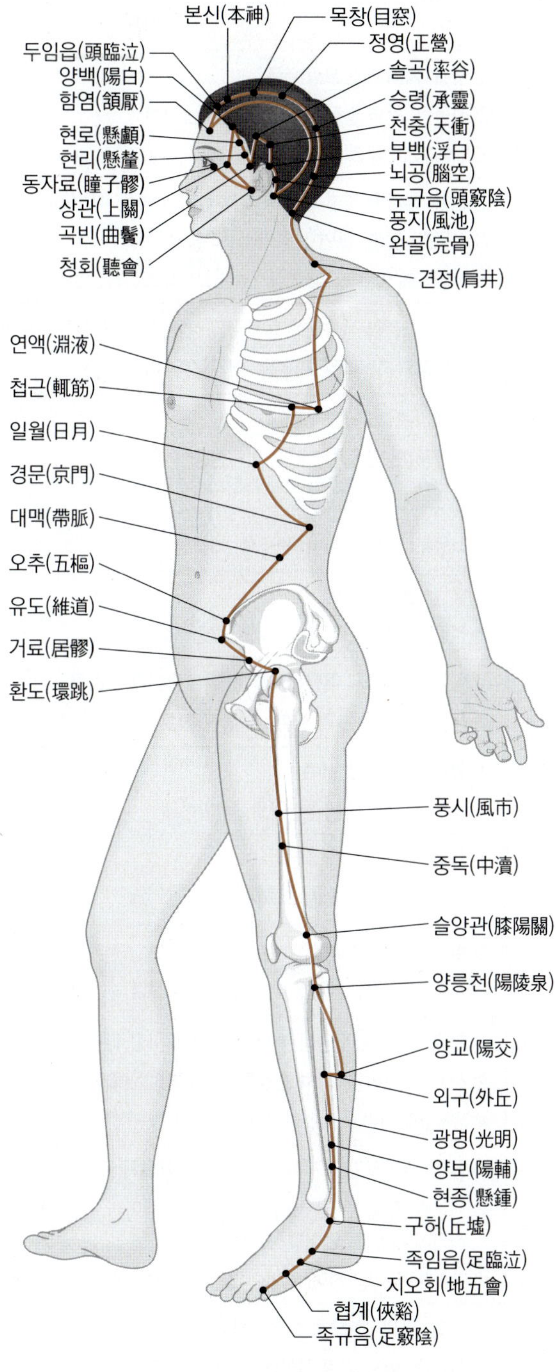
본신(本神)
목창(目窓)
두임읍(頭臨泣)
정영(正營)
양백(陽白)
솔곡(率谷)
함염(頷厭)
승령(承靈)
현로(懸顱)
천충(天衝)
현리(懸釐)
부백(浮白)
동자료(瞳子髎)
뇌공(腦空)
상관(上關)
두규음(頭竅陰)
곡빈(曲鬢)
풍지(風池)
완골(完骨)
청회(聽會)
견정(肩井)
연액(淵液)
첩근(輒筋)
일월(日月)
경문(京門)
대맥(帶脈)
오추(五樞)
유도(維道)
거료(居髎)
환도(環跳)
풍시(風市)
중독(中瀆)
슬양관(膝陽關)
양릉천(陽陵泉)
양교(陽交)
외구(外丘)
광명(光明)
양보(陽輔)
현종(懸鍾)
구허(丘墟)
족임읍(足臨泣)
지오회(地五會)
협계(俠谿)
족규음(足竅陰)

그림 8-11 족소양담경

표 8-11 족소양담경의 소속경혈

	소속경혈	내용
GB1	동자료(瞳子髎)	① 혈위: 목외제(눈꼬리) 5푼 ② 적응증: 눈병 일절, 얼굴 신경통, 눈 경련 ■ 눈병에는 언제든 써도 좋다.
GB2	청회(聽會)	① 혈위: 청궁혈 하방 이주하 약간 전방의 턱뼈 후연으로 개구 시 함중 ② 적응증: 귓병, 안면 신경마비, 턱 탈골, 치통 ■ 귀 질환에 필수혈이나 임상자세가 불편하므로 하관혈로 대신한다.
GB3	객주인(客主人): 상관(上關)	① 혈위: 하관혈 직상으로 협골궁의 상연, 입을 벌리면 우묵한 곳 ② 적응증: 눈병 일절, 편두통, 어지럼증, 이명, 이농
GB4	함염(頷厭)	① 혈위: 두유혈 하방 1촌 ② 적응증: 눈병 일절, 두통, 어지럼증, 이명
GB5	현로(懸顱)	① 혈위: 두유혈 하방 2촌 ② 적응증: 뇌신경 쇠약, 편두통, 뇌출혈
GB6	현리(懸釐)	① 혈위: 현로혈 하방 1촌 ② 적응증: 삼차 신경통, 편두통, 안질
GB7	곡빈(曲鬢)	① 혈위: 이개상제 수평선과 이전부 수직선과 교차점 ② 적응증: 편두통, 귀 질환, 삼차 신경통, 측두근 경련
GB8	솔곡(率谷)	① 혈위: 이첨직상 1.5촌 ② 적응증: 숙취, 편두통, 구토, 목 아픈데
GB9	천충(天衝)	① 혈위: 솔곡혈 후방 5푼 ② 적응증: 어지럼증, 잇몸 염증
GB10	부백(浮白)	① 혈위: 천충혈의 후하방 1촌 ② 적응증: 귀울림, 두통, 이신경통, 편도선염
GB11	두규음(頭竅陰)	① 혈위: 귀 뒤쪽(구멍과 수평선) 부백혈 하방 1촌 ② 적응증: 뇌막염, 삼차 신경통, 사지경련, 귀울림 ■ 풍지혈로 대신 쓰는 것이 좋다.
GB12	완골(完骨)	① 혈위: 유양돌기(꼭지돌기) 후연 중앙함요처, 귀의 뒷머리 털이 난 경계에서 4푼 ② 적응증: 두통, 두면부종, 전간, 안면 신경마비, 이하선염, 불면증, 입안 헤어진데, 혀가 갈라진데, 언어불능 ■ 마취혈이라고도 하며, 기혈중 안면혈과 겹치지만 풍지혈로 대용한다.
GB13	본신(本神)	① 혈위: 외제직상으로 신정혈방 3촌 ② 적응증: 뇌충혈, 어지럼증, 목부위 경련
GB14	양백(陽白)	① 혈위: 미모 중앙 상방 1촌, 직대동자 ② 적응증: 안면 신경마비, 비질환, 전신두통, 눈병, 삼차 신경통, 야맹증

표 8-11 족소양담경의 소속경혈(계속)

	소속경혈	내용
GB15	두임읍(頭臨泣)	① 혈위: 동공직상으로 발제에서 5푼, 두유혈과 신정혈의 중앙 ② 적응증: 눈물과다, 두통, 중풍, 열병
GB16	목창(目窓)	① 혈위: 두임읍혈 상 1.5촌 ② 적응증: 열병으로 오는 안면홍조와 그로 인해 땀이 나지 않는데, 두면부종, 결막염, 중풍, 축농증, 눈 충혈, 시력장애
GB17	정영(正營)	① 혈위: 목창혈 상 1.5촌 ② 적응증: 두통, 뇌빈혈, 편두통
GB18	승령(承靈)	① 혈위: 정영혈 후 1.5촌 ② 적응증: 코피, 천식, 발열(오한)
GB19	뇌공(腦空)	① 혈위: 풍지혈 직상 1.5촌, 뇌호혈방 2촌 ② 적응증: 가슴 뛰는데, 후두통
GB20	풍지(風池)	① 혈위: 상평풍부혈, 유양돌기(꼭지돌기) 내방 함요부로 승모근(등세모근)과 흉쇄유돌근(목빗근) 사이 ② 적응증: 이명, 이농, 난청, 이하선염, 중이염, 각막염, 신경위축, 시력감퇴, 백내장, 녹내장, 시신경위축, 비질환, 감모, 인후염, 기관지염, 뇌빈혈, 중풍, 졸도, 피부 소양증, 탈모증, 습진, 담마진 등 피부질환, 하악 관절염, 안면 신경마비, 치은염, 구내염, 언어장애 ■ 어깨 이상 모든 질환에 기본으로 사용된다.
GB21	견정(肩井)	① 혈위: 대추혈과 견봉을 이은 선의 중점으로 유두직상, 견갑직상함중 ② 적응증: 감모, 인후 기관지염, 견갑절질환, 경항강통, 견갑 신경통, 상지질환, 고혈압, 중풍, 정신질환, 늑간 신경통, 늑막염, 유선염, 유즙분비 부족 ■ 견정이란 말은 어깨를 중심으로 한 여러 혈의 근원인 샘 구실을 한다는 뜻으로 어깨나 목의 이상이 생겼을 때 특효이지만 너무 비비거나 두드리거나 하는 것은 고혈압 환자에게 특히 조심해야 한다. 옛말에도 "초심자는 이 혈을 특히 조심하라"고 했으며 너무 깊이 심자하면 뇌빈혈을 일으키지만 효과는 대단하다.
GB22	연액(淵液)	① 혈위: 액와(겨드랑) 중점 직하 3촌 ② 적응증: 늑막염, 발열(오한), 액와 임파선염, 늑간 신경통
GB23	첩근(輒筋)	① 혈위: 연액혈전 1촌 제5 늑간, 유정중선상 ② 적응증: 늑막염, 천식, 구토
GB24	일월(日月) – 담경의 모혈	① 혈위: 상완혈 양방 3.5촌, 제9 늑골 끝부분 ② 적응증: 위병, 간질환, 담석통, 히스테리, 우울증, 황달 ■ 등에 있는 방광경의 담유와 더불어 담의 기능을 알아보는 중요한 기능을 가지고 있으며 기름기의 소화를 도와주는 담즙을 저장해두는 담낭의 이상을 알아보는 혈이다. 담낭의 이상을 알아보려면 앙와위하여 입을 조금 벌려 힘을 빼고 두 손가락을 일월에 댄 채 숨을 크게 쉬게 하면 오른쪽 옆구리에 통증의 유무를 알아보면 된다.

표 8-11 족소양담경의 소속경혈(계속)

	소속경혈	내용
GB25	경문(京門) -신경의 모혈	① 혈위: 측복부 제12 늑골단 하 ② 적응증: 만성 위장병, 요통, 신장병, 신경쇠약, 부인병 ■ 신경의 모혈로 선천지기를 간직하고 있는 신경의 이상을 알아보는 중요한 혈이다. 가슴과 옆구리가 결리고 배가 울리면서 설사기가 있고 소화불량, 트림, 어깨죽지 결린데 등등 신허증을 다스리는 곳이다. 경문이란 군주가 살고 있는 도읍의 문, 즉 선천지기가 드나드는 문이란 뜻이다.
GB26	대맥(帶脈)	① 혈위: 장문혈 직하와 제상평교차처 ② 적응증: 방광염, 하부냉증, 부인병, 장경련, 장염, 충수염, 췌선염, 당뇨병, 기능성 자궁출혈, 항문출혈, 자궁염, 월경불순
GB27	오추(五樞)	① 혈위: 대맥혈하 3촌, 상전장골극(ASIS)전방의 측복부, 관원혈 상평위 ② 적응증: 위경련, 요통, 남녀 비뇨기 질환
GB28	유도(維道)	① 혈위: 오추혈하 0.5촌 ② 적응증: 맹장염(만성), 신장염, 고환염, 상습 변비
GB29	거료(居髎)	① 혈위: 상전장골극(ASIS)과 대전자(큰돌기) 최고점을 이은 선의 중점함요부로 측와취혈 ② 적응증: 남녀 비뇨기 질환, 요통
GB30	환도(環跳)	① 혈위: 횡와 또는 복와하여 꼬리뼈선단과 대전자(큰돌기)를 이은 선의 3분의 1지점 ② 적응증: 좌골 신경통, 반신불수, 대퇴부, 슬부의 염증, 중풍 ■ 질변혈과 함께 쓰며, 3촌침으로 2촌 이상 자침하여 발끝까지 하지 전체가 울리는 득기를 얻어야 좌골 신경통 치료에 효과적이다.
GB31	풍시(風市)	① 혈위: 직립하고 팔을 자연히 내려 대퇴부 외측 중지첨단이 닿는 곳 ② 적응증: 중풍 예방치료, 하지의 근육관절계통질환 ■ 중풍 예방 치료혈이며, 슬관절 질환에 필수혈이다.
GB32	중독(中瀆)	① 혈위: 풍시혈 직하 2촌 ② 적응증: 반신불수, 좌골 신경통
GB33	슬양관(膝陽關)	① 혈위: 대퇴골(넙다리뼈) 외과상방 함요처로 무릎을 구부리고 취혈, 양릉천 상 3촌 ② 적응증: 무릎 관절염, 반신불수, 대퇴부 외측 마비, 하복부 냉
GB34	양릉천(陽陵泉) -근회, 담경의 하합혈	① 혈위: 무릎을 구부리고 비골소두(종아리뼈작은머리) 전하방함요부 ② 적응증: 슬관절염, 반신불수, 대하증, 늑간신경통, 좌골 신경통 ■ 고전에 "병이 높고 안에 있으면 음의 능천을 다스리고, 병이 높고 밖에 있으면 양의 능천을 다스리라"고 하였다. 즉 제중 위의 부위가 냉한 음의 증세를 보이면 음릉천을 다스리고, 열기와 부종, 통증 등 외부에 증세가 나타나면 양릉천을 다스리라는 말이다. 팔회혈 중 1혈인 근회혈로 전신활동 의미를 8구역으로 구분하여 그중 근육에 관한 모든 문제를 관리 책임진다. 측면, 간담, 근육질환에 기본으로 쓰인다.
GB35	양교(陽交)	① 혈위: 족 외과직상 7촌, 비골후연 ② 적응증: 신경통, 근육마비, 천식 ■ 양릉천의 보조혈이다.

표 8-11 족소양담경의 소속경혈(계속)

	소속경혈	내용
GB36	외구(外丘)	① 혈위: 양교혈 후방 1촌 ② 적응증: 두통, 간염, 하지마비, 옆구리 통증, 늑막염 ■ 양릉천혈로 대용한다.
GB37	광명(光明)-락혈	① 혈위: 외과첨직상 3촌, 비골전연 ② 적응증: 감모, 인후염, 기관지염, 중이염, 편두통, 다리 신경통, 눈신경 위축 ■ 안질환에 필수혈이다.
GB38	양보(陽輔)	① 혈위: 외과첨직상 4촌 ② 적응증: 편두통, 하지마비, 슬관절염, 허리냉증, 가슴 옆구리 통증
GB39	현종(懸鍾): 절골(絶骨), 수회	① 혈위: 외과첨직상 3촌, 비골후연, 대 삼음교 ② 적응증: 좌골신경통, 반신마비 소아마비, 겨드랑이 아래가 붓는 증상, 갈비뼈 통증, 가슴과 배가 그득한 증상 ■ 팔맥교회혈 중 1혈로 수회 혈로 전신활동 의미를 8구역으로 구분하여 그중 골수, 뇌수, 척수의 문제를 관리 책임진다. 치매, 골다공증에도 좋다. 족삼리와 현종을 짝지워 중풍 예방 치료혈로 뜸으로도 좋다.
GB40	구허(丘墟)-원혈	① 혈위: 외과 전 하방 함요처 ② 적응증: 좌골 신경통, 늑막염, 발목 삔 데 ■ 담기허로 오는 족부염좌에 특효혈이다.
GB41	족임읍(足臨泣) -팔맥교회혈: 대맥	① 혈위: 제4, 5지 중족골(발허리뼈) 결합부, 전방함요처 ② 적응증: 좌골신경통, 전신마비, 월경불순, 발가락 삔데 ■ 기경 8개맥 중 1경맥으로 대맥과 만나며 관리 통솔한다. 외관(양유맥: 삼초경)-임읍(대맥: 담경) 짝지워 측면 질환에 필수혈이다. 담석통의 반응처이다.
GB42	지오회(地五會)	① 혈위: 제4, 5 중족골두(발허리뼈머리)의 후함중 ② 적응증: 신경통, 류마티스, 이명
GB43	협계(俠谿)	① 혈위: 제4, 5 기절골(첫 마디뼈) 아래의 전함중 ② 적응증: 편두통, 고혈압, 이명, 늑간 신경통, 뇌충혈
GB44	족규음(足竅陰)	① 혈위: 족4지 외측 조갑각 후 1푼 ② 적응증: 늑막염, 심장마비, 두통

12. 족궐음간경 足厥陰肝經, Liver meridian

1) 순행노선

엄지발가락 끝(대돈혈)에서 시작하여, 위로 발등 안쪽을 따라 올라가 안쪽 복사뼈 앞 1촌 부위(중봉혈)를 지나, 안쪽 복사뼈 위 8촌 부위에서 족태음비경과 교차하여 그 뒤쪽으로 나온 다음, 위로 올라가 오금 안쪽을 지나, 허벅지를 따라 거웃으로 들어가서 성기를 돌아 아랫배에 이른 다음, 위를 끼고 간에 소속하고 담에 연락한다. 다시 올라가서 횡격막을 지나 옆구리에 이른 다음, 목구멍 뒤를 따라 위로 비인부(위턱과 코가 서로 통하는 부위)로 들어가서 목계(눈 주위 조직)에 이어지고, 이마로 나와 정수리에서 독맥과 만난다. 그 가지는 목계에서 뺨으로 내려가 입술 안을 돈다. 또 한 가지는 다시 간에서 갈라져나가, 횡격막을 지나 위로 폐에 들어가고 수태음폐경과 만난다.

2) 소속경혈(좌우 각 14개)

대돈, 행간, 태충, 중봉, 여구, 중도, 슬관, 곡천, 음포, 족오리, 음렴, 급맥, 장문, 기문 (**그림 8-12**, **표 8-12**)

3) 교회혈

삼음교 · 충문 · 부사(이상 족태음비경), 곡골 · 중극 · 관원(이상 임맥)

4) 주치증

간경은 담경과 음양 한 쌍의 경락이다. 근육 이완이나 경직, 경련, 졸도, 월경 폐지나 불순, 부인과 질환, 신장 질환, 오줌이 자주 마려울 때, 복막염, 무릎 관절염, 좌골 신경통, 간장 질환, 담석증, 늑막염, 비장 질환, 경련, 만성 위의 질환 등의 치료에 효과가 있다.

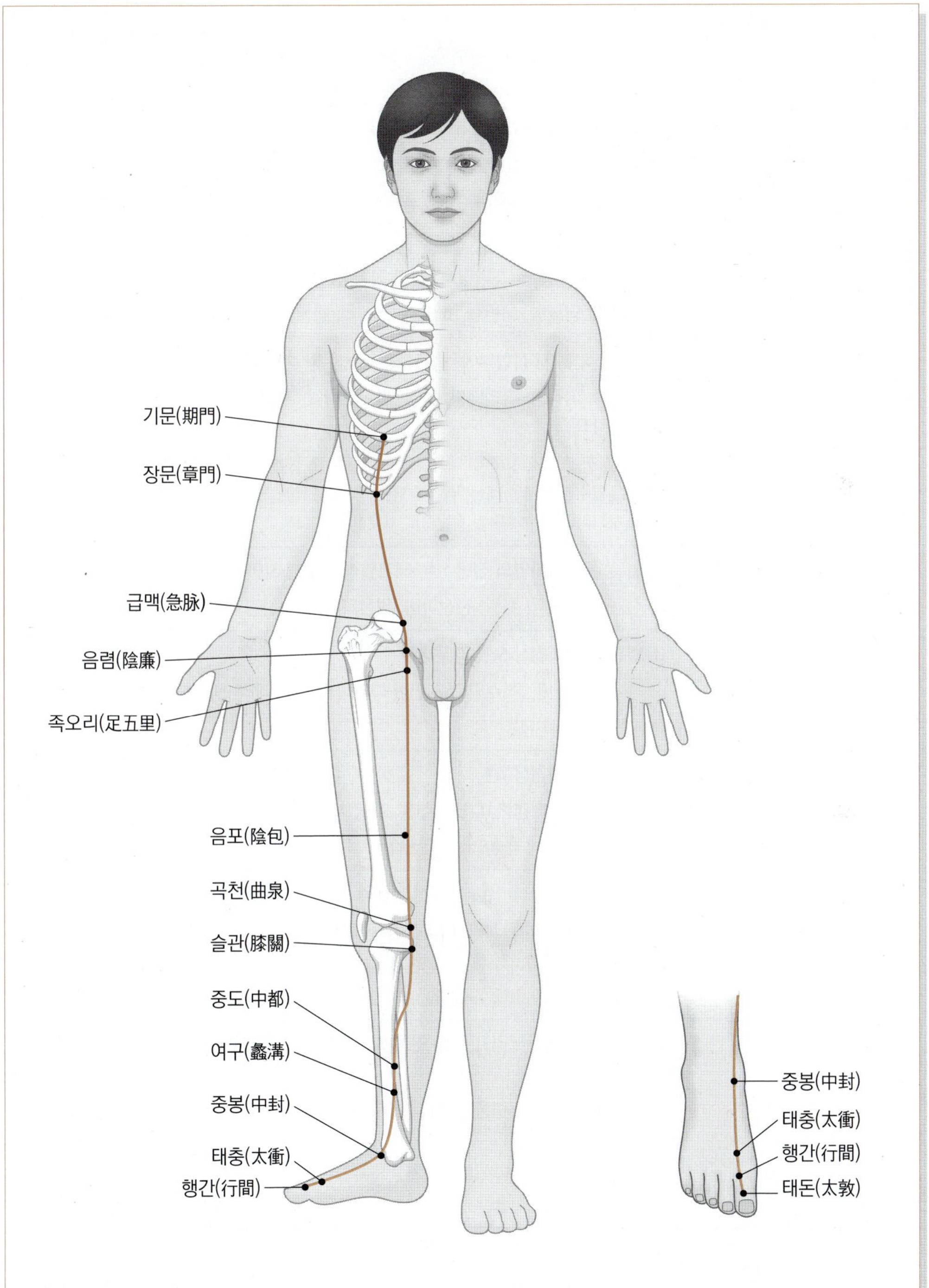
기문(期門)
장문(章門)
급맥(急脈)
음렴(陰廉)
족오리(足五里)
음포(陰包)
곡천(曲泉)
슬관(膝關)
중도(中都)
여구(蠡溝)
중봉(中封)
태충(太衝)
행간(行間)
중봉(中封)
태충(太衝)
행간(行間)
태돈(太敦)

그림 8-12 족궐음간경

표 8-12 족궐음간경의 소속경혈

	소속경혈	내용
LV1	태돈(太敦)	① 혈위: 엄지발가락 외측 조갑각 후 1푼 ② 적응증: 비뇨기 질환, 야뇨증, 경련성 질환, 부인과 질환 ■ 간경이 시작되는 혈로서 경맥을 흐르는 경수가 몰렸다가 흘러나가는 혈이므로 수천(水泉)이라고도 불리우는데 "다리의 궐음액이 흘러 우물을 이룬다"고 하여 구급혈로 쓰인다.
LV2	행간(行間)	① 혈위: 제2 기절골(첫마디뼈) 저의 전함중 ② 적응증: 당뇨병, 뇌빈혈, 쇼크, 히스테리, 황달, 소화불량, 하혈, 생식기 질환
LV3	태충(太衝) -원혈, 사관혈	① 혈위: 제1, 2지 접합부에서 1.5~2촌, 상방, 양 중족골두의 후함중 ② 적응증: 위장병, 다리냉증, 간장질환, 고혈압, 저혈압, 두통, 근경련, 견배통, 경항강직 ■ 전신활동 중 제중 이하의 대표혈이고 사관혈 중 음, 혈의 대표혈이다. 구급시에는 혼(魂)의 출입처인 은백을 대신 따준다. 백(魄)의 출입처인 소상을 따준다. 중풍 예방 치료 혈이며 하지마비에는 태충 및 용천으로 치료한다. 하복통 및 설사에도 특효이다.
LV4	중봉(中封)	① 혈위: 족내과하연의 전방 1촌, 해계혈과 상구혈 사이 ② 적응증: 방광염, 황달, 전신마비, 위산과다, 중추신경 진정(팔다리 떨리는 증세)
LV5	여구(蠡溝)-락혈	① 혈위: 족내과첨상 5촌, 경골내연 ② 적응증: 장산통, 척수염으로 인한 다리마비, 히스테리, 생리불순 ■ 곡천, 태충으로 대용한다.
LV6	중도(中都)-극혈	① 혈위: 족내과첨상 7촌 ② 적응증: 아랫배경련, 다리관절통, 자궁 계속출혈 ■ 급성질환에 쓰며, 태충으로 대용한다.
LV7	슬관(膝關)	① 혈위: 음릉천혈 후 1촌, 음릉천과 음곡 중간(다리 접히는 안쪽) ② 적응증: 통풍, 슬관절염, 다리신경통(마비) ■ 간의 경맥이 다리에서 무릎으로 들어가는 관문이라는 뜻으로 붙여진 이름이다. 무릎통증, 목젖이 붓고 아플 때, 남녀 성욕부진, 여성 생리불순에 잘 듣는다.
LV8	곡천(曲泉)	① 혈위: 무릎을 구부리고 무릎 안쪽 슬와횡문단(오금가로끝) 함요처, 다리 오금팍과 무릎의 중간 ② 적응증: 대퇴부 신경통, 마비, 슬관절염, 치질, 비뇨기, 생식기 질환, 임질, 류마티스성 질환 ■ 다리가 접히는 곳에 경수의 샘이라고 해서 붙여진 이름으로 무릎에 사기가 들어갔을 때 사기를 몰아내고 깨끗한 경수를 샘솟게 해준다고 해서 수습 관리조절에 쓰인다.
LV9	음포(陰包)	① 혈위: 슬관 곡천혈상 4촌 ② 적응증: 허리(둔부, 다리) 경련, 무릎 관절통, 월경불순, 요실금
LV10	족오리(足五里)	① 혈위: 대퇴내측 음렴혈하 1촌, 기충혈하 2촌 ② 적응증: 방광염, 유뇨, 음낭 습진, 동맥경화증

표 8-12 족궐음간경의 소속경혈(계속)

	소속경혈	내용
LV11	음렴(陰廉)	① 혈위: 복고구 기충혈하 1촌 ② 적응증: 월경부조, 대하증, 고관절염
LV12	급맥(急脈)	① 혈위: 곡골혈 양방 2.5촌 ② 적응증: 생식기 질환
LV13	장문(章門) - 비경의 모혈, 장회	① 혈위: 제11 갈비뼈 끝 ② 적응증: 폐병, 기관지염, 늑막염, 신경성 심계항진, 간장마비, 비장비대, 위하수, 복수 ■ 병의 사기가 드나드는 것을 뚜렷하게 볼 수 있다는 뜻으로 붙여진 이름이며, 간경락에 있으면서 비경의 모혈이다. 주로 가슴과 옆구리 통증, 소화불량, 손발이 뻑뻑하고 무거울 때, 젖먹이 토사에도 잘 듣는다.
LV14	기문(期門)	① 혈위: 거궐혈 양방 3.5촌, 제6 늑간 내단처 ② 적응증: 간장질환, 황달, 담낭염, 신장염, 기침, 천식, 담석통

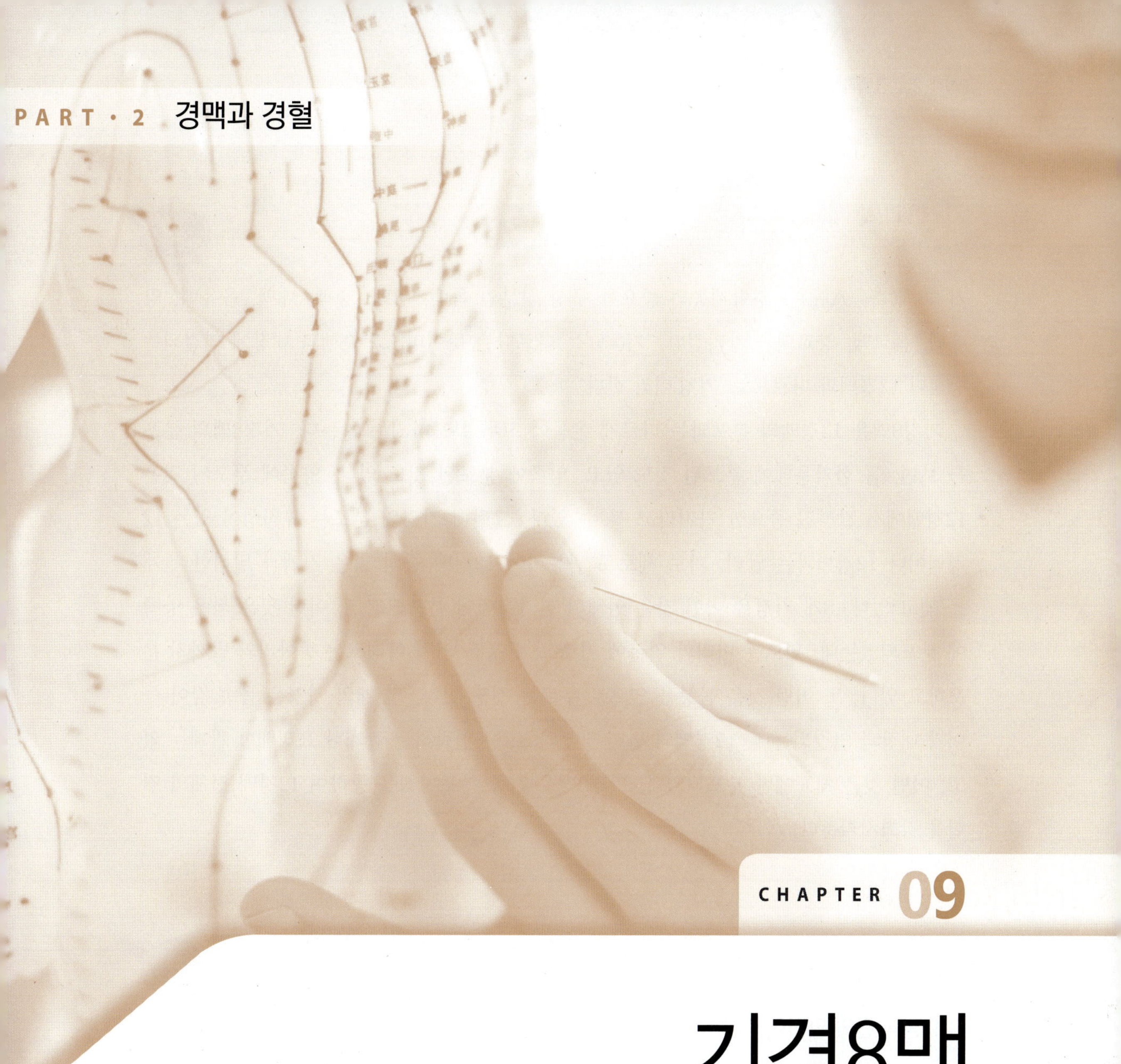

CHAPTER 09

기경8맥

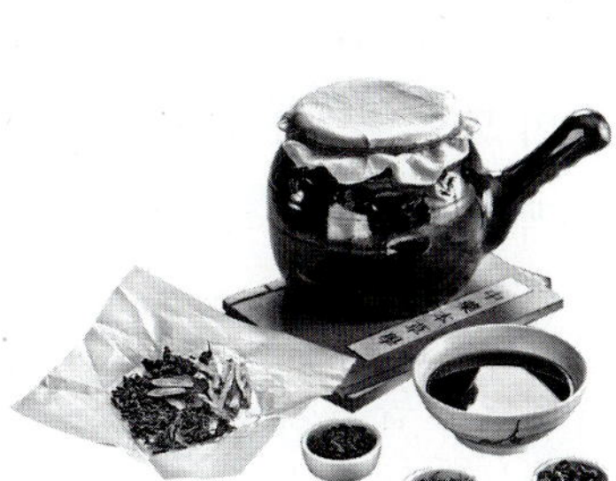

기경8맥의 개념

기경8맥(奇經八脈)은 경락계통의 중요한 구성 성분인 독맥, 임맥, 충맥, 대맥, 음유맥, 양유맥, 음교맥, 양교맥을 가리킨다. '기(奇)'는 다르다는 뜻이며, 그 순행과 내장에 연결되는 방식이 12경맥과 다르므로 '기경'이라 한다.

기경8맥은 12경맥의 분포와는 다르게 온몸에 고루 분포하지는 않는다. 기경8맥의 분포를 보면, 몸 한가운데에 분포된 것도 있고, 양쪽에 분포된 것도 있다. 양쪽에 분포된 것은 12경맥에서 갈라진 중요한 가지라고 볼 수 있다. 그런데 기경의 분포는 규칙성이 있는 12경맥이나 12경별과는 달리, 가로 세로로 관통하여 12경맥 중의 많은 경맥과 밀접한 관계를 맺고 있다. 8개 기경은 어떤 것은 인체의 한가운데에 분포되고 또 어떤 것은 좌우 양쪽에 분포되었는데, 위로는 머리와 얼굴에 이르고, 몸통을 거쳐 아래로는 종아리와 발까지 분포하고 있다. 또 어떤 것은 몸통을 옆으로 두르는 것도 있다. 몇 개의 기경은 몸속 깊이 들어가 내장과 연결되는데, 12경맥과 달리 장부와 소속-연락하는 관계나 표리배합 관계는 없고, 어떤 것은 체표에만 분포되었다. 기경8맥은 각종 분포형식을 통하여 12경맥 전체의 결합을 강화시켜준다.

기경8맥의 주요작용

1) 12경맥 간의 밀접한 연결

기경8맥은 순행과정에서 다른 경락과 만나서 각 경맥 사이를 긴밀하게 소통시킨다. 예를 들면, 양유맥은 양을 이어주고, 음유맥은 음을 이어준다. 즉 12경맥의 양경과 음경은 양유맥과 음유맥에 의해 조합된다. 독맥은 '모든 양경을 총감독한다'고 하여 수삼양경과 족삼양경을 연결하고 양경의 경기가 모두 독맥의 대추혈에서 만나도록 한다. 대맥은 몸통의 경맥을 묶어주고 경기를 조절하는 기능을 하는 까닭에, 허리와 배를 지나는 경맥이 모두 대맥의 구속을 받으므로, 이들 경맥을 모두 묶어주는 작용을 한다. 이외에도 임맥은 '모든 음경의 바다'이며, 충맥은 상하를 소통하면서 삼음 · 삼양에 기혈을 보내주고, 음교맥과 양교맥은 안팎의 복사뼈에서 시작하여 종아리와 무릎 안팎에 분포하는 음경과 양경을 돕는 작용을 한다.

2) 12경맥의 기혈조절

기경8맥은 12경맥 사이에 이리저리 뒤섞여 분포하고 순행하므로, 12경맥의 기혈이 왕성하여 남았을 때 기경8맥으로 흘러들어가 간직되며, 인체의 생리기능 활동이 이것을 필요로 하거나 12경맥의 기혈이 부족하면, 기경은 넘쳐 흘러 온몸의 조직에 기혈을 공급한다. 이시진은『기경8맥고』에서 기경을 호수에 비유했는데, 이는 기경의 조절작용을 말한 것으로 상당한 의의가 있다.『영추. 역순비수편』에서 '충맥은 위로 올라가서 여러 양경으로 들어가 정기를 공급하고, 아래로 내려가서 삼음경으로 들어가 각 낙맥으로 스며든다'고 한 것도 모두 기경에 기혈을 공급하거나 모아두는 등, 12경맥의 기혈을 조절하는 작용이 있음을 설명한 것이다.

3) 일부 장부와 밀접한 관계

기경과 간, 신 등의 장과 자궁, 뇌, 골수 등 기항지부(奇恒之腑)의 관계는 비교적 밀접하며, 그중 자궁, 뇌, 골수는 기경과 직접 연결되어 상호간에 생리 · 병리적으로 영향을 미친다. 예를 들면 충맥, 임맥, 독맥은 하나의 뿌리에서 갈라진 가지이며, 대맥은 허리를 옆으로 순행함으로써 세 맥을 소통시켜 뗄 수 없는 계통을 형성한다. 기경은 족궐음간경과 상통하여 골반 안의 생식기관과 연결되므로, 여자의 월경, 대하, 임신, 출산 등과 밀접하게 연결되어 있다.

기경8맥의 분포

1. 독맥 督脉, Governer vessel meridian

1) 순행노선

자궁에서 시작하여 회음에서 아래로 나와 등줄기 한가운데를 따라 올라가서 꽁무니, 허리, 목덜미를 지나 머릿속으로 들어가 뇌에 소속한다. 그리고 머리의 정중선을 따라 목덜미에서 정수리, 이마, 코, 윗입술을 지나 윗입술 안쪽에 이른다. 아울러 신장에 이어지고 심장을 꿰뚫는 가지 맥이 있다.

2) 기본기능

① 독맥은 '양맥의 바다'다. 6가닥의 양경은 모두 독맥과 대추에서 만나며, 독맥은 양경에 대해서 조절작용이 있으므로 '독맥은 온몸의 양경을 거느린다'고 한다.

② 독맥은 뇌에 소속하고 신장에 이어지는데, 신장은 골수를 기르며 뇌는 '골수의 바다'다. 그러므로 독맥은 뇌와 척수의 생리, 병리를 반영하며 뇌, 척수와 내생식기관을 서로 연결시킨다.

3) 소속경혈

본경혈: 장강, 요수(유), 요양관, 명문, 현추, 척중, 중추, 근축, 지양, 영대, 신도, 신주, 도도, 대추, 아문, 풍부, 뇌호, 강간, 후정, 백회, 전정, 신회, 상성, 신정, 소료, 수구(인중), 태단, 은교(**그림 9-1**, **표 9-1**)

4) 교회혈

풍문(족태양방광경), 회음(임맥)

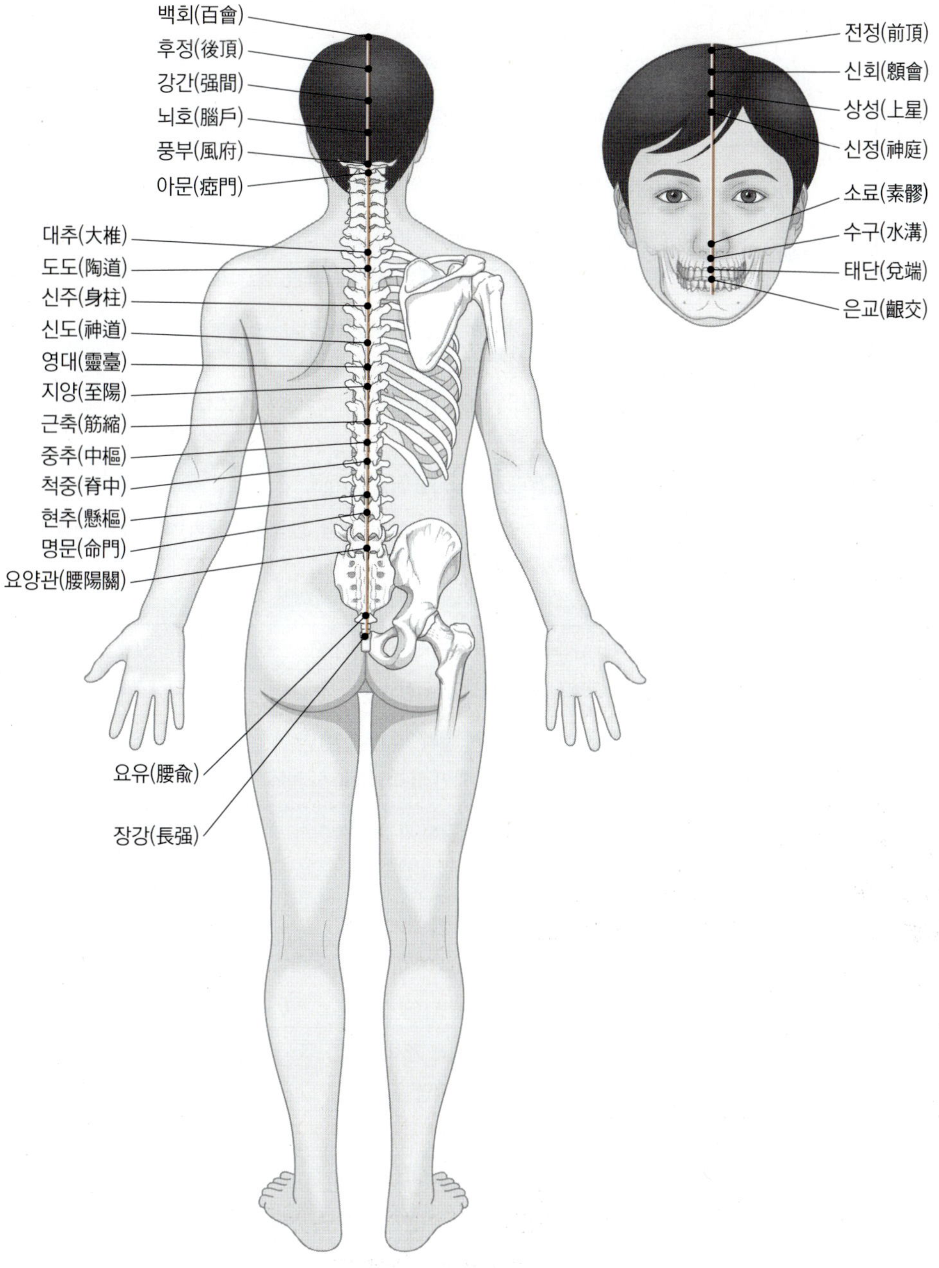
백회(百會)
후정(後頂)
강간(强間)
뇌호(腦戶)
풍부(風府)
아문(瘂門)
대추(大椎)
도도(陶道)
신주(身柱)
신도(神道)
영대(靈臺)
지양(至陽)
근축(筋縮)
중추(中樞)
척중(脊中)
현추(懸樞)
명문(命門)
요양관(腰陽關)
요유(腰兪)
장강(長强)
전정(前頂)
신회(顖會)
상성(上星)
신정(神庭)
소료(素髎)
수구(水溝)
태단(兌端)
은교(齦交)

그림 9-1 독맥

표 9-1 독맥의 소속경혈

	소속경혈	내용
		통혈(通穴) - 후계(後谿)
GV1	장강(長强) - 락혈	① 혈위: 꼬리뼈끝과 항문의 중점 ② 적응증: 치질일체, 만성임질, 장출혈, 소아야뇨증, 간질병, 좌골신경통, 소아 탈항증, 대장염, 설사, 음낭습진, 양위
GV2	요유(腰兪)	① 혈위: 복와하여 천골(엉치뼈)과 미골(꼬리뼈)의 접합부 ② 적응증: 요통, 다리냉증, 월경폐쇄, 치질, 유뇨증, 산후요통, 발기부족
GV3	요양관(腰陽關)	① 혈위: 제4, 5 요추(허리뼈) 극돌기간(가시돌기밑) ② 적응증: 요통, 척수염, 좌골신경통, 양기부족, 만성장염 ▪ 요통, 좌골신경통, 하지, 하초, 항문, 생식기, 특히 대장 등에 요혈이며 좌골 신경에 근원 척추혈이다.
GV4	명문(命門)	① 혈위: 제2 요추 극돌기하(허리뼈 가시돌기밑) ② 적응증: 요통, 척수질환, 비뇨기생식기 질환, 신장염, 자궁염, 하지마비, 월경불순, 신부전증, 신염, 신우염, 정력감퇴 ▪ 신양(腎陽)의 조절처이다.
GV5	현추(懸樞)	① 혈위: 제1 요추 극돌기하(허리뼈 가시돌기밑) ② 적응증: 요배신경통, 신장염, 위장냉증
GV6	척중(脊中)	① 혈위: 제11 흉추 극돌기하(등뼈 가시돌기밑) ② 적응증: 황달, 만성장염, 감기, 소아탈항증
GV7	중추(中樞)	① 혈위: 제10 흉추 극돌기하(등뼈 가시돌기밑) ② 적응증: 요배신경통
GV8	근축(筋縮)	① 혈위: 제9 흉추 극돌기하(등뼈 가시돌기밑) ② 적응증: 강직성 경련, 광증, 요배신경통, 근육마비 ▪ 거궐, 양릉천과 함께 쓰면 좋다.
GV9	지양(至陽)	① 혈위: 제7 흉추 극돌기하(등뼈 가시돌기밑) ② 적응증: 황달, 늑막염, 기관지염 ▪ 상초, 중초 즉 소화기계통의 연계성 질환에 기본이다.
GV10	영대(靈臺)	① 혈위: 제6 흉추 극돌기하(등뼈 가시돌기밑) ② 적응증: 폐렴, 비염, 인후염, 기관지염, 감모, 빈혈, 임파선염 결핵, 협심통, 배통 ▪ 비장의 열이 나타나는 곳. 지양과 같이 기천(氣喘)에 즉효이다.
GV11	신도(神道)	① 혈위: 제5 흉추 극돌기하(등뼈 가시돌기밑) ② 적응증: 뇌신경쇠약, 뇌일혈, 협거탈구, 중풍 ▪ 간의 열기제거. 신도(神道)의 신(神)은 심장과 정신을 말하므로 심장과 정신을 조절한다.

표 9-1 독맥의 소속경혈(계속)

	소속경혈	내용
GV12	신주(身柱)	① 혈위: 제3 흉추 극돌기하(등뼈 가시돌기밑) ② 적응증: 감모, 풍진, 백일해, 폐렴, 기관지염, 피부염, 담마진, 습진, 신경쇠약, 히스테리 ■ 단중과 맞물리는 자리이다.
GV13	도도(陶道)	① 혈위: 제1 흉추 극돌기하(등뼈 가시돌기밑) ② 적응증: 자한, 무한, 오한, 고열, 기관지염, 임파선결핵, 시력감퇴, 급성 결 · 각막염, 신경쇠약
GV14	대추(大椎)	① 혈위: 제7 경추 극돌기하(목뼈 가시돌기밑). 목 뒤 큰 뼈 바로 밑 ② 적응증: 열병, 항강, 뇌염, 두통, 감모, 고혈압, 저혈압, 오한전율, 편도선염, 이하선염, 소아경간, 전간, 정신분열증, 신경쇠약, 쇼크, 히스테리 ■ 모든 열증 및 양경으로 상승하는 병적 열을 조절한다. 알러지 체질을 가진 사람은 민감한 반응을 보인다. 목과 어깨가 결리는 사람, 편두통, 두드러기, 치질, 코감기, 위장병이 있는 사람에게는 이 혈에 뜸이 효과적이다.
GV15	아문(瘂門)	① 혈위: 제1, 2 경추 극돌기간(목뼈 가시돌기 사이), 후발제정중 상 0.5촌 ② 적응증: 언어장애, 설하 신경마비, 설근마비, 뇌빈혈, 뇌출혈, 뇌혈전 ■ 말하는 사람을 자침하면 벙어리가 된다는 설이 있지만, 해부학적으로 침이 뇌에 닿을 수 없으므로 일설일 뿐이다.
GV16	풍부(風府)	① 혈위: 후발제정중앙 직상 1촌 ② 적응증: 중풍, 감기, 말더듬, 오한, 두통, 반신불수
GV17	뇌호(腦戶)	① 혈위: 풍부혈직상 1.5촌 ② 적응증: 중이염, 안면신경마비, 언어불능
GV18	강간(强間)	① 혈위: 뇌호혈 직상 1.5촌. 백회혈직하 3촌 ② 적응증: 두통, 구토, 어지럼증
GV19	후정(後頂)	① 혈위: 백회혈후하방 1.5촌 ② 적응증: 편두통, 뇌일혈, 뇌빈혈, 광증
GV20	백회(百會)	① 혈위: 머리 정중선과 양쪽 귀의 선단을 이은 선의 중점. 전발제 직상 5촌 ② 적응증: 저혈압, 탈항, 위하수, 자궁탈수, 우울증, 고열, 각종 피부질환, 면적, 고혈압, 뇌빈혈, 음주 후 두통, 뇌질환, 안질환, 이명, 중풍, 뇌혈전, 뇌전색 ■ 기(氣)의 병적 하강을 상승시켜 하강하지 않게 모든 기능을 정상화시킨다. 몸에 흐르는 모든 경맥이 합류해서 흐르는 곳으로 모든 병에 효험이 있는 혈이다. 눈이나 코, 입 때문에 오는 두통에는 전정과 같이 쓰고 뒤통수 쪽이 아픈 후두통에는 후정을 같이 쓴다. 통천과 병용하면 더욱 효과적이다.
GV21	전정(前頂)	① 혈위: 백회혈 전방 1.5촌 ② 적응증: 머리의 풍증, 어지럼증, 코병

표 9-1 독맥의 소속경혈(계속)

	소속경혈	내용
GV22	신회(顖會)	① 혈위: 백회혈 전방 3촌. 상성혈 상방 1촌 ② 적응증: 뇌빈혈, 신경쇠약, 위산과다, 혈압항진, 축농증
GV23	상성(上星)	① 혈위: 전발제정중 상 1촌 ② 적응증: 비염, 부비강염, 비색, 비건, 비뉵, 비양, 급만성 각막염, 결막염, 안면충혈, 뇌충혈, 안충혈 ■ 비(鼻)질환에 필수혈이다.
GV24	신정(神庭)	① 혈위: 전발제상 5푼 ② 적응증: 두통, 이마신경통, 어지럼증, 급성코병
GV25	소료(素髎)	① 혈위: 비첨단정중 ② 적응증: 졸도, 쇼크, 혼미, 소아경간, 가스중독, 오관부내의 염증, 열증해소 ■ 고혈 및 중증 구급시에 점자출혈
GV26	수구(水溝): 인중(人中)	① 혈위: 인중구(人中溝)상 3분의 1지점 ② 적응증: 중풍, 인사불성, 일사병, 급성 요부염좌, 안면 신경마비 ■ 인사불성 회생혈로 쓰인다. 급성 요부염좌 치료로는 삔 당일이면 인중혈 점자출혈이나 자침해서 강자극(염전 5초)하고 허리운동을 10회 정도하고 이것을 2~3회 반복한다.
GV27	태단(兌端)	① 혈위: 상순(위입술)의 첨단으로 점막부와 피부와의 접점 ② 적응증: 치은염, 구내염, 입마른데
GV28	은교(齦交)	① 혈위: 상순(위입술)소대와 치은과의 접점 ② 적응증: 급성 요부염좌, 황달 및 간염, 잇몸 농루증, 구내염

2. 임맥 任脈, Conception vessel meridian

1) 순행노선

자궁에서 시작하여 회음에서 아래로 나와 배 한가운데를 따라 올라가 불두덩, 배, 가슴, 목을 지나 곧장 아랫입술 아래쪽 한가운데(승장혈)에 이른다. 여기에서 좌우 두 가지로 나뉘어져 얼굴을 지나 눈밑에 이른다.

2) 기본기능

① 임맥은 '음맥의 바다'다. 족삼음경은 아랫배에서 임맥과 만나 좌우 양쪽의 음경이 임맥을 통해 서로 이어져 있다. 그러므로 임맥은 음경에 대하여 조절작용을 가지고 있어 '임맥은 온몸의 음경을 거느린다'고 한다.

② 월경을 조절하고 태아를 기르므로 '임맥은 임신을 주관한다'고 한다.

3) 소속경혈

본경혈: 회음, 곡골, 중극, 관원, 석문, 기해, 음교, 신궐(배꼽), 수분, 하완, 건리, 중완, 상완, 거궐, 구미, 중정, 단중, 옥당, 자궁, 화개, 선기, 천돌, 염천, 승장(**그림 9-2, 표 9-2**)

4) 교회혈

승읍(족양명위경), 은교(독맥)

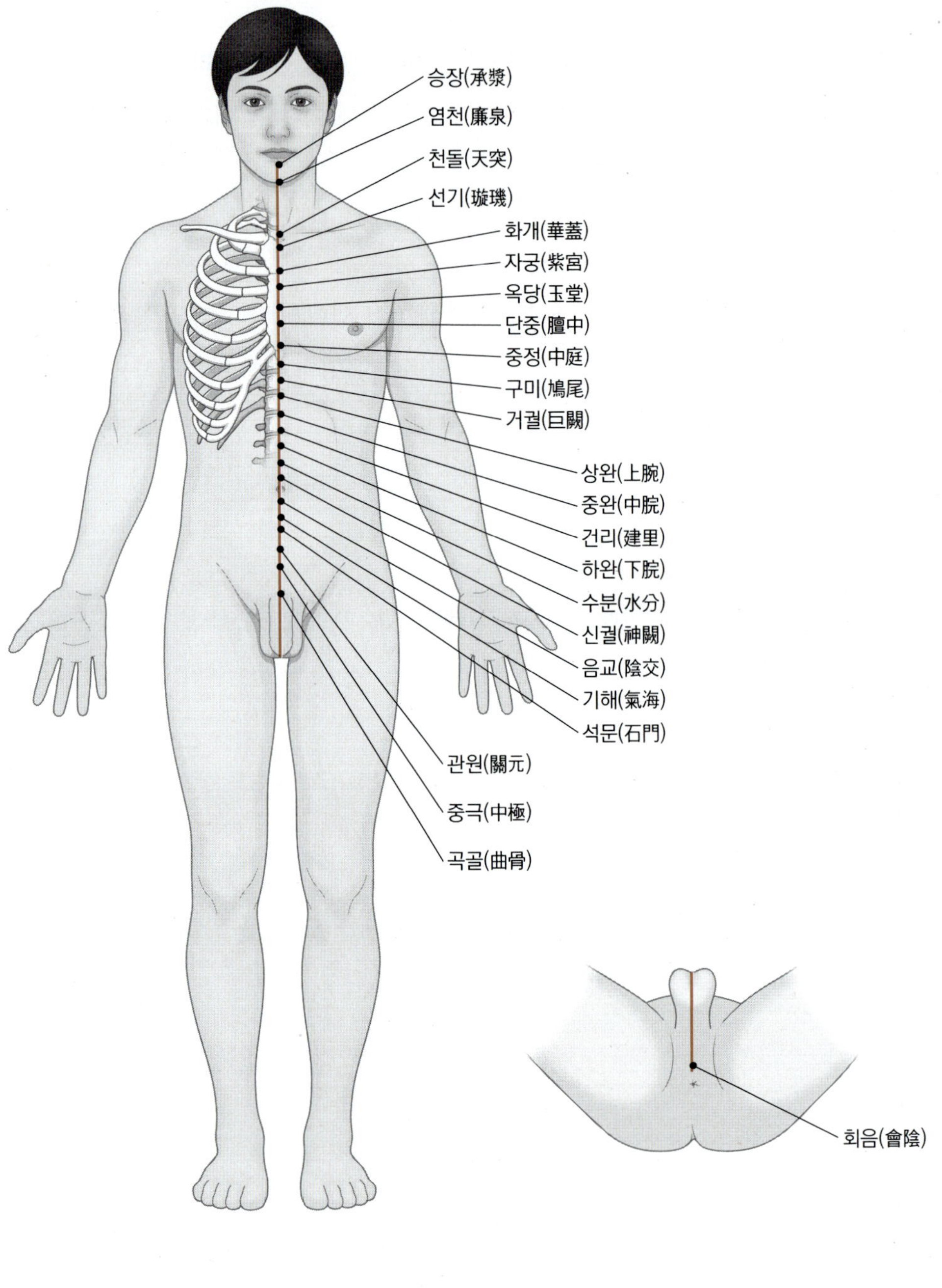
승장(承漿)
염천(廉泉)
천돌(天突)
선기(璇璣)
화개(華蓋)
자궁(紫宮)
옥당(玉堂)
단중(膻中)
중정(中庭)
구미(鳩尾)
거궐(巨闕)
상완(上脘)
중완(中脘)
건리(建里)
하완(下脘)
수분(水分)
신궐(神闕)
음교(陰交)
기해(氣海)
석문(石門)
관원(關元)
중극(中極)
곡골(曲骨)
회음(會陰)

그림 9-2 임맥

표 9-2 임맥의 소속경혈

	소속경혈	내용
		통혈(通穴) – 열결(列缺)
CV1	회음(會陰)	① 혈위: 전후 양음간 중점. 항문과 생식기 중점. 남자는 음낭과 항문의 중간에 있고, 여자는 음순 후 연합과 항문의 중간에 있다. ② 적응증: 임질, 치질, 음부통증, 항문주위염
CV2	곡골(曲骨)	① 혈위: 복 정중앙선상 제하 5촌으로 치골(두덩뼈) 결합 상방. 중극혈하 1촌 ② 적응증: 자궁내막염, 방광마비, 뇨폐, 발기부족, AIDS 예방치료, 불감증, 전립선염
CV3	중극(中極) – 방광의 모혈	① 혈위: 전 정중선 제하 4촌 ② 적응증: 신장염, 불임증, 자궁경련, 음부위축, 양기부족, 불감증, 전립선염, 요도염 ▪ 중극은 간, 신, 비의 3음과 임맥의 교회처이다. 불임증에도 중극과 대거를 같이 쓴다. 비뇨생식기 및 수습관리의 중요한 혈이다.
CV4	관원(關元) – 소장의 모혈	① 혈위: 전 정중선 제하 3촌 ② 적응증: 비뇨생식기 질환, 자궁염, 고환염, 신장염, 뇨폐, 보건요혈 ▪ 하단전이라고 하며 원기의 관문이다. 타고난 선천지기를 관장하는 혈로 정력증강에 잘 듣는다. 너무 마른 사람, 살쪄서 고민인 사람, 날씬한 다리를 갖기를 원하는 사람이면 관원을 다스려 주면 아주 효과적이다. 회춘혈, 만병통치, 건강장수혈로도 알려져 있다.
CV5	석문(石門) – 삼초경의 모혈	① 혈위: 전 정중선 제하 2촌 ② 적응증: 비뇨생식기 질환, 소화불량, 맹장염, 자궁질환
CV6	기해(氣海)	① 혈위: 전 정중선 제하 1.5촌 ② 적응증: 전립선염, 하초냉, 정력감퇴, 남녀 불임증, 기능성 자궁출혈, 유정, 양위, 월경불순, 대하, 폐경, 보건요혈 ▪ 글자 그대로 원기의 바다이다. 관원, 석문, 기해의 통합적 해석으로 하단전이라 한다.
CV7	음교(陰交)	① 혈위: 전 정중선 제하 1촌 ② 적응증: 자궁내막염, 만성하리(만성설사), 생식기질환, 부인요도염, 산후현훈, 불임증
CV8	신궐(神闕) – 제중(臍中)	① 혈위: 제 정중 ② 적응증: 비위기능 정상화 ▪ 금침 금직구(禁直灸)해야 하며 신체상의 중앙부로 선천원기의 주입과 후천지기의 전신 조절처이다.
CV9	수분(水分)	① 혈위: 전 정중선 제상 1촌 ② 적응증: 복부팽창, 두통, 설사, 복막염, 소변 못 볼 때 ▪ 복부 수습관리의 최대 요혈이다. 수(水)자가 들어가는 병에는 다 치료가 된다.
CV10	하완(下脘)	① 혈위: 전 정중선 제상 2촌 ② 적응증: 위경련, 만성위장병, 남녀 생식기질환 ▪ 완(脘)은 위(胃)를 의미한다.
CV11	건리(建里)	① 혈위: 전 정중선 제상 3촌 ② 적응증: 복막염, 구토, 소화불량, 위궤양, 위하수 ▪ 하완의 보조혈로 쓰인다.
CV12	중완(中脘) – 위경의 모혈, 부회	① 혈위: 전 정중선 제상 4촌 ② 적응증: 당뇨병, 위출혈, 위염, 위암, 위궤양, 비만증, 고 · 저혈압, 중풍, 식욕부진, 허약체질, 췌장질환 ▪ 전신활동 8개 구역 구분 의미 중 부회로 6부 소화기계의 관리 책임 혈이다.

표 9-2 임맥의 소속경혈(계속)

	소속경혈	내용
		통혈(通穴) – 열결(列缺)
CV13	상완(上脘)	① 혈위: 전 정중선 제상 5촌 ② 적응증: 중완과 치료가 동일하며 상초일체, 심계항진, 천식, 늑막신경통 ▪ 임산부에게는 금침혈이다.
CV14	거궐(巨闕) – 심경의 모혈	① 혈위: 전 정중선 제상 6촌, 구미혈하 1촌. 명치밑 ② 적응증: 횡경막경련, 위경련, 토사, 심장질환 일체, 위장질환 일체, 호흡기질환 ▪ 거궐 근처가 굳게 엉켜있으면 눈에 보이는 증세가 없어도 심장에 부담을 주는 증거이므로 휴식을 취해야 한다. 고혈압 환자, 가슴이 크게 뛰는 증세, 만성위병, 생리이상에도 잘 듣는다. 간이 위치한 자리이므로 심자해서는 안 된다.
CV15	구미(鳩尾) – 락혈	① 혈위: 제중상 7촌. 중정혈하 1촌 ② 적응증: 심장병, 기관지염, 천식, 편도선염, 급성위염 ▪ 검상돌기라고도 하며 토하게 만드는 혈이다.
CV16	중정(中庭)	① 혈위: 단중혈하 1.6촌 평제5늑간 ② 적응증: 폐충혈, 천식, 식도협착, 소아구토, 위산과다, 심장병
CV17	단중(膻中) – 심포경의 모혈, 기회	① 혈위: 앙와하여 양유두 정중 ② 적응증: 늑막염, 늑간신경통, 유방통, 유즙부족, 협심증, 심장판막증 ▪ 상초의 원혈이며 가슴 답답, 기침, 가슴이 아플 때, 정력부족, 비만, 저체중, 젖분 부족비 등에 잘 듣는다. 현대의학에서도 이 부분을 중요시하며 영국의 생물학자 헨리 헤드의 이름을 따서 "헤드의 띄"라고도 부른다. 전신활동 8개 구역 즉 팔회혈 중 기(氣)의 모든 문제를 관리하고 책임진다. 정신, 심장, 신경성, 간담, 비위, 심, 중독, 혈압, 상초의 기(氣) 등 모든 문제에 필수혈이다.
CV18	옥당(玉堂)	① 혈위: 단중혈상 1.6촌 평제3늑간 ② 적응증: 늑막염, 기관지염, 천식
CV19	자궁(紫宮)	① 혈위: 옥당혈하 1.6촌 평제2늑간 ② 적응증: 늑막염, 폐렴, 식도협착
CV20	화개(華蓋)	① 혈위: 자궁혈하 1.6촌 ② 적응증: 늑막염, 편도선염, 기관지염, 천식
CV21	선기(璇璣	① 혈위: 천돌혈하 1촌 ② 적응증: 늑간신경통, 가슴부위 신경통
CV22	천돌(天突)	① 혈위: 흉골병(복장뼈) 위의 함요부 정중, 선기혈상 1촌 ② 적응증: 얼굴충혈, 천식, 인후염, 갑상선염, 디프테리아
CV23	염천(廉泉)	① 혈위: 재함하 정중 1촌. 턱 끝에 무지 횡문을 대고 턱 아래 무지 끝이 닿는 곳(상염천) 설근 아래 후두의 위 중앙 함요처 ② 적응증: 갑상선염, 천식, 치통, 설골마비
CV24	승장(承漿)	① 혈위: 하 순(脣)의 중앙 함요부. 아랫입술의 아래 함요처 ② 적응증: 중풍, 안면신경마비, 삼차신경통, 목이 뻣뻣할 때, 전간 ▪ 위경과 임맥의 교회처이다.

3) 충맥 衝脉, Panetration vessel meridian

1) 순행노선

자궁에서 시작하여 회음에서 아래로 나와 사타구니에서 족소음신경과 함께 올라가며 가슴에 이르러 흩어진다. 그리고 다시 올라가 목에 이르고 입술을 돈다. 아랫배에서 가지가 하나 나오는데, 등줄기 안으로 올라간다.

2) 기본기능

충맥은 '경맥의 바다'다. 충맥은 12경의 기혈을 조절하며, 주요 생리기능은 월경을 조절하는 것이다. 그러므로 충맥은 '피의 바다'라고도 한다.

3) 소속경혈

교회혈: 회음(임맥), 기충(족양명위경), 횡골 · 대혁 · 기혈 · 사만 · 중주 · 황수 · 상곡 · 석관 · 음도 · 통곡 · 유문(이상 족소음신경), 음교(임맥) (**그림 9-3**, **BOX 9-1**)

BOX 9-1 충맥

통혈(通穴)－공손(公孫)

회음에서 시작하여 입술까지 유주하며 음양이 충돌하고 있는 생식기 부분 및 생리혈액을 관리하는 통합 기경을 말한다.

진단으로는 기사, 황유, 삼음교, 공손으로 압통점이며 치료되는 병증으로는 부녀지제질환, 산후운궐 등 신경상 및 생식기계통 질환, 복명, 설사, 제복통, 반위, 심완부통, 만민, 결흉, 주식적취, 기급, 협창 등 경맥상의 병증이며 치료로는 공손(충맥, 비경)－내관(심포경, 음유맥)을 짝지워서 생식기질환과 생리혈액의 연계성 질환에 주로 쓴다.

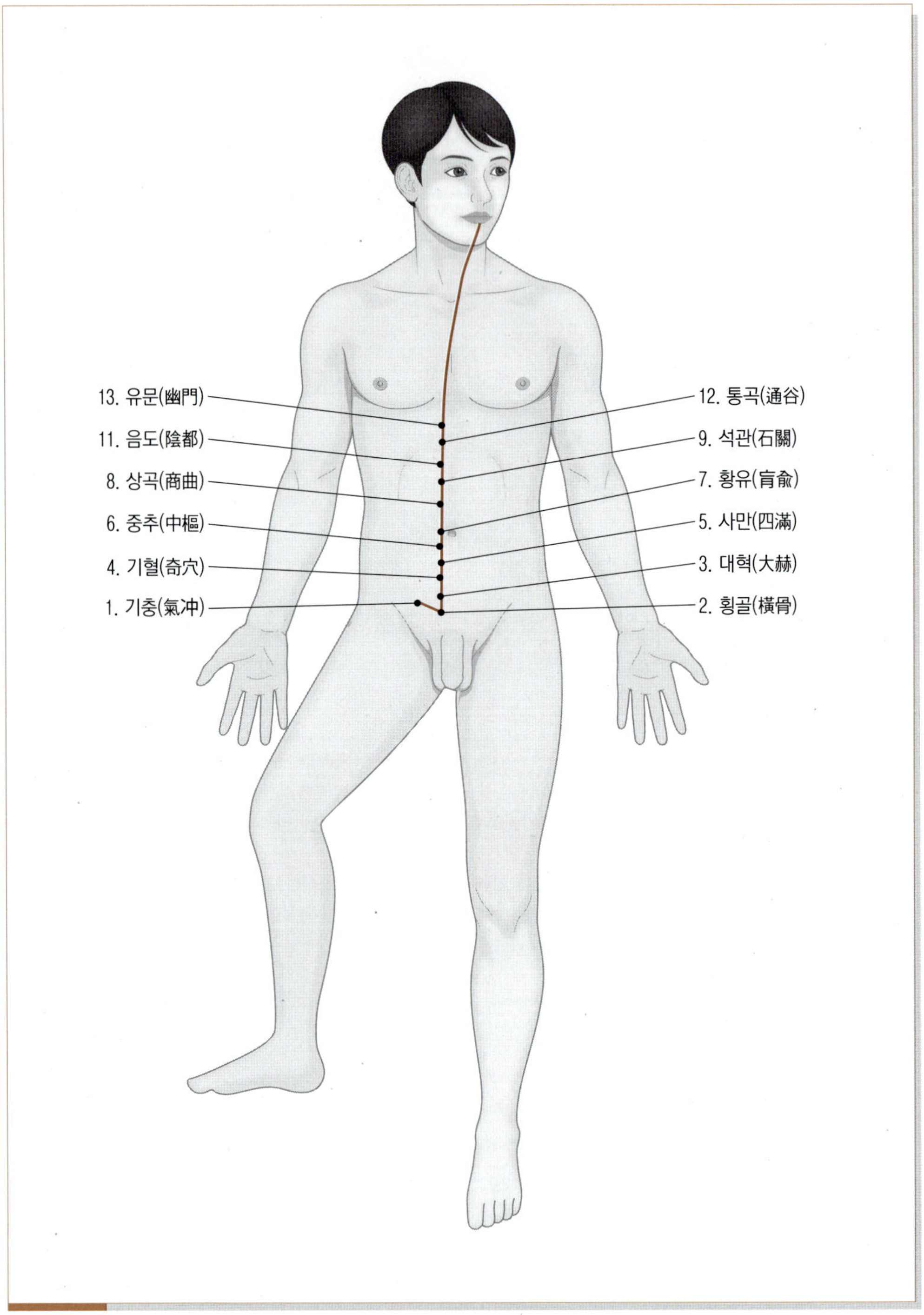
13. 유문(幽門)
12. 통곡(通谷)
11. 음도(陰都)
9. 석관(石關)
8. 상곡(商曲)
7. 황유(肓兪)
6. 중추(中樞)
5. 사만(四滿)
4. 기혈(奇穴)
3. 대혁(大赫)
1. 기충(氣冲)
2. 횡골(橫骨)

그림 9-3 충맥

4) 대맥 帶脉, Girdle vessel meridian

1) 순행노선

옆구리 밑에서 시작하여 몸을 한 바퀴 돌아 마치 허리띠를 매는 것 같다. 배쪽의 대맥은 아랫배로 약간 내려가 있다.

2) 기본기능

세로로 뻗은 여러 경맥을 묶어준다.

3) 소속경혈

교회혈: 대맥 · 오추 · 유도(이상 족소양담경) (**그림 9-4**, **BOX 9-2**)

BOX 9-2 대맥

통혈(通穴) – 임읍(臨泣)

제11 늑골단 장문에서 시작하여 오추, 유도까지 유주하며 허리띠를 두르듯이 전신 횡적 연결 기경을 말한다.

진단으로는 장문, 대맥, 황유, 오추, 유도 등에 압통 반응점이며 치료되는 병증으로는 두풍, 상습두통, 발열, 목적통, 치통, 인통, 두현, 이농, 풍진, 근맥견인불서, 소양, 수족탄탄, 하지통,마, 협늑통 등의 측면 및 담경성질환 등 경맥상의 병증이며 대맥이 이완되면 배가 나오고 허리와 배가 죄는 듯한 음랑수종(토산부랄) 등의 증세가 나타난다.

치료로는 외관(양유맥, 삼초경) – 임읍(대맥, 담경)을 짝지워서 소양경, 담경, 측면 및 신체균형의 연계성 질환에 주로 쓴다.

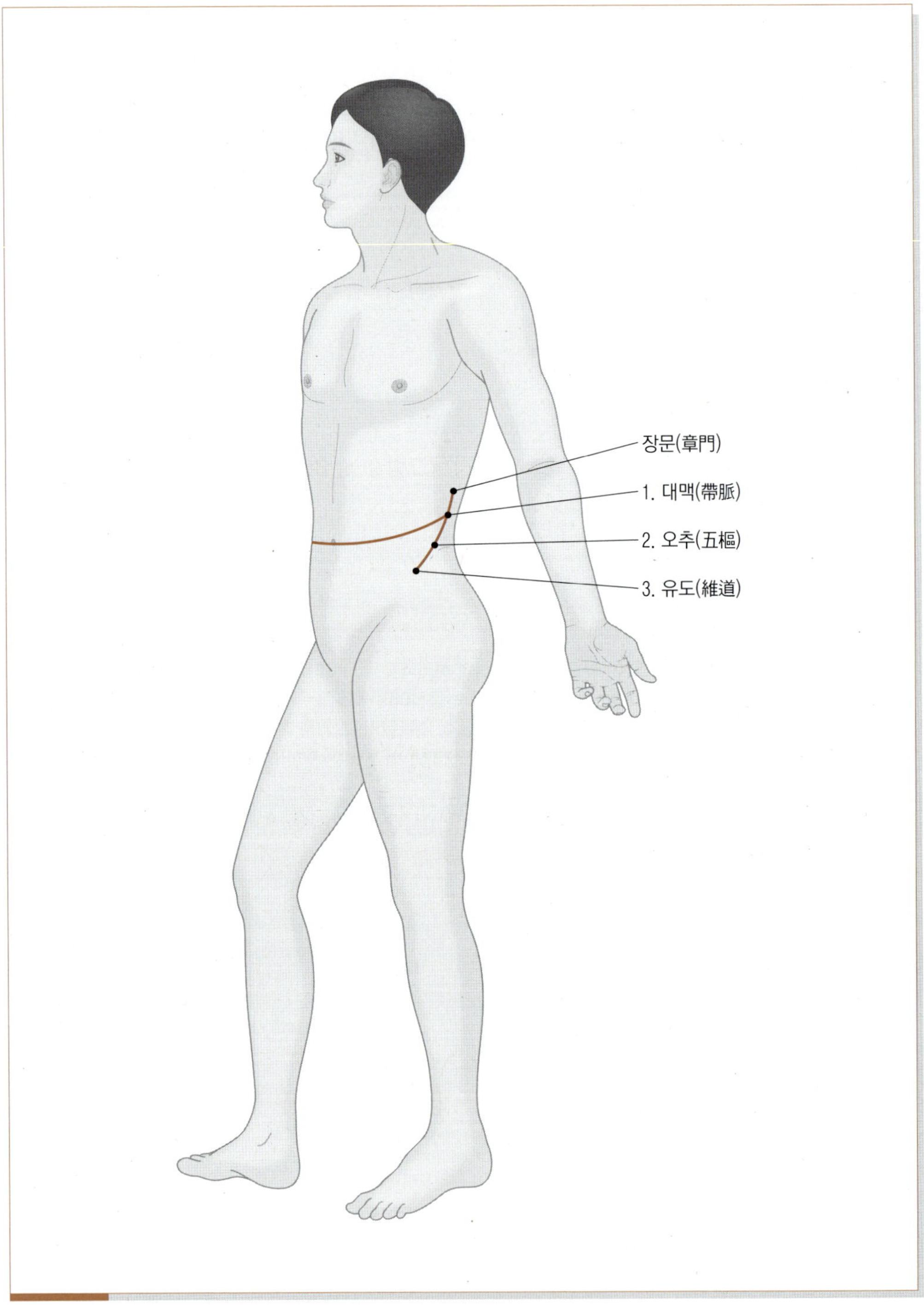

그림 9-4 대맥

5) 음유맥 陰維脈, Eum liking vessel meridian

1) 순행노선

음유맥은 종아리 안쪽의 족삼음경이 만나는 곳에서 일어나 다리 안쪽을 따라 올라가고 배에 이르러 족태음비경과 함께 간다. 옆구리에 이르러 족궐음간경과 만난 뒤, 올라가 목에 이르러 임맥과 만난다.

2) 기본기능

음유맥은 여러 음경과 이어져 있다.

3) 소속경혈

교회혈: 조해 · 교신(이상 족소음신경), 정명(족태양방광경)(**그림 9-5**, **BOX 9-3**)

BOX 9-3 음유맥

통혈(通穴) – 내관(內關)

축빈에서 시작하여 염천까지 유주하며 음에서 맺어놓은 맥으로 전면과 외측의 통합 기경을 말한다.

진단으로는 소속경혈의 압통처 반응점으로 하여 치료되는 병증으로는 하지내측질환, 탈항, 복중비괴횡견, 장명설사, 반위, 흉완만민비창, 늑간동통, 심통, 결흉, 상한 등 경맥상의 병증이며 치료로는 공손(충맥, 비경) – 내관(심포경, 음유맥)을 짝지워서 소화기계통, 정신심장, 신경성, 생식기질환의 연계성 질환에 주로 쓴다.

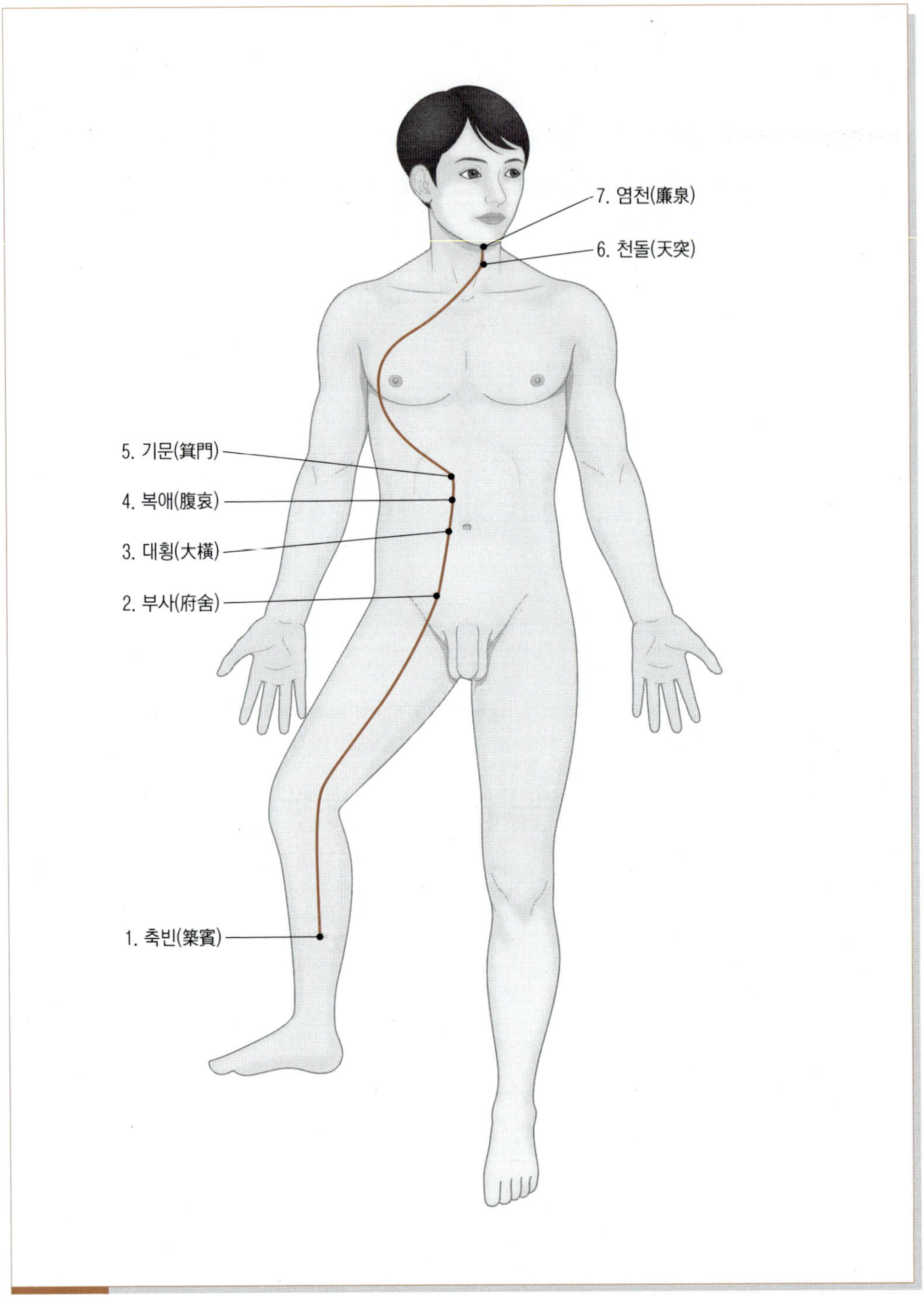

그림 9-5 음유맥

6) 양유맥 陽維脈, Yang linking vessel meridian

1) 순행노선

양유맥은 바깥 복사뼈 아래에서 일어나 족소양담경과 함께 다리 바깥쪽을 따라 올라간다. 몸통 옆쪽 약간 뒤를 지나 겨드랑이 뒤, 어깨를 거쳐 목과 빰을 지나서 이마에 이르고, 다시 이마에서 정수리를 거쳐 꺾어져 목덜미로 향한다. 순행과정 중에 앞뒤로 수족태양경, 수족소양경, 독맥, 양교맥 등의 경맥과 만난다.

2) 기본기능

양유맥은 여러 양경과 이어져 있다.

3) 소속경혈

교회혈: 신맥 · 복삼 · 비양(이상 족태양방광경), 거료(족소양담경), 노수(수태양소장경), 거골 · 견우(이상 족양명위경), 정명(족태양방광경), 풍지(족소양담경), 풍부(독맥) (**그림 9-6**, **BOX 9-4**)

BOX 9-4 양유맥

통혈(通穴) – 외관(外關)

금문에서 시작하여 아문까지 유주하며 양에서 맺어놓은 맥으로 측면과 후면의 통합 기경을 말한다.

진단으로는 소속경혈의 압통처의 반응점으로 하며 치료되는 병증으로는 각족저종, 슬부냉감, 지절종통, 수족열마비, 사지불수, 파상풍, 미능골통, 목적통, 두정동통, 상한발열, 한출, 도한 등 경맥상의 병증이며 치료로는 외관(양유맥, 삼초경) – 임읍(대맥, 담경)을 짝지워서 측면질환을 치료한다.

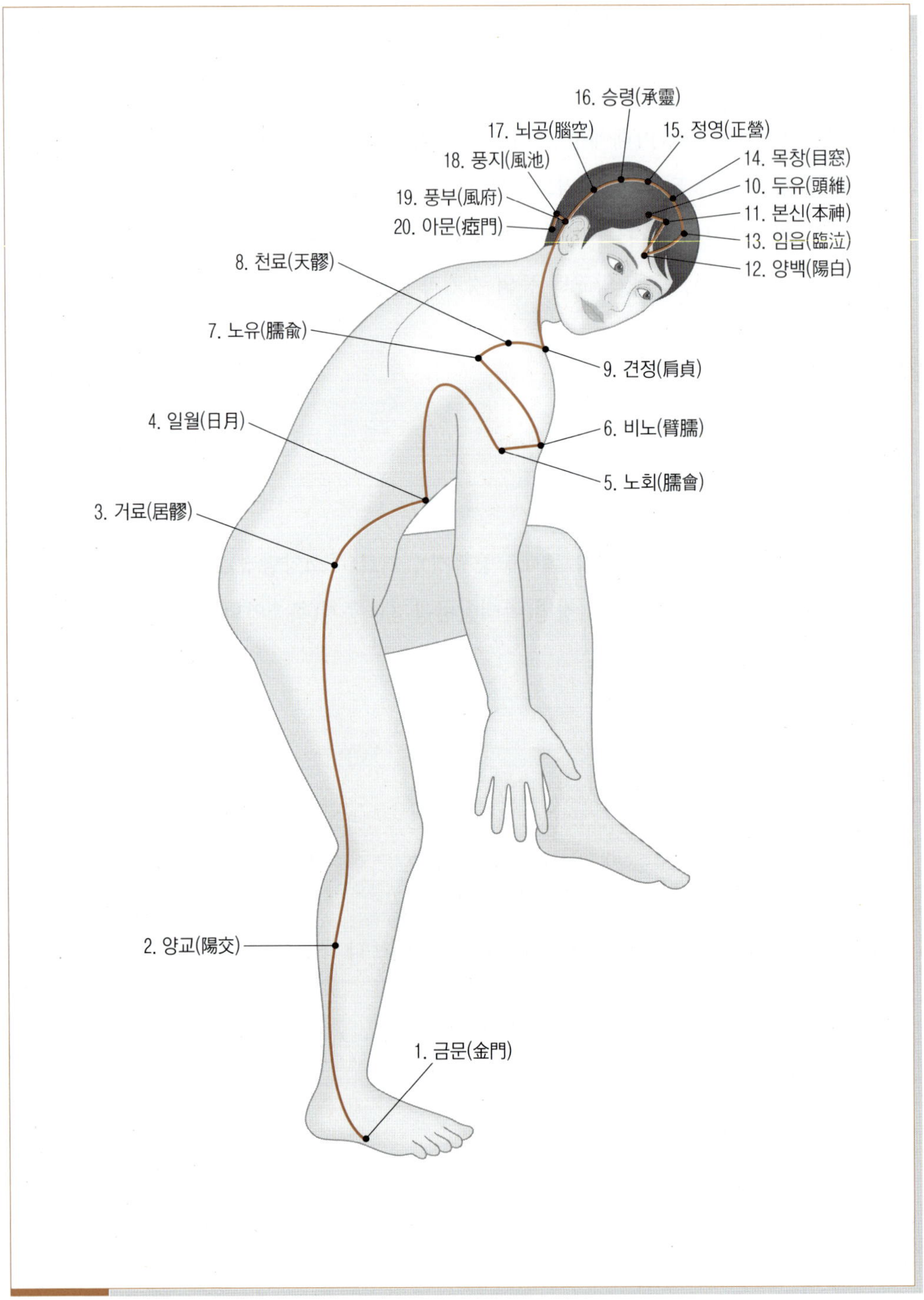
16. 승령(承靈)
17. 뇌공(腦空)
15. 정영(正營)
18. 풍지(風池)
14. 목창(目窓)
10. 두유(頭維)
19. 풍부(風府)
11. 본신(本神)
20. 아문(瘂門)
13. 임읍(臨泣)
12. 양백(陽白)
8. 천료(天髎)
7. 노유(臑兪)
9. 견정(肩貞)
4. 일월(日月)
6. 비노(臂臑)
5. 노회(臑會)
3. 거료(居髎)
2. 양교(陽交)
1. 금문(金門)

그림 9-6 양유맥

7) 음교맥 陰交脉, Eum heel vessel meridian

1) 순행노선

안쪽 복사뼈 아래(조해혈)에서 시작하여 안쪽 복사뼈를 순행하고 다리 안쪽으로 올라가 성기를 지나 가슴 안으로 순행하여 결분으로 들어간다. 목구멍을 따라 인영혈 앞쪽으로 나와서 광대뼈 안쪽을 지나 눈구석에 이르러 족태양경, 양교맥과 만나서 뇌에 도달한다.

2) 기본기능

교맥의 주요생리기능은 눈꺼풀을 열고 닫는 것과 근육 운동을 통제하는 것이다.

3) 소속경혈

교회혈: 축빈(족소음신경), 충문 · 부사 · 대횡 · 복애(이상 족태음비경), 기문(족궐음간경), 천돌 · 염천(이상 임맥) (**그림 9-7**, **BOX 9-5**)

BOX 9-5 음교맥

통혈(通穴)-조해(照海)

연곡에서 시작하여 정명까지 유주하며 안쪽에서 다리를 놓듯이 전내부에 결속하는 의미별 통합 기경을 말한다.

진단으로는 인영, 결분, 교신, 조해 등 경맥상 경혈로 압통처의 반응점으로 한다. 치료되는 병증으로 족내위축성중풍, 난산, 소변임력, 장명, 방광기통, 장풍하혈, 토사, 반위, 복중적괴, 황달, 흉격애기, 인후기색, 혼미 등 경맥상의 변증이며 치료로는 조해(신경: 음교맥)와 열결(폐경: 임맥)을 짝지어서 생식기질환, 호흡기질환, 전내측질환을 치료한다.

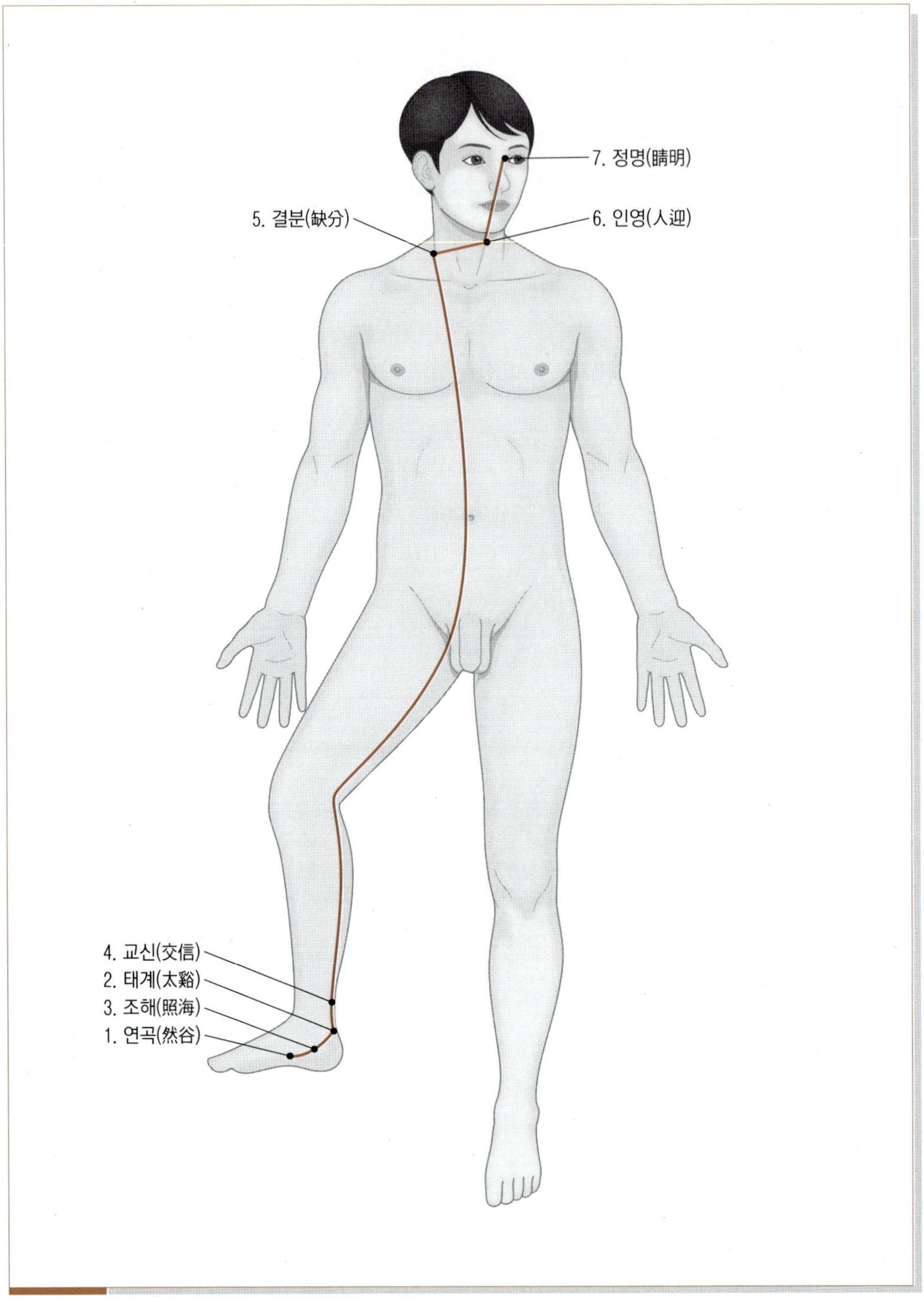

그림 9-7 음교맥

8) 양교맥 陽交脈, Yang heel vessel meridian

1) 순행노선

바깥 복사뼈 아래(신맥혈)에서 시작하여 바깥 복사뼈 뒤로 올라가 다리 바깥쪽을 지나 옆구리에 분포되고 어깨뼈 바깥쪽을 돌아 어깨로 올라가서 입술 옆을 지나 눈구석에 이른다. 여기서 태양경, 음교맥과 아울러 올라가 머리카락이 있는 곳으로 들어가서 귀뒤로 순행하여 풍지혈에 이른다. 목덜미 두 근육 사이에 있는 풍부혈에서 뇌로 들어간다.

2) 기본기능

음교맥의 기본기능 참고

3) 소속경혈

교회혈: 금문(족태양방광경), 양교 · 견정 · 뇌공 · 승령 · 정영 · 목창 · 임읍 · 본신 · 풍지(이상 족소양담경), 천료(수소양삼초경), 노수(수태양소장경), 아문 · 풍부(이상 독맥) (**그림 9-8**, **BOX 9-6**)

BOX 9-6 양교맥

통혈(通穴)–신맥(申脈)

신맥에서 시작하여 풍부까지 유주하며 후, 측면 의미별 통합 기경을 말한다.

진단으로는 배부 방광 2선, 하지 방광경, 안면부의 위경, 거골 등의 압통처의 반응점으로 한다. 치료되는 병증으로는 수족 마비구련, 요배강직, 두통, 두한출, 목적통, 양측긴장성중풍, 음측무력 등이 있다. 후계–신맥을 짝지워 치료한다.

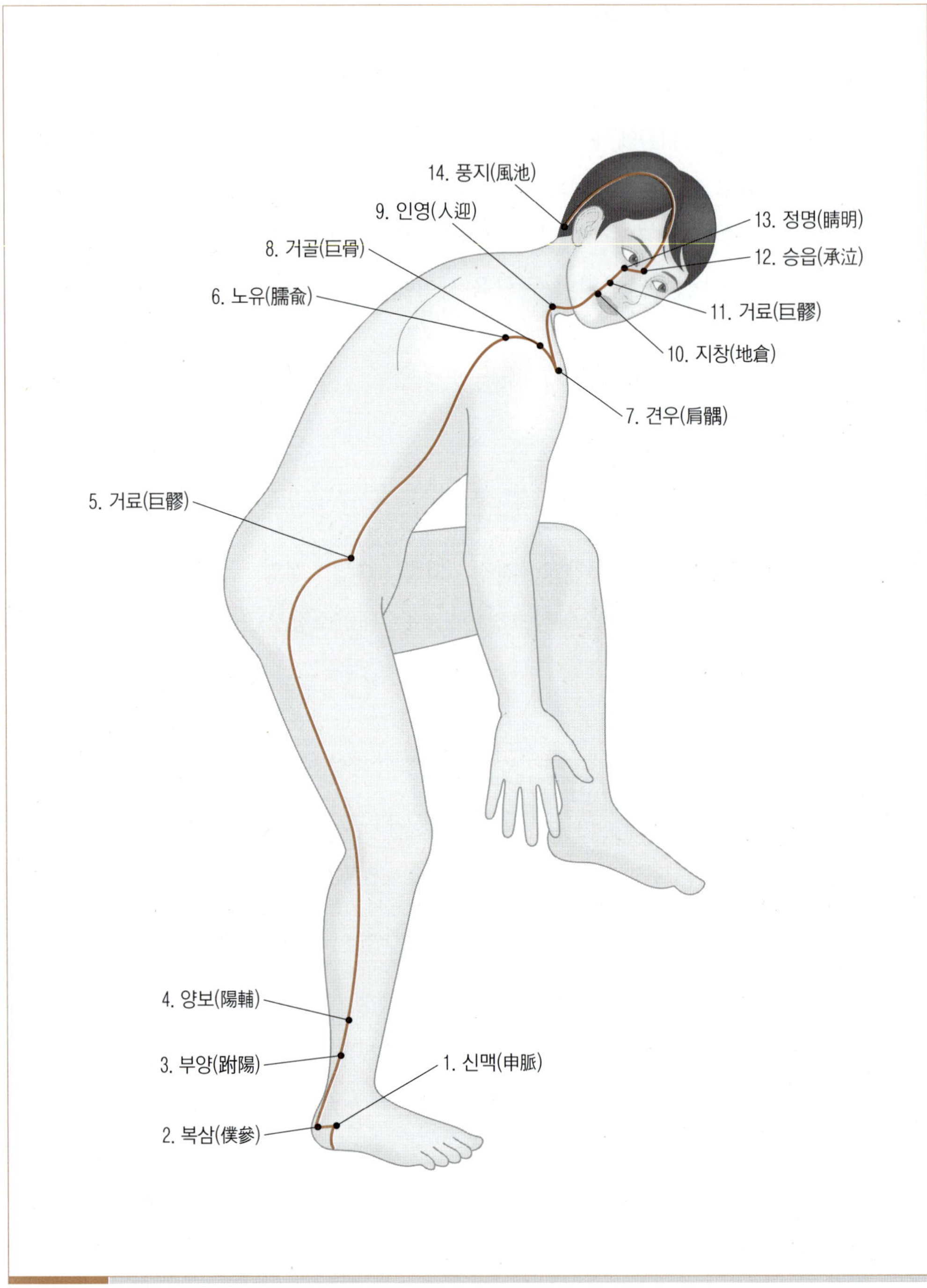
14. 풍지(風池)
9. 인영(人迎)
8. 거골(巨骨)
6. 노유(臑兪)
13. 정명(睛明)
12. 승읍(承泣)
11. 거료(巨髎)
10. 지창(地倉)
7. 견우(肩髃)
5. 거료(巨髎)
4. 양보(陽輔)
3. 부양(跗陽)
1. 신맥(申脈)
2. 복삼(僕參)

그림 9-8 양교맥

신혈과 기혈

신혈(新穴)과 기혈(奇穴)은 그 경혈명이 병명식으로 붙여져 정혈(正穴)로 치료되지 않을 때 찾는 비방혈같이 인식되고 있다. 하지만 대부분의 신혈과 기혈은 정혈의 범주에서 벗어나지 못하는 아시혈적 위치에 있다.

이러한 비법이라는 신혈과 기혈에 너무 비중을 두지 말고, 병이 어느 장부 어느 경락에서 왔는가에 대한 정확한 변증만 이루어진다면 정혈 중 상용혈과 아시혈 만으로도 충분히 치료가 가능하다. 하지만 이 신혈과 기혈의 작용이 없다는 것이 아니라, 너무 병명에 붙여진 혈을 앞세우지 말라는 뜻이며 정혈의 보조혈로 활용하는 것이 좋다는 것이다.

수많은 신혈과 기혈 중에 국제적으로 사용되는 상용혈은 13혈이다.

표 9-3 신혈과 기혈의 상용혈

	구분	내용
두항부(頭項部)		
奇	인당(印堂)	① 혈위: 양미간의 중앙 ② 적응증: 두통, 현운, 비염, 감모, 고혈압, 소아경풍, 신경쇠약, 불안, 초조, 실면 ■ 상단전이라 부른다.
奇	태양(太陽)	① 혈위: 미모외측단과 외안각을 이은 선의 중간에서 후방 1촌 ② 적응증: 편두통, 감모, 안면신경마비, 삼차신경통 ■ 편두통 시 솔곡혈을 향해 횡자하며 안면신경마비 시에 협차혈을 향해 횡자한다.
奇	어요(魚腰) 미중(眉中)	① 혈위: 미모의 정중앙 ② 적응증: 모든 안질환에 필수혈 ■ 눈을 향해 하향사자 한다.
新	비통(鼻通) 비아(鼻穿)	① 혈위: 콧마루 바로 윗부분. 정명 아래 ② 적응증: 코막힘 ■ 상영향이라 한다.
奇	견정(牽正)	① 혈위: 이수의 전방 0.5~1촌 ② 적응증: 안면신경마비, 이하선염, 궤양성 위내염 ■ 입 비뚤어진 것을 바로 잡아 주는 혈이다.
奇	안면(安眠)	① 혈위: 예풍혈과 풍지혈의 중점 ② 적응증: 불면, 현운, 두통, 심계, 정신병, 히스테리 ■ 위치는 완골과 같다.

표 9-3 신혈과 기혈의 상용혈(계속)

	구분	내용
奇	편도(扁桃)	① 혈위: 하함각 하연으로 경동맥 전방처. 턱의 각진 바로 밑 부분 ② 적응증: 편도선염, 인후염
奇	산근(山根)	① 혈위: 양목(兩目)의 내단을 이은 선의 중점 ② 적응증: 불면, 비질환, 현운, 두통 ▪ 심장의 반응처, 신체의 건강상태를 볼 수 있다.
奇	금진(金津) 옥액(玉液)	① 혈위: 설하대 양측 정맥상 ② 적응증: 구강궤양, 설염, 실어증 ▪ 설주를 중심으로 하여 좌측을 금진, 우측을 옥액이라 하며 점자출혈한다. 중풍으로 인한 언어장애 및 설근마비 시에 혀 아래 부분에 있는 양쪽 혈관을 5mm 간격으로 1주에 1~2회 점자출혈시킨다. 건강상태가 안 좋은 사람은 이 부분의 색깔이 검고 시퍼렇다.
奇	설주(舌柱)	① 혈위: 설하주의 접점 ② 적응증: 중설, 목설, 소갈 등에 점자출혈 한다.
奇	백노(百勞)	① 혈위: 대추혈상 2촌 방 1촌 ② 적응증: 항강, 해수, 락침, 제경부질환
		흉복부(胸腹部)
新	위상혈(胃上穴)	① 혈위: 제상 2촌의 하완혈 양방각 4촌 ② 적응증: 모든 위 질환 ▪ 제중을 향하거나 천추혈로 연피자하여 자입한다.
奇	자궁(子宮)	① 혈위: 제하 4촌의 중극혈 양방 3촌 ② 적응증: 방광 및 생식기질환
新	지사(止瀉)	① 혈위: 제하 2.5촌. 관원 직상 5푼 ② 적응증: 장염, 설사, 유뇨
新	야뇨(夜尿)	① 혈위: 중극혈하 0.5촌의 하중극혈 방 1촌 ② 적응증: 야뇨증, 신양허
		요배부(腰背部)
奇	정천(定喘)	① 혈위: 제7 목뼈 극돌기하(가시돌기밑) 양방 0.5~1촌 ② 적응증: 해수, 천식, 기관지염, 담마진, 락침 ▪ 천식을 멈춘다는 뜻으로 붙여진 이름이며 열자(熱者)에게는 침으로, 한자(寒者)에게는 뜸으로 치료하며 위치는 대추혈의 협척혈이다.
奇	요안(腰眼)	① 혈위: 제4 허리뼈 극돌기(가시돌기) 3~4촌의 함요처 ② 적응증: 요부 연조직 손상, 신 및 생식기질환
奇	십칠추하(十七椎下) 상선(上仙)	① 혈위: 제5 허리뼈 극돌기하(가시돌기밑) 함요처 ② 적응증: 요통, 좌골신경통, 제생식기질환, 하지마비, 부인과질환

표 9-3 신혈과 기혈의 상용혈(계속)

	구분	내용
奇	협척(夾脊): 화타협척(華佗夾脊)	① 혈위: 제1 목뼈 극돌기하(가시돌기밑)에서 제5 허리뼈 극돌기하(가시돌기밑) 까지의 각 극돌기(가시돌기밑) 하방 0.5~1촌 ② 적응증: 배부 국소통락 및 제장부의 반응에 따른 모든 질환 ■ 독맥 대용혈로 모든 척추 양옆 1.5cm에 있으며 좌우 합해서 48혈이다.
新	혈압점(血壓點)	① 혈위: 제6 목뼈 극돌기(가시돌기)방 2촌 ② 적응증: 고혈압, 저혈압 ■ 정혈(正穴)과 맞먹을 정도로 중요한 혈이며, 후측으로 상승하는 병적 열을 제거하며 혈압을 정상화시킨다. 뇌 및 정신질환, 어깨 상지질환에 필수혈이다. 꾸준히 부항을 해주면 중풍이 예방된다.
新	결핵혈(結核穴)	① 혈위: 대추혈방 3.5촌 ② 적응증: 폐결핵 및 기타 결핵
奇	췌유(膵兪)	① 혈위: 제8 등뼈 극돌기(가시돌기) 양방 1.5촌 ② 적응증: 당뇨병, 위병, 늑간신경통, 췌질환
奇	죽장(竹杖)	① 혈위: 제3 허리뼈 극돌기상(가시돌기 위) ② 적응증: 장염, 장질환, 탈항, 치창, 소아마비 후유증 ■ 이 혈은 뜸이 좋다.
奇	요기(腰奇)	① 혈위: 제2 천골(엉치뼈) 극돌기하(가시돌기밑). 상료, 차료의 중간 ② 적응증: 전간, 정신질환 ■ 하향사자 한다.
		상지부(上肢部)
新	호변(虎辺)	① 혈위: 삼간혈과 합곡혈지간 ② 적응증: 노이로제, 전간, 정신분열증
新	요통(腰痛) 1, 2, 3	① 혈위: 수배 제2~3, 3~4, 4~5 중수골(손허리뼈)의 접합처 ② 적응증: 요통 1점: 두부, 요부, 사지외상. 요통 2점: 흉부, 사지외상. 요통 3점: 요부, 사지외상
新	유상혈(扭傷穴)	① 혈위: 수삼리혈 외 2촌 ② 적응증: 급성 추간원판, 헤르니아, 급성 요부질환
奇	팔사(八邪)	① 혈위: 제1 · 2, 2 · 3, 3 · 4, 4 · 5 기절골간(첫마디뼈 사이) 저의 전함중: 형혈에 해당됨 ② 적응증: 수지관절질환, 수지마비, 두통, 상지부 및 두부, 안면부, 열성질환 ■ 팔풍혈과 같이 쓰며 모든 경락의 형혈에 해당되며 특히 전신질환, 고열, 피부, 알러지성 감기, 몸살 등 전신성 질환시에 활용하며 구급시에는 점자출혈하고 자침한다.
奇	락침(落枕) 항강(項强)	① 혈위: 수배의 제2,3 중수골(손허리뼈) 사이 머리의 후함중 ② 적응증: 락침, 항강, 편두통, 위통, 인후통, 어깨통증, 불면증

표 9-3 신혈과 기혈의 상용혈(계속)

	구분	내용
奇	사봉(四縫)	① 혈위: 장측 제2, 3, 4, 5 기절중절간 관절 횡문의 중점 ② 적응증: 백일해 등 소아질환 ■ 소아의 복학이나 모든 구급에 먼저 구급혈을 점자출혈하여 조치하고 그래도 효과가 없을 때는 사봉혈을 점자하여 황색 점액이나 피를 한 방울 씩 짜낸다. 손을 편채로 점자하면 관절을 다칠 수 있으므로 손가락을 약간 굽혀 양쪽을 눌러서 살을 만든 뒤 점자한다.
奇	십선(十宣)	① 혈위: 양수십지첨단(兩手十指尖端) ② 적응증: 급성질환 및 인사불성, 고혈압, 정신질환 ■ 중증 구급 및 혈압 조절, 극도 전신성 구급에 반드시 점자출혈한다.
奇	봉안(鳳眼)	① 혈위: 무지 기절말절간 관절 횡문 요측단 내측 ② 적응증: 야맹증, 오지굴신불능
奇	대골공(大骨空)	① 혈위: 무지배측(엄지발가락 등쪽) 말절기절간 관절 횡문 중앙 ② 적응증: 안질환, 토사 ■ 뜸으로 치료한다.
奇	소골공(小骨空)	① 혈위: 소지배측(새끼발가락 등쪽) 기절중절간 관절 횡문 중점 ② 적응증: 안병, 후통, 관절통
奇	주첨(肘尖)	① 혈위: 굴주첨단(팔꿈치 굽힘 시 꼭대기) ② 적응증: 경부, 임파결핵
		하지부(下肢部)
新	좌골(坐骨)	① 혈위: 대전자(큰돌기)와 꼬리뼈 아래를 이은 선의 중점하 1촌 ② 적응증: 좌골신경통, 하지마비
新	란미혈(蘭尾穴)	① 혈위: 족삼리혈하 2촌 ② 적응증: 급만성 충수염, 하지마비, 소화불량 ■ 맹장염의 진단처이다.
奇	담랑혈(膽囊穴)	① 혈위: 양릉천혈하 1~2촌 ② 적응증: 담도질환
奇	팔풍혈(八風穴)	① 혈위: 족 1~5기절골간(첫마디뼈 사이) 아래 전함중 ② 적응증: 국소질환, 전신성 열성, 안면질환 ■ 좌우 합해서 8혈(八穴)이다.
新	은평(跟平)	① 혈위: 내외과를 이은 선과 아킬레스건과의 교차점 ② 적응증: 소아마비 후유증, 하지질환, 근위축, 비장근위축
新	위하(委下)	① 혈위: 위중혈 아래 4촌 가쪽, 장딴지 부근 위중과 승산혈 중간에서 1.5촌 가쪽부위 ② 적응증: 소아마비 후유증, 하지질환, 비장근위축

표 9-3 신혈과 기혈의 상용혈(계속)

	구분	내용
新	유뇨(遺尿)	① 혈위: 삼음교혈상 1촌 ② 적응증: 유뇨증
奇	이내정(裏內庭)	① 혈위: 족저로 제2~3 기절골(첫마디뼈) 아래의 전함중 ② 적응증: 국소통락, 소아경풍, 전간, 식중독 ■ 식중독 및 중독성 소화기질환에 구급혈 조치를 하고 이내정에 뜸 치료한다.
奇	전후은주(前後隱珠)	① 혈위: 용천혈 전후 각 0.5촌 ② 적응증: 고혈압, 족저통, 소아경풍, 심계
奇	족심(足心)	① 혈위: 용천혈 후방 1촌 ② 적응증: 자궁출혈, 두통
奇	실면(失眠)	① 혈위: 조저 족은부 정중점 ② 적응증: 실면
奇	외과첨(外踝尖)	① 혈위: 족외과의 고점 ② 적응증: 치통, 각기, 하지마비, 통풍
奇	내과첨(內踝尖)	① 혈위: 족내과의 고점 ② 적응증: 편도선염
奇	백충과(百虫窠)	① 혈위: 혈해혈상 1촌 ② 적응증: 담마진, 습진, 하부생창 ■ 피부, 혈액질환에 필수이다.

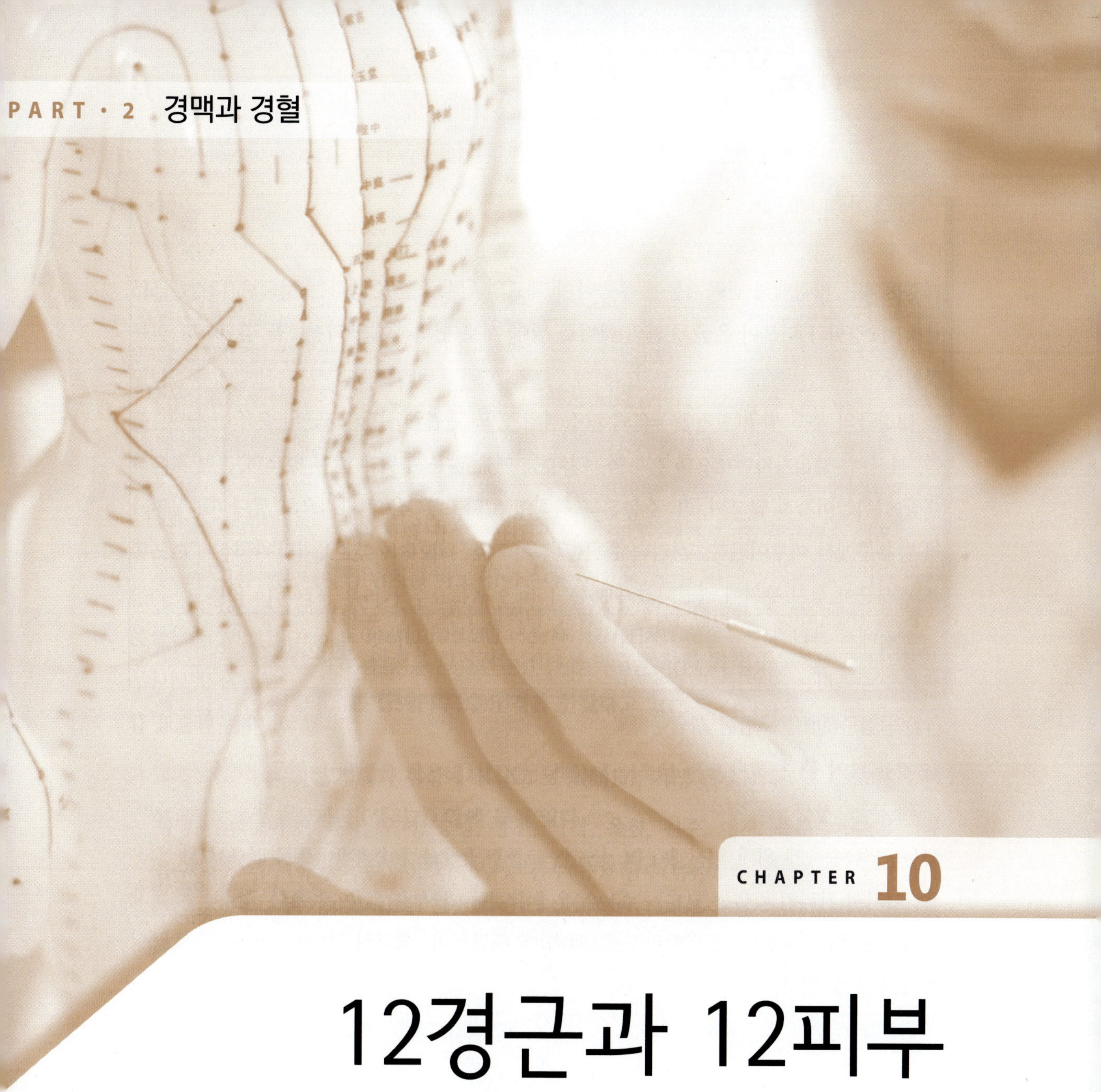

CHAPTER 10

12경근과 12피부

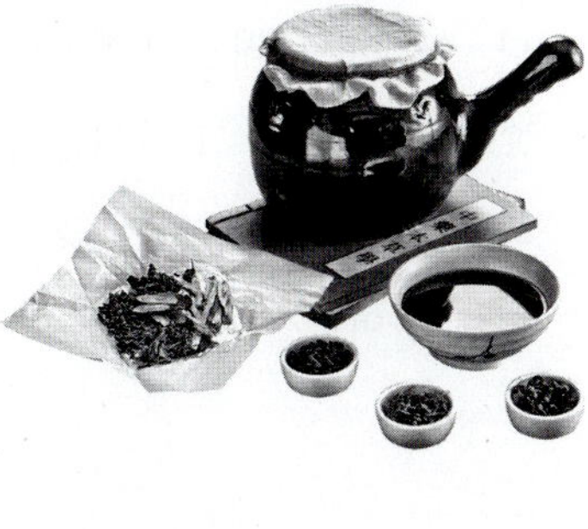

12경근의 개념

12경근이란 12경맥의 근육계통에 부속하여 체표의 근육층을 순행하는 것으로 12경맥, 15낙맥, 12경별과 더불어 온몸 순환의 하나를 맡아 서로 협력하여 생리활동을 영위하고 있는 것이다.

12경근의 분포 범위는 기본적으로 12경맥의 분포 부위와 같다. 경근의 분포는 손발, 손목, 복사뼈, 팔꿈치와 무릎, 몸통과 목, 머리 등 매우 많은 부위에 걸쳐 있으며, 일반적으로 내장에는 들어가지 않으며, 또 집결되는 특징이 있다. 집결은 일반적으로 팔다리관절이나 골격 부근에서 이루어진다. '성기는 종근(크고 중요한 힘줄)이 모인 곳이다'라고 한 것은 몇 개의 경근이 성기 부위에 집결되었기 때문이다.

고전에서 가리키는 근과 현대의학에서 말하는 근육은 그 뜻이 좀 다르다. 옛날 사람들은 근육을 수축하는 것은 근육 중에 있는 '가늘고 긴 힘줄'이라 생각했다. '근(筋)'자가 대나무(竹)와 힘줄(肋)을 조합한 회의문자로, 대나무를 절단하여 속을 들여다보면 가는 힘줄과 같은 것을 많이 볼 수 있다.

『소문. 오장생성론』에서는 '근은 모두 관절에 속한다'는 구절이 있다. 이것은 관절운동이 모두 근육 수축에 의해 영위된다는 근거에서 근육이 관절에 소속하고 있음을 나타낸 것으로, 여기서 가리키고 있는 근은 건(腱)까지 포함한다. 또한 이 건은 힘줄의 모임이다. 현재 쓰이는 근육(muscle)은 한의학의 기육(肌肉)에 해당하며, 오히려 건(tendon)이 근에 해당한다고 볼 수 있다.

12경근의 분포

1) 족태양의 근

새끼발가락에서 시작하여 올라가 바깥 복사뼈에 맺히고 비스듬히 올라가 무릎에 맺힌다. 아래로 내려가 바깥 복사뼈를 돌아서 발뒤꿈치에 맺히고, 발뒤꿈치를 돌아서 위로 오금에 맺힌다. 그 가지는 장딴지 바깥쪽에 맺히고, 오금 안쪽으로 올라가서 오금의 근과 함께 올라가 볼기에 맺힌다. 다시 등줄기를 끼고 올라가 목덜미에 이르며, 그 가지는 따로 들어가서 혀뿌리에 맺힌다. 곧게 가는 것은 뒷머리 뼈에 맺히고 정수리로 올라가서, 얼굴로 내려가 코에 맺힌다. 가지는 위쪽 눈시울이 되며 내려가 코 옆에 맺힌다. 다른 한 가지는 겨드랑이 뒤 바깥쪽에서 위팔뼈 머리에 맺힌다. 다른 가지는 겨드랑이 아래로 들어가서 위의 결분으로 나와 올라가서 완골에 맺힌다. 가지는 결분을 나와 비스듬히 올라가 코 옆으로 나온다.

2) 족소양의 근

넷째발가락에서 시작하여 위로 바깥 복사뼈에 맺히고, 정강이뼈 바깥쪽을 따라 올라가 무릎 바깥쪽에 맺힌다. 가지는 외부과(external condyle)에서 시작하여 위로 넓적다리로 가며, 앞쪽은 복토위쪽에 맺히고 뒤쪽은 꽁무니에 맺힌다. 곧게 가는 것은 옆구리 아래에 분포되고 올라가서 옆구리를 지나 겨드랑이 앞쪽으로 가서, 젖가슴과 이어지고 결분에 맺힌다. 곧게 가는 것은 겨드랑이에서 위로 나와 결분을 지나서 족태양의 앞쪽으로 귀 뒤를 따라 이마 구석으로 올라가 정수리에서 만나고, 아래턱으로 내려가 위로 코 옆에 맺힌다. 가지는 눈초리에 맺힌다.

3) 족양명의 근

둘째, 셋째, 넷째 발가락에서 시작하여 발등에 맺히고 바깥쪽으로 비스듬히 올라가서 외부과(external condyle)에 분포되고, 위로 무릎 바깥쪽에 맺히며 곧게 올라가 큰 대퇴돌기에 맺히고, 옆구리를 따라 올라가 등줄기에 이어진다. 곧게 가는 것은 정강이뼈를 따라 올라가 무릎에 맺히고, 가지는 복토를 따라 위로 허벅다리에 맺히고 성기에 모인다. 위로 올라가 배에 분포되고 결분에 맺힌다. 목에 이르고 위로 입을 끼고 코 옆에 합하고, 아래로 코에 맺히며, 올라가 족태양과 합쳐 위쪽 눈시울이 된다. 가지는 뺨에서 귀 앞으로 가서 맺힌다.

4) 족태음의 근

엄지발가락 안쪽 끝에서 시작하여 위로 올라가 안쪽 복사뼈에 맺히고, 곧게 가는 것은 내부과(internal condyle)에 맺히며, 넓적다리 안쪽을 따라 올라가 허벅다리에 맺히고, 성기에 모인다. 다시 올라가 배에 이르고 배꼽에 맺히며, 깊이 뱃속을 따라 올라가 갈비뼈에 맺히고, 가슴 속에 퍼진다. 안으로 가는 것은 등줄기에 붙는다.

5) 족궐음의 근

엄지발가락 위쪽에서 시작하여 위로 안쪽 복사뼈 앞쪽에 맺히며, 정강이뼈 안쪽을 따라 올라가 위로 내부과(internal condyle) 아래에 맺히고, 넓적다리 안쪽을 따라 올라가 성기에 맺혀 각 경근과 이어진다.

6) 족소음의 근

새끼발가락 아래에서 시작하여 족태음의 근과 함께 안쪽 복사뼈 아래로 비스듬히 가서 발뒤꿈치에 맺히고 족태양의 근과 만난다. 위로 올라가 내부과(internal condyle) 아래에 맺히고, 족태음의 근과 함께 넓적다리 안쪽을 따라 올라가 성기에 맺힌다. 가지는 다시 등줄기를 따라 등심을 끼고 목덜미로 올라가 뒷머리뼈에 맺히고 족태양의 근과 만난다.

7) 수태양의 근

새끼손가락 위에서 시작하여 올라가 손목 손등 쪽에 맺히고 팔뚝 안쪽을 따라 올라가 팔꿈치 안쪽 뾰족한 돌기 뒤에 맺히고, 겨드랑이 아래에 맺힌다. 그 가지는 겨드랑이 뒤쪽으로 가서 어깨뼈를 둘러 목을 따라 족태양 경근의 앞쪽으로 나와서 귀 뒤 완골에 맺힌다. 귀 뒤에서 갈라져나간 한 가지는 귓속으로 들어간다. 곧게 가는 것은 귀 위로 나온 뒤, 내려가서 턱에 맺히고, 올라가서 눈초리에 이어진다. 또 한 가지는 턱에서 갈라져나와 올라가 어금니에 이르고 귀 앞을 돌아 눈초리에 이어지며 올라가서 이마 구석에 맺힌다.

8) 수소양의 근

넷째손가락 끝에서 시작하여 올라가 손목 척골(자뼈)쪽에 맺히고, 팔뚝을 따라 올라가 팔꿈치 끝에 맺히고, 위팔 바깥쪽을 따라 어깨를 거쳐 목으로 가서 수태양과 합한다. 그 가지는 아래턱 구석에서 속으로 들어가 혀뿌리에 이어진다. 또 한 가지는 어금니께로 올라가서 귀 앞을 따라 눈초리에 이르며, 위로 이마를 지나 이마 구석에 맺힌다.

9) 수양명의 근

둘째손가락 끝에서 시작하여 손목 손등 쪽에 맺히고 위로 팔뚝을 따라 팔꿈치 바깥쪽에 맺히고, 다시 위팔을 따라 올라가 위팔뼈 머리에 맺힌다. 그 가지는 어깨뼈를 둘러 등줄기를 끼고 곧게 가는 것은 다시 위팔뼈 머리에서 목으로 올라간다. 가지는 뺨으로 올라가 코 옆에 맺힌다. 곧게 가는 것은 올라가서 수태양 앞쪽으로 나온다. 왼쪽 이마 구석으로 올라가 머리에 이어지고 오른쪽 턱으로 내려온다.

10) 수태음의 근

엄지손가락 위쪽에서 시작하여 손가락을 따라 올라가 어제 뒤쪽에 맺히고 촌구 바깥쪽을 따라 올라가 팔뚝에 이르러 팔꿈치 가운데에 맺힌다. 다시 위팔 안쪽으로 올라가 겨드랑이 아래로 들어가서 결분으로 나오고, 위팔뼈 머리 앞쪽에 맺힌 다음 올라가 결분에 맺히며, 내려가 가슴 속에 맺히고, 흩어져서 횡격막을 뚫고 횡격막 아래에서 만나고 아래쪽 옆구리에 이른다.

11) 수궐음의 근

가운데손가락에서 시작하여 수태음 경근과 함께 팔꿈치 안쪽에 맺히고, 위팔 안쪽을 따라 올라가 겨드랑이 아래에 맺히고, 내려가서 아래쪽 옆구리의 앞 뒤쪽을 끼고 퍼진다. 그 가지는 겨드랑이 아래로 들어가서 가슴 속에 퍼지고 가슴과 옆구리에 맺힌다.

12) 수소음의 근

새끼손가락 안쪽에서 시작하여 손바닥 뒤 척골(자뼈)쪽 뾰족한 돌기에 맺히고, 위로 올라가 팔꿈치 안쪽에 맺히며, 다시 올라가 겨드랑이로 들어가서 수태음 경근과 만나 젖가슴에 이르러 가슴 속에 맺히고, 흉격(가슴벽)을 지나 아래로 배꼽에 이어진다.

12피부

12경맥의 피부계통에 순행하고 있다는 점에서 경근과 같이 경락계통의 체표상 기능망이라 정의되며, 경맥 · 경별 · 경근과 같이 삼음 삼양으로 분류되고, 12피부에 나타나는 이상변화는 그곳을 순행하고 있는 12경맥에 들어맞는다.

1) 12피부의 개념

피부는 경락 분포부위에 따른 체표의 피부 분포구역이다.

『소문. 피부론』에서는 '피부에는 나뉘어 속하는 부위가 있다', '피부는 낙맥이 나뉘어 속하는 곳이다'라고 하였다. 정경이 12개이므로 피부도 거기에 맞게 12부분으로 나누어지며, 이를 12피부라고 한다. 피부는 12경맥이 분포하는 체표의 범위라고 할 수 있다. 동시에 피부는 경락의 분포구역일 뿐만 아니라 별락(15낙맥)의 분포구역이며, 특히 부락과 밀접하게 관련된다.

『소문. 피부론』에서 '피부에 대해 알려고 하면 경맥을 기준으로 삼아야 한다', '12경의 낙맥은 피부에 나뉘어 속한다'고 하였다. 피부는 체표에 있는 12경맥과 그에 소속된 낙맥에 의한 분포구역이며, 12경맥의 기가 분포되어 있는 곳이다(**그림 10-1**).

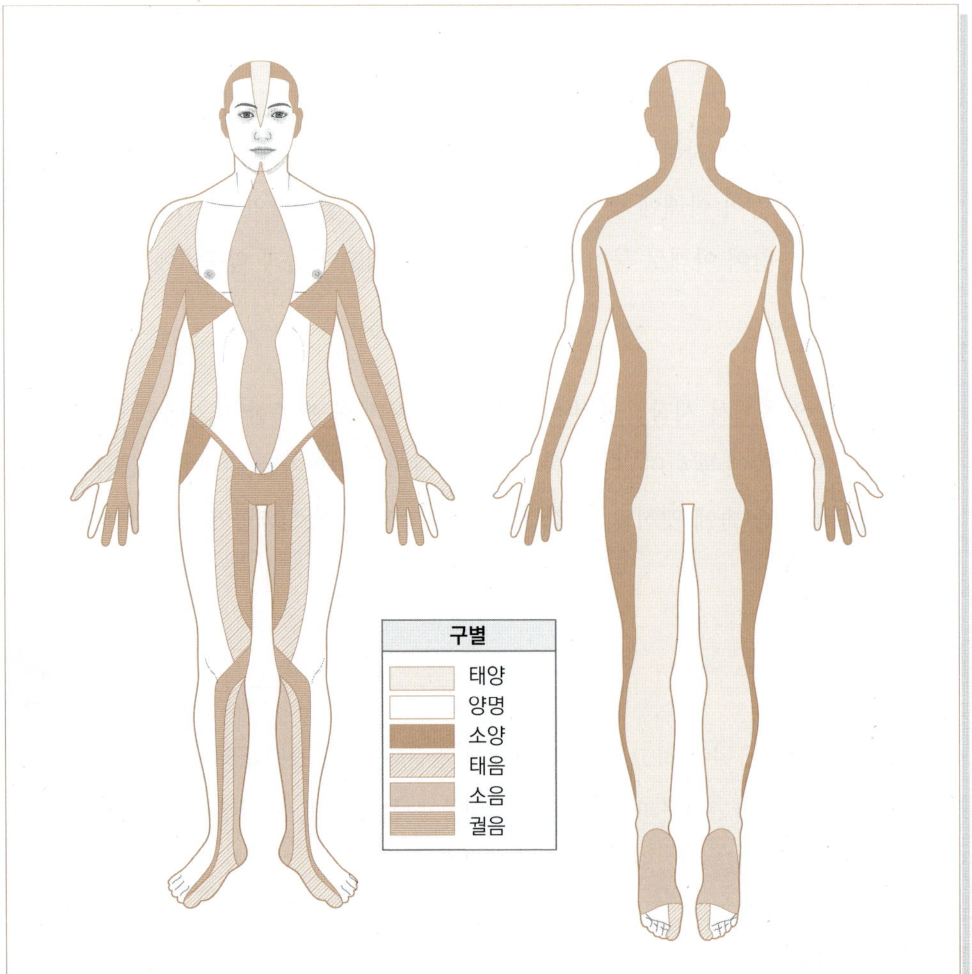

그림 10-1 12피부 분포구역도

피부는 12경맥에 의한 체표의 분포구역이며 피부와 경맥, 낙맥과 다른 점을 보면, 경맥은 선 모양으로 분포하고 낙맥은 그물 모양으로 분포하며, 피부는 면에 치중해서 구역을 나눈 것으로 분포부위는 대체로 해당 경락의 순행부위에 속할 뿐만 아니라 경락보다 더 넓다.

2) 12피부의 기본기능

피부는 주로 외사를 방어하고 이상변화를 반영하는 기능을 한다. 피부는 인체의 겉에 분포하므로 가장 먼저 넓게 외사와 만나며, 외사가 침입했을 때 피부와 피부에 분포되어 흐르는 위기가 방어작용을 한다. 피부가 12경맥에 나뉘어 속하고, 12경맥 또한 안으로 장부와 이어지므로 장부 경락의 이상변화는 그에 맞는 피부에 반영된다. 부위별로 피부의 색과 형태 변화를 관찰하여 장부 경락의 병을 진단하며, 약물에 열을 가해 피부의 일정한 부위에 문지르거나 붙이고 바르며 뜸을 뜨는 치료법으로 내장의 병을 치료하는 등 진단과 치료에 피부이론을 적용한 것이다.

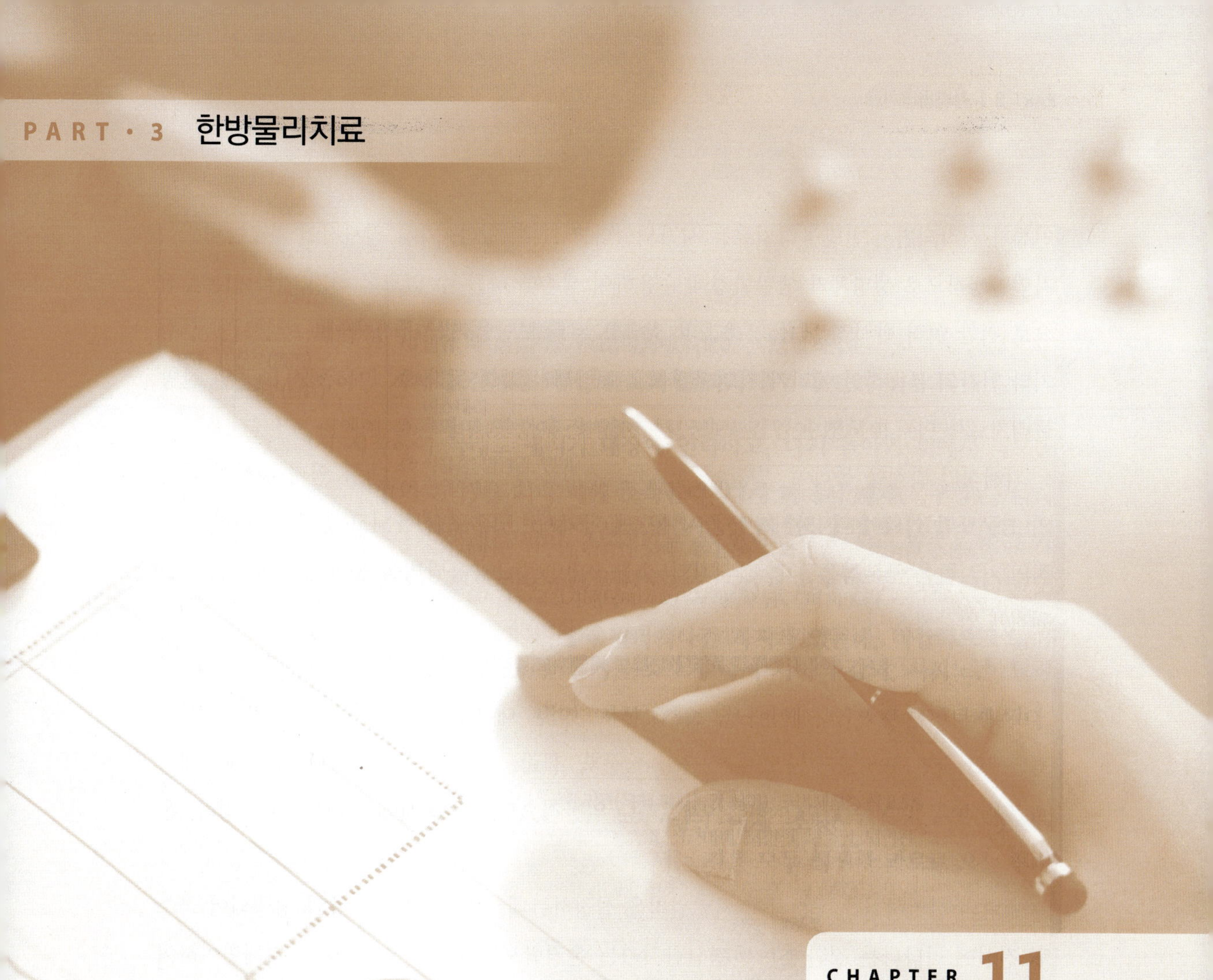

CHAPTER 11

한방물리치료 개요

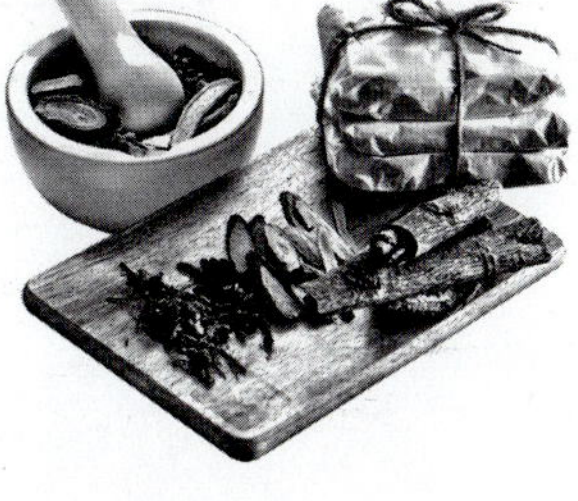

인류가 시작되면서 한방물리치료는 시작되었다고 할 수 있다. 가장 원시적인 치료방법으로 자연발생적으로 생명체가 생활환경에 순응하여 생존해 나갈 수 있도록 하기 위하여 본능적으로 취한 여러 반사적 행동과 동물의 생태를 본뜬 도인안교법이 정체술로 발전되었으며, 기타 인간의 본능적인 예지가 자연환경에 순응하려는 각종 동작으로 발전하여 오늘날 한방물리치료를 이루게 되었다.

기계적인 발전을 통하여 질병을 치료하고 건강을 증진시키는 효과를 얻기 위하여 기존의 침구요법 이외에 다양한 기기들이 한방물리치료 방법으로 응용되고 있다. 이러한 이학적인 기기들은 근본적으로 경락과 경혈 자극을 대상으로 응용방법을 통한 한의학적인 치료원칙에 입각해 있다.

전기침, 은침형전극치료, 레이저 침 같은 치료기들은 침 시술 부위인 경혈에 기존의 침으로 자극을 주는 방법 대신 응용되고 있다. 또 다른 대부분의 치료기들은 그 자극대상이 경혈에만 국한되어 있지 않으며, 경근이나 경피, 혈락, 손락 등 모든 한의학적인 자극대상을 포함한다고 할 수 있다. 이러한 치료기는 일반적으로 자극목적에 따라 크게 통경락, 온경락, 정경락요법으로 나눌 수 있다.

경락의 한열허실을 구분하여 치료원칙을 설정하는데, 일반적으로 한증과 병행되어 국소 및 전신에 나타나는 질환에는 온경산한시키는 온경락요법을 중심으로 하고, 기체혈어하여 발생되는 국소적인 병증에는 통경락시켜 국소의 울체를 소통시키는데, 그 주안점을 두고 부수적인 염증현상은 약물을 병용하여 증상을 감소시킨다. 또한 기혈이나 전신적인 경락의 균형이 맞지 않았을 경우에는 전신경락을 동시에 자극하여 조정하는 정경락요법에 중심을 두고 있다.

한방물리치료의 동 · 서양차이

동양의학은 경락과 경혈을 자극대상으로 하고 전신적이며 생리적인 내부장기의 균형조절과 기능향상을 치료목적으로 한다. 서양의학은 근육, 신경, 혈관, 관절을 자극대상으로 하고 국소적인 진통, 소염 및 운동장애 개선을 치료목적으로 한다.

응용원리

1) 통경락요법

통경락(通經絡)요법은 주로 기(氣)의 소통이상과 관련되어 나타나는 국소 및 전신의 통증과 종창 등을 치료하는 방법으로 경락의 기혈소통을 주목적으로 한다. 기체(氣滯), 기울(氣鬱), 기역(氣逆), 기기불리(氣機不利) 등으로 발생되는 모든 증상을 치료한다.

치료방법은 크게 전기자극과 압력을 이용하여 경락을 소통시키는 것으로, 저주파전기자극치료기(EST), 경피신경자극치료기(TENs), 간섭파(중주파) 치료기(ICT), 은침형전극치료(SSP), 침전기자극기, 전자침술기기, 미세전류치료기 등 대부분의 저주파치료기기를 포함한다.

허증, 한증 및 기체하여 발생되는 질환이 적절한 치료시기를 놓치거나 오치로 인하여 이증으로 진행되면 통경락요법으로는 충분한 치료효과를 보기 어렵다. 이러한 경우에는 온경산한(溫經散寒)하며, 부정거사(扶正祛邪)하는 방법의 온경락요법을 이용하는 것이 효과적이다. 경락, 경혈, 경근, 경피 등에 온열자극을 주어 국소의 한사를 몰아낼 뿐만 아니라, 인체표면과 관련된 내부장기의 기능을 높여주어 인체의 질병치유력을 높여주는 효과가 있다.

2) 온경락요법

온경락(溫經絡)요법은 주로 물이나 액체를 이용하는 방법으로 전기로 발생시킨 전환열을 이용하는 방법, 광선의 파장을 응용한 방법, 기타 등으로 나눌 수 있다. 물이나 액체를 이용한 방법으로는 온열찜질, 파리핀욕 등이 있고, 전환열을 이용한 온경락요법은 초음파치료기, 단파치료기, 극초단파치료기 등이 있으며, 광선을 이용한 것은 적외선치료기, 저용량 레이저치료기 등이 있다.

임상적인 활용은 주로 근골격계 질환에 수반되는 통증에 근육을 이완시켜 소통시키기 위하여 활용되며, 온경락시킨 뒤 통경락요법을 사용하는 것이 보다 효과적이다.

3) 정경락요법

정경락(整經絡)요법은 여러 경락에 자극을 주어 음양의 균형을 맞추는데 그 목적이 있으며, 이는 동양의학의 정체개념과 표본동치(標本同治) 및 부정거사(扶正祛邪)의 한 방법에 해당한다. 특히 만성적이고 허한 병증에 기혈순환을 촉진시키고 체내 장부의 기능을 원활하게 할 수 있도록 간접적으로 도와줄 수 있으며, 이로 인한 부수적인 통증완화에 도움을 줄 수 있다. 이러한 방법은 내경에서 말한 치미병(治未病)의 예방적인 측면이 강한 요법이며, 실제 임상에서도 직접적 질환치료보다는 각종 질환으로 야기되는 부수적인 증상에 초점을 두어 병행 활용할 수 있는 방법이라 할 수 있다.

정경락시키는 치료방법은 다양하지만, 대체로 물을 이용한 음양조절법인 냉온교대욕(陰陽交互浴), 전기를 이용한 체내 이온 활성화법 및 자기를 이용한 자장치료기, 전위치료기(health–ion) 등이 있다.

자극목적에 따른 물리치료 기기의 분류

1) 통경락

① 한방물리치료에서 전기자극 이용으로는 저주파전기자극요법(electrical stimulation therapy, EST), 경근중주파요법(interference current therapy, ICT), 경근저주파요법(transcutaneous electrical nerve stimulation, TENS), 은침형전극치료요법(silver spike point electrode, SSP), 기능적전기자극요법(functional electrical stimulation, FES) 등이 있다.

② 음압 이용으로는 부항(국소), 자석(국소) 등이 있다.

2) 온경락

① 물 이용으로는 혈위온열요법(hot pack), 파라핀요법(paraffin bath), 온천욕, 증기욕 등이 있다.

② 전환열 이용으로는 극초단파(microwave), 초음파(ultrasound), 단파(shortwave) 등이 있다.

③ 광선 이용으로는 혈위 적외선 조사요법(infra red), 레이저 광선 등이 있다.

3) 정경락

① 물 이용으로는 (음양조절법) 냉온욕, 각탕법 등이 있다.

② 광선 이용으로는 (전신기혈순환조정법) 종합가시광선, 원적외선 등이 있다.

③ 전기 이용으로는 (체내이온 활성법 및 자기를 활용한 경락자극방법) 전위치료기(health ion), 적외선치료기(TDP) 등이 있다.

④ 음압 이용으로는 부항(전신), 자석(전신) 등으로 이용된다.

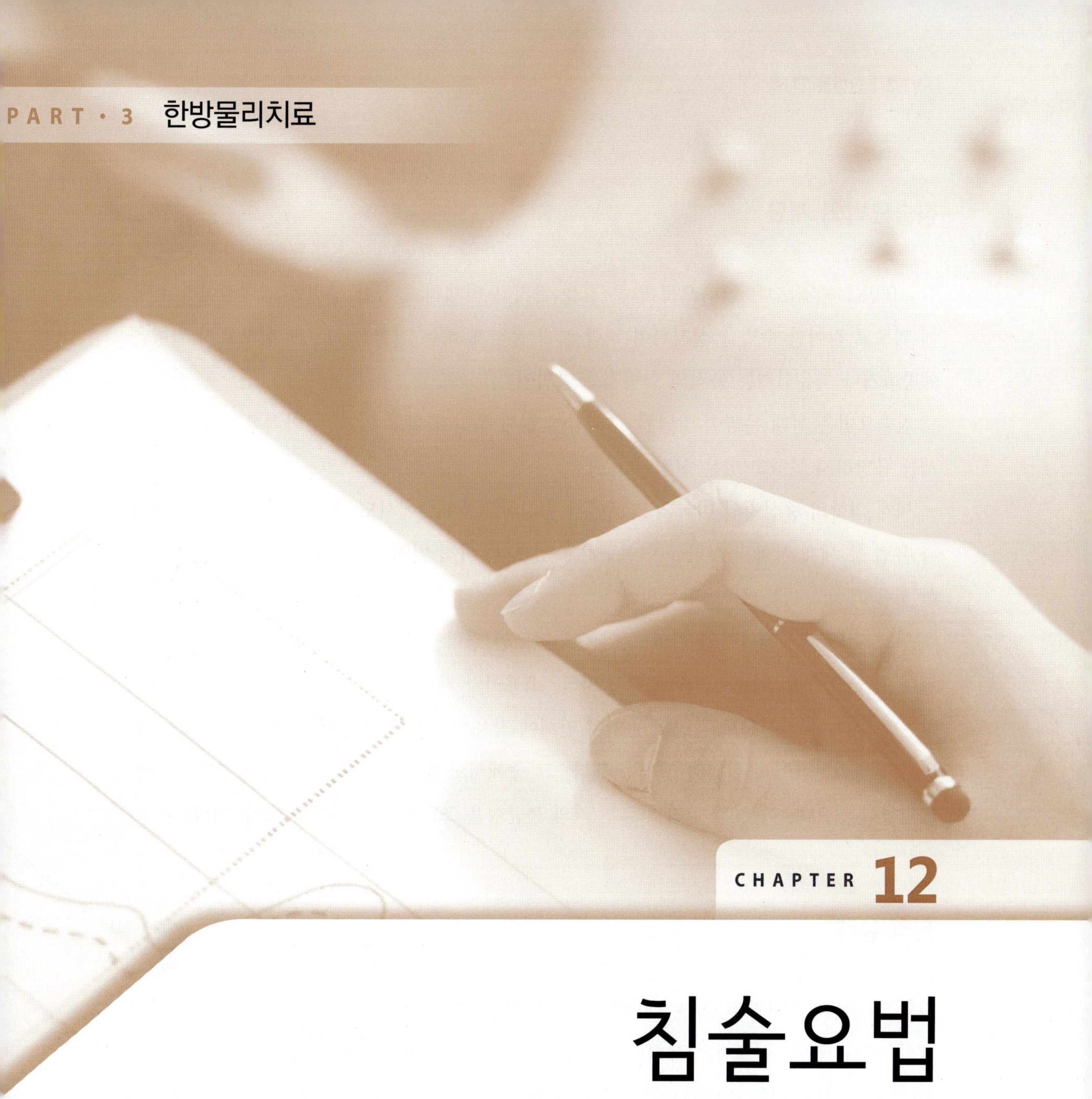

CHAPTER 12

침술요법

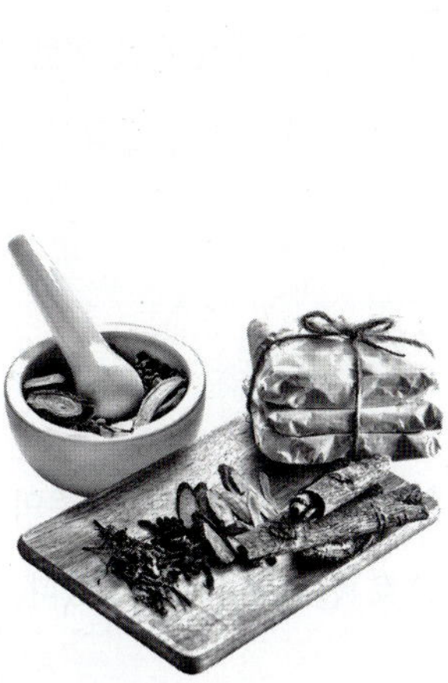

침술요법의 개요

침술요법(針術療法)은 금속으로 만든 침을 가지고 인체의 일정한 부위인 경혈점이라는 곳에 찌르고 각이한 수법을 실시하여 경락을 잘 통하게 하는 기혈을 고르게 함으로써 질병을 예방하거나 치유시키는 목적의 한방치료 방법이다.

침술요법은 현대 문명이 발달된 21세기에 현재 우리가 살고 있지만, 아직까지 정확한 실체를 규명하지 못하고 있는 실정이다.

세계 의학의 중심지인 미국의 FDA에서 승인하고 WHO에서도 인정하고 있으며, 미국이나 유럽 등 세계 각국의 석학들이 연구하고 있으나, 아직 밝혀내지 못하고 있지만 불가사의한 힘을 가지고 있는 것이 바로 침이다.

인체 내의 생체에너지인 기와 혈의 순행통로인 경락을 통하여 통일된 생명활동을 하게 된다. 침술요법 원리는 이러한 경락을 자극, 소통시켜 기혈을 고르게 함으로써 질병을 치료하는데 있다. 일반적으로 질병의 원인이 인체에 작용하게 되면 기질적, 기능적인 장애를 수반하고 병리현상이 발현되어 질병이 된다. 그 중에서도 많은 질병은 기의 불균형과 밀접한 연관성이 있으며, 이 경우에 침 치료는 기의 불균형을 조화시키는 것이라 할 수 있다.

침의 유래

침의 역사는 황제내경(B.C. 3,000)에서 비롯되었다. 황제내경은 한의학의 원전으로 인체의 생리, 병리, 진단, 치료가 상세히 기술되어 있으며, 또한 '폄석'이라는 최초의 침 치료에 대한 기술도 있다. 이는 질병치료를 위해서 경험적으로 뾰족한 돌을 사용하여 인체에 물리적인 자극을 가했던 것으로 생각되어지며, 인간이 침술에 대하여 눈을 뜨기 시작한 시기는 석기시대 정도로 추정되고 있다.

침의 종류

『내경』 침구 편에는 9종의 침이 있어 질병에 따라 각각 그에 해당하는 것이 적용되었던 것으로 전해내려 오고 있다. 『내경』에 "허하고 실한 것을 제대로 치료하려면 9가지 침이 있어야 좋다"고 한 것은 각각 그 침에 해당한 적응증이 있기 때문이다.

> *"주해에 머리와 몸에 열이 나는 데는 참침이 좋고*
> *분육에 기가 몰린 데는 원침이 좋으며*
> *경맥의 기가 허약한 데는 시침이 좋고*
> *열을 내리고 피를 빼며 고질병을 치료하는 데는 봉침이 좋으며*
> *곪은 것을 째어 피고름을 빼는 데는 피침이 좋고*
> *음양을 고르게 하며 갑자기 생긴 비증을 없애는 데는 원리침이 좋고*
> *경락을 조절하고 통비를 치료하는 데는 호침이 좋으며*
> *비증이 몸의 깊은 곳과 관절, 허리등뼈에 몰린 데는 장침이 좋고*
> *허풍이 관절과 피부에 있는 데는 대침이 좋다."*

이것은 바로 침에 따라 각각 해당한 적응증이 있다는 것을 말한 것이다(**그림 12-1**).

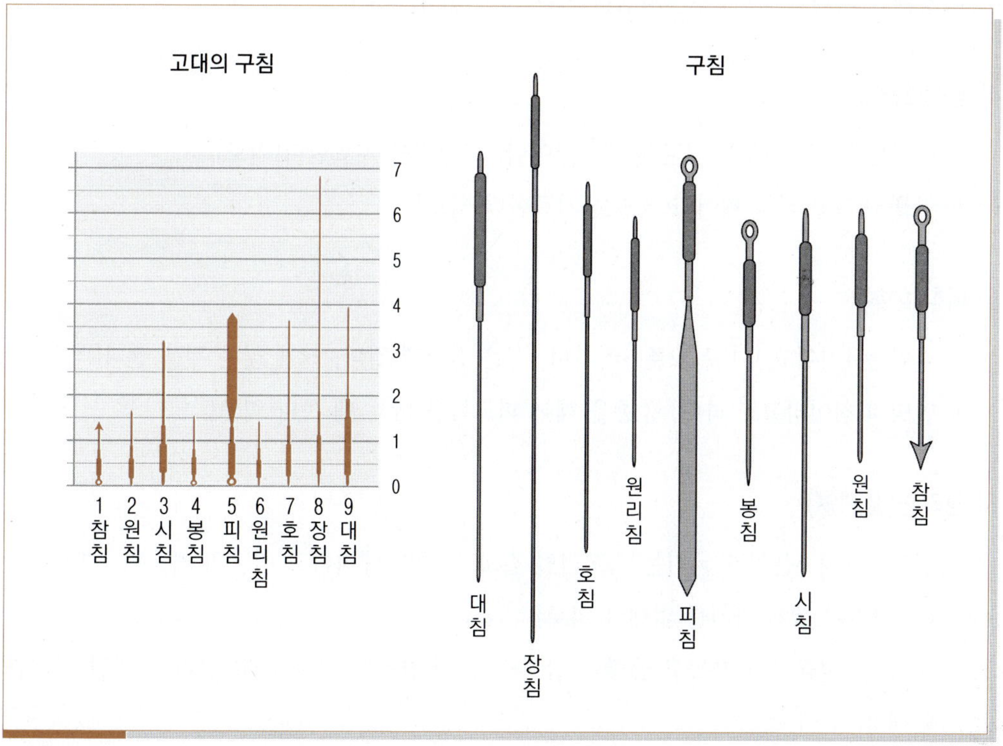

그림 12-1 침의 종류

1) 참침(鑱鍼)

- 길이는 1치 6푼이며, 침 끝이 크고 예리하다. 주로 양기를 사한다[영추].
- 너비는 5푼이고 길이가 1치 6푼이며, 침 끝이 크고 예리하다. 주로 머리에 열이 있는 것을 치료한다[역로].

2) 원침(圓鍼)

- 길이는 1치 6푼이고, 침 끝이 달걀모양과 같이 생겼다. 분육의 사이를 스치기만 하고 기육을 상하지 않게 하며 분육에 몰린 기를 사한다[영추].
- 침 끝이 달걀모양과 같이 생겼는데, 분육의 기병에는 원침을 쓰는 것이 좋다[역로].

3) 시침(鍉鍼)

- 길이는 3치 5푼이고, 침 끝이 기장이나 조의 가스랭이와 같이 뾰족하다. 경맥을 눌러 들어가지 않게 하고 찔러서 경맥의 기를 제대로 돌게 한다[역로].
- 경맥의 기가 허약한 데는 시침을 쓰는 것이 좋다[역로].

4) 봉침(鋒鍼)

- 길이는 1치 6푼이고, 침날은 세모꼴이다. 고질병을 치료한다[역로].
- 열을 내리고 피를 빼어 고질병을 치료한다[역로].

5) 피침(鈹鍼)

- 길이는 4치이고 너비는 2푼 5리이며, 끝은 칼날과 같다. 크게 곪은 것을 짼다[역로].
- 일명 파침이라고도 하며, 옹종을 째어 피고름을 빼는 데 쓴다[역로].

6) 원리침(圓利鍼)

- 길이가 1치 6푼이고 굵기는 소꼬리털 같고 둥글며 예리하고 침날의 가운데는 약간 굵다. 갑자기 생긴 사기를 없앤다[역로].
- 침 끝은 털끝같이 가늘고 둥글며 잘 돌므로 음양을 고르게 하고 갑자기 생긴 사기를 없앤다[역로].

7) 호침(毫鍼)

- 길이는 3치 6푼이고, 끝은 모기나 등에의 주둥이같이 날카로우며 천천히 놓고 오래 꽂아 둔다. 통비를 치료한다[역로].
- 침 끝은 모기나 등에의 주둥이 같은데, 경락을 고르게 하고 통비를 없앤다[역로].

8) 장침(長鍼)

- 길이는 7치이고 침 끝이 예리하다. 오래된 비증을 치료한다[역로].
- 침 끝이 예리하므로 비증이 몸의 깊은 곳과 관절, 허리등뼈에 몰린 것을 없앤다[역로].

9) 대침(大鍼)

- 길이는 4치이고 끝은 못과 같으며 침날은 약간 둥글다. 장기의 물을 뺀다[역로].
- 쇄침이라고도 하는데, 허풍이 관절과 피부 사이에 있는 것을 치료한다[역로].

옛날에는 9종의 침을 모두 사용하였으나, 침의 발전에 따라 임상에서 사용하는 침의 종류는 호침, 원침, 삼릉침, 피부침 등이다.

(1) 호침

① 호침의 길이

5푼부터 3치 5푼까지의 여러 가지가 있고 굵기도 26호, 28호, 30호, 32호 등의 여러 종류가 있다.

② 호침의 구조

호침의 구조는 4개 부분으로 되어 있는데 가는 금사로 감은 부분, 즉 손잡이 부분을 침자루라 하고, 침자루의 침날이 붙은 부분을 침근이라고 하며, 침끝을 침첨이라 하고, 침끝과 침근 사이를 침날이라 한다. 침끝은 아주 뾰족하지 않고 내부 조직에 대하여 파괴 작용을 일으키지 않는 것이 가장 적합하다

③ 침관

호침은 침관을 사용하기도 하는데 침관은 기지(氣至)의 감각이 필요 없거나 처음 침을 놓을 때 수기가 비교적 능하지 못한 경우에 덜 아프게 하기 위하여 사용한다.

④ 침관 사용법

침관에 호침을 끼어 혈 위에 놓고 침자루 끝을 집게손가락의 손톱으로 가볍게 튕기면 침은 피부층의 일정한 부위에 들어간다. 그 다음 침관을 들어 올리고 일정한 수법을 진행한다.

(2) 삼릉침

삼릉침은 삼각형으로 마치 창끝과 같이 생겼으며, 세모가 나고 끝이 날카롭다. 주로 피를 빼는 데 많이 쓰며 광증에도 사용한다.

- **삼릉침 놓는 법**

  침 놓는 손 가운뎃손가락에 침몸을 45도 각도로 기울여 잡고 90도 각으로 찌르면 침날이 약 2푼 정도 들어간다. 혈 부위에 따라 깊이를 달리한다.

(3) 피부침

피부침은 소아침 또는 칠성침이라고 한다. 이것은 6~7개의 가늘고 짧은 침을 연봉오리처럼 된 침자루 위에 간격을 맞추어 꽂아 쓴다. 대개 침을 무서워하는 어린이나 여성에게 적용하며 마비증에 가볍게 두들겨 사용한다.

어린이에게 침을 놓을 때에는 얕게 찌르는데, 약 1푼 깊이로 찌르며 10세 내외의 어린이는 2~3푼 깊이로 찌른다. 호침을 피부침으로 사용할 때에는 소독한 가제로 침대를 싸고, 침끝은 1~2푼만 내놓고 가볍게 피부를 자극한다.

침법의 종류

침법의 종류는 치료 부위에 따라 몸 전체를 침으로 자극하는 체침, 귀부위에 침 자극을 가해서 인체의 질병을 치료하는 이침, 머리 부분에 침 자극을 가하는 두침, 손에 있는 경혈을 자극함으로써 병을 치료하는 수지침, 족부에 있는 특정 혈위에 자침하여 각종 질병을 치료하는 족침요법 등이 있다.

치료방법에는 침의 효과와 약물을 혼합시킨 약침이 있으며, 특히 최근에는 벌의 독을 이용한 봉독약침이 관절염 등 각종통증 질환에 많이 활용되고 있다. 또한 전류를 통해서 전기자극을 이용하는 전침, 침 치료 후 그 위에 뜸치료를 함으로써 침과 뜸의 효과를 동시에 얻을 수 있는 온침, 침을 불에 달구어 시술하는 화침, 레이저를 경혈에 조사하여 통증 없이 치료할 수 있는 레이저 침 등이 있다.

1) 체침요법

인체의 경혈점 자극을 통하여 경락의 기능을 정상화함으로써 질병을 치료하는 요법으로 각종 통증질환 뿐만 아니라 제반 내상질환에 응용되는 가장 일반적인 방법이다.

2) 이침요법

이침요법(耳鍼療法)은 인체의 귀 부위에 침자극을 가함으로써 인체 각종 부위의 질병을 치료하는 분구침법의 하나로 동양의학의 장부경락학설 및 서양의학의 해부생리학설을 결합시킨 것으로 1975년 프랑스 의사인 Paul Nogier가 고안한 침법이다. 귀의 혈 자리 분포는 태아가 뱃속에 거꾸로 위치한 모습과 비슷하게 연관되어 있는데, 귓볼 부위의 이수는 얼굴에 해당되고, 대이륜은 척추부, 대이륜상하각은 둔부 및 하지, 이주상와는 상지, 삼각와는 골반부 및 생식기관, 이갑정 및 이갑강은 흉강 · 복강내장기에 상응한다는 원리를 따른 것이다.

이침요법의 장점은 조작이 간편하고 경제적이며, 속효가 있고, 부작용이 적고 안전한 점 등이다. 이침요법은 대뇌겉질의 흥분과 억제 조절작용이 있으며, 진정과 진통 효과가 있어 정신계통 질환, 금연, 금주, 비만 및 기타 질환에 광범위하게 적용되고 있다.

3) 두침요법

두침요법(頭鍼療法)은 동양의학의 자침방법을 서양의학의 대뇌피질의 기능과 관련시켜 두피의 상응부위에 자침하여 질병을 치료하는 것이다.

혈 자리의 선택을 위해 전후정중선(머리 정면에서 후면으로의 정가운데 연결선)과 미침선(눈썹 끝에서 머리측면을 지나 외측 후두부 융기를 잇는 연결선)을 기준으로 한다.

두침 부위는 크게 운동구와 감각구가 있으며, 그 부위와 주 치료 범위는 다음과 같다. 전후정중선의 가운데 점에서 뒤로 5mm 부위를 운동구 상점, 미침선과 머리측면의 발모 시작 부위의 교차점을 운동구 하점으로 해서 상점과 하점을 이은 선분 중에서, 상부 1/5을 하지 운동구, 중간 2/5은 상지 운동구라 하여 상 · 하지의 마비증상을 치료하고, 하부 2/5는 안면 운동구로서 중추성 안면부 질환, 언어장애, 발성장애 등을 치료한다. 감각구는 운동구에서 후방으로 1.5cm 평행 이동한 위치로 해당 부위의 감각이상, 통증 등을 치료한다.

4) 수지침요법

수지침요법(手指鍼療法)은 『황제내경』에서 볼 수 있는 수침요법을 근거로 하여 손 부위에 있는 혈 자리에 침자극을 통하여 전신의 질병과 통증을 치료하는 작용을 가지고 있다.

수지침 이론은 손에 있는 14개의 기맥과 345개의 기정혈이 있다는 것인데, 이는 인체 각 부분을 손의 각 부분에 연결시켜 기존 침구학 경락의 이론체계를 그대로 손에 적용시킨 것이다.

5) 족침요법

족침요법(足鍼療法)은 족부에 있는 특정 혈위에 자침하여 각종 질병을 치료하는 일종의 자극요법이다. 족침요법은 족부의 원위부에 있는 각이한 혈위에 자침하여 전신 각부의 질병과 통증을 치료하는 작용을 가지고 있다.

침법 원리는 마치 태아가 족장 부위에 드러누워 있는 형상으로 두부가 족근부를 향하고, 둔부는 족지에 착하고 장부는 족척부 중앙에 분포되어 있다. 상술한 계통에 의하여 인체전신 효과를 족혈에 자침함으로써 조정할 수 있기 때문에 장부병변을 치료할 수 있는 것이다.

족침요법은 현재 각종 급만성 통증 및 기타 질환에 응용되고 있다.

6) 약침요법

약침요법(藥鍼療法)이란 침의 효과와 약물을 혼합시킨 일종의 신침요법으로서 경락학설의 원리에 입각하여 약물을 선택해 경혈 압통점에 주입하여 침과 약물을 통하여 생체 기능을 조정하고 병리상태를 개선시켜 질병을 치료하는 방법이다.

약침요법의 장점은 약효의 발생이 빠르고 용량이 정확하며 약물의 내복이 불가능한 환자에게도 사용할 수 있다는 것이다. 그러나 국소자극으로 인해 주사성 통증이나 용혈이 나타나는 경우도 간혹 있다.

약침은 임상에서 각종 유형의 요통, 견배통, 관절통 및 일반 자침요법의 적응증에 응용되고 있다. 최근 약침은 크게 경락약침과 팔강약침으로 응용되고 있다.

7) 봉독약침요법

봉독약침요법(벌약침요법, 蜂毒藥鍼療法)은 벌을 직접 몸에 쏘이게 하는 것이 아니라 꿀벌에서 추출 정제한 약침액을 환자의 체질이나 질병에 따라 침치료점인 경혈에 주입함으로써 질병을 치료하는 방법이다.

2,000년 전부터 민간요법에서 신경통과 관절염에 특효라고 알려져 왔으며, 미국 등 서양의학에서는 생화학적인 약효연구를 통하여 '통증전문센터' 등에서 임상에 활용하고 있다. 한방 벌약침요법은 이러한 생화학적인 약성과 인체의 경락이론을 결합하여 주로 허리 통증 및 디스크, 무릎의 퇴행성관절염, 어깨통, 류마티스 등 각종 통증질환 뿐만 아니라 산후풍, 신경통, 손발이 찬 증상 등에 활용되고 있다.

벌약침 치료 후의 증상으로는 환자에 따라 치료부위가 붓거나 가려우며 가벼운 몸살 증상을 나타내기도 한다. 그러나 이는 봉독이 몸에 들어가 체내의 면역기능을 강화하는 과정으로 2~3일이면 자연히 없어지지만, 가정에서의 얼음이나 뜨거운 물수건찜질도 도움이 된다. 1주일에 2회 정도 경혈에 주입하며, 체질이나 질환에 따라 차이는 있지만 15회 정도를 치료과정으로 한다.

8) 전침요법

전침요법(電鍼療法)이란 경혈에 자침하여 감응이 있은 후 침에 전류를 통하여 수기법에 대신한 전기자극을 이용함으로써 질병을 치료하는 방법이다.

따라서 전침요법은 장시간의 지속적인 자극을 대신할 수 있고, 비교적 객관적으로 자극량을 조절할 수 있으며, 자침의 조작을 간략화 할 수 있고, 인체 어느 한 점에 자극을 집중시킬 수 있는 장점이 있다.

전침 자극량 선택의 일반적 원칙은 실증은 비교적 강한 자극(억제성 자극)을, 허증은 비교적 약한 자극(흥분성 자극)을 가하도록 하고 있다.

전침 치료의 적응증은 통증성 질환(삼차신경통, 요통, 견배통, 좌골신경통 등), 마비성 질환(중풍후유증, 안면신경마비, 소아마비후유증 등), 침술마취 등의 분야에 널리 응용되고 있다. 이 때 주파수와 강도에 따라 적응증이 달라지는데 고빈도 · 저강도의 자극은 일시적이고 국소적인 효과를 가져 오고, 고강도 · 저빈도의 자극은 지속적이고 전신적인 효과를 나타낸다.

9) 레이저침요법(光鍼療法)

1973년 독일의 Plog가 동양의학의 경락이론과 침구학을 연구한 다음, 1975년 한 물리학자와 함께 고유의 침치료 대신에 헬륨네온레이저(He-Ne Laser)를 응용하여 유효한 효과를 얻었다. He-Ne Laser 광선을 경혈에 주사할 때, 레이저광선 반응과 전자장의 자극을 거쳐서 경혈부위에 작용하여 열에너지와 전자장의 자극이 체내 경락계통에 변화를 주어 기혈순환을 조절한다. 헬륨(He), 네온(Ne)에서 유리되는 레이저빔은 저출력레이저(lower level laser)로서, 사용 시 열이 발생하지 않으므로 조직에 손상을 주지 않는다. 무통, 무흔, 무균, 무부작용의 장점이 있으므로 널리 사용되고 있다.

침 놓는 연습

삼릉침 또는 피부침은 기본적으로 특별한 연습이 필요하지는 않지만, 호침은 마치 붓으로 글을 쓰는 것과 같이 많은 연습이 필요하다.

① 사무용지를 약 80번 겹쳐(두께가 약 5~6푼 되게) 실로 우물정(井)자로 묶어 왼손엔 이것을 들고 오른손에 침을 쥐고 침을 찌르는 연습을 한다.

② 솜을 작은 공만큼 뭉쳐 실로 감은 다음, 침을 꽂았다 뺐다 돌렸다 재꼈다 하는 연습을 한다. 연습할 때는 먼저 짧은 침으로 연습하고 다음 긴 침으로 연습해야 한다. 이상 두 가지 연습에 모두 익숙하여 조금도 구애가 없으면 벌써 손가락에 힘이 생긴 것이므로 침을 놓아도 피부를 쉽게 뚫고 들어갈 수 있으며, 환자에게 고통을 덜 주며, 치료 효과 또한 높일 수 있다.

③ 침 놓는 것이 능숙하지 못하면 같은 부위의 혈에 침을 놓아도 의사에 따라서 효과에 영향을 주거나 혹은 사고가 발생할 수 있다. 그러므로 기본 수법에 능숙하도록 정신을 집중하여야 한다.

침 놓는 깊이

침을 놓음에 있어서 깊이와 유침 시간, 침의 횟수에 대한 일련의 문제에 대하여 반드시 정확한 이해를 가져야 한다. 그리하여 임상에서 침을 놓을 때에 어떻게 그 정도를 맞게 하는가 하는 문제에 대해서는 우선 옛 서적에서 지적한 치수를 일반적 표준으로 정한 기초 위에서 반드시 체질의 강약과 영양 상태, 질병의 급·만성, 각이한 증상(표증, 이증), 혈위 등에 따라서 침 놓는 깊이를 정하여야 한다, 일반적으로 비만한 사람은 깊이 찔러야 하고, 여윈 사람은 얕게 찔러야 한다. 예를 들어, 비만한 체질이고 급한 병일 경우, 중완혈에 침을 놓으려 할 때 중완혈의 기본 깊이는 8푼으로 하되, 처음 표피를 뚫고 들어갈 때는 굳은 감이 있다. 그 다음 마치 빈 구멍으로 들어가는 것처럼 저항이 없다가 침 닿는 느낌이 약간 굳은 감이 느껴진다. 이때 환자는 몸을 깜짝 움직이는데, 이때의 깊이가 바로 정확한 깊이라고 하였다(허임).

족양명경에는 6푼 깊이로 놓고 10번 숨 쉴 동안 꽂아 두며, 족태양경에는 5푼 깊이로 놓고 7번 숨 쉴 동안 꽂아 두며, 족소양경에는 4푼 깊이로 놓고 5번 숨 쉴 동안 꽂아 둔다. 족태음경에는 3푼 깊이로 놓고 4번 숨 쉴 동안 꽂아 두며, 족소음경에는 2푼 깊이로 놓고 3번 숨 쉴 동안 꽂아 두며, 족궐음경에는 1푼 깊이로 놓고 2번 숨 쉴 동안 꽂아 둔다. 손의 음, 양경은 그의 기를 받는 길이 가까우므로 그 기가 빨리 온다. 그러므로 침을 놓는 것도 2푼 이상 깊이 놓지 말며, 1번 숨 쉴 동안만 꽂아 둔다[영추].

윗몸과 뼈에 가까운 곳은 침을 얕게 놓고 뜸도 적게 뜨는 것이 좋으며 아랫몸과 살이 많은 곳은 침을 깊이 놓고 뜸을 많이 떠도 해롭지 않다[입문].

기타 두부 및 안면부와 어린이들에게 침을 놓을 때는 모두 깊이 찌르는 것이 좋지 않다. 특히 언어장애가 있거나 의식이 혼미한 환자를 치료함에 있어서 침을 찌르는 깊이는 전적으로 의사의 임상 경험과 해부에 관한 지식에 의거하게 된다.

이와 같이 체질과 병의 정도에 따라서 침의 깊이가 정해진다. 또한 병이 급성일 때에는 오래 유침하며, 1일 1회 혹은 수회 반복하여 놓을 수 있다. 반대로 만성이고 완고한 질병에는 침을 매일 또는 격일로 장기간 치료하는 것을 기본적으로 한다.

이상과 같은 실정을 고려하여 침의 깊이와 유침 시간, 횟수 등의 원칙을 잘 알고 옳게 응용하여야 한다.

침 놓는 법과 방향

침을 놓을 때에는 한 손으로는 침을 쥐고 다른 손으로는 '혈'을 누르는데, 침 쥐는 손을 '침 놓는 손'이라 하고 침을 누르는 손을 '누르는 손'이라고 한다. 왼손은 침 찌를 때에 보조 역할을 한다.

1) 침 놓는 법

시술자는 오른손에다 침을 쥐는데 주로 엄지손가락과 집게손가락으로 침자루를 쥐든지 혹은 엄지손가락, 집게손가락, 가운데손가락의 세 손가락으로 침자루를 쥐고 비비면서 침을 놓는다. 침 찌르는 각도는 혈의 부위에 따라 결정되지만 일반적으로 다음과 같다.

(1) 곧추 찌르는 것(직자, 直刺)

인체의 혈은 대다수가 곧추 침을 찌르는데, 침과 피부가 직각을 이루도록 신체 조직 내에 침을 바로 찌르는 것이다.

이 방법을 적용하는 부위는 복부의 제1, 제2, 제3선의 혈들과 합곡 및 근육이 두터운 부분의 혈들이다.

(2) 옆으로 찌르는 것(횡자, 橫刺)

침과 피부가 약 15~25도의 각을 이루도록 침을 옆으로 찌르는 것이다. 이것은 일반적으로 조직의 얕은 부분에 쓴다. 이 방법을 적용하는 부위는 두부의 백회, 상성, 솔곡과 안면부의 찬죽, 양백, 지창 및 흉부의 단중 등이다.

(3) 빗 찌르는 것(사자, 斜刺)

침과 피부가 대략 45도 각도로 경사지게 찌르는 것이다. 이 방법이 적용되는 혈은 두부의 풍지, 흉부의 중부, 팔의 열결, 무릎의 독비, 발 뒤의 곤륜 등이다.

이상과 같이 침 찌르는 방향은 몇 가지 표준이 있다. 그러나 부위와 병의 증상 및 치료 목적에 따라 달리할 수 있으며, 이것을 옳게 응용할 줄 알아야 한다.

2) 누르는 법

왼손으로 혈위를 누르는 것을 말하는데, 이것은 오른손의 침 찌르는 것을 보조하는 방법이다. 즉 혈의 위치를 고정시키고 침날이 구부러지는 것을 방지하며, 덜 아프게 하고 혈관을 밀어 내는 등의 작용을 한다.

『동의보감』에 "침을 놓을 줄 아는 사람은 왼손 자신을 가져야 한다."고 하였다. 누르는 법은 보통 다음과 같은 다섯 가지가 있다.

(1) 엄지손가락으로 누르는 법

왼손 엄지손가락으로 침 놓을 혈을 손톱자국이 나게 누르고, 손톱 끝이 닿아 있는 곳으로 침이 들어가게 하는 법이다. 이 법은 대개 짧은 침을 찌르는 데 적용한다.

(2) 두 손가락으로 누르는 법

왼손 집게손가락과 가운데 손가락으로 침 놓을 혈을 누르고, 두 손가락 사이에 소독솜을 끼고 침을 붙들어 침이 잘 들어가게 도와준다. 이 법은 긴 침을 찌르는 데 적용한다.

(3) 벌리면서 누르는 법

왼손 엄지손가락과 집게손가락으로 혈 있는 곳을 누르면서, 양쪽으로 벌려 피부를 긴장시켜 침이 잘 들어가도록 한다. 이 법은 피부가 탄력이 없는 복부 등에 적용한다.

(4) 잡아 쥐고 누르는 법

왼손 엄지손가락과 집게손가락으로 침 놓을 혈 부위를 잡고 긴장되게 한 다음, 침을 옆으로 찌르는 것이다. 이 법은 대개 안면부의 혈에 적용한다.

(5) 손바닥을 펴서 누르는 법

왼손을 쭉 펴서 혈을 누르고 손가락 사이로 침을 찌르는 것이다. 이 법은 대개 요부나 배부의 혈에 적용한다.

침 놓기 전의 준비

① 침 요법에서 좋은 효과를 거두기 위해서는 그 준비 작업도 잘되어야 한다. 혈의 위치에 따라 규정된 깊이와 환자의 비만한 정도를 고려하여 적당한 길이의 침을 선택해야 한다.

만약 좌우 양측의 같은 혈에 침을 놓으려면 같은 길이로 된 2개의 침을 선택해야 한다. 동시에 침이 손상되지 않았는지, 구부러지지 않았는지, 녹이 슬지 않았는지 또는 침 끝이 너무 무디지 않았는지 등을 검사하여야 한다. 침이 너무 무디면 조직을 손상시키며 환자로 하여금 고통을 느끼게 한다. 구부러진 침을 곧게 잡는 데 있어서 손가락으로 바로 펴는 방법은 빠르기도 하며 침을 손상하지도 않는 방법이다.

② 선택한 혈의 위치에 따라 환자에게 적당한 자세를 취하도록 하며, 동시에 장시간 견디지 못하는 일이 없도록 환자에게 설명해 주어야 한다.

③ 혈을 정한 다음에는 그 혈을 손가락 끝으로 가볍게 눌러 보아 반흔 혹은 종루가 있다면, 선택한 혈의 부위를 변경하되 반흔이 작으면 혈을 비스듬히 찌를 수 있고 반흔이 크면 다른 혈에 바꾸어 놓을 수 있다. 예를 들면 족삼리에 반흔이 큰 것이 있을 때 조구에 침을 놓는다. 또한 큰 정맥이나 동맥에 주의해야 한다. 비만한 사람은 대정맥을 쉽게 찾아볼 수 없다. 동맥은 만져서 알 수 있는데, 동맥(경동맥, 요골동맥, 측두동맥, 복강동맥 등)을 찌르면 혈전, 일혈, 전색 등이 발생할 수 있다. 그러므로 심부의 해부학적 위치를 반드시 알아야 한다. 예를 들면, 늑골 하연과 슬괵부에 많은 혈관이 있는데, 여기에 침을 놓을 때 이것을 모르면 혈관을 찌를 수 없다. 이외에 낭종 형태의 종루에 주의해야 하는데 경솔하게 침을 찔러서 낭종을 파열시켜 그 내용물이 나오게 해서는 안 된다.

④ 첫째로 침을 자주 소독해야 한다. 경우에 따라 75%의 알콜에 담가두는 것도 좋다. 둘째로 침 놓을 부위를 소독해야 하는데, 먼저 요오드팅크로 소독하고 조금 있다가 알콜 솜으로 깨끗이 닦는다. 셋째로 의사의 손을 소독해야 하는데, 손톱은 짧게 깎고 솔과 비누로 깨끗이 씻은 다음 다시 75%의 알콜 솜으로 닦아야 한다. 요즘은 대부분 일회용 침을 사용한다.

환자의 정형과 자세

① 침을 놓을 때에는 먼저 환자의 상태를 잘 살펴야 한다

『동의보감』 침구 편에서는 "크게 놀라고 크게 무서움을 탈 때는 반드시 그 기운이 안정된 다음에 침을 놓아야 한다. 차를 타고 온 사람은 뉘어서 쉬게 하여 밥 먹을 동안만큼 기다려 침을 놓고, 걸어온 사람은 10리를 걸어갈 동안만큼 앉아서 쉬게 한 다음 침을 놓는다."라고 하였다. 또 침을 맞아 보지 않은 환자에게는 경혈 수를 적게 잡고 자극도 가볍게 하며 신체가 허약한 환자나 비교적 병세가 중할 때에는 수법도 가볍게 실시하고 침을 얕게 놓아야 한다.

② 환자의 자세를 잘 조절하여야 한다

『동의보감』 침구편에는 "혈을 잡을 때에는 반드시 몸을 바르게 하고 사지를 오그리지 않게 하는데, 앉아서 잡는 데는 몸을 숙이거나 젖히지 않게 하며 서서 잡는 데는 몸을 한 쪽으로 기울어지지 않도록 해야 한다." 또 "앉고 서는 것이 다 바르고 곧아야 하며 만일 조금만 움직이면 바른 혈을 잡을 수 없다."고 하였다. 이것은 혈을 잡을 때나 침 놓을 때의 자세에 대한 중요성을 강조한 것이다.

환자의 체위에 따라 근육의 견인, 이완, 수축 등의 불일치로써 침의 진퇴가 곤란하거나 침이 구부러지거나 부러지기 쉽기 때문이다.

결국 좌위가 적당한가, 와위가 적당한가 하는 것은 혈이 어디 있는가 하는 것과 환자 상태를 보아서 적절히 활용하여야 한다. 예를 들면 환도와 용천의 배혈은 측와위로 해야 하고, 용천혈과 인중혈을 배혈할 때는 복와위를 취하여야 하며 용천 중완혈을 배혈할 때에는 앙와위를 취해야 한다.

몸이 허약하여 침을 겁내는 환자에게 훈침을 방지하기 위해서는 와위를 취하게 한다. 결국 침이나 뜸을 실시할 때 조건이 허락된다면 눕혀 놓고 실시하는 것이 가장 좋은 방법이다. 이외에 의사의 자세도 역시 침을 놓는데 적합하도록 편안하고 몸이 움직이지 않게 하며 침을 놓는 손을 의지하는 곳이 있도록 해야 한다.

침 놓는 수법

『내경』에는 "왼쪽 경맥이 실하면 오른쪽에 병이 생긴 것이고, 오른쪽 경맥이 실하면 왼쪽에 병이 생긴 것이다. 또한 오른쪽의 병이 낫지 않는 것은 왼쪽 경맥이 먼저 병든 것이고, 왼쪽의 병이 낫지 않는 것은 오른쪽 경맥이 먼저 병든 것이다. 그러므로 이런 때에는 반드시 거자법을 써야 한다."라고 하였다. 정, 형, 유, 경, 합의 5개 혈을 병에 따라 알맞게 쓰는 것이 침을 놓는 방법 가운데서 제일 중요한 방법이다. 거자법이라는 것은 그 경맥에 있는 5개의 유혈들을 쓰는 것이다[입문].

『내경』에는 대락에 사기가 침입하여 왼쪽에서 오른쪽으로도 몰려가고, 오른쪽에서 왼쪽으로도 몰려가며 상하좌우로 일정한 곳 없이 돌아다니기도 하나 경혈에는 들어가지 않았을 때에만 무자법을 쓰라고 하였는데, 무자법이라는 것은 그 낙맥에 침을 놓는 것이다. 즉 낙맥과 경맥은 위치가 다르므로 몸이 가무라 들고 저리며 아프나 경맥에 병이 없을 때에는 음과 양이 서로 통한 곳을 찔러야 한다는 것이다[입문].

산자법이라는 것은 산침을 말하는데, 잡병 때에 아무 곳이나 침혈을 잡거나 병에 따라 적당한 곳에 침을 놓으며 경맥의 순행에는 관계하지 않는 것이다. 즉 천응혈이라 하며, 자생경에 있는 아시혈이다[입문].

사기가 경맥에 들어가 왼쪽이 아픈 것은 오른쪽 경맥에 먼저 병이 생긴 것이므로 거자법을 써서 그 경맥에 침을 놓아야 하며 낙맥에는 놓지 말아야 한다. 낙맥에 병이 생긴 것은 그 아픈 곳이 경맥과는 위치가 다르기 때문에 무자법을 써야 한다. 즉 왼쪽에 병이 생기면 오른쪽에 침을 놓고, 오른쪽에 병이 생기면 왼쪽에 침을 놓는다. 또한 몸은 아픈데 9후맥에 병이 없으면 무자법을 써야 한다고 하였는데 무자법은 모든 경맥의 낙혈을 잡아 침을 놓는 방법이다[강목].

침을 놓을 때 환자의 상태와 병세에 따라 적당한 수법을 쓰는데 일반적인 수법은 다음과 같다.

1) 단자법

단자법(單刺法)은 혈에 침을 일정한 깊이에 도달하게 한 다음, 득기만 되면 곧 침을 뽑아내는 것이다. 이 법은 가벼운 자극이 필요하며 여성들과 어린아이들 및 몹시 쇠약한 환자에게 적용된다.

2) 선념법

선념법(旋撚法)은 침을 찌를 때나 뺄 때에 좌우로 비비면서 돌리는 방법이다. 침대를 쥐고 천천히 염전하면서 양 손가락에 압력을 가하여 침이 점차적으로 들어가게 하는 것이다. 비비며 돌릴 때, 돌리는 각도가 크면 클수록 자극이 강하고 돌리는 각도가 작으면 작을수록 자극이 약하다. 즉 약하면 보하고 강하면 사가된다. 이 수법은 병 증상과 체력의 강약에 의하여 결정하는데 임상에서 많이 쓴다.

3) 작탁법

작탁법(雀啄法)은 침을 일정한 깊이에 찌른 다음, 다시 위아래로 올렸다 내렸다 하기를 마치 참새가 모이를 쪼아 먹는 것과 같이 하는 것이다. 쪼기를 빨리 하고 올라갔다 내려가는 거리를 길게 하면 길게 할수록 자극은 강하고, 쪼기를 느리게 하고 올라갔다 내려갔다 하는 거리를 짧게 하면 짧게 할수록 자극이 약하다. 이렇게 약 1~5분간 계속하는데, 강하면 사가되고 약하면 보가 된다. 이 법은 일반적으로 급성병과 각종 통증이 있는 질환에 많이 쓴다.

4) 천자법

천자법(淺刺法)은 원리침을 사용하여 얕게 빨리 놓는 방법을 말하는 것이다. 만년필을 쥐고 글을 쓰는 모양으로 침을 쥐고 다른 한 손으로는 혈 부위를 받들어 잡고 힘을 주어 1~2푼 깊이로 찌른다. 이 법은 흔히 어린이와 어른의 구급을 위해서 많이 쓴다.

5) 유침법

유침법(留鍼法)은 침을 찌른 다음, 환자가 시큰하거나 저리거나 뻐근한 감각이 생긴 후에 약 5~30분간 때로는 몇 시간 동안 꽂아 두었다가 빼는 것이다(병에 따라 도중에 침대를 쥐고 좌우로 비비기도 한다). 유침은 주로 통증이 심한 병증과 만성질환에 많이 쓴다.

6) 무자와 거자

무자(繆刺)는 상대측 낙혈을 취하는 것이며, 거자(巨刺)는 상대측 경혈을 취하는 것이다. 『내경』의 설명에 경맥기가 실하거나 약한 것이 좌측에서 우측으로, 우측에서 좌측으로 이동하기 때문에 좌측에 병이 있으면 우측을 취하며, 우측에 병이 있으면 좌측을 취하라고 하였으며 『동의보감』에는 좌측 경맥이 실하면 우측에 병이 발생되며, 우측 경맥이 실하면 좌측에 병이 발생되고 우측 병이 낫지 않는 것은 좌측 경맥이 먼저 병들었고 반대로 좌측 병이 낫지 않는 것은 우측 경맥이 먼저 병들었다는 것을 의미하는 것이기 때문에 반드시 거자의 방법으로 치료하여야 한다고 하였다, 이것은 좌우 경맥기가 고르지 않으면 그 허실에 따라서 발병된다는 것이며, 병측보다 건측 경맥을 치료하는 것이 더욱 합리적이라는 것을 의미한 것이다. 이 법은 앞으로 더욱 발전시켜야 할 문제이다.

7) 피를 내는 법

삼릉침을 가지고 혈을 찔러 적당한 양의 피가 나올 때까지 두는 것이다. 이 방법은 열성 질환과 중풍에 적용한다. 이외에 염좌나 타박으로 국소가 벌겋게 부었을 때 그 주위의 아시혈을 찔러 피를 뺀다.

침을 놓을 때 주의할 점

침을 놓을 때에는 침착하고도 부드러운 기분으로 세심하게 환자 상태를 관찰해야만 사소한 사고라도 미연에 방지할 수 있다.

① 침을 찌른 후에는 언제나 환자의 표정에 주의를 기울여야 한다. 훈침은 대개 침을 찌른 후에 발생하는데 훈침이 발생하려 할 때에 환자의 얼굴색만 보아도 알 수 있다. 그러므로 침을 찌른 후에 의사는 환자의 표정과 동시에 감각의 여부에 언제나 주의를 돌려야 한다.

② 침을 찌를 때 손에 오는 감각에 주의해야 한다. 침이 근육에 들어간 후에는 침을 잡은 손에 일정한 감각이 생긴다. 만일 침을 찌를 때 근육 속에 있을 때의 감각과 조금이라도 다른 점이 있으면 곧 깊이 찌르는 것을 중지해야 한다. 그것은 벌써 침끝이 다른 조직을 뚫고 들어갔기 때문이다. 이때 만일 무리하게 더 찌르면, 비교적 큰 혈관을 궤뚫게 되어 기타 중요 장기를 상하게 할 수 있다. 또 침끝이 골막에 닿게 되면 손에는 일정한 굳은 감각이 오게 되는데, 이때는 침을 속히 빼든가 침을 약간 뺐다가 방향을 다시 바꾸어서 놓아야 한다. 그렇지 않으면 침이 부러질 우려가 있다.

③ 침을 맞은 다음에는 섭생에 주의해야 한다. 『동의보감』 침구편에는 “침을 맞은 다음에는 곧 술에 취하지 말아야 하며 피로하게 하지 말아야 하며 배가 몹시 부르지 않게 하고 배가 고프지 않게 하며 갈증이 나지 않도록 해야 한다.”고 하였다.

침을 놓으면서 득기를 기다리는 것

침을 꽂은 다음 득기가 오는가 안 오는가를 살펴야 한다. 득기는 환자가 뻐근하거나 시큰하거나 부풀어 오른 듯한 감각이 생기면서 오는 것이다. 만일 침 끝이 허전하고 아무런 감각이 없다면 아직 득기가 오지 않은 것이다. 이럴 때에는 우선 혈 위치가 틀리지 않았는가 보고, 혈 위치가 틀리지 않았다면 잠깐 동안 기다렸다가 득기가 온 다음 다시 침을 비벼 돌린다. 만일 깊거나 너무 얕거나 혈 위치가 틀리면 다시 약간 침을 빼든지 좀더 깊이 찌르든지 할때, 환자가 감각을 느끼게 될 때가 있다. 이때는 곧 침을 비틀어야 한다. 그리하여 득기가 온 다음에 해당하는 보사법을 써야 치료 효과가 생기는 것이다. 이리하여 고전에는 침 놓는데 요점은 기가 와야 효과가 있다고 하였다. 그러므로 같은 침 혈 부위를 놓아도 의사에 따라 효과에 차이가 있는 것이다.

침을 뺄 때 주의할 점

일반적으로 환자가 경쾌감을 느끼고 침을 놓은 부위에 묵직한 감이 없을 때에 가볍게 침을 돌리면서 천천히 빼다가 피하 1~2푼쯤되어 급속히 빼는 것이 좋다. 이 외에 탈지면으로 침날을 둘러싼 다음, 왼손 엄지손가락과 집게손가락으로 가볍게 쥐고 피부를 누르면서 오른손으로 침자루를 돌리면서 천천히 빼는 것이 좋다. 처음부터 급속히 빼면 조직을 손상시켜 환자로 하여금 통증을 느끼게 한다. 침을 뺀 후에 알코올 솜으로 가볍게 몇 번 국소를 문질러 주어 병균의 감염을 방지하고 침 맞은 후에 시큰거리고 아프지 않게 하여야 한다. 침을 뺀 후에 시큰거리고 아픈 것은 대개 조금 있다가 곧 없어진다. 그러나 만일 시큰한 것보다 아픈 것이 오래 계속될 때에는 손으로 오랫동안 문질러 주면 된다.

또한 침이 체내에서 뼈에 가 닿았을 때에는 환자가 움직이거나 혹은 시술자의 힘이 고르지 않거나 하여 침대가 구부러진 것을 유침하게 되면, 침자루가 어느 한 쪽으로 기울어져서 침을 비빌 때 시술자는 일종의 부동한 저항을 느끼게 되며 환자도 통증을 느끼게 된다. 이렇게 구부러진 침을 뽑는 방법은 침자루가 기울어진 방향을 따라 가볍게 비비면서 위로 드는 듯이 뽑는 것이다.

침을 다 뽑은 후에는 침이 다 뽑혔는가 다시 확인을 하여야 한다.

침의 보사법(鍼補瀉法)

먼저 몸이 든든한가 여위었는가를 보고 기의 허실을 조절해야 한다. 실한 것은 사하고 허한 것은 보하여야 한다. 반드시 먼저 혈맥을 통하게 한 다음 조절하여야 하며, 어떤 병이든지 나을 때까지 치료하여야 한다[내경].

허(虛)한 것을 보한다는 것은 먼저 슬슬 쓸어주고 꾹 눌렀다 놓기도 하며 밀면서 누르기도 하고 퉁겨서 불어나게도 하고 손톱으로 침혈을 꾹 누르고 침을 놓는 것을 말한다. 이렇게 한 다음, 침을 놓아 경락의 기운을 통하게 하면 기가 밖으로 나가지 못한다. 또는 신기가 나가지 못하게 한 다음, 숨을 내쉰 뒤에 침을 놓고 오랫동안 놓아 두어 기가 돌게 하기도 한다. 그 다음 숨을 들이쉴 때에 침을 빼면 기가 나가지 못한다. 이와 같이 침혈을 손으로 눌렀다 놓았다 하여 기가 통하였다 막혔다 하게 되면, 신기가 남아 있게 되고 대기가 머물러 있게 된다. 이것을 보한다고 한다.

실(實)한 것을 사한다는 것은 숨을 들이쉴 때에 침을 꽂아 기가 거슬리지 않게 하며 오랫동안 놓아 두어 사기가 퍼져 나가지 못하게 하고 숨을 들이쉴 때에 침을 돌리어 침감이 오도록 하며, 숨을 내쉴 때에 침을 빼기 시작하고 숨을 다 내쉰 다음에 침을 빼면 나쁜 기운이 다 빠져나가게 되는 것을 말한다[내경].

침을 놓을 줄 아는 사람은 왼손을 잘 쓰고 침을 놓을 줄 모르는 사람은 오른손만 쓴다. 침을 놓을 때에는 반드시 먼저 왼손으로 그 침놓을 자리를 눌렀다 놓았다 하며 왼손 엄지손가락 손톱으로 누르고 침을 꽂으면 침감이 맥과 같이 온다. 침은 가볍게 찔러서 침감이 오도록 한다. 이렇게 눌러 밀면서 침을 놓는 것을 보한다고 하고 비비면서 빼는 것을 사한다고 한다[난경].

보(補)하는 것은 경맥을 따라 밀면서 침을 놓고 왼손으로 침구멍을 막으며 천천히 침을 빼고 빨리 침자리를 누르는 것이다. 사(瀉)하는 것은 경맥의 주행과 반대로 밀면서 빼고 왼손으로 침구멍을 막는다. 침은 빨리 빼고 천천히 누른다. 이렇게 경맥의 주행과 같은 방향으로 하는 것을 보한다고 하고, 반대로 하는 것을 사한다고 한다[난경].

허한 데는 보법을 쓰고 실한 데는 사법을 써야 한다. 해석에 실한 데 사법을 쓴다는 것은 침을 놓아 음기가 세게 돌아와서 침 밑이 차게 된 다음에 침을 빼는 것이며, 허한 데 보법을 쓴다는 것은 침을 놓아 양기가 세게 돌아와서 침밑이 더워진 다음에 침을 뺀다는 것이라고 씌어 있다. 주해에 주요한 것은 침감이 있어야 효과가 있다고 하였다[내경].

기(氣)에는 두 가지가 있는데, 하나는 사기이고 다른 하나는 곡기이다. 사기가 오는 것은 급하고 빠르며, 곡기가 오는 것은 더디고 고르다. 급하고 빠른 것은 보하여도 실해지지 않고 사하여도 허하여지지 않으며, 더디고 고른 것은 보하면 쉽게 실하여지고 사하면 쉽게 허하여진다.

맥(脈)이 실한 것은 깊이 찔러서 그 기를 빼고, 맥이 허한 것은 얕게 찔러서 정기를 나가지 못하게 하며 그 경맥을 보하고 사기만 나가게 한다[영추].

왼손으로 꾹 누르는 것은 기를 사하게 하는 것이고, 오른손으로 가볍게 천천히 찌르는 것은 아프지 않게 하기 위한 것이다[강목].

보와 사는 침구 치료에서 두 개의 큰 강령이다. 이 개념을 어떻게 해석할 것인가 하는 문제는 논의 중이다. 그것은 여러 고전에 있는 것과 같이 고전적 의미로 보아, 보사 개념을 기초하여 임상 경험을 통해 인체에 미치는 영향을 연구할 필요가 있다.

침구는 동일한 한 개의 혈이라 하더라도 자극의 경중과 유침 시간의 장단, 침을 찌른 후 비비는 방향이 동일하지 않는 데 따라서 나타나는 작용도 다르다. 즉 진정시키는 작용을 일으키려 할 때에는 강력한 자극을 장시간 주어야 하며, 흥분 작용을 일으키려 할 때는 강렬한 자극을 짧게 주어야 한다. 이것은 다만 수법상의 기본 원칙일 따름이고 세밀한 부분에 대해서는 아직 논의 중이다. 이것을 보사의 작용이라고 한다.

『내경』에는 "침 놓는 것이 병이 낫게 자극되었음에도 불구하고 침을 뽑지 않으면 정기가 소모되어 병은 오히려 더해지며 나아가서 몸도 쇠약해지고, 침 놓은 것이 아직 병이 낫게 자극되기 전에 침을 뽑으면 사기는 모아 있고 흩어지지 않으므로 옹저가 발생되기 쉽다."고 하였다.

『동의보감』 침구편에는 "반드시 먼저 그 몸의 살찌고 여윈 것을 보아 그 기운이 허하고 실한 것을 조리해야 한다. 즉 실한 것은 사하고 허한 것은 보하여야 한다."고 하였다. 이것은 보와 사가 인체에 미치는 영향과 보사의 의의에 대하여 설명한 것이다.

침의 보사에 많이 사용되는 것은 호침이며, 몇 가지 보사법을 소개하면 다음과 같다.

(1) 질서 보사법(疾徐補瀉法)

침을 놓을 때에 천천히 찌르고 뺄 때에 빨리 뽑는 것은 보법이고, 반대로 빨리 찌르고 뺄 때에 돌리면서 천천히 빼는 것을 사법이라 한다. 이는 혈의 얕은 부위와 12경혈을 제외하고는 모두 적용한다.

(2) 호흡 보사법(呼吸補瀉法)

숨을 내쉴 때에 침을 놓고 들이쉴 때에 침을 뽑는 것은 보법이고, 숨을 들이 쉴 때에 침을 놓고 내쉴 때에 침을 뽑는 것은 사법이다. 이 법은 복부 혈위에 많이 적용한다.

(3) 개합 보사법(開闔補瀉法)

침을 뽑은 후에 침자리를 문질러 시고 무직한 감을 빨리 소실케 하는 것이 보법이고, 침을 뽑은 후에 침자리를 그대로 두어 시고 무직한 감을 오래도록 지속시키게 하는 것이 사법이다. 이 법은 혈이 깊은 부위에 적용한다.

(4) 영수 보사법(迎隨補瀉法)

경맥이 순환하는 방향을 부드럽게 하는 법이다. 영수보사의 구체적인 방법은 경맥이 흘러나가는 방향을 따라 침을 찌르는 것이 보법이고, 경맥이 흘러 나가는 방향과 반대로 거슬러 침을 놓는 것이 사법이 된다. 이 수법은 유주보사에 적용한다.

(5) 염류 보사법(捻留補瀉法)

침을 찔러서 득기한 후에 오랫동안 침을 돌리는 것은 사가 되며 유침해 두고 돌리지 않는 것이 보가 된다.

(6) 허임 보사법(許任補瀉法)

허임 보사법은 가령 5푼 깊이의 혈을 찌른다면 침을 먼저 2푼을 찌르고 잠시 멈추었다가 다시 2푼을 찌르고 또 잠시 멈추었다가 다음 1푼을 찌르고 환자로 하여금 숨을 들이쉬게 하면서 침을 빼고 곧 손가락으로 침 구멍을 눌러서 전기를 보하게 하는 것이 보법이다. 사법은 가령 5푼 깊이의 혈을 찌른다면, 침을 5푼 찌르고 잠깐 멈추었다가 침을 1푼을 빼고 또 잠깐 멈추었다가 2푼 빼고 다음 잠시 멈추었다가 환자로 하여금 숨을 내쉬게 하고 침을 뽑아서 그 사기를 마주쳐 빼앗는 것이다.

(7) 양중은음 음중은양(場中隱陰 陰中陰陽)

이 법은 먼저 얕게 찔러 일정한 수법(찌르고 돌리고 뽑는)을 진행하여 득기한 뒤에 다시 더 깊이 찔러 또 일정한 수법을 진행하는 것이 먼저 보하고 후에 사하는 양중은음이며, 이와 반대로 먼저 깊이 찔러 일정한 수법을 진행하여 득기한 다음, 다시 침을 어느 정도 뽑아 일정한 수법을 진행하는 것이 먼저 사하고 후에 보하는 음중은양이다.

(8) 소산화 투천량(燒山火 透天凉)

이 법은 먼저 얕게 찔러 득기한 뒤에 세 번을 찌르고 한 번을 뽑으면서 돌리는 수법으로 천천히 뽑아 내면서 빨리 침 구멍을 누르는 것이 보(소산화)가 되며, 이와 반대로 먼저 깊이 찔러 득기한 뒤에 세 번을 뽑고 한 번을 찌르면서 돌리는 수법으로 빨리 뽑고 침 구멍을 천천히 누르는 것이 사(투천량)가 된다. 예민한 환자들은 그 자리에서 열감과 냉감을 느낀다.

이것은 옛사람들이 자기의 경험에 입각한 것으로, 모두 일리가 있고 일반적으로 유용하며 과학적 이론으로 해석하고 연구할 가치가 있다.

(9) 침은 반드시 계절과 날씨에 맞추어 놓아야 한다.

날씨가 따뜻하고 맑으면 혈이 많아지고 위기가 떠오르므로 혈이 쉽게 나오고 기는 잘 돈다. 날씨가 차고 흐리면 혈이 엉키고 몰리며 위기는 가라앉는다. 초생달이 뜰 때에는 혈기가 생기기 시작하고 위기가 돌기 시작하며, 달이 다 둥글어지면 혈기가 실하여지고 근육이 굳어지며 달이 다 줄어들면 살이 줄어들고 경락이 허하여지며 위기는 없어지고 형체만 남는다. 그러므로 계절과 날씨에 맞추어 혈기를 조화시켜야 한다. 즉 날씨가 차면 침을 놓지 말고 날씨가 따뜻하면 의심하지 말고, 침을 놓으며 달이 둥글어지기 시작할 때에는 사하지 말고 달이 다 둥글어졌을 때에는 보하지 말며, 달이 다 줄어들었을 때에는 치료하지 말아야 한다. 이렇게 하는 것이 때에 맞게 하는 것이다. 달이 둥글어지기 시작할 때에 사하면 장이 허하여진다고 하고 달이 둥글어졌을 때에 보하면 혈기가 넘쳐 경락으로 가서 혈이 머물러 있는데 이것을 중실이라고 한다. 달이 다 줄어진 다음에 치료하면 경락이 혼란되고 음양이 뒤섞이며 진기와 사기가 갈라지지 못하고 가라앉아 머물러 있으므로 겉은 허해지고 속은 혼란되어 음사가 생긴다[내경].

이상 현상에 대한 처치

1) 훈침

침을 놓는 수법에 따라 환자에게 지나치게 강한 자극을 줄 때나 또한 체질이 허약하거나 정신이 불안하거나 침을 처음으로 맞는 사람이 두려워할 때에는 경한 자극이라도 훈침이 발생할 수 있다. 경한 것은 다만 번민, 오심, 현훈 등의 현상이 있고, 중한 것은 정신이 아찔하고 눈앞이 새까맣고 속이 울렁거리고 메스껍고 얼굴빛은 창백해지며 식은땀이 흐르고 손발이 싸늘해지는 등 허탈 현상이 일어난다. 이럴 때에는 곧 침을 빼고 편안히 눕힌 다음 인중 내관, 합곡, 백회, 소상 등의 혈에 침을 놓는다. 또한 더운 물을 1컵 마시게 하는 것도 도움이 된다.

훈침을 방지하기 위해서는 침을 놓을 때에 처음에는 너무 깊이 찌르지 말며 강한 자극을 주지 말아야 한다. 또 침을 놓을 때 환자가 매우 시고 저리다고 말을 할 때에는 더 강하게 찌르지 말아야 한다. 이 외에 환자의 자세는 될 수 있는 대로 와위를 취하게 할 것이고, 쇠약한 사람이나 신경과민한 사람에게는 특별히 주의를 해야 한다.

침을 처음 맏는 환자에 대해서는 미리부터 그에게 느끼는 대로 수시로 의사에게 말할 것을 이야기해 주는 동시에 침을 두려워하지 말 것을 설명하여 주고, 침을 맞은 다음에는 몸을 움직이지 않도록 주의를 주어야 한다.

2) 절침

현대의 합금이나 불수강침은 부러지는 경우가 대단히 드물지만, 침근이 삭은 데가 있거나 몸의 자세를 이동하거나 손을 들거나 다리를 펼 때 근육의 연축이 일어나서 절침(折鍼)이 생기는 경우가 있다. 그러므로 환자에게 몸을 움직이지 않도록 설명해 주고 침을 사용하기 전에 침대를 한번 잘 검사하면 절침 현상은 그리 쉽게 발생하지 않는다. 침이 부러지는 원인은 첫째로 침을 만든 재료와 관계가 있으며, 둘째로 침대에 손상이 생긴 데 있으며, 셋째로 환자의 부주의로 인하여 손이나 다리를 움직일 때 생기는 것이다. 만약 절침이 생겼다 하더라도 위험성은 극히 적으므로 의사는 침착한 태도로 환자에게 결코 겁내게 할 필요가 없으며 함부로 움직이지 말 것을 지시하여야 한다. 만약 부러진 침날의 한 끝이 밖에 노출되어 있으면 핀셋으로 집어서 뽑아내고, 피하가 얕은 데 있을 때에는 손가락으로 혈 부근의 근육을 잡고 아래로부터 위로 받쳐 올리면 뽑아낼 수 있다. 그래도 뽑지 못할 때에는 외과적 수술로 뽑아내야 한다.

3) 체침(滯鍼)

황제가 침이 들어가 살에 붙는 것은 무슨 까닭인가?하니 기백은 열기가 침에 작용하면 침이 뜨거워지고 침이 뜨거워지면 살이 침에 붙어서 단단하여진다고 하였다[영추].

이것은 비틀어도 움직이지 않으며 뽑아도 나오지 않는 것이다. 이것은 침을 놓을 때에 환자가 몸을 이동하였거나 또한 근육의 연축이 일어날 때 또는 체내의 근육섬유가 침날에 엉켜 붙어서(침날에 녹이 슬 때) 발생한다.

이때 잘 빠지지 않는 것을 급격히 빼면, 통증을 야기할 뿐만 아니라 절침될 우려가 있다. 그러므로 침이 잘 빠지지 않을 때에 힘들여서 빼낼 것이 아니라, 침이 꽂혀 있는 주위의 피부를 문지른다든지 침이 꽂힌 사방에 침을 한두 대 얕게 놓고 근육의 긴장이 풀린 다음에 침을 살살 비벼 돌리면서 빼내야 한다. 이외에 자세를 변동했기 때문에 침이 잘 빠지지 않을 경우에는 우선 체위를 바로잡게 한 다음, 왼손의 가운뎃손가락으로 침이 꽂힌 부위를 누르고 오른손으로 침을 잡고 비뚤어진 쪽을 따라가면서 천천히 돌리면서 뺀다.

4) 침이 구부러진 것

대개 수법을 지나치게 세게 쓰거나 몸자세를 이동하였기 때문에 생긴다. 이럴 때는 원래의 자세대로 하게 한 다음, 자연스럽게 하여 침을 빼내야 한다.

CHAPTER 13

쑥뜸요법

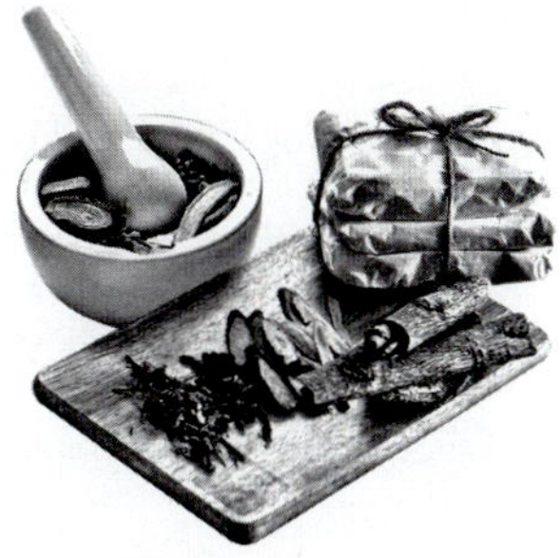

뜸은 주로 인체 경혈에 쑥을 연소시켜 체표로부터의 온열 자극을 생체에 미치게 하여 일정한 생체반응을 일으켜 질병의 예방과 치료에 기여하는 한방 특유의 시술방법이다.

뜸 시술은 침 시술과 함께 한방물리요법으로서 오랜 전통과 역사 속에서 연구 발전하여 오늘에 이른 치료법이다. 허 · 실에 응하는 보 · 사에 이용되었고, 수증(隨證)의 요법이다.

새로운 의학에 있어서 일련의 병체증후군(病體症候群)을 적응시키는 요법이며, 그런 의미로서는 침 요법과 마찬가지로 오래된 시술방법이면서도 현대의학과 공존하는 합리적인 의료시술이라 할 수 있다.

뜸의 기원

뜸은 침 요법과 함께 그 기원에 대해 중국설 · 인도설 등이 있으나, 그 상세한 것은 뚜렷하게 밝혀져 있지 않다. 중국에서는 진 · 한대에 걸쳐 편찬되었다는 중국 최고의 의서인 『황제내경』에서는 침 · 뜸에 관한 내용이 수록되어 있는데, 이를 뒷받침할 수 있는 지리 · 풍토적 여건도 수록되어 있다.

한약요법은 중국의 남방권 의료로 땅이 비옥하여 식물이 번식하는 양쯔강유역에서 발달하였고, 북방권 의료로 토지가 비옥하지 못한 황허강유역에서 적게 야생하는 쑥류를 제제로 한 뜸과 돌 · 금속류에 의한 침술 등이 발달한 것으로 보고 있다.

한편 인도설에 의하면, B.C. 500년경 석가와 함께 같은 시대에 살았던 명의 기파가 태어날 때, 이미 약낭과 침을 가지고 있었다는 설과 그 밖에 많은 불전에 침 · 구에 관한 것이 자주 나오는 것으로 보아 고대 인도에서 발상하여 중국으로 들어와 체계화되었을 것이라는 설이다. 한국에 소개된 것은 5~6세기 이전으로 추정하고 있다.

쑥의 효능

쑥은 국화과에 속하는 다년생 식물이다. 즉 여러 해 살아가는 풀로 우리나라 곳곳에서 쉽게 볼 수 있다. 쑥의 효능에 대한 고서에 기록된 내용만 보더라도 쑥이 우리 인간의 병 치료에 얼마나 유익한 것인가를 알 수 있다.

『동의보감』 탕액 편에서는 "쑥은 오래된 여러 가지 병과 부인의 붕루(하혈)를 낫게 하여 안태를 시키며, 복통을 멎게 하며 적리와 백리를 낫게 한다. 오장 치루도 피를 쏟는 것과 하부의 의창을 낫게 하며 살을 살아나게 하고 풍한을 헤치며 임신하게 한다."고 하였다.

『본초강목』에서는 "일명 빙대 또는 의초라고도 한다. 곳곳에서 자라는데 길가에 있는 것이 좋다. 음력 3월 초와 5월 초에 잎을 뜯어 햇볕에 말리는데, 오래 묵은 것이라야 약으로 쓸 수 있다. 성질은 날 것은 차고, 말린 것은 열하다." "쑥은 속을 덥게 하여 냉을 쫓으며 습을 덜어준다. 기혈을 다스리고 자궁을 따뜻하게 하며 모든 출혈을 멎게 한다. 배를 따뜻하게 하고 경락을 고르게 하며 태아를 편하게 한다. 또한 복통 · 냉리 · 곽란으로 사지가 틀리는 것을 다스린다"고 하였다.

뜸의 재료

뜸(灸)의 재료는 쑥이 가장 많이 사용되는데 쑥은 음력 5월 초순에 채취하여 햇빛에 잎을 잘 말린 후, 누렇게 된 쑥잎을 절구에 넣고 체로 치는 것을 반복하여 부드러운 솜과 같이 만든다. 이것을 뜸쑥이라고 하는데, 뜸쑥은 여러 해 묵고, 촉감이 부드러우며, 잡물이 없고, 색은 담황색을 띠는 것이 좋다.

뜸의 종류

뜸의 종류는 크게 직접구와 간접구 또는 유반흔구와 무반흔구로 구별한다.

직접구는 뜸봉을 직접 피부 위에 올려 놓고, 맨 위에 불을 붙여서 뜸봉이 끝까지 타면 다시 올려놓은 방법이다. 일반적으로 3~5장을 뜨며 피부에 붉은 반점이 남기 때문에 유흔구라고 부르며, 국소부위에 무균성 화농을 일으키므로 화농구라고도 부른다. 화농된 부위를 구창이라 부르며, 5~6주가 지나면 딱지가 떨어지고 반흔이 남게 되므로 반흔구라고도 부른다.

간접구는 애주와 경혈 사이에 특정한 약물이나 물질을 대고 간격을 두는 방법이다. 주로 사용되는 약물은 생강, 마늘, 소금 등이다. 피부에 화상을 방지할 뿐만 아니라, 약물의 작용도 발휘되므로 뜸치료의 효과가 증강된다. 생강구는 허한성 복통과 설사를 치료할 수가 있고, 마늘구는 독충에 물린 상처를 치료할 수가 있다.

1) 애조구(艾條灸)

애조는 쑥을 말아서 직경 1.5cm, 길이 20cm 정도의 원주모양으로 만든다. 육계, 정향, 목향, 세신, 웅황, 유향 등의 가루로 된 약물을 첨가하는 경우도 있어서 약 애조라고도 부른다. 치료를 할 때는 애조의 한 쪽 끝에 불을 붙인 후, 정해진 경혈에 대고 일정한 거리를 유지하면서 마치 새가 먹이를 쪼듯이 상하로 움직이거나 좌우로 빙빙 돌려서 환자가 온열을 적당히 느끼거나 피부가 붉어질 때까지 뜸을 뜬다. 쾌적하고 조작이 간편하므로 가정에서 사용하기가 좋다.

2) 온침구(溫鍼灸)

자침으로 득기를 한 후에 적당한 깊이로 유침을 하고 뜸을 뭉쳐서 침병에 꽂거나, 애조를 적당한 길이로 잘라서 불을 붙이는 방법이다. 열이 침체를 통해 몸 안으로 전도되므로 침과 뜸의 작용을 동시에 일으킨다.

3) 기타

온구기구를 활용하는 방법이다. 온구기구를 사용하는 방법은 기구에 쑥을 넣고 불을 붙인 후에 전해진 경혈에 뜸을 뜨는 방법으로 화상이 남는 부작용을 방지할 수가 있다. 천구는 천연자극성 약물을 피부 위에 얹어서 국소부위에 발포를 일으키는 방법이다. 그 외에도 뜸쑥을 전혀 사용하지 않고, 각종 약품을 혈에 해당하는 부위에 발라서, 주로 약물만의 자극을 피부에 가하는 것을 목적으로 본래의 뜸과는 다른 치료이다. 예를 들면 물뜸, 옻뜸, 홍화뜸, 기름뜸, 유황뜸 등이 있다.

4) 유반흔구

유반흔구(有瘢痕灸)란 직접 피부 위의 일정한 부위에 뜸쑥봉을 올려 놓고, 거기에 불을 붙여서 몸에 온열자극과 화상을 입혀 그에 따라 나타나는 생체반응을 이용할 목적으로 한 것이다. 유흔은 글자 그대로 뜸 자국을 남기는 시술방법이다. 유반흔구는 아래와 같이 분류된다.

(1) 투열구(透熱灸)

일반적으로 널리 행해지고 있는 뜸법이다. 그 이름과 같이 열을 깊은 곳에 스며들게 하는 뜸법이라고 하여 경혈, 압통점, 헤드씨대의 최고 과민, 기타 반응점을 목표로 하고 있다. 좋은 뜸쑥을 작게 만들어서, 피부 위의 일정한 점에 적당량 뜸뜬다. 지열구(知熱灸)는 작은 콩알 크기의 뜸쑥을 경혈에 올려놓고 연소되는 열이 느껴지기 시작할 때 핀셋으로 집어내는 방법이며, 순간구(瞬間灸)는 실과 같이 가는 뜸쑥을 경혈에 올려놓고 피부에 거의 타들어갈 때 손가락으로 눌러서 순간적으로 자극을 주는 방법이다. 염증 부위에 약 10mm 간격으로 뜸을 떠서 소염시킬 때 사용한다. 투열구는 신경계, 운동기계, 소화기계, 부인과질환 등 대부분의 질병을 치료할 때 활용한다.

(2) 초작구(焦灼灸)

초작구란, 뜸뜨는 부위의 피부 밑 조직을 태워서 파괴해버리는 뜸법이다. 예를 들면 사마귀, 티눈, 봉와직염과 같은 화농소에 직접 뜸을 되풀이하여 떠서 조직을 파괴하고, 딱지가 자연히 떨어질 때까지 뜸뜨기를 계속한다.

(3) 타농구(打濃灸)

타농구는 엄지손가락 크기나 그 이상의 뜸봉으로 한 곳에 1~3장 뜸을 떠 피부에 화상을 만들고, 그 위에 수지고약 같은 것을 첨부하여, 화농을 재촉해 배농시키는 방법이다. 배농기간은 1개월~1개월 반 정도이며, 몸의 방위기능을 왕성하게 한다. 최근에는 별로 사용되지 않고 있으나, 아직도 이 요법을 전문적으로 하는 곳이 있다. 증상에 따라서는 체력이 튼튼한 사람에게는 적합하지 않은 경우도 있으며, 당연히 어린이나 허약자에게는 부적합하다. 또한 뜸뜨고 난후 염증이 심하여 세균 감염을 일으키는 일도 있으므로 주의를 요한다.

5) 무반흔구(無瘢痕灸)

뜸의 흔적을 남기지 않고, 또한 강한 열감을 반감시키려는 목적으로 하는 뜸요법으로 부드러운 온열자극을 전달시켜 효과적인 생체반응을 기대할 수 있다. 무반흔구는 아래와 같이 분류된다.

(1) 격물구(隔物灸)

뜸쑥을 직접 피부 위에서 연소시키지 않고 뜸쑥봉과 피부 사이에 물건을 놓고 뜸뜨는 방법으로 사이에 놓는 물체에 따라 이름이 불리어진다. 예를 들면 마늘뜸, 부자뜸, 생강뜸, 소금뜸, 황토뜸 등이 있다.

① 마늘뜸법

- **적응증:** 많이 아픈 종독이나 아프지는 않고 마목한데, 마늘을 놓고 그 위에 뜸을 뜨면 울체된 독을 끌어내주는 효능이 있다.
- **방법:** 마늘을 3mm 정도 두께로 썰어 종두 위에 놓고, 쑥으로 뜸을 뜬다. 다섯 번을 뜨고 마늘 조각을 간다. 창(瘡)이 십여 개 연속하여 나 있으면 한 군데를 선택하여 마늘을 이겨서 찧은 것을 환처에 펴고, 쑥을 놓고 뜸을 뜬다. 만약 종기의 색이 희고, 농이 들지 않은 사람은 날과 기간을 불문하고 뜸을 많이 뜬다.

② 부자뜸법

- **적응증:** 뇌루와 종기가 견고한 경우에 쑥을 부자 위에 붙이고 뜸을 뜬다.
- **방법:** 부자를 바둑알 두께로 종기 위에 바로 붙이고, 약간의 침으로 부자를 적신 후 쑥을 부자 위에 놓고 뜸을 떠 열이 스미게 한다. 부자가 마르려고 하면, 다시 침으로 적시고 뜸을 떠 쑥기운이 스미게 한다. 부자가 마르면 바로 바꾸어 준다.

③ 황토뜸법

- **적응증:** 종기가 등과 양 어깨뼈사이에 생겨 혹 아프거나 가려운데, 처음엔 좁쌀만 하지만 소홀히 하면 10일이 못 되어 죽기도 한다.
- **방법:** 깨끗한 황토와 물을 이겨서 두께는 2분으로 하고, 가로세로 1촌 반 정도 크기로 떡을 만들어 종기 위에 붙이고, 쑥을 크게 하여 흙떡 위에 놓고 뜸을 뜨되 한 번 뜰 때마다 바꿔준다. 만일 종기가 좁쌀만할 때는 뜸을 7장 뜨면 낫지만, 종기가 엽전 크기 정도면 큰 쑥을 밤낮 그치지 말고 나을 때까지 해야 한다.

④ 소금뜸법

- 곽란에 소금을 배꼽에 채우고 2×7장 뜸을 뜬다.
- **산기(疝氣)가 위로 치밀 때:** 밀가루를 물에 개떡을 빚어 배꼽에 놓고 볶은 소금으로 두툼하게 5분을 채우고 뜸쑥을 크게 하여 약간 따뜻해질 때까지 100~500장 뜸을 뜬다. 매년 봄 가을로 뜸을 뜬 후, 9일을 연이어 밀실에 거하면서 출입과 주 · 색, 찬물을 삼가면 신효가 있다.

(2) 온구

온구(溫灸)란, 뜸쑥 그 자체 또는 온구기를 사용하거나, 그 외 다른 물건을 사용하여 생체에 온열효과를 미치게 하는 것이다. 지열뜸, 몽둥이뜸, 기기적 온구 같은 것이 있어 유흔뜸을 금기하는 부분이나 어린이나 여성, 쇠약해진 사람, 그 외 유흔뜸이 부적당한 사람에게 사용된다.

뜸요법의 치료 작용

뜸요법의 치료 작용이란, 생체의 조직과 기관의 기능 이상을 조절하고, 본래의 생리적인 상태로 회복시키는 작용이며 질병상태와 치료목적에 따라 다음의 작용으로 나누어진다.

1) 조정작용

조직과 기관에 일정한 자극을 주어, 그 기능을 조정하는 작용이다.

(1) 진정작용

통증이나 경련성 기능이 항진되고 있는 질환에 대하여 진정시키는 작용이다.

(2)흥분작용

지각이 둔하고 마비되었거나, 운동마비와 같은 신경기능의 약화 및 내장의 모든 기관의 기능저하에 뜸요법을 통하여 흥분시키는 작용이다.

2) 유도작용

환부를 직접 자극하거나 이보다 먼 부위에 뜸을 떠서 그 곳 혈관에 영향을 주어 충혈을 일으켜 환부의 혈량을 조정하는 것이다.

(1) 환부유도법(患部誘導法)

국소의 혈행장애 부위에 직접 시술하여, 다른 부위 혈류로 유도하는 작용이다.

(2) 건부유도법(建部誘導法)

국소에 충혈이나 염증이 발생했을 때, 그 부위에서 다소 떨어진 부위에 시술하고, 혈액을 그곳으로 유도하여 환부의 혈량을 조정하는 작용이다.

3) 반사작용(反射作用)

생체가 가지는 반사기전을 통하여, 조직 · 기관의 기능을 항진 혹은 억제하는 작용이다.

4) 기타작용

(1) 소염작용

시술에 의하여 백혈구가 증가하고, 시술 부위에 유주한다. 또한 임파계통 부활에 따른 병적 삼출물과 같은 것의 흡수를 촉진시켜 생체의 방위능력을 높여주는 작용이다.

(2) 방위작용

망내계 기능을 높여 백혈구를 증가시키고, 면역 능력을 높여 각종 질환의 치유기능을 촉진시킴으로써 생체의 방위능력을 높이는 작용이다.

(3) 전조작용(轉調作用)

자율신경실조증과 알레르기체질을 개선하여, 강장하게 하는 작용이다.

뜸 시술의 치료효과는 침 시술의 경우와 같으며, 조정작용(진정, 흥분), 유도작용, 반사작용, 기타작용으로 나누어지나, 특히 뜸 시술로 적혈구 증가, 혈액응고시간의 단축 혹은 순환계에 대한 작용이 인정되어서 증혈작용, 지혈작용, 강심효과 등이 있다.

뜸의 자극과 생리적 반응

피부는 장부의 창이라 할 만큼 피부의 특정 부위는 장부나 신경계통과 관련이 크다. 뜸으로 피부를 태우면 신경이나 조직에 열 또는 온열자극을 주므로 뇌척수신경이나 자율신경계통에 긴장이나 혈구 변화를 일으킨다. 백혈구는 뜸 시술 후 2시간에서부터 증가하기 시작하여 48시간 계속된다. 때로는 2배 정도 현저하게 증가하며, 식균작용도 배가시키는 효과를 나타내며 적혈구와 혈소판도 증가한다.

적혈구는 시구 후 6주 후에 증가하기 시작하여 약 반 년 간 계속되며, 증가율은 20%이다. 출혈성 질환에 시구하면 혈액응고시간이 1/3로 단축될 뿐만 아니라 면역력도 강해진다.

뜸의 보법과 사법

뜸은 허약자나 만성병으로 지친 환자에게는 보법을, 강장자나 급성환자에게는 사법을 쓴다. 보를 목적으로 할 때는 애주의 크기를 약간 작고 길게 하여 바닥을 좁게 하고, 뜸쑥이 자연적으로 연소되어 따끈따끈한 열감을 주도록 하며, 애주가 다 타고 나면 그 재를 그대로 둔 채 그 위에다 다음 장(壯: 뜸을 뜰 때 뜸의 수)을 놓고 뜬다.

사를 목적으로 할 때는 뜸쑥이 상질이 아니더라도 무관하며 애주는 약간 크고 낮게 하고 바닥이 넓게 한다. 또한 다음 장을 놓을 때는 앞의 장의 재를 쓸어내고 다시 뜬다(**표 13-1**).

표 13-1 보법과 사법의 뜸쑥

	보법	사법
송풍(送風)	자연스럽게 타도록	바람을 불어 빨리 연소
장수(壯數)	적게	많이
뜸봉	작게	크게
단단하기	단단하지 않게	단단하게
뜸쑥의 질	잘 건조되고 선유가 치밀하며 협잡물이 없는 것	잘 건조되지 않고 협잡물이 있는 것
뜸재(灸灰)	재 위에 그대로	재를 제거하고 다시 붙임
눌러주기	주위를 세 손가락으로 눌러서 열감을 줄임	열감을 그대로 느끼게 함
속도	허증의 경우 횟수를 서서히	실증의 경우 횟수를 빨리

치료 시 체위의 선택과 점혈

뜸요법은 뜸봉에 불을 붙이게 되므로 위험하고, 치료시간이 길기 때문에 편안하고 안전한 체위를 취해야 한다. 일반적으로 사지와 흉복부에 뜸을 뜰 경우는 바로 누운 자세를 취하고, 등에 뜸을 뜰 경우는 앉거나 엎드리도록 한다. 팔다리에 뜸을 뜰 경우도 눕거나 엎드리게 하는 것이 좋지만 앉은 자세도 좋다. 체위를 정하면 점혈을 하고 자세를 바꾸지 말아야 한다. 점혈은 쉽게 지워지지 않는 수성펜이 좋다.

뜸뜨는 순서

천금요방

- 양경에서 음경, 머리에서 왼쪽으로 내려갔다가 다시 머리로 올라와 오른쪽으로, 상부에서 하부로, 배에서 등으로, 처음에는 횟수를 적게 하고 나중에 많이 뜬다(선양후음, 선상후하, 선소후다).
- 먼저 양경을 치료하면 양이 음을 끌어내어 항성(亢盛)하는 부작용을 줄일 수가 있다.
- 먼저 상부를 치료하면 환자의 얼굴이 달아오르고, 목과 입이 건조해지는 것을 방지할 수가 있다.
- 횟수를 점차 늘이면 환자가 뜸치료에 적응하기 쉽다.

뜸의 활용과 주의점

뜸의 응용범위는 넓지만 특히 상습성의 두통이나 편두통 · 견응 · 천식 그리고 악성이 아닌 만성위장병 · 신경통 · 요근통, 여성의 생리이상, 상습성 변비 등에 효과가 있다. 뜸뜰 때의 주의점은 다음과 같다.

뜸쑥의 분량은 처음에는 적은 양으로 시작하여 점차 늘려간다. 뜸질은 먼저 성별 · 연령 · 체중 · 증세 · 체질 · 체력 · 경험의 유무 등을 고려하여야 한다.

뜸질의 기간은 급성질환의 경우는 며칠 정도로 끝내고, 만성질환은 수 주일에서 수개월간 계속한다. 어린이 · 노약자는 좁쌀보다 약간 크게 하여 5~10장을 뜬다. 사용 경혈수는 5

개 정도가 적당하다. 너무 많이 뜨면 피로가 따르기 쉽다. 비만자는 지방이 많고 피부가 두꺼워 열의 전도가 좋지 않기 때문에 애기(艾氣)를 빨리 흡수하지 못하므로 장수(壯數)가 많아야 한다.

뜸을 뜬 후 생기는 상처를 구창이라 한다. '자생경'에서는 뜸을 뜬 후 뜸자리가 헐어야 병이 낫는다고 보았고, 심지어 고름이 나야 효과가 있다고도 하였다. 그러나 뜸의 양이 많거나 자극이 세면 상처가 남을 뿐 아니라 덧날 수가 있으므로 조심하여야 한다. 물집이 잡힌 정도는 터지지 않으면 자연히 흡수된다. 그러나 구창이 오래도록 낫지 않으면 박하, 복숭아나무 가지, 버드나무 가지 등을 달인 물로 씻어준다.

CHAPTER 14

부항요법

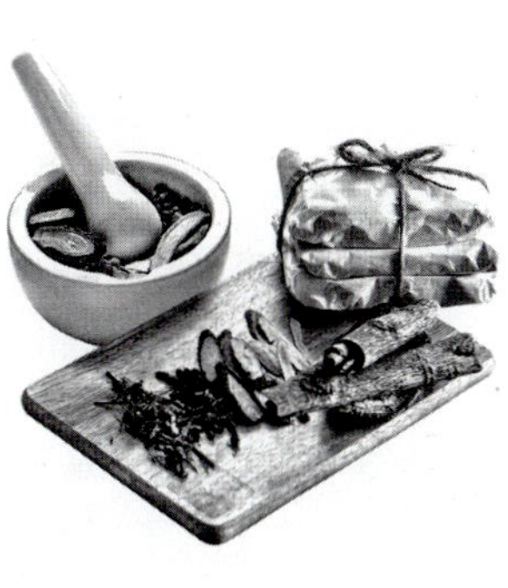

부항요법(附缸療法)은 말 그대로 붙을 부(附), 항아리 항(缸)으로 항아리처럼 생긴 것을 몸에 붙여 혈이 흐르는 곳에 압력을 작용시켜 불필요하거나 정체되어 있는 각종 체액과 혈액을 제거시키는 요법이다.

부항의 역사

부항은 동서양을 막론하고 고대부터 민간에서 많이 애용해온 기록이 있는데, 서양에서는 히포크라테스 이전에 이미 부항요법과 비슷한 치료행위가 있었다는 기록이 있으며 로마, 그리스, 페르시아, 독일, 프랑스 등 각국에서도 부항요법이 활용된 기록이 있다.

미국의 인디언은 물소 뿔로, 아프리카 원주민들은 짐승의 뿔로서 부항요법(흡각요법이라고도 함)을 활용했다. 참고로 나폴레옹도 부항을 즐겨 사용했다고 하며, 현재에도 미국이나 유럽 등지에서 현대화 된 부항을 시술하고 있으며, 이웃 일본에서도 많이 사용되어지는 것으로 알려져 있다. 부항요법은 동양의학의 고전이라는 중국의 『황제내경』, 『산해경』에 우리 선조들이 처음부터 사용해왔다고 적혀 있다.

부항요법의 원리

사람의 질병을 고치는 방법에는 보법과 사법 두 가지로 크게 나눌 수 있는데, 어떤 기운을 북돋아서 병을 치료하는 방법이 보법이고, 나쁜 기운을 뽑아내어서 치료하는 방법을 사법이라고 한다.

현대의 각종 질환은 주로 과잉 섭취와 운동 부족, 스트레스가 주원인이 된 대사작용(몸의 새 성분을 만들고 낡은 찌꺼기를 몸 밖으로 내보내는 생리작용)의 장애에서 오는 것이 많은데, 여기에 무엇인가를 더 보태는 방법보다는 해로운 독소를 덜어 주는 것이 합리적이다.

인체에는 피가 흐르고 있고, 이 피의 흐름을 따라서 기가 흐르는데, 세상을 살아가면서 잘못된 식생활뿐만 아니라 스트레스, 술, 담배, 피로 등으로 인하여 기의 흐름에 이상이 오게 된다.

그 순서는 기경(氣驚: 기가 어떤 충격을 받음) → 기체(氣滯: 기가 체하는 현상) → 주체

(鑄滯: 기가 굳어져서 흐름에 이상이 생기는 단계) → 혈체(血滯: 피의 흐름에 이상이 생김) → 어혈(瘀血: 제 기능을 하지 못하는 피)과 같이 된다.

부항요법은 경혈상의 피부에 음압을 작용시켜 비생리적 체액인 어혈을 제거하여 체질을 정화시키는 요법이다.

1) 정혈

피부의 표면적은 보통 성인이 약 1.6평방미터 정도인데, 이 피부가 허파의 숨쉬기처럼 호흡하고 있지만 허파처럼 많은 산소를 공급하는 것이 아니고 오히려 못 쓰게 된 지방 찌꺼기나 약산성의 땀이나 가스를 내보내는 일을 하고 있다.

피부의 표면은 항상 760mmb(1기압)으로 둘러싸여 있는데, 피부 표면의 일부에서 이 기압을 없애고 진공 상태를 만들면 몸 안 세포 조직에 쌓인 못 쓰게 된 찌꺼기나 가스가 표면으로 나오게 된다. 그렇게 함으로 피가 맑아지는 것이다.

만병의 원인이 되는 모세혈관 속의 어혈(산화노폐 혈액, 체내 독소)을 부항기로 피하에 이끌어내 여과, 분해하여 자가 혈정, 단백체로 만들어 한 방울의 혈액도 손실됨 없이 다시 살리는 한편, 진공의 힘으로 피하세포 조직내의 가스 교환을 통해 산소를 보충시킨다.

즉, 피부호흡을 강화시켜 혈액을 정화시키는 이상적인 건강요법이다. 정화된 혈액은 칼슘이 풍부하고 신선하기 때문에 이 요법을 계속하면 피의 산화를 방지하고, 각 세포에 새로운 영양을 공급하여 활동하게 된다. 또, 물리적 작용은 인체의 가장 중요한 혈관, 특히 동맥과 정맥이 이어지는 각 신경을 조정하면서 호르몬 분비를 왕성하게 하기 때문에 신진대사를 원활하게 하여 육체를 튼튼하게 한다.

이와 같은 정혈은 근본적으로는 체질을 개선하고 저항력을 높여 자연 치유력을 증진시킴으로써 질병을 몰아내고 예방하게 한다. 이 요법은 이미 5천년 전부터 인류 역사상 가장 오래된 치료 요법으로 전승되어 왔으며, 현재는 전 세계적으로 재인식되고 평가되어 중국, 일본, 러시아, 미국, 독일 등지에서 널리 사랑 받고 있는 자연요법으로 다시 각광받고 있다.

2) 적혈구와 백혈구의 증가

건강한 생명이란 건강한 혈액이 끊임없이 전신을 활발하게 순환하고 있을 때에만 이루어지며 혈액이 순환하지 못하고 맺혀 있다든지, 혈액이 생리적 기능을 잃고 병들어 있다든지, 혈액이 산성화 됐거나 강알칼리로 중독되어 있다든지 하면 온갖 질병 발생의 좋은 조건이 된다.

이런 피는 색깔이 나쁘고 순환이 잘 안되기 때문에 체세포에 대한 각종 병의 원인이 되며, 부항 요법이 진공 압력 상태로 피부 표면을 강력하게 흡입하여 막힌 모세혈관과 피부의 기공을 뚫어 주어 체내에 쌓여 있는 해로운 독소를 체외로 내보내고, 세포에는 신선한 산소로서 가스 교환을 활발하게 하여 피를 깨끗이 하고 백혈구와 적혈구를 증가시키는 작용을 한다. 또한 혈액 중의 칼슘도 증가한다.

일단 피하에 충혈된 피는 원래의 혈구가 아닌 혈청과 단백체로 분리되기 때문에 이를 다시 임파관을 통해 체내로 흡수, 재생될 때에는 자가혈청 단백체요법이 되는 것이다. 이 기간 동안 산화한 혈액, 노폐 체액, 체내의 독소 등이 전부 정화되고, 이 요법을 계속하는 동안 혈중 칼슘이 증가하여 혈액의 PH(수소이온 농도)가 언제나 건강한 7.3~7.4의 약알칼리 중성을 유지할 수 있게 된다.

3) 신경의 조화

척추를 흐르는 중추신경계를 치료하기 때문에 흥분 상태의 신경을 진정시키고 침체되어 있는 신경을 흥분시켜 조화를 이루게 한다. 이는 치료의 근본이고 신체활동을 정상으로 이끄는 원동력이 된다. 또 척추 양쪽에 흐르고 있는 교감신경, 미주신경을 자극하면 내장의 활동이 활발해지고 위액, 담즙, 췌장호르몬 등 내분비가 왕성하게 된다.

4) 자각 증상 해소

부항요법은 혈액의 제조창이라 할 수 있는데, 대장의 기능을 강화시킴으로써 새로운 혈액의 생산을 조장하게 된다. 한편 복부시술은 배꼽을 중심으로 하기 때문에 전신의 혈관이 집결되어 있는 태양신경층을 흡입함으로써 전신의 3분의 1의 혈액이 빠른 속도로 체내 순환을 하게 되어 생체 내에 커다란 변화를 일으키게 되고, 각 세포가 활동하게 되니 각 기능이 모두 맡은 일을 하게 되어 호르몬 작용이 왕성하게 된다. 이상의 여러 가지 효력들이 합쳐져서 굳어진 근육을 풀어지게 하고, 아픈 증상을 제거하며 식은땀, 미열이 없어지고 담이 완화되고, 가래가 삭는 등 여러 가지 증상을 없애준다.

5) 체질 개선

앞에서 말한 종합적인 작용은 체질을 근본적으로 개선하여 질병을 자연 소멸시키고, 허약 체질을 인체의 외부로부터 받는 바이러스에 대한 면역성을 키워 건강체질로 바꾸어 줄 수 있다.

응급 시 통증을 없애주고 해열 등 즉각적인 증상 완화의 대증요법으로도 효과가 있지만, 그보다는 원인을 제거시켜 체질을 개선시키는 데 도움이 된다. 또한 건강과 장수의 3가지 기본인 쾌식, 쾌면, 쾌변이 쉽게 이루어져 환자는 질병을 이겨낼 수 있게 되고, 건강한 사람은 온갖 질병을 예방할 수 있는 양생법이다.

6) 호흡의 정혈 원리

동서양에서 옛날부터 질병의 치료에 사용해 온 부항요법의 원리는 사람의 폐에서 가스를 교환하여 피를 맑게 하는 원리와 같다. 숨쉬기는 사람이 억지로 하는 것이 아니고, 태어나서 죽을 때까지 본능적으로 하고 있는 것으로 이 숨쉬기가 멎으면 금방 핏속에 산소가 부족해져서 사람은 죽게 된다. 지극히 평범하지만 숨쉬기로 피를 맑게 하는 일이야말로, 몸 안에 병을 고치는 힘을 주는 가장 좋은 방법인 것이다. 이러한 원리를 이용하여 피부표면에서 물리적으로 공기의 압력 차이를 이용하여 몸 안의 더러워진 가스를 몸 밖으로 뽑아내어 피를 맑게 하는 것이 부항요법의 원리이고 특징이다.

부항요법의 반응

사람들이 사고가 나서 다치거나 하는 특별한 이유 외에 병이 드는 것은 우리 몸의 피가 탁해지는 것이 7할이 넘는데, 우리 몸의 피를 가장 효과적으로 깨끗하게 만들어주는 것이 부항인데, 색소반응을 보기 위해서 다음과 같은 시술을 한다.

등뼈가 시작되는 지점부터 시작해서 아래로 한 줄로 붙인 후에 좌우로 대칭이 되도록 등 전체에 붙인 후, 5~10분 후에 부항을 떼고 나타나는 색깔을 이용해서 건강상태를 체크한다. 부항을 붙여보면 어떤 곳에는 분홍색, 자주색 혹은 검푸른 색의 흔적이 남게 된다.

부항을 붙였던 자리의 색깔이 진할수록 건강상태가 나쁘다고 생각하면 된다. 이 흔적이 바로 우리 몸속의 해로운 물질, 나쁜 가스, 피로물질 등이 부항의 작용으로 피부 밑으로 끌어 올려진 것이다. 어느 부분에 색소반응이 나타나면, 그 부분과 관련된 곳에 이상이 있다고 보면 된다. 어깨 같은 곳에 색소반응이 있다면 지압이나 스트레칭, 목욕 등으로 풀어주면 된다.

피부에 생긴 흔적은 1~2일 후부터 소변 같은 배설물로 몸 밖으로 빠져 나온다. 부항을 많이 붙인 이튿날 아침에 소변이 탁해져있는 걸 경험할 수 있지만, 일주일 정도 지나면 부항으로 인한 색깔이 거의 사라지는데 조금 더 오래 가는 경우에도 걱정할 필요는 없다.

한의학에서는 오장육부의 병변이 피부에 반영된다고 보는데, 부항요법은 경혈상의 피부에 음압을 작용시켜 비생리적 체액인 어혈을 제거하여 체질을 정화시키는 요법으로 다음과 같이 구분한다.

1) 가스교환

가스교환에 의한 신진대사 및 혈액정화 그리고 모세혈관 확장에 의한 증혈의 작용으로 혈액순환이 향상되며, 영양소가 각 세포로 보내지고 노폐물이나 독소를 체외로 배설시킨다.

2) 신경작용

신경작용의 조화로 인한 자각증상의 소실이 나타나는데, 이는 흡착자극에 의해 척추신경의 중추를 자극하여 흥분을 일으킨 신경을 안정시키고, 반대로 저하된 신경과 마비된 신경의 회복을 돕고 따라서 통증도 완화시킬 수 있다.

3) 자율신경계 자극

자율신경계에도 자극을 줌으로써 소화작용, 배변조절, 수면상태 개선 등에 도움이 된다. 지금까지 밝혀진 부항요법의 효능에 대한 과학적 근거는 다음과 같다.

① 체액의 산, 염기균형에 영향을 미친다.

② 피하일혈반의 재흡수 과정에서 면역체 형성에 영향을 주어서 자가혈청요법적인 작용을 일으킨다.

③ 피부면의 음압적 충격으로 부신피질계의 스테로이드호르몬 생산에 영향을 미친다.

④ 조혈계통에 자극을 주어 조혈기능이 왕성해진다.

부항의 색소반응

1) 색소반응에 의한 진단법

치료 후 등 부분에 나타난 색소반응에 의해 오장육부 어느 곳에 병이 있음을 알 수 있다. 또 어느 정도 상태인지 한 눈에 알 수 있는 것이 부항요법의 색소반응에 의한 진단법이다. 경락 치료점인 독맥과 방광기맥 위의 유혈에 나타난 색소 농도로 진단하는데, 부항을 붙인 다음, 피부표면에 나타나는 반응은 병의 진단과 치료에 매우 밀접한 관계를 가지고 있다.

등골신경의 각 마디에 나타나는 몸 표면 반사에 의해 내장질환의 유무를 진찰할 수 있는 것은 경락치료에서만 볼 수 있는 특별한 장점으로써 국소 반응점이 다른 곳에 비해 두드러지게 나타나는 유혈이 바로 해당 내장기관에 대한 이상적임과 동시에 치료점이 된다.

2) 색소반응

이것은 치료 후 피부의 표면에 남는 빛깔인데, 이 색소반응은 보통 적색으로부터 신체 내부의 산성 피가 많아짐에 따라 빛깔이 점차 진해져서 검 보랏빛까지 나타난다. 이 색소 반응은 신체 내부의 질병 장부와 가까운 표면이나 그 질병과 관계있는 경락 위에 강하게 반응을 일으킨다.

색소반응은 간장 기능이 약해져서 빈혈 생태가 심한 경우에는 부항요법을 해도 반응이 없는 수가 있는데, 이것을 거짓 반응이라 한다. 중병을 오랫동안 앓고 있거나 생명력이 쇠잔한 노인성 질환에서 흔히 볼 수 있다. 또 항암제나 방사선치료를 받았을 때도 색소반응이 전혀 안 나오기도 한다. 그러나 이 요법을 되풀이 할 때, 환자가 점차 체력을 회복함에 따라 색소반응이 일어난다. 산성체질이 아닌 건강한 사람은 도화색 또는 선홍색의 반응이 나타났다 곧 사라진다.

3) 응고반응

이 반응은 건강반응(붉은 홍반)과 함께 흡착한 피부표면에 딸기와 같이 털구멍이 넓어지고, 부항 뗀 자리의 전면에 응결이 나오는 반응이다. 이것은 국소적으로 노폐물을 가지고 있다는 증거이며 심한 어깨통증이나 요통이 있는 경우 잘 나타난다.

4) 수포반응

피부 표면에 수포가 생기는 반응이다. 부항을 1곳에 10분 이상 붙였을 때 나타나는 경우가 있는데, 피부 표면 어디에서나 생기는 것이 아니고 환자의 만성적인 질환이나 약한 내장에 관계된 피부 표면에만 나타난다. 수포반응이 일어나면 발포법에 따른 처치를 실행하면 되고, 특별히 소독을 하지는 않는다.

5) 압통반응

피부 위에서 누르면 아픔을 느끼는 압통반응은 앞서 말한 각 반응이 있을 경우 치료상 느끼는 아픔인데, 질병이 중할수록 압통 반응이 강하게 나타난다. 압통반응은 몸의 건강이 고르지 못함을 뜻하고, 피하의 근육이 심하게 굳어질수록 압통반응이 강하다. 아픔을 참기 어려운 경우에는 부항기 개수를 줄여서 붙이고 시간을 단축하면 된다. 치료상의 아픔이 매일 줄어듦으로써 병이 호전됨을 알 수 있다.

관자의 흡착방법

1. 화관법

연소 시의 화염, 즉 타는 불꽃의 열력으로 관자의 속을 진공상태로 만들어 속히 체표에 흡착한다. 화관법도 그 방법에 따라 다음과 같이 투화법, 섬화법, 첩면법, 가화법의 4가지 종류로 구분된다.

1) 투화법

가늘고 긴 나뭇가지 등을 관자 속의 길이보다 약간 짧게 잘라 그 끝에 면을 씌워 약간 크게 면구를 만든다. 그리고 이 면구에 '알콜'을 약간 묻혀 점화하여 관내에 투입한다. '알콜'이 완소, 즉 완전히 타기 전에 재빨리 관자를 시술 부위에 씌워 흡착한다. 면구봉의 투입 시에 미연한 쪽의 끝을 관구 쪽으로 하면 피부의 화상을 방지할 수 있다. 화염이 너무 셀 때는 재빨리 관구를 사상향하여 흡착시킨다. 그렇지 않으면 불꽃이 떨어져 화상을 입기 쉽다.

2) 섬화법

열이 잘 전도되지 않는 철사 끝에 약간 큰 면구나 석면구를 붙이고, 이것에 '알콜'을 약간 묻혀 점화하여 관자 내에 투입하고 잠시 연소시켜서 꺼내고 재빨리 관자를 시술부위에 씌워 흡착시킨다. 섬화법은 중국 및 동구제국에서 많이 쓰이고 있다. 섬화법을 쓸 경우에는 면구나 석면구에 '알콜'을 너무 묻혀서는 안된다. 불이 붙은 '알콜'이 흘러내려 관구를 적시게 되면 화상의 위험이 있으므로 주의하여야 한다.

3) 첩면법

약 1.5cm^2 넓이의 그다지 두껍지 않는 면괴를 알콜에 담갔다가 관자의 내벽상단에 첩부하거나 또는 약 1.5cm^2 넓이의 석면괴를 미리 관자의 내벽상단에 고정 첩부하여 놓고 '스포이드'로 '알콜'을 약간 석면괴에 떨어뜨린 후 성냥으로 점화하여 시술 부위에 씌우면 흡착된다. 첩면법을 쓸 때는 연소중인 면괴, 즉 타고 있는 솜덩이가 떨어지지 않도록 해야 하며, 또한 '스포이드'로 '알콜'을 떨어뜨릴 때 '알콜'이 너무 많이 흘러 관내에 지르르 흐르게 되면 화상의 위험성이 크다.

4) 가화법

잘 연소되지 않고, 열의 전도가 빠르지 않는 직경 2~3cm되는 어떤 물체를 시술 부위에 놓고, 그 위에 작은 '알콜' 면구를 올려놓고 점화한 후에 관자를 천천히 씌우면 아주 강하게 흡착된다. 가화법은 조작에 시간이 걸리고 잘못하면 화상의 위험이 커 잘 이용되지 않는다.

화관 시에는 되도록이면 파리관, 도관 등을 쓰고, 조작용구와 용재를 철저히 준비하고 점검 후에 사용한다. 반드시 '알콜램프'를 준비하고, 화관에는 반드시 '알콜'을 쓰고 유류는 절대로 써서는 안된다. 화상의 위험성이 따르므로 세심한 주위를 기울여야 한다.

2. 수관법

일반적으로 죽관을 사용 시에 수관법이 쓰인다. 관자를 냄비 또는 약탕관에 넣고 물을 부어 끓인다. 사용 시에는 관자를 기울여 섭자 즉 핀셋으로 집어내어 수액을 버린 후 시술부위에 흡착한다. 실제 임상에는 흔히 쓰이지 않으나 약관시술을 할 때 이용된다. 수관법을 쓸 때는 환자의 피부탕상을 당하지 않도록 관자 중의 끓는 물을 완전히 비워야 한다.

3. 추기법

'페니실린', '스트렙트마이신' 등의 공병의 밑을 잘라, 잘 연마하여 추기관을 만들어 시술 부위에 단단히 씌운 후에 주사기로 고무마개에서 공기를 뽑아 올려 병속을 진공시키면 잘 흡착된다. 근간에는 '페니실린', '스트렙트마이신' 등의 공병을 이용하지 않고, '프라스틱'으로 새로이 추기관자와 추기 '펌프'를 만들어 간편하게 쓰고 있다. 그래서 명칭도 흡각기라 부르고 있으며, 이것도 수동식과 전동식의 두 가지 종류가 있다.

부항요법의 명칭

1. 형식에 따른 명칭

1) 단관법

관자 하나만을 흡착하는 방법이다. 병변 부위가 비교적 작은 부위 혹은 좁은 압통점에 사용한다. 병변 부위나 압통점의 크기에 따라서 알맞은 구경, 즉 주둥이의 관자를 선택한다.

예를 들면 위통에는 중완에 발관하고, 견통에는 견정에 발관하는 것 등이다.

2) 다관법

관자를 두 개 이상 십여 개까지 흡착하는 방법이다. 병변 위가 비교적 넓은 질병이나 혹은 넓은 압통점에 사용한다. 병변조직 부위에 해부학적 형태에 따라서 관자수를 수 개에서 십여 개까지 가감하는 것이다.

신경통인 경우, 신경의 분포범위에 따라 여러 개의 관자를 배열하고, 어느 내장 혹은 기관의 울혈을 치료할 때는, 그 장기의 위치와 상응하는 체표 부위에 종횡으로 몇 개의 관자를 나란히 흡착시킨다.

3) 섬관법

관자를 흡착시켰다가, 바로 떼는 방법을 여러 차례 되풀이하는 것이다. 국소부위의 마목 혹은 기능감퇴의 허증에 사용되며 국소의 피부가 조홍되면 그친다.

4) 유관법

관자를 붙인 다음, 일정시간 약 3~15분간 방치하는 것을 말한다. 일반적인 병증에 사용되는 관자가 크고 흡착력이 강하며, 유관시간이 너무 길면 수포가 생기고 퍼렇게 멍들어 청자가 될 우려가 있으니 조심하여야 한다.

5) 주관법

일명 밀추, 추관법이라고도 한다. 관자를 흡착한 후 붙어있는 상태에서 밀고 끌어당기는 것을 반복하는 것을 말한다. 일반적으로 견배부, 척주부, 대퇴부 등의 면적이 비교적 넓고, 근육이 풍부한 부위에 쓰인다. 구경이 큰 관자를 선택하고, 관구가 미끄러워야 한다.

유리관자의 관구에 '맨소래담', '안티프라민' 혹은 기타 윤활유를 약간 발라서 쓰면 추납(밀고 당기기)이 아주 편리하다. 추납의 요령은 다음과 같다.

관자를 흡착시킨 후, 손으로 관자의 밑 부분을 쥐고, 후반부에 힘을 주면서 전반부를 약간 들어올리는 것처럼 하여 앞으로 민다. 이와 같이 국소의 피부가 벌겋게(조홍) 될 때까지 앞뒤로 좌우로 여러 차례 반복하여 이동시키면 되는 것이다.

2. 방식에 따른 명칭

1) 건부항

바로 부항을 붙여 국소피부에 울혈을 일으켜서 치료하는 방법으로서 우리가 일반적으로 말하는 부항시술법이다. 일반인이 어려움 없이 시술할 수 있고, 색소반응을 통해서 자신의 건강상태를 체크할 수 있다. 부항단지를 피부에 붙이는 방법은 불부항법, 즉 핀셋으로 알코올 솜에 불을 붙여 부항단지 속에 넣었다가 그 열기로 흡입하여 피부에 붙이는 방법과 음압부항법으로는 음압 펌프 또는 음압 기계 장치 등을 이용하거나 주사기를 쓸 수도 있다. 물부항법은 참대부항단지를 뜨거운 물 속에 넣었다가 물을 따르고 물기를 닦은 다음에 붙인다.

부항을 붙이는 시간은 약 5~10분 정도이다.

① 부항의 꼭지를 당겨서 열거나 눌러 준 후 꼭지에 펌프를 꽂는다.

② 부항을 붙일 자리에 부항을 대고 한 손으로는 부항을 꼭 잡고, 다른 한 손으로 펌프한다. 피부가 메말라 있는 상태에서는 부항이 잘 붙지 않으므로 로션이나 오일을 몸에

바른 후에 부항을 붙이면 좋다.

③ 펌프를 뗄 때도 한 손으로는 부항을 잡고, 다른 한 손으로 펌프를 당겨서 떼어낸다.

④ 붙이고 있는 도중에 공기가 들어가서 압력이 약해지는 수가 있는데, 자주 살펴보고 떼어서 다시 붙인다.

⑤ 부항을 뗄 때는 먼저 꼭지를 열어서 공기가 통하게 하고, 몸에 닿는 부분에 손가락을 넣어 살짝 떼어준다. 꽉 붙어있는 것을 억지로 떼어내면 아프다.

⑥ 처음부터 부항을 몸 가득 오랜 시간 붙여놓는 것은 좋지 않다. 몸이 부항에 적응될 때까지는 등이나 배에 가득 부항을 붙였으면, 어린아이는 1분을 넘지 않게 하고 어른은 10분을 넘지 않게 한다. 1주일 정도 부항에 몸이 적응되면 시간을 약간 씩 늘이거나 줄여도 된다.

⑦ 부항이 건강에 좋다고 자주 붙이면 안 되며, 하루 한 번 붙이는 것을 원칙으로 한다. 특히 노약자나 어린이에게는 이 원칙을 잘 지키도록 한다.

⑧ 침을 놓는 혈 자리는 바늘구멍처럼 작지만, 부항은 적용되는 범위가 넓기 때문에 비슷하게만 자리를 잡아도 그 곳이 포함되도록 되어 있다.

⑨ 아픈 자리에 붙인다. 허리나 다리, 어깨 같은 곳이 아프면 그냥 아픈 곳에 붙이면 된다.

BOX 14-1 건부항 전신요법

건부항 전신요법은 네가티브 요법 중에서 가장 중요한 것으로 전신정혈요법이라고도 한다. 이 요법은 일반적인 질병예방, 체질개선, 양생법으로 어느 방법보다 효과가 크고 간편하게 할 수 있어 널리 이용되고 있다. 그리고 각종 만성질환이나 난치병을 치료할 경우에는 반드시 전신요법을 약자극으로 가볍게 선행 한 다음, 국소치료 및 경락치료를 병행하면 더욱 효과적임은 말할 것도 없다.

전신요법의 방법과 요령은 다음과 같다.

① 시술 전에 가볍게 목욕을 하거나 샤워를 하면 더욱 좋다.
② 전신에 크림류나 맨소래담 또는 안티프라민 등을 바르고 가볍게 마사지한다.
③ 뜨거운 물에 적신 면 수건으로 전신에 바른 크림류를 가볍게 닦아낸다.
④ 배면, 즉 등에서부터 관자를 흡착한다.
⑤ 처음 시술을 받는 사람이나 아직 잘 적응이 되지 않은 사람에게는 관자의 유치시간이 오래되면 안 되므로 4~5개의 관자를 이용해 윤번으로 흡착한다. 적응이 된 사람은 8~9개의 관자나, 10여개의 관자를 써도 무방하다.
⑥ 관자를 너무 세게 흡발하여 오랫동안 유치하면 수포가 생길 염려가 있으니 주의한다.

BOX 14-1 건부항 전신요법(계속)

⑦ 혈액이 산성으로 탁화된 체질은 거의 전신에 색소반응이 나타나는데, 산탁화된 정도에 따라 색소반응의 농도가 다르며 또는 질환별로 부위에 따라 심한 암자색의 색소반응이 나타난다.

⑧ 전신요법은 일일 일회 시술하고, 체질이 개선되어 가거나 건강도가 회복되면 격일 일회 또 완전하게 된 후에도 일주일에 일회 내지 이회 정도의 시술을 평생유지하면 무병장수할 수 있다.

⑨ 처음에 나타났던 색소반응은 누른 빛깔을 띠며 차차 소실되어 가고, 전신요법을 계속하면 다시 색소반응이 나타나지 않는다. 이것은 체내의 모든 건강조건이 양호하다는 것을 의미하는 것이다.

⑩ 매일 시술이 완료된 후에는 다시 뜨거운 물로 샤워를 하면 더욱 효과적이다. 그리고 체질을 구분하여 시술토록 하여야 한다. 실증체질일 경우에는 약간 흡착력을 강하게 하고 유관도 1~3분까지 하지만, 허증 체질인 경우에는 흡착력을 약하게 하고, 유관도 20~30초로 단축하여야 한다. 그러나 색소반응으로 보아서 적절히 가감하는 것은 시술자의 재량에 의한다.

⑪ 건강한 사람도 하루 한 번 또는 일주일에 일회 내지 이회 정도의 시술을 하면 건강이 더욱 더 증진되고 또한 질병을 예방하는 조치도 된다.

건부항시술상의 주의사항

건부항시술을 함에 있어서는 다음과 같은 주의사항을 잘 터득하여야 시술상 겪는 어려움을 풀어갈 수가 있다.

① 처음부터 너무 조급하게 시술을 서두르지 말고, 먼저 환자나 피시술자가 시술자극에 적응되도록 차츰차츰 적응훈련을 시켜가며 시술한다.

② 시술 후에 환자나 피시술자가 몹시 심한 피로감을 느끼는 경우에는 그 피로감이 가실 때까지 시술을 중단한다. 이는 시술의 자극이 너무 강하였기 때문에 일어나는 후유증이므로 별로 걱정할 것이 못된다.

③ 만성병을 시술하다 보면 병이 더 악화되는 경우가 있는데, 이런 현상은 병이 호전되는 과정이므로 염려할 것 없고 시술을 계속하여야 한다.

④ 국소의 피부가 건조하여 관자가 흡착되지 않을 때에는 크림류 등을 바르면 흡착이 용이하다.

⑤ 병이 있어 시술을 하였는데 전혀 색소반응이 나타나지 않는 경우에는 빈혈증상이 있는 환자이거나 빈혈증인 경우이다. 이런 경우는 시술을 계속하면 차차 색소반응이 나타난다. 건강인의 색소반응은 연분홍색이다.

⑥ 처음에 색소반응이 암자색으로 짙게 나타난 것도 시술을 계속하면 차차 그 반응이 누르스름한 황색으로 바뀌면서 차차 없어지고, 이윽고 연분홍색의 건강반응이 나타나는 데 그래도 시술은 계속한다.

⑦ 심장질환이 있는 사람이나, 체력이 아주 허약한 사람들을 시술할 때는 처음에 흡착력도 아주 약하게 하고, 흡착관자수도 적게 하며 병상을 잘 관찰해 가면서 서서히 적응시켜야 한다.

⑧ 여성의 월경기간에는 시술을 하여도 무방하다. 단 임신부의 경우에 하복부만은 시술자극이 가지 않도록 하면 된다.

⑨ 건부항시술은 단 시일 내에 괄목할 효과가 생기는 치료법이 아니므로 환자에게 정혈원리를 충분히 이해시키고, 강한 신념과 인내력을 가지고 시술을 받도록 사전에 인식시키는 것이 중요하다.

⑩ 목욕은 건부항시술에 이롭지 해는 없다. 시술 전에 온탕으로 목욕하고 시술 후에는 온수로 가볍게 샤워하면 더욱 효과적이다.

⑪ 전신치료법은 일일 일회 치료를 원칙으로 하고 가능한 아침에 시술하는 것이 좋다. 병증별치료도 일일 일회 치료를 원칙으로 하나, 환자의 체력이나 병상에 따라서 시술 횟수를 늘려도 된다. 예를 들면, 마비 및 신경통 등의 치료 시는 하루 2~3회의 시술도 무방하다.

⑫ 이상적인 건강식과 단방요법 등을 병용하면서 시술을 하면 더욱 치료가 크다.

⑬ 흡착력을 지나치게 강하게 하여 오랫동안 유관시켜 놓으면 국소에 수포가 생기거나 자연출혈이 되는 경우도 있으니 명심하고 자가 시술자에게는 사전에 약간의 실습을 시켜 부작용이 생기는 일이 없도록 미리 예방조치 한다.

2) 습부항

사혈침 등으로 피부를 찌른 후 그 위에 부항을 흡착시켜 출혈을 시킴으로써 어혈을 제거하는 방법이다. 일반인은 시술하지 않는 게 좋을 듯 하고, 전문인의 도움을 받아야 한다. 어혈뿐만 아니라 많은 정혈이 함께 빠져 나오기 때문에 노약자는 금물이다.

3) 발포부항

부항을 붙인 자리에 물집이 생기는 것을 발포(發泡)라고 한다. 부항을 붙일 때 보통 10분 정도 붙였다가 떼는데, 심한 증세가 있거나 병의 뿌리를 뽑고자 할 때는 일부러 발포를 시키며 사혈부항과는 다르다. 흔히들 관절을 삐어서 퉁퉁 부어올랐을 때는 그 자리를 침으로 찌르고 부항을 세게 붙여서 죽은피를 뽑아내는 사혈부항을 생각하고 발포시술 자체를 두려워한다.

그러나 발포부항시술은 강제적으로 피를 뽑아내는 것이 아니고 피 속의 노폐물만을 진공작용에 의해서 제거하는 것이 원리이므로, 사혈부항처럼 죽은피와 깨끗한 피가 동시에 빠져 나오는 일은 없다. 부항으로 발포를 시키면 병의 뿌리가 빠지기 때문에 몇 가지 점만 주의한다면 발포되어서 해로울 것은 아무 것도 없다.

BOX 14-2 발포부항법의 실행 방법

첫 번째 방법

① 발포부항을 시키는 자리는 두 종류로 나누어 볼 수 있다. 한 가지는 육장 육부의 모혈이나 중요한 혈 자리에 붙이는 방법이고, 다른 한 가지는 아픈 곳에 바로 붙이는 것이다. 장기에 문제가 있으면 모혈이나 유혈에, 그 외의 통증에는 아픈 부위에 시술을 하면 된다.

② 건강을 위해 붙이는 건부항은 여러 개를 한꺼번에 붙이기도 하지만, 발포시키기 위해 붙이는 부항은 한번에 2~3개를 넘지 않는 것이 좋다. 발포부항법은 그 굉장한 효과만큼 몸에 무리가 가는 게 사실이다. 그러나 일상적인 생활을 하고 있는 보통사람의 경우 2~3개 정도는 견딜 수 있고, 허약한 체질의 사람이라면 1~2개 씩 하는 것이 좋다.

③ 발포부항을 시작하면 여건이 되는대로 충분히 쉬고 영양 섭취에 신경을 써야 한다. 병도 우리 몸의 일부인데, 그것을 한꺼번에 분리시키기 때문에 몸이 부실해지기 쉽기 때문이다.

④ 체질에 따라 다르지만, 발포를 시키려면 첫날은 2시간 정도 붙여 두어야 한다. 첫날 발포가 안 되어도 다음날 되는 수도 있고, 일주일 뒤에 발포되기도 한다.

⑤ 첫날 발포가 되었으면 다음날부터는 1시간씩 붙인다. 그러나 시간에 너무 얽매이지 말고 적당하다 싶거나 사정이 허락지 않으면 조금씩 시간을 가감해도 된다.

⑥ 부항을 붙여 보면 쉽게 떨어지는 수가 있는데, 로션이나 물 같은 것을 둘레에 발라서 붙이면 잘 붙는다.

⑦ 처음부터 너무 세게 붙이지 말고 조금 아프다고 느낄 정도로 붙여 두었다가 10분쯤 지난 뒤 다시 펌프로 공기의 압을 더 빼 준다. 10~20분마다 체크한다. 발포를 시킬 때는 세게 붙여야 효과적이기 때문에 참을 수 있으면 좀 세게 붙이는 것이 좋다. 1~2시간 붙여 두는 동안에도 자주 살펴보고 느슨해지면 떼어서 다시 압축한다.

BOX 14-2 발포부항법의 실행 방법(계속)

⑧ 발포가 되면 부항을 붙인 피부 표면에 작거나 커다란 물집이 생기는데, 침을 찌르거나 하지 않고 부항만 붙여놓아도 생긴다. 2시간이 지난 뒤 부항을 떼고 이쑤시개 같은 것으로 물집을 터트리고 휴지로 닦으면 된다. 물집을 터트리면 몸속에 있는 독물이 더 쉽게 몸 밖으로 나온다.

⑨ 발포부항법으로 생긴 상처에는 절대로 약을 발라서는 안 된다. 약을 바르지 않으면 아무 부작용도 생기지 않는다.

⑩ 발포부항을 하는 동안은 면으로 된 속옷을 꼭 입는 것이 좋다. 부항을 떼고 일상생활을 하는 동안에도 조금씩 독물이 계속 나오는데 문제가 될 정도는 아니고 속옷에 약간씩 묻을 정도다. 발포를 하다가 중간에 그만 두면 잘못되지 않을까하는 걱정은 할 필요가 없다.

⑪ 발포부항법을 시작하면 거르지 않고 매일 부항을 붙이는 것이 몸 속의 독물을 효과적으로 제거시킬 수 있다. 한 자리에서 보통 열흘 정도 독물이 나온다. 증세가 가벼운 사람은 5~7일 만에 끝이 나는 수도 있고, 몇 십 년 씩 오래 병을 앓아온 자리에서는 2달 이상씩 독물이 쏟아지기도 한다. 성급하게 생각하지 말고 독물이 나오는 양과 날짜 수에 따라 자신의 병의 깊이를 짐작해 볼 수 있다.

⑫ 발포시에는 몸 속에서 유용한 물질이 빠져 나오는 것이 아니고 독물이 나오는 것이다. 독성의 정도는 삼복 더위에 발포를 시켜도 그 상처를 통해 다른 세균이 감히 침투를 할 수 없을 정도로 지독한 물질이다. 몸에서 빠져 나오는 독물은 병의 상태에 따라 그 색깔이 다르다. 병세가 가벼운 사람에게서 나온 것은 옅은 색을 띠고, 병세가 깊은 사람은 색깔이 조금 씩 짙어진다. 몸에서 나오는 액체의 상태도 병이 가벼우면 액체 상태이지만, 심하면 젤리 형태로 흐르지 않는 물질이 나오기도 하고, 반고체 상태의 작은 덩어리가 빠져 나오기도 한다. 그리고 부항을 붙이는 중에 약간의 피가 섞여 나오기도 하는데, 선홍색의 깨끗한 피가 나오는 경우는 부항을 너무 세게 붙인 경우이고, 검붉은 탁한 피가 섞여 나오는 경우에는 더러워진 나쁜 피가 제거되는 것이다.

⑬ 발포부항법으로 치료가 끝날 무렵이 되면 상처 부위에 까맣게 딱지가 앉기 시작한다. 그리고 어느 날 갑자기 부항을 붙여도 독물이 한 방울도 나오지 않고 딱 그쳐 버린다. 그리고 그 딱지는 2~3일이면 저절로 떨어져 버리고 갈색의 흔적만 남게 된다. 그 흔적은 몇 개월이 지나야 없어지는데 나이나 개인차에 따라 완전히 없어지는 시기가 조금씩 다르다. 발포부항은 한 번 시작하면 1시간 이상이 걸리기 때문에 자세는 편안하게 눕거나 엎드리거나 경우에 따라서는 앉아서 하되 체력 소모가 가장 적은 쪽을 택하는 것이 좋다. 발포에 사용하고 난 부항은 세제로 깨끗하게 씻고 알코올로 소독하는 것이 좋다.

⑭ 발포부항을 시키는 자리가 모혈이 전부가 아니지만, 모혈만 치료해도 급한 병은 막을 수 있다. 그리고 통증이 있는 부분에 발포를 시키면 병이 낫는다. 발포부항을 해도 샤워나 목욕 같은 것을 마음대로 할 수 있고 특별히 일상생활에서 제약을 받는 것은 없다. 등에 부항을 뜨고 상처가 나도 첫날은 조금 따가워서 불편해도 다음날부터는 누워서 자는데 별로 어려움을 느끼지 않는다.

두 번째 방법

① 모혈과 유혈을 같이 발포시키는 방법이 정석이다.

② 발포부항법을 사용할 때 몸의 앞쪽에 있는 모혈과 몸의 뒤쪽에 있는 유혈을 같이 발포시키면 병의 치료가 확실하게 된다.

③ 폐에 관계된 병이 걸린 것 같아 발포부항을 시켜야 되겠다 싶으면 앞쪽에 폐의 모혈인 중부를 양쪽 두 곳 먼저 발포시키고 끝나면 등 뒤쪽 폐유를 찾아 두 곳에 발포를 시킨다.

④ 간염을 치료하고 싶다면 앞쪽에 간과 담의 모혈인 기문과 일월을 좌우 두 곳 발포시키고 끝나면 등 뒤쪽에 간유와 담유를 좌우 두 곳 발포시킨다. 이렇게 모혈과 유혈을 같이 발포시키면 아주 효과적인 치료가 된다. 그러나 모혈이나 유혈 한 가지 만으로도 병이 치료된다.

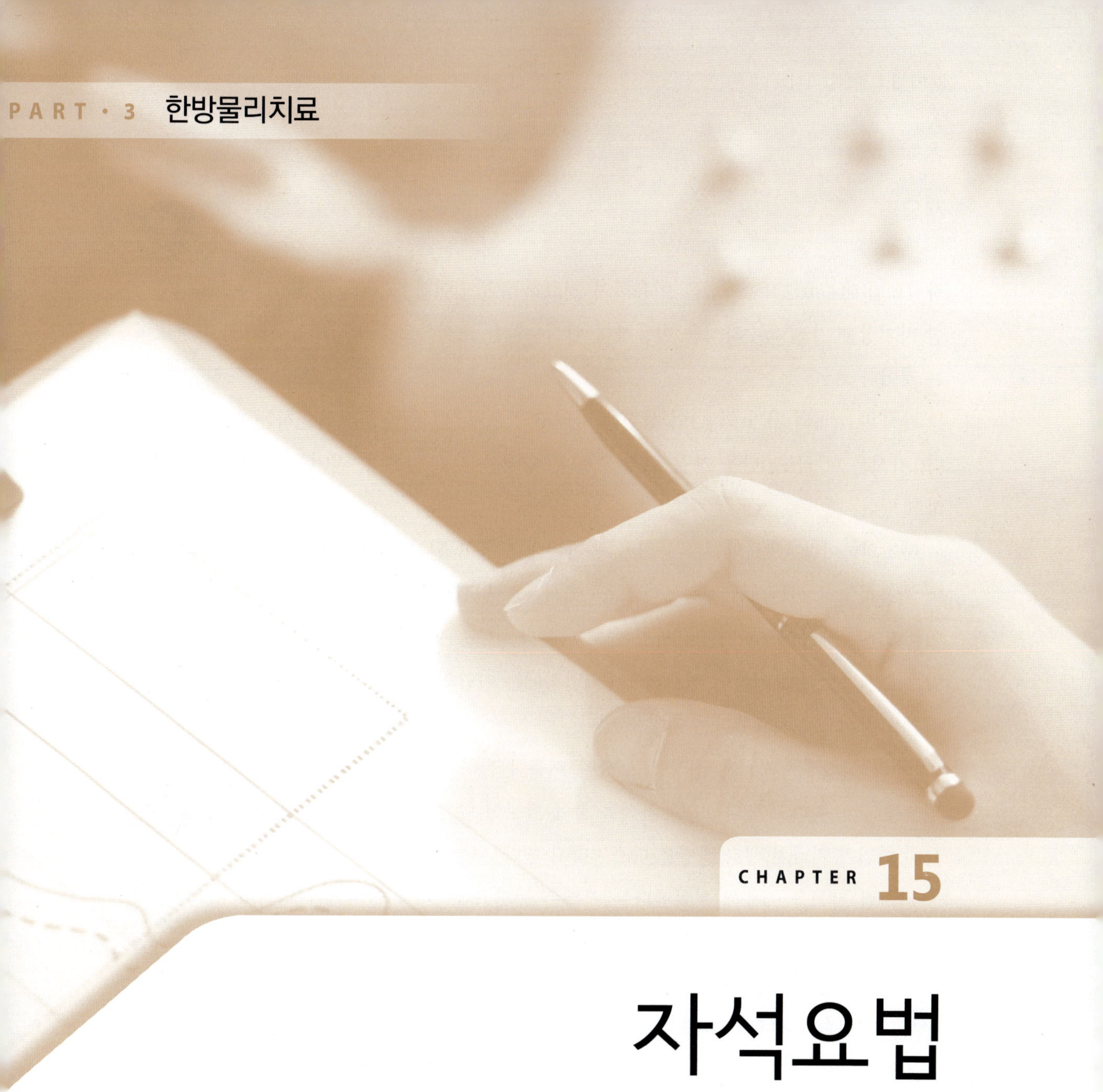

CHAPTER 15

자석요법

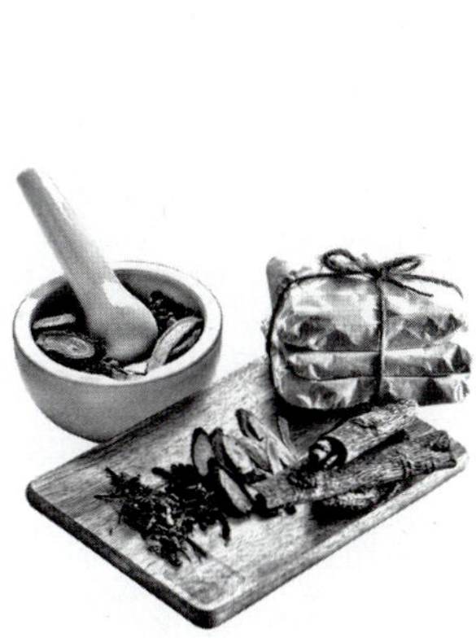

개요

자석요법(磁石療法)은 자석을 이용하여 치료하는 방법이다. 2,000~6,500가우스(G)의 강한 자기장을 가진 특수자석을 이용하여 혈액순환을 조절함으로써 질병을 치료하고 예방하는 것이다.

자석은 N, S의 자기(磁氣)의 성질을 가지고 있으며, 다른 물질을 흡인하는 힘을 갖고 있다. 자석은 한 극(極)만을 가질 수 없고 모두 양극을 갖고 있으며, 자기는 N-S극으로 이동하고 있다.

자기의학이란, 생체의 치유능력을 높이는데 도움이 된다고 알려진 자기를 사람의 질병에 사용하고자 하는데서 시작됐다. 중국에서는 기원전부터 황제가 병이 들었을 때 자석을 이용했다는 내용이 사마천의 『사기』에도 나온다. B.C. 300년경 그리스에서는 자석을 설사약으로 사용했다는 기록이 있으며 1,100년경에는 아랍의사가 위장병, 간장병, 대머리 등의 질환을 자석으로 치료했다는 기록도 있다.

『동의보감』에는 자석은 신장을 보하며 뼈를 튼튼하게 하고 관절을 이롭게 하며 종기나 멍울을 낫게 한다고 했다. 또한 자석을 불에 달구어 담갔던 물을 마시면 임신할 수 있으며, 특히 화기가 지나쳐 생긴 질병을 다스린다고 했다.

이처럼 자석을 이용해 치료했다는 기록은 동서고금에서 다양하게 나타나고 있지만, 당시에 사용된 자석은 천연자석으로 구하기도 어렵고 효과도 미진하여 자석을 이용한 치료는 체계적인 발전을 이루지 못하였다. 그러나 1950년대부터 페라이트 자석이 양산되기 시작하면서 규격화된 자석을 이용한 기구와 자석치료가 비약적으로 발전하는 계기가 되었다.

서양의학은 자석을 질병의 진단에 이용하지만, 동양의학에서는 치료에 이용한다. 현재 서양의학이 치료할 수 있는 인류의 질환은 전체의 30% 정도, 아직도 병의 원인을 제대로 알 수 없는 경우와 알아도 치료에 손을 못 대는 경우가 많다. 최근 자석을 통한 「자기의학」이란 분야가 관심을 끌고 있다.

사람의 몸 안에는 체내의 활동 전류에 의해 그 주변에 약 0.5가우스의 미약한 자기가 흐르고 있는데, 병이 들게 되면 자기력이 감소하게 된다. 자기는 불균형으로 변한 인체를 정상적으로 되돌려서 건강하고 활기찬 신체를 유지하게 하는 작용을 한다.

자기요법은 혈액순환을 빠르게 혹은 느리게 순환시켜 열, 한, 습, 풍, 조를 조절하여 질병을 빠르게 치유 및 치료하고 예방할 수 있는 요법이다.

인체와 자기

인체에 자기가 부족하게 되면 우선 혈액 중의 이온질이 나쁘게 되어 혈액이 산성화가 된다. 그리고 혈관내의 과잉 콜레스테롤의 축적으로 혈액순환 계통의 질병이 유발되지만, 무엇보다도 중요한 것은 현대병의 원인인 자율신경실조증과 내분비장애에 영향을 미친다는 사실과 헤모글로빈이 활성화되지 못한다는 사실이다.

일본의 유명한 의학박사 나카가와는 인체에 자기가 부족하면 특별한 이유 없이 등, 어깨 또는 목덜미의 근육이 뻐근하거나 쑤시고 결리는 증세, 요통, 흉통, 원인불명의 두통, 두중, 어지러움증, 혈압, 불면증, 객관적 소견이 없는 상습변비 등 소위 자기결핍증후군에 걸리게 된다고 하였다.

1) 자율신경실조증에 미치는 자력선의 효과

자율신경인 교감신경과 부교감신경의 긴장상태가 서로 평형을 유지하고 있지 않은 상태를 말한다. 인체 내의 신경조직에는 지각신경, 운동신경, 자율신경이 있다. 자율신경이란 위와 장의 움직임, 혈관의 수축, 팽창의 조절, 혈행을 관장하고 호르몬 분비, 신진대사를 지배하고 근육의 긴장이나 골격근을 다스린다. 예를 들어 날씨가 추워지면 혈관이 수축되어 몸을 움츠리게 된다. 이것은 체온을 뺏기지 않으려는 자율신경의 방어작용이다. 자기가 자율신경의 활동에 영향을 미친다는 사실을 처음 주장한 사람은 1938년 덴마크의 "한센"이다.

2) 자력선은 "이온"에 영향

혈액 속에는 혈구나 혈장이란 눈에 보이지 않는 입자모양의 작은 물체가 끊임없이 브라운 운동이란 연속운동을 하면서 가전 상태로 존재하고 있다. 그리고 이와 같은 입자를 대진입자이온이라고 부르고 있다. 이온에는 양전기를 띤 양이온과 음전기를 띤 음이온 두 종류가 있어 서로 일정한 균형을 유지하고 있다. 그 균형을 수소이온 농도를 나타내는 지수 페하로 말하면, pH 7.44(약알칼리성) 전후로 유지되고 있을 때 정상이다.

3) 항상성 유지작용

혈액 중의 플러스 이온이 증가하면 확실히 혈액은 산성이 되고 신체에 변조가 일어나기 쉬운 상태가 된다. 반대로 마이너스 이온이 지나치게 증가하여도 마찬가지로 변조가 일어나게 되는 상태에 놓이게 된다. 결국 혈액은 항상 pH 7.44 전후의 약알칼리성을 유지할 필요성이 있게 마련이지만, 인체에는 신비적이라 할 수 있는 훌륭한 자기조절기능이 있어 항상 이 균형을 유지하기 위해서 작용하고 있다. 이것을 생체의 항상성 유지 작용이라고 한다.

4) 산성체질

인체에는 혈액, 체액, 타액에 이르기까지 모두 pH 7.0~7.4 전후의 약알칼리성이어야 건강상태를 유지할 수 있다. 그러나 우리의 주식은 쌀인데다 미식, 편식과 고기, 설탕, 계란 등 산성식품을 많이 섭취하기 때문에 pH 6.8, pH 6.5, 6.0으로 점차 산성체질이 되고 있다. 산성체질이 되면 우선 피로가 쉽게 오고, 신진대사가 정체되며, 수면장애를 일으키게 된다. 심하면 당뇨병, 동맥경화, 뇌일혈로 발전하는 무서운 결과를 초래하게 된다.

5) 헤모글로빈에 절대적인 영향을 미치는 자력선

인체 내에는 혈액 $1mm^2$ 당 450~500만개의 적혈구가 있다. 적혈구의 성분은 수분을 제외하면 거의 헤모글로빈이다. 헤모글로빈은 헤머라는 자성을 띤 철을 함유한 붉은 색소와 글로빈이라는 단백질로 결합되는데, 1분자 중 4개의 헤머가 들어 있다. 헤머가 심장을 통과할 때 심장에서의 전류영향을 받아 강자성의 헤머로 되어 산소운반과 탄산가스 배출이라는 헤모글로빈 본래의 기능을 다하게 된다. 헤모글로빈에 함유되어 있는 철성분이 N. S로 정확히 되면 헤모글로빈의 기능이 활성화되어 산소운반, 영양공급과 폐기물 방출이 원활하게 된다. 이때 헤모글모빈의 철이 미약한 N. S자성을 띤 성분이 되면, 본래의 기능을 다하지 못하여 결국 40~60조에 달하는 인체 세포는 산소 결핍증세를 일으켜 난치성 질병이 생기게 되는 것이다. 왜 헤모글모빈의 핵인 헤모가 강자성의 철로 되어야 하느냐 하는 문제는 현대과학으로도 해답을 내리지 못하고 있다.

자석치료의 효과

현대인 가운데는 철근, 철골, 콘크리트 속에서 생활하고 있는 사람이 많은데, 이 속에서 생활하는 것은 완전한 무자기(無磁氣)상태는 아니다. 그렇지만 철의 바구니인 맨션과 빌딩과 자동차와 전동차속에서 생활함으로써 지자기(地磁氣)를 받지 않음으로 인해 자기와 인체와의 사이에 본래의 평형관계가 무너져 인간에게 흔히 자기결핍증후군이 나타난다.

자기결핍증후군에 해당되는 것으로 보는 질병과 증상들로서는 신경통, 어깨결림, 요통, 습관성 변비, 불면증, 두통, 두중, 원인불명의 흉통, 현기증, 만성피로, 하지가 항상 무거운 증상, 자율신경실조증, 혈압이상, 당뇨, 각종 소화기질환 등이다.

지금까지 알려져 있는 자석의 치료효과는 다음과 같다.

- 통증을 소실시킨다.
- 염증을 소실시킨다.
- 혈액순환을 조절한다.

기질적 장애가 심한 질병을 제외한 기능성질환에는 뛰어난 효력을 나타낸다. 특히 이명, 두통, 현훈, 불면 등을 비롯 고혈압, 만성피로, 간장질환, 당뇨병, 갑상선질환 등 다양하게 응용하여 좋은 치료효과를 기대할 수 있으며, 나아가 근 · 골격계 질환을 비롯한 내부장기의 염증으로 인한 통증성 질환에도 치료효과가 있다.

(1) 스트레스(stress)

자석의 음극을 머리 위에 위치시키면 멜라토닌이라는 호르몬 분비가 활발해져 두뇌가 차분해 지고, 두뇌와 몸에 잠을 유발시키는 효과를 가져 온다.

(2) 박테리아, 진균, 바이러스 감염

자기장의 음극은 산화를 촉진하여 몸의 산도를 낮추어서 박테리아와 진균 그리고 바이러스를 죽이는 효과를 가지고 있다.

(3) 통증 및 염증의 완화

음극의 자기장은 세포의 부종 혹은 세포의 산화, 세포 산소부족과 감염 등이 야기하는 통증을 유발하는 상황을 정상화시키는 역할을 한다.

(4) 혈액순환을 촉진

자기장은 철분을 함유한 적혈구의 활동성을 높여주어 말단 세포까지의 영양분 및 산소공급을 촉진하고 노폐물을 신속히 제거하는 효과가 있다.

자석요법의 종류

자석요법의 가장 일반적인 방법은 신체의 일부분 또는 아픈 부위에 자석을 붙이는 등 자극을 주거나 몸 전체에 자기장을 쪼이는 것이다. 그러나 이 외에도 다양한 방법으로 시도되고 있으며, 최근에는 동양의학에서 사용하는 개념인 기의 흐름을 이용해서 경혈에 전기적인 자극(적외선 또는 레이저 광선)을 가하는 방법이 관심을 모으고 있다.

1) 자석요법

미국 밴더빌트 대학의 신경과 전문의인 로버트 홀콤(Robert Holcomb) 박사는 만성통증을 조절할 수 있는 새로운 기법을 찾던 중 신체의 특정 부위에 작은 자석을 부착시키면 다양한 원인에 의한 통증을 경감시키거나 혹은 없앨 수 있다는 사실을 발견하였다.

홀콤은 전자현미경을 이용하여, 자석이 작용하게 되면 세포 내 염색체가 방향을 바꾸게 되고, 이러한 염색체의 위치변화를 통해 급성 혹은 만성의 통증을 없앨 수 있다고 확신하였다.

현재 미국에서는 경락이나 혈액의 철분 순환 등 비교적 주관적이고, 원인과 이론이 아직 확실하게 밝혀지지 않은 이론 대신 홀콤 박사의 자기요법을 이용한 통증클리닉이 늘고 있다.

결국 혈액 속의 철분은 인간의 몸이 자성을 띠도록 하며, 우리 몸에서 산소와 영양분을 결합시켜 각 조직으로 운반하고 노폐물을 운반하는 역할을 담당한다. 그러므로 신체에 자석을 가까이 대면 이러한 철분의 활동을 환기 · 유도할 수 있다는 사실에 착안한 것이 바로 자석요법이다. 반드시 N극이 피부에 닿도록 붙인다.

이밖에도 자석을 직접 이용하는 방법으로 목걸이, 반지, 허리띠, 방석, 배게 등에 자석을 활용하는 방법으로 자기요법이 널리 이용되고 있는데, 이런 자석을 이용한 제품들은 적절히 사용하면 효과적일 수 있지만, 개인에 따라 무분별하게 사용할 경우에는 쇼크

현상을 일으킬 위험이 있으므로 신중히 사용해야 한다.

예를 들면 둥근 고리 형태의 전도체 양 쪽 끝에 자석이 달린 자석팔찌의 경우, 자석과 자석이 공간을 두고 마주한 곳과 도체로 연결된 금속 띠 부위는 자력선의 크기나 성질이 다르도록 되어 있다.

이것을 착용할 때 자석 부위가 팔 안쪽으로 향하도록 할 것인지, 손등 쪽으로 향하도록 할 것인지에 따라 효과가 달라진다. 왜냐하면, 팔 안쪽을 흐르는 경락과 팔 바깥쪽을 흐르는 경락이 다르기 때문이다.

자기장 측정을 통해 "넘치는 곳은 덜어주고, 부족한 곳은 더해주어야 하는데" 정확한 진단 없이 무작정 착용하게 될 경우 "넘치는 곳에 더해주고, 부족한 곳에 오히려 덜어주는" 경우가 발생하면 오히려 화를 부르는 행위가 되기 때문이다. 바로 대체의학에 아직 많은 관심과 연구가 필요한 까닭이 바로 여기에 있다.

2) 자석 금침요법

침 대신 자석을 붙이는 방법인데, 일정기간 몸에 부착하여 둔다는 의미로 금침이라는 용어를 사용하고 있다. 원래 금침은 전통침법에서 일정기간 동안 몸속에 침을 꽂혀져 있도록 하는 침법을 말한다.

(1) 단극침법

보통 자석금침의 시술방법은 자체의 N극을 인체의 환부 또는 경혈에 붙이는데, 한 개씩 N극 또는 S극을 경혈에 붙이는 방법을 말한다.

(2) 쌍극침법

자석의 N극과 S극을 간격을 두고 인체의 경혈 혹은 어느 부위에 복합적으로 형성하여 붙이는 방법을 쌍극침법이라고 한다.

예를 들어, 거궐혈에 N 또는 S극을 붙이고, 주위에 혹은 상하좌우에 S 또는 N극 자석금침을 붙이면 자기장의 폭이 넓어져 소화기 · 비뇨기계통 질병의 치료효과를 높일 수 있다.

(3) 투침법

비교적 강한 자력을 가진 자석 N극과 S극을 각기 환부의 맞은편에 부착시킨다. 보통

N극은 내측, S극은 외측에 부착한다. 그 예로 내관혈에 N극, 외관형에 S극을 부착하여 심장병, 고혈압, 반신불수, 목, 어깨 부분의 질병을 치료하고, 기관지염 등은 목 앞부분의 천돌혈에 N극, 뒤쪽의 대추혈에 S극을 부착하여 둔다.

3) 전자기요법

자기요법 가운데 전침으로 진단을 하여 그 곳에 자석을 붙이는 방식으로 구성된 치료법을 전자기요법이라고 한다.

자장의 종류

자장의 종류를 다음과 같이 구별하고 있다.

- 자장과 시간과의 관계에서 '정자장'과 '변동자장'으로 나뉜다.
- 자장의 공간적인 분포 상황에 따라 '균일자장'과 '불균일자장'으로 나뉜다.
- 자장의 강도에 따라 '강자장'과 '약자장'으로 분리되어 있다.

1) 정자장

정자장이란 자장의 강도가 시간의 경과에 따라 변화하지 않는 것을 말한다. 그 자장의 강도(크기와 방향)는 처음부터 끝까지 변하지 않는다. 그래서 정상자장이라고도 말한다. 이 종류의 자장은 영구자석 또는 전자석에 직류전류를 통했을 때에 생기는 것이다.

자료의 임상에 사용되는 영구자석(각종 마그네트)은 주로 인조의 각종 영구 자석 재료로 만들어져 있다. 이들 영구 자석의 재료에는 주로 훼라이트 자석, 희토류 코발트 자석, 알니코 자석이 있다.

직류 전자석은 일반적으로 각종 영구자석의 자장이 그 요구를 채우지 않았을 경우에 처음으로 채용된다. 말하자면 요구하는 자장 면적이 크거나, 요구하는 자력선의 투과 깊이가 깊거나 또는 자장의 균일성이 요구되는 경우에 자장이나 초강자장을 조절할 수 있다.

2) 변동자장

자장의 강도 또는 방향이 시간과 같이 주기적으로 변화하는 자장을 말한다. 이는 다시 그 변화법칙, 즉 파형의 차이에 따라 교번자장, 맥동자장, 파루스자장으로 분류할 수 있다. 또 그 변화의 지속(주파수) 차이에 의해서 저주파자석, 고주파자석으로 나눌 수 있다.

(1) 교번자장

교류전자석 또는 이극(기계 머리 부분에 부착시키는 자석이 서로 다른 극에 놓여 있다.) 회전자료기에서 생기는 자장이다. 교류 전자석의 전력은 보통은 상용 주파수(50~60Hz)의 전원에서 공급되어진다. 보다 높이 또는 낮은 주파수를 사용할 때의 전력은 특수한 발진기에서 공급할 필요가 있고, 그 파형은 일반적으로 정현파(함수 sin x의 값의 변화를 나타내는 곡선)인 것이다. 이극의 회전자료기에서 발생하는 교번 자장의 주파수는 그 회전 속도로 결정되며, 그 회전 속도를 조절할 수 있는 것이다. 그 자장의 파형의 대부분은 정현파는 아니고, 주로 그 기계의 머리에 붙어있는 자석의 크기나 모양 및 회전판에 전자석을 부착시키는 위치에 따라 결정된다.

(2) 맥동자장

자장의 크기가 시간과 함께 변화하는데, 그 방향은 변화하지 않는 자장을 말한다. 그것은 보통 상용 주파수의 교류를 전파장(혹은 반파장)을 정류시킨 맥동전류에서 전자석에 공급되는 전류에 발생하는 자장이다. 동극의 회전자료기나 진동자기 안마기에 발생하는 자장 또한 맥동자장이다.

(3) 파루스자장

이 종류의 자장은 갑자기 나타나고 또 갑자기 없어진다. 게다가 재출현하기 전에 자주 간헐기간이 있어, 교번자장처럼 시간에 따라 연속적으로 변화하지 않는다.

파루스자장은 다음과 같은 특징이 있다.

- 자장의 변화가 빨라서 대단히 짧은 시간 안에 최고치에 도달할 수 있다.
- 간헐시간이 있기 때문에 만약 교번자장과 같은 강도의 자장을 발생시킨다 하더라도 그것에 대응하는 동력이 작기 때문에 자석의 발열도 적다.

파루스자장은 간헐 발진기에서 마그네트 코일(또는 전자석)에 공급되는 전류로 발생한다. 대부분의 경우, 파루스 파의 주파수와 파폭의 어느 쪽도 필요에 따라 조절할 수 있다.

3) 균일자장과 불균일자장

어떤 일정한 공간 내, 예를 들면 전자석의 양극(N-S) 사이에 자장의 방향에 따라 측정되는 각 점의 자장 강도가 균등하거나 거의 비슷하면 '균일자장'이라 하고, 그렇지 않은 것을 '불균일자장'이라고 한다.

예를 들면 자석 표면의 자장은 불균일자장이므로 그것을 가우스 계(자기측정에 사용되는 계기)로 측정해 보면, 자극면의 가장 가까운 곳에 가우스 계를 갖다 대면 자장이 더욱 강하고, 자극 면에 멀리 할수록 자장은 약해짐을 알 수 있다.

이것을 자장의 강도가 크다고 한다. 자석치료의 임상 및 실험에서 명백하게 들어난 바와 같이 균일자장과 불균일자장의 생물에 대한 작용효과는 다르다. 말하자면 인체조직의 대부분은 반자성체질이다. 그런데 일부의 조직은 상자성체이다. 더욱이 그것들은 약자성체이므로 자장의 경도가 큰 불균일자장 속이 아니면 강한 자기의 작용효과가 생겨나지 않는다.

4) 자장의 강도 분류

위에 적힌 각 종류의 자장과 비슷하게 강자장과 약자장의 생체에 대한 작용 또한 크게 다르다. 그러나 결국 어느 정도의 자장을 "강자장"으로 하고, 어느 정도의 자장을 "약자장"으로 하느냐에 대해서는 현재까지 명확하게 통일된 분류 방법이 없다.

지자장은 약 0.3~0.5 가우스이나, 임상응용이 극히 적다. 지자장보다 약간 높은 즉, 1~100가우스를 '약자장'이라 부르고 있다. 이것은 주로 신생아, 어린이의 치료에 쓰이고, 훼라이트 자석의 자주, 자기립을 사용하고 또 성인의 이혈 부착에도 사용할 수 있다.

지금까지 임상에 응용되고 있는 대다수의 자료 기구에는 저 · 중 · 강 세 가지 범위의 자장이 쓰이고 있다.

3000가우스보다 큰 것을 '초강자장'이라 부르고, 자장 용량(자장 작용 면적의 넓이와 자석 수, 치료 시간의 길이 등을 포함)이 지나치게 커서 어느 정도의 부작용을 일으킬 위험이 있기 때문에 그 사용에 있어서는 자장 용량도 서서히 증가하도록 주의해야 한다.

3000가우스 이상의 극히 강한 자장은 주로 값이 비싼 사마륨, 코발트나 프라세오듐, 사마륨, 코발트 자석 또는 효력이 큰 전자석에서 만들어진다.

자석요법의 특징

(1) 현저한 치료효과가 있다

자석요법은 부어오르는 것을 가라앉히고 각종 통증을 멎게 하는데 현저한 효과가 있다. 또 그 치료효과는 침구치료 및 그 외에 다른 치료보다 빠르게 나타나는 것이 특징이다. 그리고 또 염증을 없애주는 즉 소염, 설사를 멎게 하는 즉 지사, 가려움을 그치게 하는 즉 지양, 진정 및 혈압 강하 등에 일정한 효과를 가지고 있음이 임상을 통하여 여실히 증명되고 있다. 어떤 병증에는 90% 이상의 치료효과가 나타나고 있으며 치료 후에도 장기간에 걸쳐 그 치료효과를 유지하고 있는 것 등은 자석치료법의 엄청난 효력이 발휘되고 있음이 나타나는 중요한 점인 것이다.

(2) 폭넓은 적응증이 있다

자석요법은 광범위한 적응증이 있어 내과, 외과, 부인과, 소아과, 신경과, 오관과, 피부과 등 어느 한곳에 적용되지 않는 곳이 없다. 그간 임상을 통하여 치료될 수 있는 질병이 100여 종에 달하고 있는데 반하여 절대적인 금기증은 아직까지 발견되지 않은 것이 사실이다.

(3) 다른 치료보다 경제적이다

자석요법은 침뜸치료와 비슷한 경제적 특징을 가지고 있으나 침뜸요법 보다 더 경제적인 것이 사실이다. 그 예로서는 한 개의 자석을 오랫동안 쓸 수 있어 매일 치료를 받아야 되는 침뜸요법과 다른 점이고 또 대형 자석이면 여러 개로 쪼개어 부착 사용할 수도 있다는 것이다. 자석치료기기의 가격은 비싸지만 기타 의료기구에 비교하면 경제적인 편이다.

(4) 배우기에 간편하다

자석요법 중에서도 가장 많이 쓰이고 있는 첨부법은 자석편 한케이스만 있으면 평상시나 전시를 가릴 것도 없고 어떤 상태 하에서도 치료가 가능하며 길을 가다가도, 밭을 갈다가도, 여행중의 차속이나 비행기속에서도 자기 스스로도 치료가 가능한 것이다.

이런 첨부법은 의사를 통하여 쉽게 배울 수 있으며 아무리 초보자라도 병증별 첨부도해만 보면 간단히 익힐 수 있다. 또 많은 자석치료기계와 기구가 있지만 이러한 것도 타의료기구에 비하면 상당히 간편한 것이다. 한두 번의 설명으로 쉽게 작동할 수가 있다.

(5) 시간이 절약되는 치료법이다

자석요법 중 부착법은 더욱더 시간이 절약되는 치료방법으로 환자에게 자석을 붙였으면 1~2주 후 병의 상태 진전에 따라 첨부점을 조정하면 되기 때문에 환자의 병원 내원 시간 및 시술자의 시술시간이 무엇보다 더 절약된다. 또 자석치료기기에 의한 치료법은 다른 의료기보다 간편하여 시술자가 환자에게 1~2회 조작 용법만 알려주면 누구나 할 수 있는 것이다.

(6) 고통과 상처를 주지 않고 안전하게 치료할 수 있다

자석요법은 환자에게 상처도 입히지 않고 고통도 없이 조작할 수 있는 것이 큰 특징이다. 침은 많은 사람에게 공포심과 불안감을 주고, 뜸은 참을 수 없는 열통과 보기 싫은 흉터를 남기지만 자석치료는 이런 점이 전혀 문제가 되지 않는다. 자석요법은 약을 먹기 싫어하는 사람들이나 어떤 치료도 싫어하는 어린이들에게 더 적합하다. 자석요법도 치료시 그 방법이나 자석의 용량에 따라 극히 소수 환자에게 현기증, 탈력감, 가슴이 두근거리는 즉 동계 등의 이상반응이 있을 수 있으나, 붙였던 자석을 떼어버리면 상기반응은 즉시 사라지고 후유증을 남기는 일 등은 거의 없다.

(7) 동시에 여러 종류의 병증치료가 가능하다

환자가 여러 가지 병이 동시에 이환되었을 경우, 약을 써서 치료할 시는 어떤 병에 유효한 약이 어떤 병에는 해가 되기 때문에 신중을 기하여야 하며 주의를 요하지만, 자석치료의 경우는 이런 제약성이 적다는 것이다.

예를 들면 자석치료 시는 환자가 동시에 고혈압, 위염, 슬관절염 등의 병이 있다면 환자의 무릎 위에 있는 슬안, 족삼리 등의 혈위에 자석편을 붙이거나 자석치료기로 치료하면 이 세종류의 병이 모두 치료 작용을 얻을 수 있고, 더 많은 혈위를 취혈하여 사용하면 더욱더 효과가 좋아지는 것이다.

(8) 다른 요법과 배합치료가 가능하다

자석요법은 그것 단독법을 써도 좋고 약물요법과 배합치료하면 더욱 현저한 치료효과를 거둘 수 있다. 배합치료가 적절하면 치료효과는 높으며 치료기간이 단축된다.

예를 들면 자침치료와 배합, 농아를 고치고 양약과 배합하여 악성종양을 치료하는 것 등이다. 이런 방법 등은 어느 한쪽의 치료만을 택하는 것 보다는 훌륭하고 뛰어난 치료효과를 거둘 수 있다.

증상별 자석치료

(1) 감기의 자석치료

기침이 심하고 가래가 생겼을 경우, 천돌혈에 자석의 N극을 붙이면 20~30분 내에 기침하는 증상이 개선되고, 10시간 정도면 가래도 거의 없어지게 된다.

편도가 붓고 목이 아프며 열이 나면 해계혈에 자석의 N극을 좌, 우 양발에 붙이면 탁월한 효과가 있다(장시간을 붙여주어야 한다. 1~3일 정도, 1일만 붙여도 환자는 그 효과를 알 수 있다).

콧물이 날 경우, 중지 끝에(손톱의 반대 방향) 테이프를 붙이면 1시간 내에 콧물이 감소하거나 완치 된다.

축농증은 막힌 코의 뿌리 부분에 자석의 N극이 살에 닿도록 테이프로 부착하면, 신기하게도 코로 숨을 쉴 수 있게 된다.

(2) 생리통의 자석치료

생리통은 여성에게 커다란 고통을 주는 질병이다. 대다수의 남성들은 그 고통을 알지 못하고 여성들은 증상에 대해 이야기하기를 꺼린다. 증상이 심하면 사회활동을 하기 어려우며, 욕구 불만 등의 증세를 가져와 도벽으로 해소하기도 한다.

자석요법으로는 배꼽 아래 2cm 지점에 2,000~4,000가우스의 자석을 N극이 피부에 닿도록 하여 테이프로 고정시킨다.

생리가 시작되기 2~3일 전에 부착하면 편안하게 보낼 수 있고, 지속적으로 부착하면 생리불순이나 생리통을 개선시켜 삶의 질을 높일 수 있다. 단 피부트러블의 방지를 위해 근육테이프(키네시오테이프) 등을 이용하면 좋다.

자석이 없으면 배꼽 아래 2cm를 지압해도 어느 정도 효과가 있다.

(3) 자석의 통풍 치료

주로 엄지발가락 부위에 통증과 붓는 증상이 나타난다. 치료에는 3000~5000가우스의 자석을 이용한다. 통증이 있는 곳에 자석의 N극이 피부에 닿도록 하여 테이프로 고정시키면 강하게 맥이 뛰는 현상이 나타난다. 또는 욱신욱신 거리는 느낌이 오기도 하며 자석을 부착하기 전보다 더 아프게 느끼기도 하는데, 5분 내에 통증이 감소하며 열이 내려 시원한 느낌이 들기도 한다. 통증이 완전히 없어지기 까지는 3~15일이 걸리는데, 아픈 부위를 손가락으로 눌러서 통증이 전혀 없으면 치료를 하지 않아도 된다.

CHAPTER 16

괄사요법

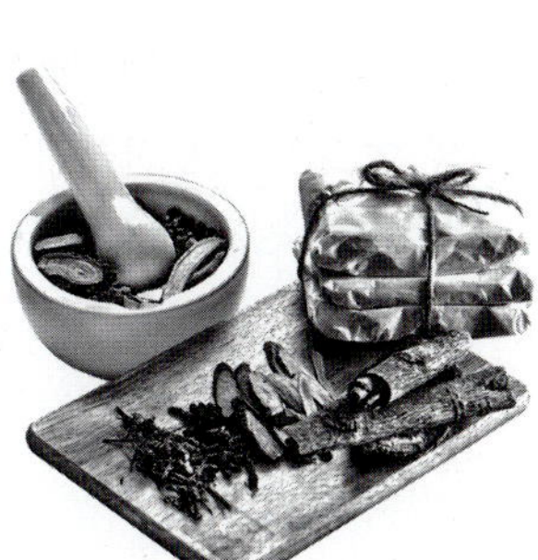

괄사요법(刮痧療法)은 중국에서 5천년 동안 이어져 온 황실 건강 비법이자 오랜 역사와 더불어 중국인이 일상생활을 해오면서 질병에 걸렸을 때 인간이 갖고 있는 본능적인 지혜에 의해서 발전되어 온 특수물리요법 중 하나이다. 해독작용을 하는 물소 뿔이나 은으로 만든 적절한 기구로 몸을 긁거나 문지르는 등 자극을 가해, 막힌 기혈을 뚫어주고 몸속의 독소와 노폐물을 자연스럽게 배출하도록 도와준다. 괄사요법은 효과가 탁월하고 안전한 민간 의술로 중국 현대 의학계도 인정하여 하버드 의대와 콜롬비아 의대에서도 관련 치료법을 교육하고 있으며 미국, 일본, 독일 등 여러 병원에서는 제 3의학으로 채택하고 있다. 괄사요법의 확산은 국내에도 불고 있다. 2007년 3월 25일 코엑스에서 열린 '한중 괄사 대강연회'에 많은 사람들이 참석해 관심을 보였기 때문이다. 중국의 유구한 역사와 더불어 일반 사람들에 의해서 전해져 내려오는 전통적인 특수 물리요법 가운데 하나로 오늘날 점차적으로 변화 발전해 오고 있는 괄사는 중국 발음인 '꽈샤'라고도 불리고 있다. 긁어서 병을 고친다는 뜻의 괄사의 '괄'은 도구를 이용하여 긁는다는 의미이며, '사'는 원래 마진(痲疹) 등 피부질환의 증상을 말하는데 괄사 치료 후, 자극에 의해 피부에 자홍색의 충혈반응이 나타나는 것을 뜻한다.

괄사의 효과

괄사는 중국의 일반 대중이 애용하고 있는 안마, 부항, 침구요법과 함께 인체의 신기하고 놀라운 자율적인 치유기능을 활성화함으로써 고질적인 질병을 근원적으로 고치는 탁월한 민간요법이다. 특히 물소 뿔을 이용한 괄사는 열독을 제거하고 피를 맑게 하는 작용이 있으며 지압효과와 마사지 효과 그리고 부항효과가 있는 중국의 전통적인 치료방법이라 불리운다(**그림 16-1**).

괄사요법은 오랫동안 질병의 치료경험을 통해 얻어진 일종의 물리치료법으로 윤활제와 괄사도구를 이용하여 피부상의 특정부위(경락, 경혈)에 수법(괄, 안, 점, 유, 마, 도, 고, 박법)을 연속적으로 반복하여 자극함으로써 혈액순환을 촉진하는데 주안점을 두고 있다. 인체 내부의 기혈을 원활하게 만들고, 청열 해독을 시켜주거나 신진대사기능과 혈액순환 기능을 촉진, 배설기능을 도우며 짧은 시간 내에 면역기능을 증가시켜 질병의 예방은 물론 치료에 도움을 준다. 여드름, 기미, 비듬, 발기불능, 정맥류, 대머리 치료에서 효능을 기대할 수 있고, 스트레스로 인한 신경계 개선에도 효과적이다. 또한 피하에 쌓여 있는 두꺼운 지방질을 줄일 수 있고, 피부를 탄력 있게 만들기 때문에 비만치료나 피부미용에도 좋다.

괄사요법은 기구가 간단하고 시술이 간편하므로 누구나 괄사기구만 있으면 시술할 수 있는데, 칼로 째거나 약물을 투여하고 도려내는 방법이 아니고 피부경락을 긁어주는 요법이기 때문에 안전하다. 부작용이 없어 현재 중국에서는 누구나 쉽게 배우고 시술하여 고질적인 질병치료에 널리 쓰이고 있다. 재미있는 사실은 괄사는 중국에서 영화로 상영이 되었을 정도로 인기가 좋다는 것이다. 유명배우인 양가위가 주연한 '꽈샤(GuaSha)'를 그 예로 들 수 있다.

괄사요법은 치료효과가 빠르고 통증성 질환에 대한 효과가 매우 뚜렷이 나타난다. 예를 들어 두통, 각종 신경통, 관절통, 경추 및 요추성 통증의 질환에 있어 표본겸치의 작용으로 신속한 통증의 경감은 물론, 기혈의 순환을 원활히 하여 근본적인 치료까지 할 수 있다. 괄사 치료의 효과는 병인 및 병정, 체질과 연관성이 깊은데 질병마다 병인 및 병의 기전이 다르며, 환자의 체질 또한 모두 차이가 있다. 이러한 요인은 괄사 치료의 효과가 나타나는 시간과 상당히 관계가 깊다. 대체적으로 만성이나 정기부족의 허증질환의 경우에 반응이 느리며, 급성 및 실증의 경우 반응이 빠르게 나타난다. 전신 괄사를 실시하면 몸의 청혈작용

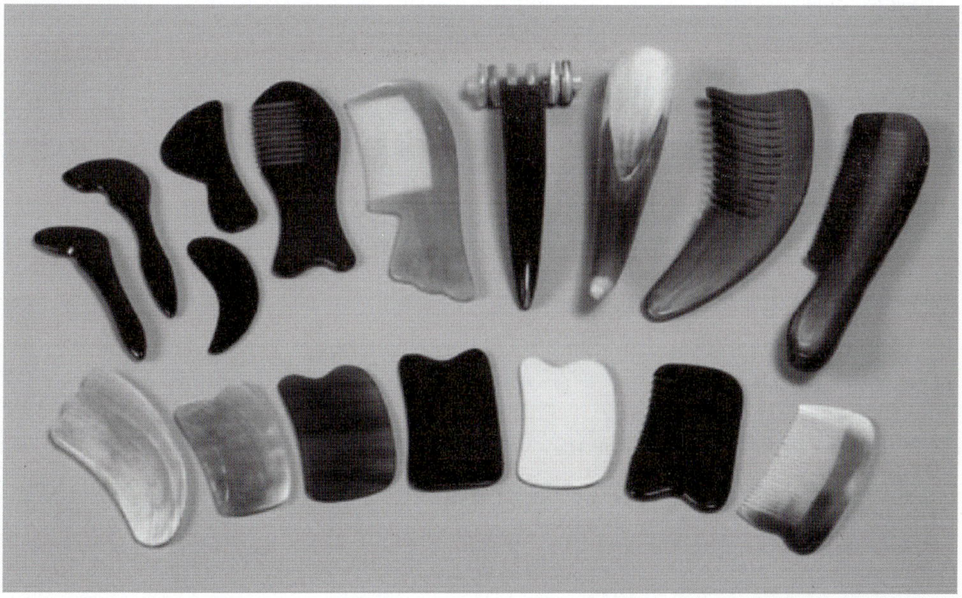

그림 16-1 괄사요법의 도구

으로 인해 치료효과를 극대화시킬 수 있기 때문에 특히 고혈압, 심장병, 당뇨, 동맥경화 등의 순환기계 질병과 피부습진 등에는 전신요법을 해야 한다.

괄사의 작용

(1) 피부에 대한 작용

인체의 피부는 많은 모세혈관, 임파관, 임파선, 땀샘에 피지선을 가지고 있다. 이러한 기관들은 인체의 각종 대사과정에 참여하며, 체내온도를 조절하고, 피하조직을 보호하는 기능을 가지고 있다. 괄사의 피부에 대한 물리적 작용은 피하충혈, 모세혈관 확장, 노폐물과 체내 사기의 배출 등이다. 또한 피지선의 분비를 원활히 함으로서 피부를 윤택하게 하며, 피부조직의 지방을 감소시키고 대사를 촉진시켜 비만감소에 도움을 주게 된다.

(2) 혈관에 대한 작용

혈관에 자극을 주어 전신의 기혈이 원활하게 순환할 수 있도록 해주고, 이를 통해 병이 있는 기관과 손상된 세포에 영양과 진액과 산소를 충분히 공급함으로써 정상 회복된다.

(3) 신경계에 대한 작용

경락의 경혈을 통해 신경계에 양성의 물리적 자극을 주어 반사작용을 촉진시키며, 자율신경계(교감신경과 부교감신경)의 길항작용을 조절할 수 있다.

또한 괄사 수기요법을 적절히 사용함으로써 대뇌피질의 흥분과 억제활동을 강화 또는 약화시키게 된다.

(4) 소화기계에 대한 작용

소화기계는 자율신경계 즉, 교감신경과 부교감신경의 작용에 의해 많은 기능이 조작되고 있다. 괄사의 수기요법에 의한 자극을 통하여 이러한 자율신경계통을 조절함으로써 위장관의 운동을 강화시키며, 장관의 흡수 및 각종 소화기능을 향상시켜, 신체의 영양 상태를 개선할 수 있다.

(5) 면역기능에 대한 작용

괄사요법은 인체의 혈류량을 증가시켜 산소의 운반과 면역세포에 대한 영양공급을 증가시키게 된다. 이러한 작용들은 인체의 면역계통 기능을 제고시킴으로써 질병의 발생을 예방하게 된다.

(6) 피로회복과 체력증강 작용

인체가 심한 노동과 활동을 하게 되면 체내근육은 과도한 긴장과 수축을 하게 되고, 이러한 대사활동의 중간산물인 젖산이 조직내에 대량으로 축적되게 된다. 신체는 이때 전신적인 피로와 국소 근육의 산통이 생기게 되며, 괄사를 통해 혈류량이 증가되고 산소 운반량도 증가되면 젖산배출이 용이해지며, 근육의 긴장이 완화되어 피로회복과 전체적인 체력이 증강된다.

(7) 근골격계에 대한 작용

근육의 피로회복은 물론 골격의 이상을 일으키게 되는 지속적인 근섬유의 경직을 완화시켜, 골격의 이상으로 오는 각종 통증 및 기능저하를 개선시킴은 물론 성장기에 뼈의 성장을 저해하는 요인을 제거하고 정상적인 환경을 만들어 줌으로써 성장촉진의 역할도 할 수 있다.

기술한 괄사요법의 생체작용을 통해 환자의 증상을 개선시키고 질병을 치료할 수 있으며, 더 나아가 체력을 증강시키고 인체의 항병능력을 제고하여 이상적인 보건의 효과를 거둘 수 있다.

시술원리

인체에 흐르고 있는 혈액은 심장에서 나와 다시 심장으로 돌아가기까지 겨우 1분 정도밖에 걸리지 않지만, 그 사이에 산소를 운반하고 노폐물을 회수하는 중요한 역할을 수행한다. 그러나 혈관에 노폐물이 쌓이면 인체는 치명적 손상을 받게 되므로 괄사를 통하여 혈액 순환을 돕는 것이 건강한 육체를 유지하는 데 도움이 된다.

괄사시술 방법 중 괄사의 방향과 동시에 괄사시와 안압력이 중요하다. 경맥과 혈위는 인체 내에 일정한 깊이가 있어서 괄사의 작용력은 심층조직까지 전도되어야 한다. 안압력이 없는 괄사는 단지 피부표면이 마찰력으로 치료효과가 없을 뿐만 아니라 반복 마찰로 인한 표피수종을 형성할 수 있다. 괄사치료 시의 안압력은 일정하여야 하며 속도는 균일하여야 한다. 괄사시간은 한 번에 한 가지 병증을 원칙으로 하며, 식후 30분 이후에 진행되며 보통 30분 전후로 실시된다. 1차 치료가 끝난 후 사(반점)가 없어진 다음, 2차 치료가 진행되며 일반적으로 사(반점)가 없어지는 시기는 5~7일이 소요된다. 시술한 당일 환자의 신체에 나타나는 붉은 반점도 4~5일이 지나면 사라진다. 한마디로 부작용 없는 안전하고 손쉬운 치료법이라고 할 수 있다.

괄사요법의 특징

(1) 자연요법으로 부작용이 없다

괄사요법은 침구학의 경락이론을 이용한 자연요법으로 체표의 경락에 괄법을 시술함으로서 인체의 신진대사를 촉진하여 질병의 치료와 보건의 목적을 달성하는 치료법이다. 이러한 괄사요법은 경락의 소통을 원활히 하고, 항진되거나 저하된 경락의 기능을 조정하여 전신의 음양 및 오장기능을 조절하여, 각 기관 및 장부가 정상적인 생리기능을 회복하고 유지하도록 한다.

(2) 치료효과가 빠르고 뚜렷이 나타난다

괄사요법은 통증성 질환에 대한 효과가 매우 뚜렷이 나타난다. 예를 들어 두통, 각종 신경통, 위경련, 타박상, 염좌, 견통, 관절통, 경추 및 요추성 통증의 질환에 있어 표본겸치의 작용으로 신속한 통증의 경감은 물론, 기혈의 순환을 원활히하여 원인적인 치료까지 겸할 수 있다.

(3) 괄사치료의 효과는 병인 및 병정 그리고 체질과 연관성이 깊다

질병마다 병인 및 병의 기전이 다르고, 환자의 체질 또한 모두 차이가 있으며, 이러한 요인은 괄사치료의 효과가 나타나는 시간과 상당히 관계가 깊다.

대체적으로 만성이나 정기부족의 허증질환의 경우 반응이 느리며, 급성 및 실증의 경우 반응이 빠르게 나타난다.

(4) 일반적인 건강괄사의 보건효과이다

인간은 항상 음양의 동적 평형이라는 조화상태에서 자기의 생명력을 정신적으로 유지하고 발휘하게 된다. 이러한 조화는 사계절의 기후변화와 주야에 따른 자연의 음양변화에 적응하고 순응함으로써 얻어지게 되며 기본적인 건강관리의 방법을 전통의학에서는 양생법이라 한다. 발생한 병을 치료하기에 앞서 사전에 예방하는 방법으로 더욱 중시하였다.

괄사요법은 단순히 질병에 대한 치료에 적용될 수 있는 것이 아니라, 경락의 기능을 조정하여 신진대사를 활발히 하고 체내에 쌓인 노폐물을 배출시킬 뿐 아니라, 결과적으로 신체의 음양과 기혈의 조화를 이루게 되어 각종 질병에 대한 면역능력과 건강을 효과적으로 증진시킬 수 있는 예방 및 보건으로서의 치료법이라고 할 수 있다.

또한, 단순한 건강의 증진뿐만 아니라 미용상의 문제, 즉 피부상태의 개선, 체중감량 및 체형교정, 성장의 촉진에 있어서 뛰어난 효과를 거둘 수 있다.

괄사의 수법

(1) 괄법(긁기)

괄사판을 45도 각도를 유지하여 긁는 수법이다. 직각으로 내리 꽂듯이 긁어서는 안된다.

(2) 안법(누르기)

괄사판의 앞쪽 튀어나온 부분으로 특정 혈 자리를 누르는 수법이다.

(3) 점법(오래 누르기)

안법과 같은 수법이지만, 좀더 오래 꾹 눌러주는 느낌으로 자극한다. 주로 안법, 도법과 함께 이용한다.

(4) 유법(주무르듯 긁기)

괄사판 앞쪽 튀어나온 부분을 이용하여 마치 손으로 주무르듯이 하는 수법이다. 허증환자에게 주로 사용하는데, 관절부위를 다친 환자의 경우나 심한 통증부위 괄사에 활용한다.

(5) 마법(마찰시키기)

열이 나는 부위에 이용하는 수법으로서 부종환자 치료에 활용한다. 괄사판을 눕혀 넓은 면을 환부에 닿게 하고, 마치 안마를 하는 듯한 느낌으로 부드럽게 비벼준다.

(6) 도법(파내듯 눌러주기)

신문혈이나 견정혈, 풍부혈 등을 자극할 때 사용하는 수법이다. 괄사판을 직각으로 세워서 누르면서 마치 파내듯이 혈 자리를 자극한다. 안법, 점법과 함께 사용한다.

(7) 고법(두드려주기)

괄사판의 좁은 면이나 모서리로 혈 자리를 두드려주는 수법이다. 주로 정신신경계 계통의 질환에 손, 발가락 끝 부위를 자극한다.

(8) 박법(쳐주기)

괄사판의 넓은 면을 이용하여 특정 부위를 쳐주는 수법으로 주로 손바닥이나 발바닥을 자극할 때 활용한다.

괄사요법의 진단 활용

인체의 경락은 내부의 이상을 외부로 반영시키는 기능을 가지고 있다. 내부장기에 병변이 있어 기능이 상실되었을 때, 이러한 이상이 관련된 경락을 따라 체외로 반영되게 된다.

괄사요법은 이러한 경락과 경락상의 경혈을 자극하여 사를 나타나게 하는데, 이때 나타난 사는 병의 상태를 파악하는 중요한 지표로 활용할 수 있다. 기본적으로 출사의 경향이 많은 경락을 살피고, 나타난 사의 형태 및 색택, 깊이 등으로 관련 경락 및 장부의 기능이상을 진단하게 된다.

이때 대체적으로 사가 선홍색으로 피부표면에 나타날 경우 기능항진의 실증을 나타내는 것이며, 짙은 색으로 깊게 나타날 경우 허증의 병변을 알 수 있다. 또한 괄사 후 대략 수시간에서 24시간 이내에 나타나는 명현반응의 정도 및 나타난 사의 지속기간 등에 따라 환자의 상태를 알 수 있다.

괄사요법에 의해서 출현되는 사란 무엇인가?

괄사를 시술했을 때, 괄사한 피부 표면상에 좁쌀같이 나타나는 홍색, 적색, 암적색 등의 반점을 말한다. 자세히 살펴보면 피부보다는 약간 돌출되어 있으며, 피부상에 흩어진 모양으로 나타나거나 혹은 움집되어 있는 상태로 출현되기도 한다. 이러한 사(痧반점)의 출현은 경락, 혈 자리, 질병의 위치, 질병의 성질, 질병의 경 · 중과 질병의 예후, 예방 등에 보조적 진단 자료가 된다.

사(반점, 피하출혈)는 어떤 생리작용에 의해서 소실되는가?

인체의 특정 부위상에 괄사를 실행하면 피하에 출혈반점이 나타난다. 이러한 출혈반점은 섬유소(혈액 속에 섬유 발생: 단백질 응고인자)에 의해서 얇은 딱지가 형성되고, 이러한 주변에는 체내 방어기전에 의해서 생리적으로 백혈구가 증가하며, 증가된 백혈구의 탐식작용과 이동작용에 의해서 형성된 사(반점)는 점차적으로 소실하게 된다.

또한 괄사는 혈관의 확장과 혈액순환의 촉진, 담의 분비 증가와 배설작용 촉진 등이 있다(대부분 괄사시술 수십분 후에는 뚜려한 체온상승을 느끼면서, 경미한 구갈 증상을 느낄 수가 있다).

괄사치료에서 주의할 점

괄사요법은 부작용이 발생하는 경우가 거의 없지만, 다음과 같은 경우 시술자의 충분한 관리와 함께 시술되어야 하며, 일반인이 보건목적으로 괄사를 할 경우라도 사후 관리를 할 수 없는 경우가 발생할 수 있기 때문에 절대 주의를 요하므로, 가능한 시술을 금하는 것이 좋다.

① 출혈경향이 있는 혈소판 감소증, 백혈병, 과민성 자반증 등에 사법을 써서는 안되고, 보법이나 평괄법(平刮法)을 써야 하며, 이러한 출혈경향이 매우 심한 환자의 경우 가능한 한 괄사요법을 적용해서는 안 된다.

② 골절 직후의 환자에게 괄사치료를 금하며, 부러진 뼈가 유합된 후에 보괄법(補刮法)으로 시술할 수 있다. 또한 외과수술 후 봉합부위는 대략 2개월 후에 환부에 대한 괄사치료가 가능하다. 악성 종양환자는 수술 후, 흉터부위의 괄사 시에는 매우 신중을 기해야 한다.

③ 화농성 염증, 삼출성 궤양 등의 피부(습진, 포진, 옹종 등)에는 괄사를 금한다.

④ 원인불명인 종괴 및 악성종양 부위는 괄사를 금하며, 단지 종유의 주변부위에 보괄법(補刮法)을 실시하는 것은 가능하다.

⑤ 여성의 경우 월경기에 하복부에 시술은 신중히 해야 하며, 임신부의 경우 하복부 괄사는 절대 금하여야 한다.

⑥ 신체 개구 부위에는 괄사를 하지 않는다.

⑦ 괄사 후에는 약 30분간 휴식을 취한 후에 활동하는 것이 이상적이다.

⑧ 사마귀나 피부보다 약간 돌출된 반점이나 종기, 수술 흔적 및 상처 부위는 반드시 피해서 괄사를 하여야 한다.

⑨ 괄사요법 후에는 가능한 한 당일 목욕을 피하도록 한다. 만약 목욕을 할 경우는 최소한 3시간이 지나서 하는 것이 좋다. 이때 냉수욕은 절대 금한다.

⑩ 괄사후 300cc 정도의 온수나 활혈제를 마신다(비타민C, 감잎차).

⑪ 배가 너무 고플 때나 배가 너무 부를 때, 그리고 음주 후나 너무 피곤한 경우에도 괄사요법을 삼간다.

⑫ 괄사유는 검증된 제품만 사용한다.

괄사요법의 보조도구

괄사의 보조도구는 괄사판과 윤활제를 말한다. 이러한 보조도구의 선택은 괄사의 치료와 보건의 효과에 직접적인 관계가 있다. 과거에는 옹기, 동전, 대나무판 등으로 괄사의 도구를 만들고 마유, 물, 술 등을 윤활제로 사용하였으며, 사를 내는 것만으로도 일정 효과가 있기 때문에 보조도구의 약성 효과와 상관없이 운용되기도 하였다. 현재는 약물 치료작용이 있고 부작용이 없는 재료를 선택하고 가공하여 사용한다. 이러한 약성 작용이 있는 보조도구의 사용은 서로 상승작용을 함으로써 단순 보조도구만으로 치료할 때에 비해 훨씬 높은 효과를 거둘 수 있게 한다. 그러므로 보조도구에 대한 충분한 이해와 올바른 선택은 수기법과 함께 괄사요법의 중요한 요소라고 할 수 있다.

1) 괄사판

물소뿔을 재료로 가공한 판을 많이 사용하고, 그 밖에 옥, 은 괄사판 등이 있다. 특히 물소뿔은 맛이 신(辛), 한(寒)이기 때문에 행기활혈(行氣活血), 청열해독(淸熱解毒) 등의 효능이 있다.

물소뿔은 녹용과 같이 피로 자라는데, 녹용은 좋은 피로 자라지만 물소뿔은 나쁜 피와 독소로 자라난다. 물소뿔의 독성이 얼마나 강한지, 물소가 있는 웅덩이에는 독사가 얼씬도 못한다고 한다. 강력한 독성을 지닌 물소뿔은 자석처럼 다른 모든 독성을 끌어모으는 성질이 있으며, 우리 몸 속의 모든 독성을 해독시키는 작용을 한다.

2) 괄사유

괄사유는 괄사시술 시 피부의 마찰 자극을 줄이고, 좀 더 부드럽게 괄사를 할 수 있게 도와주는 일종의 윤활제이다.

천연 한약제 24종으로 제조된 약용유로 활혈화어(活血化瘀)작용, 소염진통작용, 청열해독(淸熱解毒)작용, 윤활작용 등의 효과가 있다.

괄사요법의 금지사항

① 출혈성 질환자(백혈병, 혈소판감소증, 출혈성궤양, 악성빈혈 등의 질병)

② 전염성 질환자(간염, 활동성 폐결핵 등)

③ 암 질환자(국부 부위를 피하여 정체적 요법으로는 가능하다.)

④ 임산부의 복부 부위

⑤ 피부병 환자의 국소부위

⑥ 심한 심장병 환자

⑦ 악성 고혈압 환자

⑧ 하지정맥류 환자

⑨ 골절환자 및 소아의 머리와 경추 부분 등

괄사요법의 조작

1) 치료실의 환경 조건

치료실은 청결하고 밝고 공기가 잘 유통되는 쾌적한 환경으로 환자가 느끼기에 춥지도 덥지도 않은 적정한 온도를 갖춘 실내가 가장 적합하다.

여름철에는 기후가 더운 관계로 에어컨과 선풍기를 많이 사용하는데, 괄사시술을 받는 자에게 직접적인 차가운 바람이 쐬지 않도록 특별히 주의를 하여야 한다.

겨울철에는 실내 온도가 25℃ 이상을 유지하여 시술을 받는 자가 한사의 침입에 노출되지 않도록 각별한 주의가 요망된다. 그리고 이때는 가능한 괄사한 부위는 가운이나 타올 등으로 신속하게 덮어 보온을 유지하도록 하여야 한다.

2) 체위의 선택

앉은 자세, 옆으로 누운 자세, 바로 누운 자세, 엎드린 자세 등 괄사의 선택 혈, 구, 대의 위치에 따라서 알맞은 자세를 취하여 시술을 한다.

신체 허약자나 노인, 반신불수 환자는 누운 자세로 괄사를 진행하는 것이 바람직하다.

3) 괄사의 방법

(1) 괄사판을 쥐는 법

마치 악수를 하듯이 괄사판을 잡는다. 홈이 파인 부분이 전방을 향하게 하고, 전체의 2/3 앞부분에 엄지손가락이 위치하도록 한다.

(2) 긁는방법

괄사판을 가볍게 쥐고 어깨를 낮추며, 팔꿈치와 손목은 수평을 유지하고, 손가락과 손목의 힘을 이용하여 빗질하듯이 시술한다. 괄사 시 동작은 민첩하게 움직이되 정지해서는 안 되며, 괄사하는 부위는 약 10cm가 되도록 한다. 괄사판과 피부와의 각도는 45도를 유지한다.

- **보법**: 신체가 허약하거나 만성질환자(허증)에 속하는 수법으로서 손에 힘세기는 약하고 가볍게 하며, 속도는 천천히 한다.
- **사법**: 실증환자나 급성질환자에 해당하는 수법으로서 손에 힘세기는 강하고 무겁게 하며 속도는 빠르게 한다.
- **반표반리**: 손에 힘세기가 약하고, 가벼울 경우 속도는 빠르게 하고 손에 힘세기가 강하고 무거울 경우 속도는 천천히 한다.

(3) 괄사의 방향

기본적인 방향은 위에서 아래방향으로, 안쪽에서 바깥쪽 방향으로 한다. 그러나 역방향 괄사법도 있다(정맥류, 부종, 위하수는 아래에서 위로).

(4) 괄사 시간

25분 내외 (노약자, 중환자는 약 15분 이내)

(5) 괄사 횟수

일반적으로 30회 이내(경−7회, 중−15회, 경−7~8회)로 출사와 기혈소통이 되도록 충분히 괄사한다. 사반이 나오면 30회가 안되어도 중단하고, 다른 부위로 옮겨 시술한다.

(6) 괄사 압력(힘의 강약)

경(보법) − 중(사법) − 경(보법)으로 가급적 길게 긁는다.

(7) 괄사 종료 후 관리

괄사요법을 종료한 후, 시술을 받은 자는 온수를 약 200~300cc를 마신다(활혈행기 작용을 통해서 배설 작용을 촉진시킨다. 물론 전문 활혈제를 마시는 것이 가장 효과적이다).

(8) 괄사 재시술

괄사요법의 두 번째 시술 시점은 사(출혈반점)가 자연히 소실되고 난 후에 다시 실시를 한다(기간은 모든 사람에 따라서 다소 차이가 있으나, 일반적으로 정상인은 3~5일이면 대부분이 원래의 피부 모습으로 회복된다).

CHAPTER 17

첩대(테이핑)요법

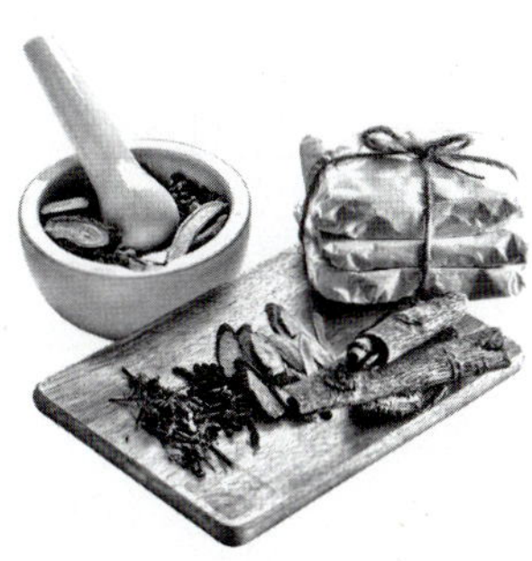

첩대(테이핑)요법은 부상 부위의 재발 방지, 부상 예방, 재활치료, 부상 부위를 고정하고 압박시키기 위해 테이프나 붕대 등을 사용하여 붙이거나 감아주는 처치법이다. 한방에서는 인체의 특정 근육이나 경락 및 경혈 부위에 테이프를 첩부(貼付)하여 테이프에 의한 자극을 통하여 기혈의 흐름을 원활하게 하며, 근육과 인대의 긴장과 이완을 치료하여 인체의 균형을 바로 잡아 질병을 치료하는 한방물리요법이다.

첩대(테이핑)요법의 정의

인체의 가장 큰 장기는 근육으로 근육조직은 몸 전체의 반 이상을 차지하며 몸의 균형의 형태를 이루는 것으로, 모든 근육은 골격에 붙어 있고, 이것을 피부가 감싸며 유관기관의 벽이나 혈관 벽에도 붙어 있다. 그 기능은 근육의 위치에 따라 다르며, 근육세포가 인체 내의 다른 세포와 다른 것은 수축성이라는 특수성을 갖고 있는 것이다. 그러므로 근육세포는 인체의 여러 부위를 움직이는 작용이 있어 인체에 있는 관의 지름을 변화시켜 체외로 노폐물을 밀어내며, 골격근은 수축하며 운동을 하는데 이때 많은 열(energy)을 생산하여 굽힘이나 폄, 가쪽돌림, 안쪽돌림, 돌림 등을 자유롭게 하도록 도와줌으로써 근육의 작용을 원활히 하는 요법이다. 다시 말하면 효율적인 신체운동과 통증이 있는 신체의 기능회복을 연구하는 학문이라 할 수 있다.

우리들은 매일같이 운동이나 노동으로 인해 또는 정신적인 스트레스나 잘못된 자세 등으로 인해 우리의 근육은 쉽게 손상된다. 예를 들어, 상체를 뒤로 젖히고 걷는 사람들은 허리주변의 근육이 긴장되어 요통이 있을 수 있으며, 중심을 잡기 위해 머리를 몸 앞쪽으로 내밀게 되므로 목 뒤와 어깨근육이 딱딱하거나 긴장되어 두통이나 어깨가 결리는 증상이 있을 수 있다. 다리에 쥐가 잘 나거나 발목이 자주 아픈 것도 근육성 통증일 경우가 대부분이다.

이와 같이 근육이 긴장되거나 손상되어 근막에 이상이 생기면 근육이 부어오르고 근막의 출혈로 내압이 상승하여 혈관이나 임파관, 조직액 등의 통로가 막히게 된다. 따라서 혈액순환이 원활하지 않게 되고 결국 각종 질환을 유발하게 된다.

이러한 경우 테이프를 붙이면 통증이 사라지고, 관련된 각종 질환의 병세가 호전되어 만성질환으로 발전되는 것을 예방할 수 있다. 이와 같이 테이프를 붙여서 근육으로 인한 두통이나 목의 결림, 어깨 결림, 요통이나 상완 및 좌골 신경통 등을 치료하는 것을 테이핑요법이라 한다.

첩대(테이핑)요법의 역사

TV를 통해 스포츠 프로그램을 보고 있으면, 최근 운동선수들이 신체부분 여기저기에 테이프를 붙이고 있는 것을 보았을 것이다. 이것은 흔히 말하는 스포츠테이핑으로 신체의 장애를 가진 선수가 장해를 방지하기 위해 통증부위를 고정하는 것으로 단시간의 시합이나 연습을 무리 없이 시행할 수 있는 것이다. 운동선수나 스포츠동호인들 사이에는 이미 빼놓지 않는 비품 중의 하나가 되어 있다.

스포츠테이핑의 기원은 확실하지 않으나, 19세기말경 아메리카 군대에서 부상 입은 병사의 환부를 고정하기 위해 사용되어졌으며, 1920~30년대 유럽과 미국 등의 정골요법에서 테이핑에 대한 기록이 있다. 그러나 현재 원본은 찾지 못하여 그 기전은 알 수 없으며, 이것은 현재 각국에서 사용되고 있는 스포츠테이핑으로 추정된다.

일부 등(背)의 X자 테이핑 등을 통해 근육의 긴장완화에도 사용한 것으로 보이며, 우리나라에서는 민간요법으로 문풍지(한지)를 사용하여 통증부위를 감싸주었다. 이것은 근육을 이완한 테이핑의 효과로 볼 수도 있다. 이것이 현대에 와서는 각국에서 사용되는 스포츠 테이핑으로 발전하게 되었다.

1980년경 이사오 아리까와(有川功) 진료를 통하여 근육의 문제에 대하여 누구나 확실하게 할 수 있고, 동일한 결과를 얻어낼 수 있는 방법을 강구하고자 여러 가지 평가 및 치료방법을 시험하여 보았다. 시스템의료의 입장에서 볼 때, 제 1단계의 근육기능부전과 불균형의 평가와 치료방법에는 신축성 접착테이핑이나 비신축성 접착테이핑 모두가 크게 공헌할 수 있으며, 이제 이것은 정착된 방법이라 할 수 있다.

1985년에 아리까와는 가세겐조가 고안한 신축성 접착테이프(Elastic Tape)를 치료 재료로써 선택했다. 문제는 어떠한 증상과 소견에 대하여 어떻게 적절한 테이프를 붙일 것 인가였다. 임상에서 시행착오를 되풀이 한 결과, 약 2년 후 나름대로의 신축성 접착테이프요법의 접착원칙을 완성할 수 있었고, 그 당시 완성된 법칙은 그 이후 현재까지 전혀 변함이 없이 일관된 기술 및 이론으로 이용되어 오고 있다. 이 신축성 접착테이핑의 접착원칙이 완성된 결과, 누구든지 빠르게 익힐 수 있게 되었고, 동일한 결과를 얻어낼 수가 있게 되었다.

아리까와가 완성한 원칙에 의한 신축성 접착테이핑요법(Elatic taping therapy)은 그 방법이 비교적 간단하여 처음 배우는 이들도 수일에 빠르게 익혀 사용할 수 있는 것이 장점이며, 결점은 완전히 통증을 없애는 것은 어렵다는 점이다.

타나까 노부타까(田中信孝)가 창시 · 고안한 비신축성 접착테이프에 의한 "스파이랄 테이핑요법(Spiral taping therapy)"은 적응이 올바르면 통증을 없애는 효과가 탁월하고, 작은 기술로도 효과가 있다. 그러나 명인(名人)이 행하면 마술과 같이 문제를 해결하는 장점이 있지만, 일반인이 행하면, 뭐가 뭔지 모르는 어려움에 봉착하는 단점이 있다. 타나까 노부타까가 제시한 검사방법은 병태생리학적 및 과학적으로 이해가 곤란하다는 것과 검사와 치료의 대상 환자가 경증을 주 대상으로 하고 있고, 중증의 예를 염두에 두지 않고 있다는 점도 있다. 이 때문에 노부타까의 "스파이랄 테이핑요법"의 원칙에 따라 치료를 실행하면, 치료자에 따라 치료성적에 차이가 크게 다르다는 것이 단점이다. 의료에 있어서 품질관리를 중시하는 아리까와로서는 어떻게든 극복하지 않으면 안 되는 문제점이었다.

이런 이유로 아리까와는 약 4년여 간 비신축성 접착테이프에 의한 테이핑의료에도 심취하였다. 그리고 부분적으로 여러 사실을 정리 정돈하여 그 이유들을 찾아내면서 이용하기 쉬운 방법을 찾는데 주력하였다. 모든 증상이나 증후에 대하여 일관된 법칙을 모색한 결과, 통증발현이 능동운동, 저항운동, 부하운동을 분석하여 통증의 원인 근을 일정하게 정하고, 그 상황에서 통증소실에 효과적인 압박부위를 찾는 방법을 우선 정리하였다.

또한 자세반사, 연합운동의 공동운동 패턴으로 평가와 치료방법에 대하여도 검토와 시행착오를 되풀이 하였다. 의료인들은 근력테스트나 신경생리적 관찰이 능숙하므로 위의 두 가지 방법에서 테이프요법을 분석하는 것에 대하여 별 저항점이 없는 것으로 생각된다. 하지만 그것으로 모든 것이 해결된다는 것은 아니므로, 테스트에 따라 테이프요법을 시행하여도 잔존하는 통증에 대하여는 재차 제 2단계의 관절기능부전의 평가와 대응, 제 3단계의 교감신경절 기능부전의 평가와 치료 등의 검색을 진행하면 좋을 것이다. 익숙해지면 진료시간이 단축되고, 1회만으로의 치료성적은 물론 치료기간도 단축될 수 있다.

첩대(테이핑)요법의 원리

통증 부위의 근육을 최대한 늘이고 테이프는 늘이지 않은 상태에서 테이프를 근육에 붙이면 피부와 근육이 정상위치로 되돌아왔을 때 테이프를 붙인 부위에 굴곡이 생긴다. 테이프에 의해서 피부가 위로 들려지면 피부와 근육 사이의 공간은 커지게 되는데, 그 공간으로 혈액과 임파액의 순환이 증가하여 근육의 운동기능이 되살아나고 정상적인 신체활동을 할 수 있게 된다.

또 다른 가설은 관문조절설(gate control theory)이다. 피부에 붙여진 테이프는 피부에 물리적 자극(진동, 압력, 촉각)을 지속적으로 가하게 된다. 이 자극은 통증을 전달하는 섬유보다 먼저 척수에 도달하여 통증의 전달을 억제하기 때문에 통증을 못 느낀다는 것이다.

그 외 가설로 골지건, 근방추반사설이 있다. 골지건은 근육과 건의 지나친 수축을 막아주고, 근방추반사는 근육이 지나치게 늘어나는 것을 예방하여 근육의 긴장성 조정, 자세조정, 신체의 평형조절에 중요한 역할을 한다.

첩대(테이핑)요법의 효과

테이프치료는 부작용이 없고, 간단하므로 집에서 쉽게 치료할 수 있는 장점이 있으나, 무엇보다도 가장 큰 장점은 효과가 빠르다는 것이다. 테이프를 붙임으로써 얻을 수 있는 효과는 크게 4가지로 볼 수 있다.

① 근육의 기능을 바로잡고, 2차 손상을 예방한다

테이프가 갖고 있는 신축성으로 피부와 근육이 자극을 받음으로써 긴장되어 있던 근육이 원래의 상태로 되돌아간다. 통증이 있는 근육을 치료하지 않고 방치할 경우, 주위의 다른 근육이 대신 작용을 하게 되므로, 2차 손상이 발생하거나 만성질환으로 이어질 수 있다. 따라서 테이프를 붙이는 것은 근육의 기능을 바로잡는 것 외에 2차 손상을 예방할 수 있는 효과가 있다.

② 혈액, 임파액, 조직액 등의 순환을 돕는다

테이프가 피부를 들어 올림으로써 국소에 고여 있던 조직액이나 내출액 등이 빨리 배출되고, 혈액이나 임파액의 흐름이 원활하게 되어 각종 질환의 병세가 호전된다.

③ 통증을 가라앉힌다

통증이 있는 부위에 테이프를 붙임으로써 신경학적으로 통증을 없애는 효과가 있다.

④ 넷째, 관절의 어긋남을 잡아준다

관절 주위의 근육이 과긴장되어 관절이 어긋나는 경우가 있는데, 테이프를 붙임으로써 근육의 움직임이 원상태로 되돌아오므로 관절이 어긋나는 것을 예방할 수 있다.

첩대(테이핑)요법의 종류

1. 스포츠 테이핑

1) 정의

스포츠 테이핑은 각종 스포츠 현장에서 선수의 부상 방지 및 경기나 운동 중 돌발적으로 발생되는 운동 상해를 최소화하고 응급처치 이후의 보조수단으로 사용하는 한편, 인체의 각 관절 보호와 근육 부상 예방에 사용되는 특수한 요법이라 할 수 있다.

특히 관절을 지지하는 인대(또는 힘줄이나 근육)를 지탱하면서 그 인대 방향으로 과도한 힘이 걸리지 않도록 관절의 움직임을 제한하는 보조적 역할을 수행한다.

2) 목적

(1) 스포츠 상해 예방을 위한 테이핑

테이핑의 기본은 스포츠 현장에서 돌발적으로 발생하는 스포츠 외상의 예방 및 재발 방지에 기여한다는 것이다. 스포츠 상해는 경기 중 무리한 동작이나 상대로부터의 반칙 등에 의해 우발적으로 발생된다. 그리고 한 번 부상을 당한 부위는 치료나 재활운동이 아무리 잘 이루어 졌다고 해도 다른 부위에 비해 다시 부상당할 위험이 높다.

통증이 사라지고 관절의 움직임이나 근력, 신경근의 기능이나 균형이 회복되어도 격렬한 스포츠에 참가하는 선수의 경우는 반드시 같은 부위를 다시 부상당하지 않도록 테이핑으로 보호해 주어야만 한다.

또한 격렬한 스포츠가 아니더라도 한 번 부상당하고 나면 완치 후에도 어딘지 모르게 불안감이 남는 경우가 있다. 그러한 경우, 재발을 방지하는 동시에 재발에 대한 불안감을 감소시켜 주는 것이 바로 테이핑이다.

(2) 인체 관절의 보호

스포츠 테이핑은 20세기 초 미국에서 천으로 된 반창고를 이용해 운동 중에 부상당한 관절을 보호하는 것에서부터 시작되었다.

관절을 지탱하고 있는 인대는 강한 외부의 힘에 의해 완전히 또는 부분적으로 늘어나거나 끊어지는 경우가 있다. 이렇게 되면 관절은 부상 전보다 약해져 이전과 같이 운동을 지속할 수가 없게 된다. 특히 외부의 힘에 의해 발생된 인대의 단열은 탈구 즉, 관절의 위치를 변형시켜 운동기능장애를 유발할 수도 있다. 따라서 테이프를 사용해 다친 인대의 강도를 보충하고 약해진 관절을 보호하게 되는 것이다.

스포츠에는 참가하는 것 자체에 큰 위험 부담이 따르는 종목이 있다. 예를 들면, 미식 축구에서는 부상이 없는 상태라도 외상 예방을 위해 테이핑을 이용한다. 헬멧이나 프로텍터의 착용과 발 관절 등의 테이핑이 경기 참가를 위한 조건이다.

(3) 신체적인 특성

선수의 신체적 특성으로 인해 테이핑을 하는 경우도 있다. 예를 들면 꼭 경기에 참가하고 싶은데 관절이 매우 약하거나 지나치게 뻣뻣한 사람이라면 테이핑을 사용할 수 있다. 또한 후천적인 원인으로 인대가 늘어나 있거나 관절이 물러져 버린 경우에도 안전하게 스포츠에 참가하기 위한 보강 수단으로써 사용한다.

(4) 피부나 관절을 동시에 보호

주로 피부를 보호하기 위해 테이핑을 사용하는 종목도 있다. 배구 선수가 손이나 손가락에 감은 흰 테이프는 손가락을 세게 부딪쳐 삐는 등, 부상당한 관절을 보강하기 위한 목적이다. 뿐만 아니라 피부를 건조나 외상으로부터 보호하려는 목적도 있다. 주로 겨울에 경기가 있는 배구는 손바닥이 거칠어지고 주름을 따라 심하게 갈라지는 경우가 흔히 있다. 이럴 경우, 많이 사용하는 쪽 손에 테이핑을 함으로써 이런 증상을 예방할 수 있다.

(5) 부상 직후의 처치(응급처치)

테이핑은 스포츠 중에 부상을 당했을 때 응급처치를 위한 하나의 수단으로 이용되기도 한다. 스포츠 의학이 발달한 선진 형태의 경기장에는 전용 깁스나 부목, 들것 등이 준비되어 있으므로 필요가 없으나, 그렇지 않은 경우에는 테이핑이 사용된다. 병원으로의 이송 전에 환부를 고정하는 등 적용방법에 따라 여러 종류의 테이핑이 도움이 된다. 그리고 스포츠에서 빈도가 높은 염좌, 타박상 등에 대해 부상직후의 급성기 염증 증상에 대한 기본적인 구급처치인 RICE 처치에도 테이핑이 사용된다.

또한 부상이 가벼워 바로 경기에 참가할 수 있을 때는 테이핑으로 부상 부위에 가동성 테이핑을 실시하고 전문가가 경기를 진행할 수 있는 상태인지를 점검한다. 전문가의 동의가 있으면 다시 경기에 참가한다. 만약 의학적 검사나 운동기능학적 측면에서 도저히 운동을 못한다고 판단될 때는 곧바로 테이프를 제거하고 RICE 처치를 실시한다(BOX 17-1).

(6) 좋지 못한 신체 컨디션의 회복

부상으로 연습이나 트레이닝에 참가할 수 없을 때는 부상 부위에 테이핑을 고정하여 기능 회복과 체력 유지 · 증진을 목적으로 실시한다. 정상 회복을 위한 트레이닝을 실시할 때 테이핑으로 부상 부위를 보호하는 것이다. 재활 훈련의 경우는 부상당한 부

BOX 17-1 RICE 처치

Rest(안정)

부상 직후 곧바로 안정을 유지한다. 함부로 움직이는 것은 부상을 악화시키는 원인이 될지 모르기 때문에 환부는 가능한 한 움직이지 않는다.

Ice(차게 한다)

부상 부위의 열이나 통증, 출혈 등을 억제하기 위해서 얼음 등으로 환부를 차게 한다(차게 하는 것에 의해 혈관을 수축시키고 통증, 부기, 열을 억제한다). 차게 하는 방법으로서는 얼음을 사용하는 것이 가장 효과적이고 경제적이다. 이것은 얼음을 넣은 얼음주머니 또는 콜드팩(cold pack)을 그대로 부상 부위에 대거나 물에 적신 붕대를 감고 그 위에 얼음을 대는 방법이다. 손이나 발을 차게 할 때는 물통에 얼음과 물을 넣고, 그 속에 손이나 발을 넣어 차갑게 하는 방법 등이 있다. 또, 얼음을 보관할 수 없는 상태일 때는 콜드 스프레이(cold spray)나 인스턴트 콜드 팩 등을 사용하면 편리하다.

Compression(압박)

부상 부위의 부기나 통증을 경감시키기 위해 테이프나 붕대 등으로 압박한다.

Elevation(거상, 들어 올림)

부상 부위를 심장보다 높은 위치에 놓는 것에 의해 혈액, 임파의 흐름을 억제하고, 열과 부기를 통제하며, 통증을 완화시킨다. 그러나 거상이 불가능한 부위(대퇴후부, 허리 등)인 경우에는 무리한 자세를 취하게 하기 보다는 부상자가 가장 편한 자세를 취하게 하는 편이 좋다.

RICE 처치는 통상 20~40분간 행하고, 2~3시간 간격으로 수회에 걸쳐 반복하는데, 이것을 통상 24~72시간 실시한다. 얼음을 제거한 후에도 압박과 고정은 계속한다. 또, U자 패드를 대고 나서 신축성 붕대로 더욱 압박을 가하면 효과적이다. 한편, 가벼운 부상이라고 생각 되더라도, 골절 등을 동반하는 경우도 있기 때문에 부상 후 곧바로 의사의 진단을 받는 것이 필요하다.

위의 움직임을 비롯해 근력이나 정교함 등을 직접 회복시키기 위해 테이핑이나 장비 등을 사용하지 않고 계획된 프로그램을 소화한다. 그러나 경기 복귀까지의 과정 중에는 기초체력은 물론 전신 지구력이나 민첩성 등도 최소한 부상 전의 수준까지 회복할 수 있도록 점증적인 프로그램이 짜여 진다.

3) 테이핑시의 주의점

(1) 테이핑 전의 점검

테이핑을 행하기 전에 그 부위의 상태, 외상의 정도, 목적 등을 파악하고 테이핑이 가능한지 아닌지를 점검하여 그 목적에 맞는 테이핑 방법을 선택할 필요가 있다.

① 테이핑 부위의 외상 정도와 경과상태

외상의 종류나 전도, 그 경과상태 등에 따라서 테이프를 감아서는 안 되는 경우가 있다. 예를 들면, 부상 직후에 열이 있고 통증이 오는 부위에 테이핑을 함으로써 부기나 열 등이 더욱 증가했을 때 테이프를 감은 부위가 무리하게 조여져 혈액순환장애나 신경장애를 보이는 경우에는 응급처치 이외의 목적으로 테이프를 감아서는 안 된다(응급처치와 예방 및 재발방지를 위한 테이핑 방법은 다르다).

이상과 같이 부상에 대한 테이핑은 매우 어렵고 정확한 판단이 필요하다. 가벼운 염좌처럼 보이더라도 골절을 동반하거나 인대가 끊겨있거나 하는 경우가 있기 때문에 중증, 경증에 관계없이 의사의 진단을 받는 것이 필요하다.

또한, 재발방지를 위하여 테이핑을 하는 경우에도 부상의 발생 방향, 가동범위, 통증의 유무, 경과 일수 등을 점검하여 테이프의 방향, 지지력, 테이핑 방법 등을 결정한다. 테이핑은 정확한 판단을 바탕으로 한 적절한 처치에서 가장 효과를 발휘하는 것이다.

② 피부에 상처나 감염이 있는 경우

테이핑을 행하는 부위에 상처(찰과상, 베인 상처 등)나 감염(습진, 옻 등)이 있을 경우, 거기에 테이프를 감아버리면 상처나 감염을 악화시킬 우려가 있다. 따라서 상처의 크기나 정도가 테이핑에 지장이 없으면 상처에 직접 테이프가 걸리지 않도록 가제 등으로 덮고, 적당한 처치를 하고 나서 테이핑을 실시한다. 감염은 의사의 치료를 필요로 하는 경우가 많기 때문에 의사와 상담 후에 실시한다.

(2) 테이핑 전의 처치

테이핑 부위의 상황이 파악되면, 이번에는 테이핑을 효과적으로 동시에 장애 없이 행하기 위해 다음의 사항에 주의한다. 테이핑으로 인한 상처가 생겨나서는 안 된다.

① 면도

테이핑을 하는 부위에 체모가 있으면 테이프가 뜨고 도중에 뜯어져 버리거나 체모가 테이프로 당겨져 고통을 느껴 테이핑의 효과가 없어져 버린다. 또한, 테이프를 뗄 때의 고통을 완화하기 위해서도 테이핑 부위의 체모는 면도하는 것이 바람직하다.

② 세정과 건조

테이핑을 할 부위에 땀이나 먼지, 지방질, 얼룩 등이 부착되어 있으면 테이프가 피부에 고정되지 않아 테이핑의 효과가 없어져 버리기 때문에 비누, 알콜로 잘 씻어낸다. 한편, 세정 또는 샤워를 한 후 피부가 이완된 곳에 테이프를 감아버리면 찰과상이나 열상 등의 원인이 되기도 하므로 피부를 잘 건조시키는 것이 중요하다.

③ 피부의 보호

피부가 약한 부분, 운동 중 국부적으로 강한 압력이 걸리는 부분(아킬레스건부, 발등, 슬와; 다리오금, 팔오금 등)에 직접 테이프를 감으면 피부가 테이프로 짓물러서 물집이나 상처가 나기 쉽다. 이 부위는 바세린 등을 바른 가제, 스펀지, 커트면을 대서 보호한다. 또한, 여성이나 피부병을 일으키기 쉬운 사람에 대해서는 언더랩 등을 사용하여 피부를 보호한다.

④ 테이핑 기법의 결정

테이핑의 목적, 외상의 정도, 스포츠의 특성, 포지션, 체형 등을 고려해서 테이프의 종류, 크기를 결정하여 가장 적절한 테이핑 방법을 선택한다.

(3) 테이핑 후의 점검

테이핑을 하고 난 후에는 다음의 사항을 점검해 본다.

- 너무 꽉 조이지 않았는가? 테이프를 처음 감은 사람에게는 어느 정도 꽉 조인 느낌이 들지만, 이것이 운동에 지장이 있을 정도로 꽉 조인 상태인지, 아닌지를 점검한다. 외견상 판단하려면, 말초부의 혈기가 없어지거나 테이프가 피부에 파고들거나

하면 대부분의 사람은 너무 꽉 조였다고 여긴다.

- 위화감은 없는가?
- 정확히 목적에 맞게 고정이 이루어져 있는가?
- 부상으로 인한 통증을 느끼는가?

위와 같은 일이 있을 경우에는 테이핑을 다시 한다. 한번 감은 테이프 위에 다른 테이프로 덧씌우면 두터워질 뿐만 아니라, 고정력도 불완전해진다.

(4) 테이프의 취급방법

테이핑을 할 때 테이프의 끝을 억지로 눌러서는 안 되며, 보관할 때 변형되지 않도록 주의한다. 테이프가 변형되어 있으면 매끄럽게 다시 감을 수 없게 되어 테이핑 능률이 매우 나빠진다.

테이프를 보관하는 장소는 직사광선을 피하여 통풍이 잘 되고, 어둡고 시원한 곳이 바람직하다.

① 테이프를 자르는 법

테이프가 매끄럽게 잘리지 않으면 불필요한 시간이 많이 들 뿐만 아니라, 주름이 지거나 너무 꽉 감거나 죄어지는 원인이 되기도 한다.

다음은 일반적으로 행해지고 있는 테이프 자르기이다. 그러나 경험을 쌓아 자르기 쉬운 효과적인 방법을 스스로 체득하는 것이 중요하다.

ⓐ 테이프를 위에서 가볍게 잡고 롤 가운데에 집게손가락 또는 가운데 손가락을 넣고 테이프를 끌어당긴다. 이 때, 끌어당기는 쪽의 테이프 끝은 테이프 폭 전체에 장력이 걸리도록 한다.

ⓑ 끌어당겨진 테이프와 롤과의 경계에 엄지손가락을 가볍게 대어(결코 꽉 누르지 않도록) 고정하고, 다른 한 손은 되돌린 테이프를 단단히 고정한다. 또는 양손의 집게손가락과 엄지손가락으로 단단히 고정한다. 이때 좌우의 손가락과 손가락 사이는 가능한 한 좁게 한다.

ⓒ 자를 때는 테이프 전부를 자르려고 하지 말고, 가장 위의 실을 하나 정도 자르고, 다소 비틀어 엄지손가락으로 밀어내면 비교적 간단히 자를 수 있다. 이때 자른 테이프를 지탱하고 있는 쪽의 손이 주름의 원인이 되기 때문에 가능한 한 움

직이지 않도록 주의한다.

ⓓ 테이프의 등 면 쪽에 있는 세 손가락으로 가볍게 만지듯이 테이프를 붙여 가면 재빠르게 붙일 수 있을 것이다.

② 테이프를 떼는 법

피부에 붙어 있는 테이프를 거칠게 떼어내거나 하면 강한 자극이 피부에 가해져 불쾌감뿐만 아니라 피부병 등의 원인이 되기도 하므로 주의해서 떼어낸다.

ⓐ 떼어내는 테이프는 위쪽으로 무리하게 끌어당기지 말고, 가능한 한 테이프를 눕히며 떼어낸다.

ⓑ 테이프를 떼는 방향과는 반대방향으로 테이프에 붙어있는 피부를 떼어낸다. 접착 스프레이 등이 엉겨 붙거나 접착력이 남아 있는 경우에는 리무버 등으로 제거하고, 그 후 파우더나 로션 등으로 피부를 보호하도록 한다.

4) 기본 테이핑

(1) 앵커

앵커(anchor)란 '닻'이라는 의미로 테이핑의 처음과 마지막에 사용된다. 이것은 서포트 테이프를 확실하게 지지하는 토대가 되고 테이프의 끝맺음 또는 테이핑 범위를 설정하는 기준도 된다.

예) 발관절의 경우

ⓐ 정강이 앞에서 테이프가 교차되도록 한 줄을 붙인다. 장딴지에 걸리면 근육의 기능이 약화되므로 그 아래에 붙인다.

ⓑ 한 줄로는 부족하므로 같은 방법으로 세 줄을 붙인다. 테이프는 그 폭의 절반 정도가 비스듬하게 겹쳐지도록 붙인다.

ⓒ 다른 한 쪽 끝이 되는 발등 쪽에도 필요한 경우가 있다.

(2) 서포트

서프트(supporter)는 인대, 건, 근육 등을 보강하고 지지하는 테이프로 테이핑의 가장 중요한 역할을 하는 테이프이다.

① X 서포트: X 모양의 서포트 테이프

무릎은 옆에서 가해지는 외부의 힘에 약해, 충격을 받으면 대퇴골(넙다리뼈)과 경골

(정강뼈)을 잇고 있는 무릎의 양쪽 인대가 손상되기 쉽다. 그래서 그 인대를 보호하는 것이 X 서포트이다.

방법

ⓐ 무릎 안쪽의 대퇴골(넙다리뼈)과 경골(정강뼈)의 경계선을 중심으로 테이프를 비스듬하게 붙인다.
ⓑ ⓐ의 테이프 위에 X자형으로 두 번째 테이프를 붙인다.
ⓒ 처음에 감은 테이프 위에 살짝 비스듬하게 겹치듯이 붙인다. 중심이 되는 부분은 동일하다.
ⓓ 마찬가지로 테이프 위에 살짝 비스듬하게 겹치듯이 붙인다.
ⓔ 마지막으로 X자형 테이프를 이등분하듯이 세로로 똑바로 세워 한 줄을 붙여서 완성한다.

② 수평 서포트

근 분리 시에 사용되는 가로 방향으로 수평하게 붙여지는 테이프로서 국소적 압박을 가한다. 발관절의 경우 발등의 좌우 부분을 누르는 역할을 하게 된다.

③ 수직 서포트

지면에 대해 수직으로 붙이는 서포트로, 발관절에 사용했을 경우 관절이 삐는 것을 제한할 수 있다.

④ 스파이럴

나선형 모양으로 감는 테이프로 〈뒤틀림〉 등에 사용된다. 발관절의 경우, 발등의 좌우 부분을 누르면서 발목을 펴는 동작을 제한 할 때에 사용된다.

방법

ⓐ 발등 바깥쪽에서 시작하여 아킬레스건을 지나 나선형으로 테이프를 감고, 정강이에 걸리는 부분에서 멈춘다.
ⓑ 약간 비스듬히 같은 방향으로 다시 두 줄을 더 감아, 전부 세 줄을 테이핑하여 강도를 높인다.

(3) 스톱 업

스톱 업(stop up)은 서포트 테이프의 일종으로 다리관절의 테이핑 시에 내측, 외측 측부 인대를 지지하고 보강하는 중요한 테이프이다.

스톱 업에는 여러 가지 방법이 있기 때문에 목적, 위치 등에 따라서 구별하여 사용하는 것이 좋다.

- **스톱 업 1[평행(parallel)]**: 3가닥의 테이프를 평행하게 붙인다.
- **스톱 업 2[방사상(radial)]**: 발뒤꿈치를 중심으로 방사상으로 붙인다. 발관절의 움직

임은 평행에 비해 움직임이 크다.

- **반 스톱 업(half stop up)**: 보통의 스톱 업 후 급소를 보강하기 위하여 사용된다.

(4) 피겨 에잇

피겨 에잇(figure eight)은 관절을 끼고 8자 모양으로 감는 테이프를 일컫는 것이데, 이는 가벼운 신전제한 때에 사용되고, 다음과 같은 순서로 감는다.

방법

ⓐ 외과의 약간 위 방향으로부터 비스듬히 아래로 각도를 잡으면서 스타트하여 내측 장심을 지나 발바닥을 똑바로 가로질러 외측으로 나온다.

ⓑ 외측에서 올라온 테이프를 발목 앞에서 앞의 테이프와 교차하여 그대로 발목을 일주해서 완성한다.

(5) 힐 록

힐 록(heal lock)은 발관절의 테이핑 방법으로서, 발꿈치를 안정시킬 목적으로 사용된다. 힐 록에도 여러 가지 방법이 있다.

- **힐 록 1**: 발등 부위에 부담을 주지 않을 경우에 사용된다.

방법

ⓐ 정강이의 앞면에서부터 시작한다. 아킬레스 건 부위를 지나 뒤꿈치의 내측을 비스듬히 가로질러 뒤꿈치를 지나 외측으로 올라간 곳에서 끝낸다.

ⓑ 좌우대칭으로 외측 부위에서도 시작하여 내측으로 실시한다.

- **힐 록 2**: 지금까지 2회로 나누어 실시한 힐 록을 1회 감는 방법인데, 고정력이 강하다.
- **힐 록 3**: 주로 축구선수에게 많이 사용되며, 발바닥에서부터 느슨하게 해두면 공을 찰 때 위화감이 적어진다.
- **힐 록 4**: 이것은 1회 감는 방법인데, 피겨 에잇의 효과를 겸비한 힐 록으로 고정력은 가장 강하지만, 숙련되지 않으면 너무 꽉 조이기 때문에 주의해야 한다.

(6) 호스 슈

호스 슈는 주로 발관절에 사용되는 발굽모양의 붙이는 테이프인데, 서포트 테이프에 한 층 압박을 가하여 효과를 높임과 더불어 좌우방향으로의 움직임을 방지하는 역할을 한다.

5) 테이프의 종류 및 기타 용구

(1) 면 테이프

스포츠 테이핑에 가장 많이 사용되는 테이프이다. 기본적으로 관절을 고정하기 위한 테이프이므로 신축성은 없고, 주로 발부위, 발관절, 손가락, 손목 등에서 이용된다.

테이프의 폭은 38mm가 일반적으로 가장 많이 사용된다. 이밖에도 손가락 등에 사용되는 폭이 좁은 19mm, 25mm 테이프와 보다 넓은 부위에 사용되는 50mm 제품이 있다. 용도에 맞는 적절한 폭의 테이프를 준비해야 한다.

(2) 신축성 테이프

이것은 엘라스틱 테이프(elastic tape)라고도 하며 신축성이 있어 무릎, 어깨, 팔꿈치, 고관절 등 근육이 많이 있는 부위나 관절가동역이 큰 부위에 사용된다. 신축성 테이프는 소재나 방직 방법의 차이에 따라 여러 종류로 분류된다.

① 하드 타입

하드 타입과 소프트 타입이나 라이트 타입과의 가장 큰 차이는 역시 고정력이다. 하드 타입의 테이프는 무릎 관절 등 움직임이 큰 관절을 특정한 방향으로 고정함과 동시에 어느 정도의 가동성도 확보해야 할 때 반드시 필요한 테이프이다.

② 소프트 타입

테이프의 방직 방법이 다른 타입과 달라 손으로도 쉽게 끊을 수 있어 핸디 컷이라고도 불린다. 특징은 다루기가 쉽다는 점인데, 테이프 자체가 조금 얇기 때문에 하드 타입에 익숙해진 선수에게는 가볍게 느껴질지도 모른다. 물론 겹쳐서 감거나 테이프 양쪽을 살짝 둥글리듯이 접어서 감는 방법으로 강도를 높일 수 있으므로, 운동 중에 테이프가 갈기갈기 찢어지는 것은 막을 수 있을 것이다.

③ 라이트 타입

나비나 나방의 유충처럼 주름이 잡혀 있다는 점이 특징이다. 이 라이프 타입의 테이프는 소프트 타입보다 더 가볍고 신축성도 크므로, 발관절이나 손가락 등 가는 부위에도 감기 쉽다는 장점이 있다.

테이핑의 마무리에 사용되기도 하며, 사용이 편리하여 경기장에서 붕대 대신 이용하기도 한다.

(3) 언더 랩

언더 랩은 테이프를 감기 전에 피부를 보호하기 위한 목적으로 사용되는 얇은 비접착성 붕대와 같은 것을 말한다. 테이핑은 피부에 직접 행하는 편이 효과적이지만 피부가 약한 사람, 매일 테이프를 감아야 하는 사람에게 피부병의 방지용으로 사용된다. 이것은 접착성이 없기 때문에 접착 스프레이를 병용하는 것이 효과적이다.

(4) 탄력성 붕대

접착성이 없는 신축성 붕대로 랩핑이나 압박할 때에 사용되며 지지대 역할도 한다. 가장 많이 사용하는 것은 150mm 폭의 탄력성 붕대로, 아이싱을 실시할 때 얼음을 고정하여 환부를 압박하는 목적으로 사용되고 있다. 대퇴부나 하퇴부 등의 근육을 다쳐 압박하려고 할 때에도 탄력성 붕대가 효과적이다.

다른 테이프는 대부분 일회용인데 반해, 탄력성 붕대는 여러 번 사용할 수 있다. 하지만 반복해서 여러번 사용하다보면 끝이 많이 늘어나 효과가 떨어지므로 적당히 사용하고 교환하도록 한다.

(5) 몰 스킨

몰 스킨은 두껍고 튼튼한 테이프이다. 접착력이 강해 사용하기 편하도록 넓은 시트 종류, 테이프처럼 감겨져 있는 종류, 목적별로 잘라져 있는 종류 등이 있다.

주로 강하게 고정해야 할 경우, 다른 테이프의 보강용으로 사용된다. 예를 들어 발목 염좌의 경우에는 애슬레틱 테이프로 먼저 감은 후 몰스킨으로 보강한다. 접착력이나 테이프의 강도가 다른 것과 비교도 안 될 정도로 매우 강하므로 관절의 안정성을 충분히 보장해 준다.

(6) 종이 반창고

종이 반창고는 거즈 등을 환부에 고정할 때 사용하는 테이프이다. 운동을 하다보면 찢기거나 긁힌 상처가 끊이지 않으므로 항상 멸균 거즈나 소독액 등도 준비해 두는 것이 좋다. 종이반창고는 이외에도 발바닥 등에 생기는 물집을 방지하는 데 사용된다. 애슬레틱 테이프나 몰스킨, 세컨드스킨 등 다른 여러 테이프로는 예방할 수 없었던 발바닥 물집이 종이 반창고를 겹쳐 붙이는 방법만으로 없어지는 경우도 있다.

(7) 레이스 패드(면 거즈)

이것은 발목이나 무릎 등 움직임이 격렬한 관절에 테이핑을 실시할 때에 그 부위의 피부를 마찰로부터 보호하기 위해 사용된다.

(8) 접착 스프레이

이것은 테이프의 고정력을 높이기 위한 것이다. 15~30cm 정도 떨어진 거리에서 테이핑을 하고자 하는 부위 전체에 분사한다.

특히 접착력이 없는 언더 랩을 감은 후 테이핑을 할 때에는 꼭 필요하다. 한 부위에만 많이 뿌려서 끈적끈적해지지 않도록 주의한다.

(9) 테이프 카터

샤크라고도 불리는 테이프 커터는 감겨진 테이프를 한번에 자를 수 있는 용구이다. 칼날이 붙은 쪽이 피부 쪽으로 오도록 테이프를 끼워 넣고, 몸의 굴곡을 따라서 잘라 나간다.

(10) 테이프용 가위

테이프 카터와 마찬가지로 테이프용 가위도 피부를 손상시키지 않고 테이프를 잘라내기 위한 필수품이다.

(11) 접착제 제거 스프레이

연습이나 시합이 끝나면 바로 테이프를 제거해야 한다. 테이프 제거 후에 필요한 것이 피부에 남은 접착 물질을 제거해 주는 전용 접착제 제거 스프레이이다.

2. 키네시오 테이핑

1) 정의

특수 처리된 테이프를 붙여서 통증의 완화를 돕는 테이핑요법 중에 하나인 키네시오 테이핑은 27년 전 일본의 가세겐조 박사가 근육 및 관절염 치료를 목적으로 하는 스포츠 테이핑에 관한 연구 중에 개발된 요법이다. 테이프 자체는 인체 근육과 유사한 신축성을 가지도록 특수한 공법으로 제조되었다. 현재 일본에서는 국가대표나 병원, 약국은 물론 슈퍼에서도 판매가 될 정도로 유명하다.

2) 역사

이 요법은 테이프를 사용해서 변형한 관절을 복원시키는 것이다. 이것은 지금까지의 한번 변형되어진 관절은 원 상태로 돌아가지 않는다는 이론과는 정반대의 것이다. 가세겐조 박사는 그것에 주목하였다. 바로 미국에서의 스포츠 테이프를 가지고 실험을 하여보았다. 그러나 몇 번의 실험에도 좋은 결과는 얻어지지 않았다. 이것이 연구의 시작이었다.

어떻게 하면 좋을까하는 시행착오를 반복하게 되었다. 마침내 질병의 원인은 근육에 있다는 것을 밝혀내었다. 그리고 테이프는 고정해서 하는 것이 아니고, 근육을 따라서 붙이는 것을 고안하게 되었다.

종래의 스포츠 테이핑은 관절을 꽉 고정하는 것이 일방적인 상식이었다. 그러나 최초로 정반대의 이론에 주목해서, 그곳에서 다시 정반대의 방법을 고안해내었던 것이다. 이에 의하여 놀랍게도 지금까지 있었던 통증이 가볍게 되어지거나 없어지게 되었던 것이다.

3) 키네시오 테이핑요법의 원리

키네시오 테이핑요법은 약에 의해서 통증을 제거하는 것이 아니라, 인간의 근육 수축과 거의 같은 신축율을 가진 테이프로 하여금 인간 본래의 생체반응을 이끌어 내는 것이며, 근육이 한도 이상으로 수축하는 것을 막아주고, 피부를 어느 정도 들어 올려 피부와 근육 사이에 흐르는 혈액과 임파액의 순환을 도와주는 것이다.

키네시오 테이프로 피부가 위로 들어 올려지면 피부와 근육 사이의 공간이 넓어지게 된다. 그 사이로 혈액과 임파액의 순환이 증가되어 자연스럽게 장애가 해소되면서 통증이 완화되고 근육의 운동기능이 되살아나게 되어 정상적인 신체활동을 할 수 있다.

그리고 다른 가설로 관문조절설(gate control theory)이 있다. 피부에 붙여진 테이프는 피부에 물리적 자극(진동, 압력, 촉각)을 지속적으로 가하게 된다. 이 자극은 통증을 전달하는 섬유보다 먼저 척수에 도달하여 통증의 전달을 억제하기 때문에 통증을 못 느낀다는 것이다.

또 다른 하나의 가설로는 골지건, 근방추반사설이 있다. 골지건은 근육과 건의 지나친 수축을 막아 주고, 근방추반사는 근육이 지나치게 늘어나는 것을 예방하여 근육의 긴장성 조절, 자세조절, 신체의 평형조절에 중요한 역할을 한다.

4) 용도의 다양성

키네시오 테이핑은 간단하기 때문에 누구라도 가볍게 행할 수 있다. 그러므로 정형외과나 한의원, 카이로프락틱, 물리치료 등의 치료현장에서만이 아닌 폭 넓게 각 분야에서 사용되어질 수 있다.

예를 들면, 스포츠 시즌에서 각 스포츠에 의해 혹사당하는 근육이 있기 때문에 그러한 장애의 예방에 사용되어지거나, 체내의 활성화를 촉진시켜 기록갱신을 하는 것에도 이용되어진다. 현재 프로와 아마를 가리지 않고 스포츠 분야에서 선수들에게 많이 애용되어지고 있다.

지난 2002년 한 · 일 월드컵에서도 예선 첫 경기에서 두 번째 골을 넣은 유상철 선수, 이탈리아전에서 연장 골든골을 넣은 안정환 선수도 이 키네시오 텍스를 착용한 모습을 볼 수가 있었다.

일반가정에서는 어깨 결림이나 요통 등, 일상생활에서 좋아지기 위해서 쉽게 사용되어지고 있다. 보통 약국이나 스포츠 용품 판매점에서 쉽게 구입이 가능하다.

5) 효과

(1) 통증, 결림, 내출혈의 개선

키네시오 테이프를 붙이면, 체내의 공간이 만들어져 임파액의 흐름이 원활하게 된다. 이로 인해, 신진대사가 원활하여지고 자연치유력이 높아지게 된다. 붙여두는 것만이 아닌, 근육의 통증이나 결림, 부상, 수술 후의 내출혈을 빠르게 개선하는 것이 가능하다.

(2) 붓기나 내출혈의 경감

임파액만이 아닌, 혈액의 흐름도 원활하게 한다. 혈액의 흐름이 원활하게 되면 산소와 영양도 몸의 구석구석으로 다다르게 되기 때문에 피로의 회복도 빠르게 진행된다. 특히, 아프거나 어딘가 붓거나 나른함 등이 있을 때, 피로가 잘 풀리지 않을 때 효과적이다.

(3) 통증 완화

스포츠나 직업의 종류 등에 의해, 특정의 근육을 혹사하게 되는 경우가 있다. 그러한, 근육은 장해가 발생하기 쉬운 상태가 되는 것이다. 소위 직업병이라고 할 수 있다. 키네시오 테이프를 미리 붙여 두면 장해발생을 예방할 수 있다.

(4) 근육의 피로를 빠르게 회복

운동을 할 때나 장시간 걸을 때는 연속해서 근육을 사용하게 된다. 키네시오 테이프를 사전에 붙여두는 것으로서 피로의 축적을 경감하거나, 근육의 원할한 움직임을 보조해주는 것이다.

(5) 재활기능 회복의 효과

키네시오 테이프에는 근육(피부)과 거의 동일한 신축성이 있기 때문에 붙인 상태에서 몸을 자연스럽게 움직이는 것이 가능하다. 그러므로 일상생활에 지장이 없는 것이다. 특별히 시간을 갖고 붙이는 것만으로도 효과가 있기 때문에 일상생활을 해가면서 무의식적으로 재활이 가능한 것이다.

(6) 관절의 움직임 개선

근육(피부)의 위치를 조정하는 것에 의해, 어긋난 관절의 움직임을 개선하는 것도 효과가 있다. 상당히 심한 탈구 등으로 어긋난 관절을 본래로 되돌리는 치료에도 효과가 있다.

또한, 응용 편으로서 고정테이프와 신축테이프의 상승효과를 겨냥한 유형도 있다. 종래의 꼭 맞게 고정시키는 스포츠 테이프와 움직임을 원활하게 하는 키네시오 테이프를 잘 조합하여 붙여서 움직여서는 안 되는 관절을 보호하는 것이다. 꼭 맞게 고정시킨 상태에서 장시간 붙여두면 국소적인 기능저하를 불러와서 오히려 장해가 남는 경우가 있다.

6) 주의사항

① 파스처럼 통증부위의 아무 곳에나 붙이는 것이 아니라, 통증이 있는 근육의 시작부위와 끝 부위를 정확하게 찾아서 근육의 크기 및 형태에 따라 붙여야 한다.

② 성별과 나이에 따라 근육의 길이가 다르기 때문에 먼저 붙이고자 하는 부위의 피부를 깨끗이 한 다음, 근육을 최대한 늘인 상태에서 근육의 길이에 맞게 테이프를 자른다.

③ 테이프에 붙어 있는 겉종이를 미리 벗겨 낼 경우, 서로 들러붙을 수 있으므로 테이프를 피부에 붙여가면서 종이를 벗겨낸다.

④ 근육은 늘인 상태에서 붙이되, 테이프는 절대 늘어나지 않은 상태에서 붙여야 한다. 테이프를 잡아당겨 붙이게 되면 땀구멍이 좁아져 피부병의 원인이 되기 쉽다.

⑤ 붙이고 난 뒤 잘 붙었는지 확인한다. 근육의 보통 상태, 즉 원래의 근육으로 되돌아왔을 때 테이프에 주름이 생기면 올바르게 붙인 것이다.

⑥ 테이핑 후에 불편함이 느껴지면 떼어내고 다시 붙인다. 체질적으로 피부가 약한 사람은 하루 정도 붙여보고 피부가 발갛게 되면 사용을 금한다.

⑦ 테이프를 붙인 채 목욕해도 떨어지지 않으며, 목욕 후에는 드라이기 및 수건으로 테이핑 부위를 말려주어야 한다.

⑧ 테이프는 보통 2~3일 정도 붙이며, 통증이 남아 있으면 하루 정도 지난 후, 다시 테이프를 붙인다.

⑨ 심한 운동을 해야 할 경우, 운동 전에 테이프를 붙이면 근육의 손상을 예방할 수 있고, 접촉이 빈번한 운동의 경우 스포츠 테이핑과 병행하면 효과적이다.

⑩ 운동 후에도 붙이고 있으려면, 염분으로 인해 피부병이 생길 수 있으므로 샤워를 하고 잘 말려야 한다.

3. 밸런스 테이핑

1) 개요

밸런스 테이프는 약물처리가 전혀 없으며 신축력과 접착력만을 가진 탄력 테이프이다. 그동안 우리나라에서는 스포츠 관계자들이 관절을 고정, 보호 등의 목적으로 스포츠 테이프를 사용하기는 했으나, 테이프를 이용한다는 것만 동일하고 밸런스 테이프는 방법, 작용 및 효과가 다르다.

밸런스 테이프는 긴장된 근육에 이완력을 발휘하고 병변이 있어 약해진 근육에 수축력을 발휘하므로 테이프를 신체 여러 곳에 적절히 부착시키면 테이프를 붙이는 즉시 주변 근육과 균형이 이루어져 증상이 개선되고 마음이 편안해지는데, 이것이 곧 치료로 연결되어지는 것이다.

다시 말하면 테이프가 우리 인체 내에 흐르는 전기적 반응을 조절하는 역할을 하는 것이다. 테이프 요법은 증상에 의한 분석에 의거하므로, 정확한 병명을 알지 못해도 우수한 치료 효과를 나타낸다.

2) 특성

(1) 테이핑 치료

테이핑(taping)의 재료는 매우 중요하며, 테이프를 잘못 선택하면 쉽게 가려움증과 피부손상 등으로 인해 사용할 수 없는 경우가 많다. 따라서 치료적으로 테이프를 사용하고자 할 때에는 규격화된 밸런스 테이프(balance tape)를 사용해야만, 그 효과를 극대화할 수 있다.

(2) 테이핑의 접착력과 두께

접착력의 정도는 적당해야 하는데, 목욕 후나 많은 땀을 흘린 후에도 그대로 유지될 수 있는 정도의 접착력이 있어야 하며, 피부 손상이 없는 정도이어야 한다. 두께도 역시 중요하며, 착용감이 편안하여야 하고 노출부위에 붙였을 때 눈에 잘 띄지 않는 것도 중요하다.

3) 장점

- 환자에게 거부감을 주지 않는다.
- 테이프 접착 중 편안하다.
- 경제적이다.
- 치료가 24시간 또는 수일간 지속적이다.
- 언제, 어디서, 누구라도 쉽게 붙이고, 제거할 수 있으며 휴대가 간편하다.

4) 적응증

- 모든 연부조직의 병변(근, 건, 인대, 관절, 디스크 등)에서의 기능 이상과 통증의 치료
- 임산부의 요통 치료
- 예방적 가치: 치료와 치료의 유지뿐만 아니라 각종 통증 예방
- 근력의 강화: 근육 이완은 물론 근력 강화를 위한 운동 시 테이프 부착
- 내과적 효과: 불면증, 변비, 방광기능 이상, 생리이상, 소화기
- 스포츠 손상의 치료와 기능의 증진 차원

5) 방법

① 통증 부위를 찾는다.

② 테이프를 근의 길이와 형태에 알맞게 자른다.

③ 부착 부위의 근과 피부를 최대한 늘려서 테이프의 끝을 부착 부위의 한쪽 끝부분에 붙인다(기부고정).

④ 테이프가 늘어나지 않도록, 근의 형태에 따라 정확하게 교정하여 부착한다.

⑤ 언제, 어디서, 누구라도 쉽게 붙이고, 제거할 수 있으며 휴대가 간편하다.

⑥ 테이프의 부착 상태를 확인한다.

⑦ 통증이 있는 근육과 반대로 움직이는 근(길항근)에 붙이면 효과가 크다.

⑧ 근막의 불균형을 조정해서 관절의 변형을 정상화시킬 목적으로 테이핑하는 경우, 테이프를 늘려가면서 붙인다.

⑨ 여러 종류의 질병이 있을 경우, 증상이 심한 부위부터 치료해 나가는 것이 좋다.

⑩ 급성 또는 심할수록 폭이 넓은 것이 효과적이다.

4. 스파이럴 테이핑

1) 정의

스파이럴 테이핑은 신체의 불균형으로 발생하는 관절이나 근육 등의 부종, 통증을 스파이럴(나선, 소용돌이)로 테이핑하여 신체 전체의 균형을 신속하게, 그러면서도 무리 없이 조정하는 시술 방법이다.

2) 역사

지금부터 약 20년 전 어느 날, 타나까 선생은 운동선수에게 붕대를 감아주다가 붕대를 감는 방향에 따라 통증과 종창이 경감, 소실되는 정도가 다르다는 것을 발견했다. 이때 '근육의 긴장이나 압통 부위가 일정한 법칙에 따라 신체 전체에 존재하고 있다'는 점에 착안하여 독창적인 밸런스 요법을 창안하였다.

더 나아가 통증점, 압통점에 주목하여 근육을 가로 방향, 세로 방향으로 압박하면 통증, 긴장이 없어지기도 하고 그 압통점의 정반대쪽에 있는 한 점을 압박하여도 통증이 줄어든다는 점을 발견했다.

시술자를 기준으로 왼쪽으로 감았을 때 상태가 좋아진 경우가 90~95%였으며 오른쪽으로 감았을 때 상태가 좋아진 경우가 5~10%였다. 이것은 경락 현상의 주행 상태와 일치한다.

3) 작용원리

스파이럴 테이핑은 피부에 자연스럽게 붙이는 치료법이다. 테이핑으로 효과적인 자극을 피부에 가할 수 있는데, 부착된 테이프가 인체의 표면에서 인공적인 피부, 근막, 골막, 관절포, 활막, 인대 등의 역할을 한다. 또한 피부면에 안정된 자극을 지속적으로 가함으로써 피부의 긴장을 정상적인 상태로 오랫동안 유지시킬 수 있다.

스파이럴 테이핑은 피부 표면에 있는 감각기를 통하여 척수신경의 지각신경에 작용한다. 감각기에만 작용하는 테이핑으로 인체의 균형을 잡고, 진통 효과를 얻을 수 있는 것은 구심성 신경에 작용하여 중추신경계를 통해 원심성 신경인 골격근의 운동신경과 내장, 혈관의 자율신경에 영향을 주는 것이다.

스파이럴 테이핑요법의 치료점과 반응 부위는 운동신경이나 자율신경의 작용이 원심성으로 피부에 투영되는 곳이기도 하고 체표의 반응 부위라고도 할 수 있다.

일반적으로 테이핑은 고정을 목적으로 하는 경우가 많이 있지만 스파이럴 테이핑의 목적은 다음과 같다.

① 체중에 의한 자극을 가한다.

② 통증을 견딜 수 있는 범위를 넓혀 치료 효과를 촉진한다.

4) 스파이럴 테이핑에 사용하는 테이프의 종류

(1) 재질

의학적인 테이핑은 고정이 주된 목적이어서 골절이나 염좌시에 사용 할 때, 테이프를 손으로 끊어 사용하기가 불가능했다. 이를 해결하기 위하여 여러 종류의 테이프를 사용해 본 결과, 천 테이프가 적당함을 알 수 있었다. 천 테이프는 비신축성이어서 잡아당기면 끊어지는데 이것을 사용하더라도 통증이 경감하였고 붙어있는 상태에서 중간이 끊어져도 통증이 경감하였다. 또한 천 테이프처럼 폭이 좁은 테이프가 오히려 통증을 줄이고 없애는 데 효능이 뛰어났다. 그래서 스파이럴 밸런스 테이핑요법에서는 손으로 끊어 쓰기에 편하고 탄력성이 없는 비신축성 테이프를 사용한다.

(2) 테이프의 폭과 길이

테이프의 폭은 급성기나 종창이 심할 때는 5~10mm로 하고, 만성기에는 1~3mm로 한다. 폭이 좁을수록 한증을 치료하는 기능이 있으며, 폭이 넓을수록 해열작용이 있다. 전반적으로 테이프가 가늘수록 근육이 강화된다. 다시 말해 약간의 자극으로도 근육의 힘을 강화시킬 수 있다. 최고의 효과를 내는 것은 3~5mm 정도이다.

(3) 테이프의 모양

① 나선형 테이프

우방계 테이프는 시술자를 기준으로 오른쪽으로 돌면서 올라가거나 오른쪽 끝이 올라가 있고, 좌방계 테이프는 왼쪽으로 돌면서 올라가거나 왼쪽 끝이 올라가 있다.

② 십자형 테이프

근섬유 방향에서 약간 비스듬히 붙인다. 먼저 붙이는 것은 치료하고자 하는 방향에서 반대 방향으로 붙이고, 나중에 붙이는 것은 치료 방향이다. 십자형의 테이프는 신호기 역할을 한다.

③ 격자형 테이프

근섬유 방향이나 경락 주행 방향에 45도 각도로 붙인다. 관절형에서는 관절면을 따라 붙이고, 근육형의 처치에서는 45도 각도로 붙이거나 근섬유의 주행 방향을 따라 붙인다.

일반적으로 $3 \times 4 > 7 \times 8 > 5 \times 6$ 순서로 많이 쓰인다. 테이프와 테이프 사이에 간격이 필요한 이유는 이러한 간격이 피부의 호흡과 수축성을 보장하며, 통각을 촉각이나 압각으로 분산시키는 작용을 하기 때문이다.

5) 테이핑 방법

대퇴 중앙이나 종아리 중앙은 근육의 방향과 일치되게 테이핑을 한다. 이는 경락의 흐름과는 무관하다. 근섬유의 주행 방향을 따라 테이핑하는 것을 근육의 방향에 따른다고 말하고, 경락의 유주 방향에 따라 테이핑하는 것을 경락의 흐름에 따라 붙인다고 한다.

같은 부위, 같은 근육에 테이핑하는 것은 근육에 작용시키기 위한 목적으로 시술하는 것이다. 기준이 되는 왼손이나 오른발의 근섬유에 45도 각도로 좌방계로 시술하였다면,

오른손이나 왼발의 같은 부위, 같은 근육에는 우방계 테이핑을 하여야 한다.

테이핑은 반드시 그 통처, 환처에 하는 것이 아니며 이곳저곳 아프다고 마구 붙이거나 불필요한 테이핑을 하면 오히려 힘이 약화되므로 주의하여야 한다.

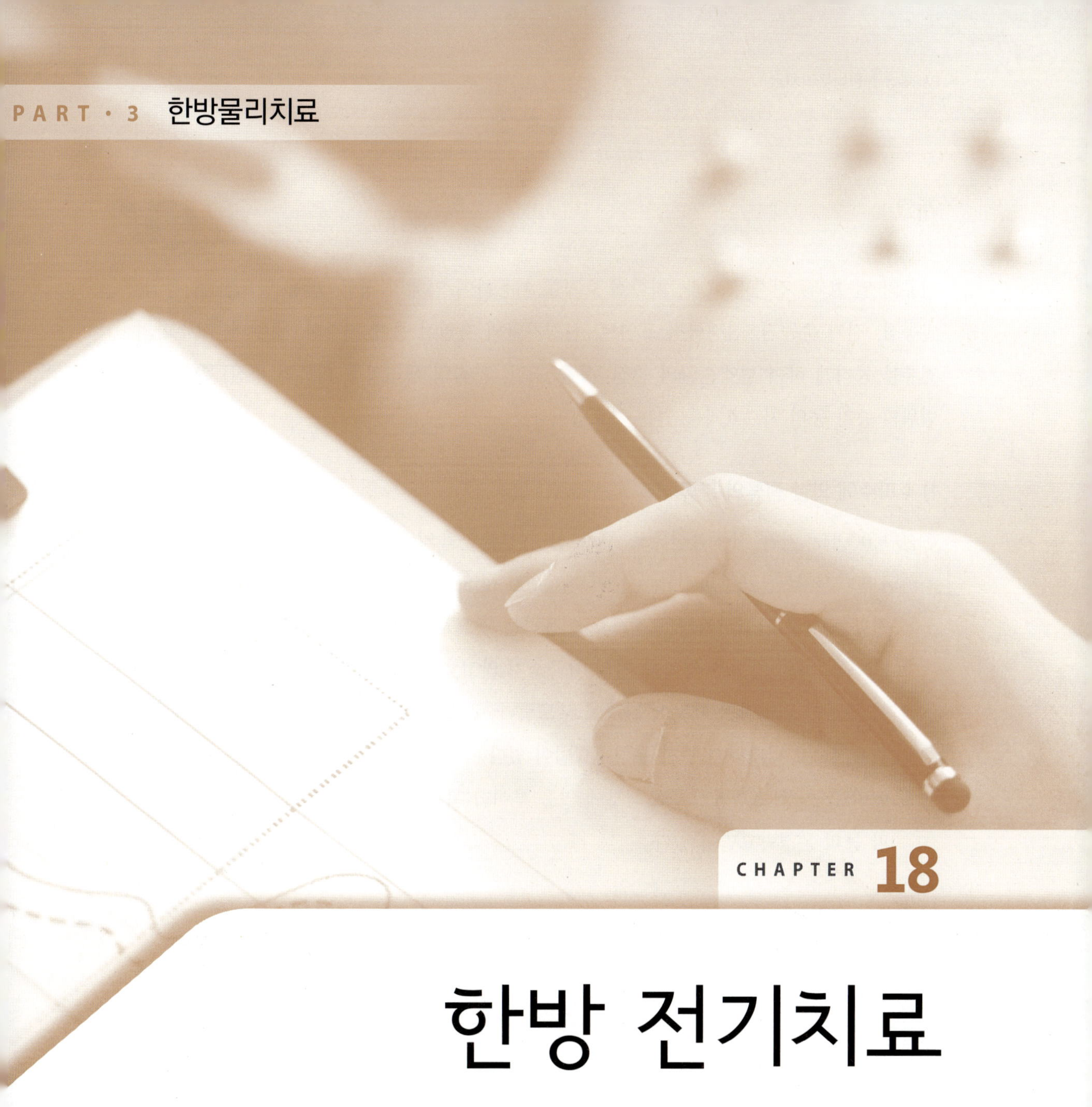

CHAPTER 18

한방 전기치료

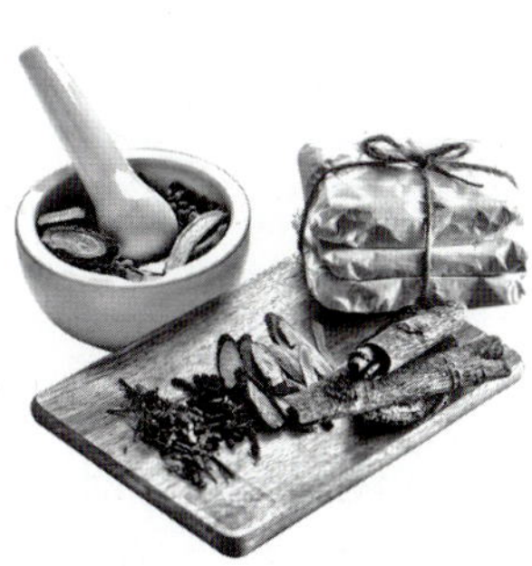

개요

전류의 열 효과, 전자기 효과, 화학적 효과를 이용하여 인체의 경혈, 반응 양도점, 압통점, 발통점, 전기 운동점, 신경학적 포인트, 신경차단의 자입점 등에 저주파, 중주파, 고주파의 전류를 통하게 하여 혈액순환의 증진, 통증 조절, 조직의 생리활동 회복의 촉진, 관절가동범위의 증가 등의 치료효과를 얻는 치료법이다.

1) 주파수에 의한 전류의 분류

① 1,000Hz 미만 저주파전류로 주로 신경이나 근육의 전신적 자극에 이용되는 것과 4,000Hz 부근 중주파전류로 주파수 4,000~4,500Hz(혹은 2,000~2,500Hz) 범위의 전류를 서로 간섭시켜 치료적으로 이용하는 것으로 최근 임상에서 많이 이용되고 있다. 중주파의 장점은 경피를 거의 자극하지 않고, 근육에 전류가 이미 침투한 상태에서 동작이 일어나기 때문에 감각이 부드럽다. 간섭작용을 이용하여 마사지 효과 등이 효율적으로 나타나기 위한 통경락요법이 있다.

② 백만Hz 이상 고주파전류로 심부에 열을 투여할 목적으로 장파, 단파, 초단파, 극초단파 등의 온경락요법이 있다.

2) 전류의 효과

전류의 효과로는 열 효과, 전자기 효과, 화학적 효과가 있다.

저주파요법 Electrical stimulation therapy, EST

1) 자극의 3대 조건

자극의 3대 조건은 자극강도, 자극시간, 전류강도의 변화이다.

2) 역치

- 어떤 자극이 반응을 유발하는데 필요한 최소한의 한계
- 연령, 피부저항의 크기, 피하지방의 두께, 부종, 근의 크기나 양에 따라 달라진다.
- 어른 > 어린이, 건조피부 > 습한 피부, 심부근육 > 표층근육, 부종 시 역치가 크다.

3) 저주파치료의 목적

(1) 신경지배가 정상일 때

- 정상적인 근육의 활동과 관계있는 물리적 · 화학적 현상의 재현
- 근육의 생리적 활동 회복의 촉진
- 혈액과 임파액의 순환유지 및 증진
- 유착형성의 예방
- 비정상적인 근경련의 감소
- 부종의 감소 및 임파액의 정체현상 방지
- 근 재교육 혹은 급성기질환의 마사지

(2) 변성근일 때

- 근위축 발생의 예방이나 진행속도를 낮춤
- 근수축과 이완에 의한 혈액순환의 증진
- 신경재생이 진행되는 오랜 시간동안 환자에게 주는 정신적 안정

  (예: EST 등으로 근수축하여 움직일 수 있다는 것으로 환자에게 정신적 안정을 줌)
- 근육을 구성하고 있는 단백질 성분의 감소 방지
- 신장성(extensibility) 감소의 방지
- 근육이 마비되어 있는 기간 동안 근육의 수축감각 유지

4) 전극의 배치

(1) 단극식

단일근 자극, 활성전극(운동점) > 분산전극(운동장애가 없는 곳)

(2) 양극식

사지부에 많이 이용, 활성전극(이는 곳) = 분산전극(닿는 곳)

(3) 근군자극

- 상향전류: 말초 → 중추, 음극을 몸의 근위부에 배치
- 하향전류: 중추 → 말초, 양극을 몸의 근위부에 배치

■ 임상에서 많이 쓰는 전극의 배치

- 구안와사: 지창–협거, 승장–협거, 양백–태양
- 요통: 좌우신유, 신유–지실, 좌우대장유, 위중–승근, 요부의혈, 둔부의혈
- 어깨통증: 천종–곡원, 좌우견외유, 좌우견중유, 견정(담경)–병풍
- 슬관절염: 좌 · 우 독비, 풍시–독비, 혈해–족삼리

경근저주파요법 Transcutaneous electrical nerve stimulation, TENS

1) 저주파요법과 경근저주파요법

저주파요법(electrical stimulation therapy, EST)과 경근저주파요법(transcutaneous electrical nerve stimulation, TENS)을 비교하면 **표 18-1**과 같다.

2) 적응증

(1) 급성 통증

- 경미한 견부 타박상에 의한 급성 통증
- 늑골 타박상에 의한 급성 통증
- 경미한 족부염좌에 의한 급성 통증
- 급성 척수통
- 측두하악관절의 근막 통증 부전
- 급성 치통
- 급성 건초염에 의한 통증

표 18-1 저주파요법과 경근저주파요법의 차이점

	저주파요법(EST)	경근저주파요법(TENS)
자극 대상 신경	운동신경	감각신경
효과	• 마비 혹은 약화된 근육의 운동 • 운동감각 유지 효과	• 급 · 만성 통증 감소 효과
적용질환	• 중풍, 척추신경 손상	• 염좌요통, 어깨통증, 근육통

- 슬개대퇴통

(2) 만성 통증

- 만성 요통
- 만성 류마토이드 관절염
- 만성 퇴행성 관절질환
- 만성 편두통
- 말초신경병으로 인한 만성 통증
- 말초신경 손상으로 인한 만성 통증
- 만성 환상지통
- 암으로 인한 만성 통증

(3) 수술 후 통증

대부분의 정형외과적 수술에서의 통증이다.

(4) 금기증

- 동조성 심장 페이스메이커 사용 환자
- 경동맥동 위의 전극배치
- 임신 중인 자궁 위의 전극배치
- 인두 부위의 전극배치
- 경근저주파요법을 싫어하는 환자
- 피부를 자극할 우려가 있는 환자

기능적 전기자극 Functional electrical stimulation, FES

1) 개요

편마비환자나 뇌성마비, 척수손상 등과 같이 상위 운동신경원의 조절기능은 상실되었으나, 하위 운동신경원이 정상인 환자에게 적용하는 치료법이다.

2) 자극기와 전극

전극의 형태와 배치를 살펴보면 다음과 같다.

① 탄소-실리콘 고무전극이 개발되어 매우 유연하므로 신체의 어떤 위치에서도 꼭 맞게 적용 가능하다.

② 반흔조직과 뼈 돌출부위 등은 저항이 정상적인 곳보다 증가되기 때문에 활성전극의 배치는 피한다.

③ 근육은 좋은 전도체, 근섬유가 달리는 방향과 평행하도록 전류를 통전시킬 경우 효과가 더욱 좋다.

④ 전극과 전극 사이의 간격을 좁히면 전류가 표면으로 흐르고, 간격을 넓히면 비례하여 심부로 흐른다.

3) 적응증

- 무용성 위축
- 관절가동범위의 증진
- 근 재교육과 촉진
- 경련성 관리
- 보행훈련
- 원발성 측만증
- 견관절 아탈구
- 부종의 관리
- 근력과 지구력 증진

경근중주파요법 Interferential current therapy, ICT

1) 개요

4,000Hz와 4,100Hz의 두 가지 전류를 0~100Hz의 파동으로 교차 통전시켜 간섭현상을 일으켜서 신경근육계를 자극하는 치료방법이다. 경근중주파요법과 저주파치료의 차이점을 살펴보면 **표 18-2**와 같다.

표 18-2 경근중주파요법과 저주파치료기의 차이점

경근중주파요법(ICT)	저주파치료기(1,000Hz 이하의 주파수, EST)
• 피부저항을 최소화하면서 심부조직을 효과적으로 전기자극함	• 자극시간이 상대적으로 길어 피부저항을 극복하는데 비효과적임 • 감각신경을 지나치게 자극하여 전기통증을 유발함

2) 금기증

자극성 물질이나 금속성 연고제를 사용한 직후에는 사용하지 않는다.

3) 적응증

- 근육통
- 관절통
- 신경통
- 연부조직 손상으로 인한 통증
- 근연축

4) 유의사항

- 전기적 쇼크: 도자(pad)의 금속판이 직접 피부에 접하지 않도록 한다.
- 전해질 화상: 전극에 습기와 전류밀도를 고르게 한다.
- 심장과 폐 부위에 사용을 금지한다.
- 몸속에 금속물질(인공관절 등) 삽입 시 유의한다.
- 환자가 감각을 소실했거나 감소되었을 때 사용하지 않는다.

경근초음파요법 Ultra sound therapy, US

1) 생리적 작용

- 기계적 진동작용: 초음파를 체내에 조사하면, 그 강약에 의해 조직과 세포 등을 진동시킨다.

- 열작용: 표면이 아닌 심부에 작용한다(초음파를 투과해도 겉이 따뜻하지는 않다).
- 각 조직에 미치는 영향: 내장, 관절, 골, 근육, 혈관 등에 광범위하게 작용한다.

2) 치료방법

① 매체가 없으면 전달되지 않음: 기포가 제거된 물과 sonic-gel은 100% 전달효과가 있다.

② Head 접촉 이동속도

- 2.5cm/sec 정도
- 이동거리는 5cm, 압박은 120Lb/inch^{2}로 50%씩 중첩시킨다.

③ Head 이동방법

- 고정법(0.1~1W/cm^2 범위에서 사용)
- 이동법: 수평이동, 원형이동, 지그재그이동-시술자가 계속 문질러 주어야 하며, 원을 그리며 반반씩 중첩시켜 이동-보통 5~10분 정도

3) 수중 치료법

① 끓인 물을 사용하여 기포를 완전히 제거시켜 물속에서 사용한다.

② 치료시간

- 급성, 아급성: 질환치료 면적에 따라 3~5분 정도
- 만성질환: 5~10분 정도 시술

③ 치료빈도: 처음 6일간 매일 실시하고, 호전이 보이면 연장하여 10~15회 치료하거나 주 3회 3주간 치료한다.

4) 금기증

- 악성 종양
- 심부의 방사선치료
- 라듐
- 방사선 동위원소 등을 미리 조사한 부분
- 혈우병
- 조혈로 인한 순환계통의 질환

- 피부, 폐, 골, 결핵환자
- 감염증이 있는 골연부
- 유아, 임부, 척추궁 절제를 한 척수 부근
- 초음파는 조직 속에 금속성 내 고정물이 있어도 유일하게 안전한 심부열치료기다.

5) 적응증

- 연부조직 단축
- 석회성 힘줄염
- 관절염
- 류마티스 관절염
- 윤활낭염
- 가쪽위관절융기염
- 손목터널증후군
- 근육통

6) 사용상의 주의

- 장치가 접지되어 있는지 확인한다.
- 초음파 head는 소정의 속도를 천천히 움직인다.
- 환자가 통증이나 따가움을 느낄 때는 일단 중지한다.
- 초음파 head는 공기 중에서 조작하지 않는다.
- Head가 조직면과 평행이 되도록 접촉각을 확인한다.
- 전파매질로 기름 사용 시, 양호한 접촉상태를 유지한다.
- 수중치료법 사용 시 기포를 제거한다.

경근극초단파요법 Microwave therapy

1) 개요

- 진동 주파수 1,000~10,000MHz 범위를 이용하는 심부요법이다.

- 파장범위: 적외선과 초단파의 중간 영역이다.
- 고주파의 물리적 특성인 발열효과를 응용하는 온경락(溫經絡)요법이다.

2) 생리학적 원리

① 투과심도

함수량이 낮은 조직일수록 투과하기 쉽고, 근육과 같은 고함수 조직에서는 투과하기 어렵다. 피하지방을 통과할 경우에는 에너지 소모가 적어 심부의 조직을 가열할 수 있다.

② 반사

- **뼈:** 뼈와 근육의 경계면에서 에너지 반사가 일어난다.
- **금속:** 피부표면에서 0.5~2cm의 범위 내에 금속삽입물이 있으면, 열의 집중현상이 일어나 조직이 파괴된다.

③ 뼈 성장에 대한 작용

높은 강도의 연속적인 조사는 뼈의 성장을 감소시킨다.

④ 눈에 대한 작용

대량으로 받으면 백내장을 유발하므로 시술자도 보호안경을 착용한다.

3) 주의사항

- 금속체 위 조사
- 조혈상태에 있는 조직
- 뼈가 돌기한 부분
- 부종 조직이나 젖은 물건 위 조사
- 반창고 위 조사
- 성장기에 있는 환자의 골단면
- 남성 생식선의 주위
- 두꺼운 피하지방
- 발한 부위
- 눈과 그 부속기관

4) 금기증

- 악성종양의 조직
- 조혈조직
- 중증도 이상의 부종
- 출혈성 부위 또는 혈우병 환자
- 결핵환자
- 무통의 신경마비 환자
- 노령자
- 6세 미만의 유아(아동은 전부 금기)

5) 적응증

- 근육뼈대질환(염좌, 퇴행성 관절염, 류마티스 관절염, 관절경직, 혈종)
- 만성염증성질환(윤활낭염, 힘줄염, 점액낭염, 월경통, 골반염증성질환)

경피경혈자극요법 Silver spike point electrode, SSP

1) 개요

SSP전극(은도금한 원뿔모양의 삼각원추형 전극)을 치료점에 배치하여 저주파 통전을 실시하는 표면침점 자극요법이다. 치료시에는 SSP 전극을 치료점에 배치하고, 반창고나 밴드 등으로 고정한다. 치료점에 압박자극을 가함으로써 침을 삽입한 경우와 비슷한 자극효과를 얻을 수 있게 하기 위함이다. '침이 없는 침요법'이라 한다. 가장 큰 장점은 특별한 부작용이 없는 것이다.

2) 적응증

- 두통(근수축성 두통)
- 안면통(부정형 안면통 증후성 3차 신경통)
- 안면신경마비
- 하악관절증
- 어깨 결림

- 경부통(충돌손상, 경추 골연골증)
- 어깨통(오십견)
- 요통(근조막증, 퇴행성 요추증)
- 무릎통(퇴행성 관절염)
- 류마티스 관절염
- 근막동통증후군
- 외상 후 창부통

3) 효과

- 진통효과
- 마취효과
- 순환개선효과
- 조절효과(조정효과)
- 항종창효과(소염효과)
- 마비개선 효과
- 소화관 안정효과
- 가골형성 촉진효과
- 혈류증가효과

4) 시술방법

SSP전극을 경혈에 배치하여 저주파 통전을 실시하는 효과점 침점 자극요법으로서 SSP전극패드(전도율을 높이기 위해 은도금한 원뿔모양의 삼각패드)를 자극하고자 하는 경혈에 부착시킨다. 극성은 별 의미가 없다(+, − 구별 없이).

- **통전방법**
    - **Int통전:** 20Hz를 2초간 자극 후, 2초간 쉼을 반복한다. 요즘은 활용하지 않는다.
    - **Mix통전:** 3Hz, 15Hz를 번갈아 통전한다.
    - **Trimix통전:** 3, 10, 20Hz를 번갈아 통전한다. 최근 많이 이용한다.

미세전류치료법 Microcurrent therapy

인간은 누구나 크고 작은 통증을 경험하면서 살아간다. 그 부위도 다양해서 머리끝에서 발끝까지 머리카락, 손톱, 발톱을 제외하고는 통증이 없는 데가 없다. 그래서 자고로 제약회사는 통증을 없애는 새로운 약의 개발에 많은 투자를 해왔으며, 의학계는 이러한 통증을 해결하기 위한 많은 방법들을 연구해 왔다. 예를 들면, 약으로 해결하는 방법, 신경을 자극하는 방법, 신경을 차단하는 방법, 자석을 이용하는 방법, 심리적 요법 혹은 정신적 요법 등이 개발되어 왔다. 이 중에서 인류가 가장 흔히 사용하는 진통제는 항상 부작용이 뒤따르기 때문에 문제가 되어왔다. 그래서 의약계는 통증을 없애면서 부작용이 없는 치료법을 개발하는데 관심을 갖게 되었고, 이러한 노력의 일환으로 결실을 보게 된 것이 소위 말하는 '미세전류치료법'이다.

미세전류치료에 사용되는 기기는 종류가 매우 다양하기 때문에 일률적으로 말하기 어려우나, 그래도 미국에서 많은 임상연구를 통하여 그 치료 효과가 인정을 받고 있는 치료기의 내용은 간략하게 다음과 같다. 9볼트(V)의 건전지를 사용하며, 10초간 전류가 흐르고 2초간은 전류가 흐르지 않고, 암페어(A)는 10에서 60마이크로 암페어(μA)이며, 주파수는 0.5Hz, 1.5Hz, 100Hz 등을 사용하고, 사용되는 파형은 사각형 파형이다.

미세전류치료에 의한 통증이 치료되는 기전을 이해하기 위하여 먼저 통증이 생기는 기전부터 알아보는 것이 좋겠다. 어떤 조직에 상처를 받게 되면, 그 부위는 주위 조직보다 전기 저항이 높아진다. 이렇게 되면 인체가 본래부터 가지고 있는 고유의 전류가 상처 부위에서는 전기저항이 높기 때문에 전류가 잘 통과하지 못하게 된다. 따라서 상처 부위는 전류가 적게 흐르게 되고 그 결과, 세포의 절대 전류량이 적어진다. 이로 인하여 염증반응이 유발되어 통증, 국소 발열, 부종, 발적 등이 나타나게 되는 것이다. 만약 근육에 상처를 받으면 근육은 자신을 보호하기 위하여 수축을 하게 되고, 근육이 수축하면 혈류량이 줄어드는 결과가 되어 드디어 산소의 양도 줄고, 영양소의 양도 줄게 된다. 뿐만 아니라 노폐물은 배설되지 않고 쌓이게 되어, 이것이 바로 근육에서 통증이 일어나는 이유이다.

미세전류가 통증을 치료하는 기전을 살펴보면, 미세전류는 인체가 가지고 있는 고유의 전류와 아주 비슷하기 때문에 인체 고유의 전류를 보충하는 역할을 하게 된다. 따라서 상처를 받은 조직은 전류의 양이 다시 많아지게 되고 전기 저항도 감소하고, 그래서 다시 본래의 상태로 복귀하게 되는 것이다. 이것을 생화학적 측면에서 살펴보면 다음과 같다.

- 미세전류는 ATP를 500%나 증가시킨다.
- 미세전류는 단백질 합성을 촉진한다.
- 미세전류는 세포막의 투과성을 40% 증가시킨다.
- 미세전류는 DNA의 합성을 촉진한다.
- 미세전류는 T-임파구의 활성을 촉진한다.

여기서 중요한 사실은 미세전류치료에 의하여 국소조직의 ATP가 500% 증가한다는 사실이다. 그래서 ATP에 대하여 살펴보기로 하겠다. ATP는 Adenosine triphosphate(아데노신 3인산)의 약자로 생명체를 움직이게 하는 기본 에너지물질이다. ATP는 사람은 물론 동물, 식물, 균류, 박테리아에 이르기까지 모든 생물체가 생존하기 위하여 공통적인 에너지로 작용하고 있다. 우리가 음식물을 섭취하면 최종적으로 ATP형태로 에너지를 저장하게 되며, 만약 에너지가 필요하게 되면, 이 저장된 ATP에서 인산염(phosphate)기가 하나 떨어지면서 ATP는 ADP가 되면서 상당한 양의 에너지가 방출되는데, 이 에너지를 이용하게 되는 것이다. 그래서 ATP는 에너지가 필요한 생체반응, 세포 구성성분의 생산, 근육운동, 신경전달의 신호 등으로 수많은 중요한 생명현상의 기능을 한다.

다시 ATP로 되돌아와서 조직에 ATP가 많아지면 어떤 현상이 벌어지는지 살펴보면, ATP는 세포의 에너지원이므로 Na, K, Ca, Mg 등과 같은 미네랄의 이동에 필수적이며, 노폐물의 제거에도 필수적이다. 그리고 상처 받은 조직은 ATP가 부족한 상태인데, 바로 여기에 미세전류를 부여하면 부족하였던 ATP를 보충하기 때문에 영양소가 손상 받은 조직으로 다시 흐르게 되고, 노폐물은 스스로 제거되는 것이다. 뿐만 아니라 ATP는 손상된 조직의 복구작업에 필요한 단백질의 합성을 촉진하고 또한 세포막의 이온 통과를 증가시키기 때문에 조직의 재생에도 기여한다. 위의 내용을 요약하면, 미세전류치료는 모든 세포의 에너지원이라고 할 수 있는 ATP를 증가시키는데, 이때 증가된 ATP에 의하여 통증을 조절하는 세포를 자극하여 통증조절물질을, 염증을 조절하는 세포를 자극하여 염증조절물질을, 그리고 부종을 조절하는 세포를 자극하여 부종조절물질 등을 유발하여 스스로 통증, 염증 및 부종을 조절하는 치료 방법이라 할 수 있다.

이러한 미세전류치료법은 현대의학에서 통상적으로 사용하고 있는 경피전기자극치료기(TENS)와는 다르다. 그 다른 점 첫째는 전류의 크기가 다르다. TENS는 밀리암페어(milli-ampere)의 전류를 사용하므로 미세전류치료기보다 무려 1,000배가 넘는 세기의 암페어를 사용한다. 이렇게 높은 전류는 관문조절설(gate control theory)에 의하여 통증이 해소되는 것으로 추측되고 있다. 관문조절설이란 통증 부위의 신경으로부터 전달되는 통증 정보보다 TENS로부터의 정보가 관문을 더 빠르게 통과하게 되어 결국 통증을 느끼지 않게 된다는 가설이다. 다시 말하면 TENS는 전기적 힘을 이용하여 통증을 억제하는 신경섬유를 자극함으로써 통증을 전달하는 신경섬유와 경쟁적으로 작용하게 하는 방법이다.

둘째는 TENS는 전기가 흐르는 동안만 통증치료가 가능할 뿐이다. 이에 비하여 미세전류치료는 치료기의 작동을 중단하여도 치료 효과가 지속된다. 셋째는 TENS는 ATP를 오히려 억제하는 것으로 알려져 있다.

앞에서 설명한 바와 같이 미세전류치료는 조직에 ATP를 500%나 증가시키는 것으로 알려져 있다. 결국 ATP의 증가가 미세전류치료의 주요한 요점이다. ATP의 증가는 엄밀한 의미에서 말하면, ADP라는 분자물질에 '전자'가 증가하여 ATP라는 분자가 되는 현상이다. 따라서 미세전류치료란 '전자의 놀음'이나 다름없기 때문에 미세전류치료법을 '전자 진통제(electronic analgesics)'라고 말할 수 있는 것이다.

1) 미세전류치료기

미세전류치료기는 인체가 거의 느낄 수 없는 정도의 미약한 μA의 저전류(1μA =1/1000mA)를 사용하여 통증을 치료하고 근육과 신경의 조직 손상 회복에 뛰어난 효과를 나타내는 새로운 형태의 치료기이다.

많은 전류를 인위적으로 인체에 통전시키는 경피신경자극치료(TENS)나 간섭치료기 등의 치료는 통증을 그 자극의 역치(threshold) 만큼 잊게 만들거나, 통증 경로를 차폐하여 신경을 차단시키는 관문조절이론, 또 엔돌핀 등의 이론으로 설명할 수 있지만, 미세전류치료기의 치료 원리는 전혀 다른 메커니즘을 갖고 있다.

이 원리는 인체내의 세포에 흐르는 생체전기(bio-current)를 이용하여 통증의 원인이 되는 신경, 근육, 조직의 손상을 복구하고 회복시키는 것이다. 어떠한 질환은 1회 치료 후 즉시 통증이 감소되는 경우도 있으며, 만성 통증의 경우에도 치료기간을 상당히 단축시켜 준다.

2) 미세전류 전자침

통증이 있는 부위에 '전자침'으로 1분 정도 자극하면 '전자 진통제'라고도 하는 13~500

μA의 미세전류가 인체에 흘러서, 통증억제물질인 엔돌핀이 분비되고, 1~5분 안에 통증이 급속히 완화된다.

건강한 사람의 몸에는 6V의 생체전기가 흐르나, 노화나 질병 또는 상처가 생기면 2.5~3V로 다운되면서 전기저항이 생겨, 혈액순환이 나빠지게 된다. 이 때 근육이 뭉치고 염증이 생기며, 통증이 나타나게 된다.

통증 부위에 전자침으로 미세전류를 흘려주면 막힌 기혈이 뚫리고, 이처럼 약화된 생체전기가 보충되면서 ATP(세포의 에너지원)를 5배나 강화시켜 준다. 단백질 합성이 촉진되고, 세포막의 이온 통과가 40%나 증가됨으로써 세포 조직 재생이 활성화되고, 신진대사가 촉진되며, 혈액순환이 개선된다.

이렇게 혈액순환이 개선됨으로써, 체열상승과 더불어 '자연치유 면역력'이 극대화된다. 이 때 살균효과도 나타나며, 인체의 질서가 회복됨으로써 신경근육의 통증이 빨리 완화된다.

이처럼 전자침은 통증관리를 위해 서양의학의 미세전류 전기요법과 한의학의 침, 뜸의 원리에 피부미용, 마사지 기능 및 비만관리 기능을 하나로 접목시켰다.

전자침은 구형파의 저주파 파장을 이용하는데, 신경근육에 초당 7번, 분당 420번의 자극을 줌으로써 침보다 강력한 경혈자극 효과를 나타낸다.

막힌 기혈을 뚫어 줌으로써 혈액순환이 좋아지고, 신진대사가 활성화되며, 체열이 상승되고, 만성통증이 완화되게 된다. 쌓인 체지방이 분해되고, 노폐물이 배출된다.

전침요법

전침요법(電針療法)은 한의학의 침 요법과 현대 과학 기술의 결합(저주파)에 의하여 발전된 침구치료 방법 중의 하나로, 근래에 임상에서 다양하게 응용되고 있다.

전기침의 개발은 유럽에서 먼저 이루어졌다. 프랑스 사람인 베를리 오즈(L. Berlioz)는 1816년 침요법으로 신경통을 치료한 후, 침에 전류를 통하게 하면 보다 높은 치료 효과를 얻을 수 있을 것이라고 발표하였다. 1825년 역시 프랑스 의사인 샤르란디에르(Sarlandiere)는 최초로 전기침을 응용하여 통풍과 신경계통 질환을 치료하였다. 1921년 영국인 골든(E.A. Golden)에 의해 현대 전기침 요법의 기초가 이루어진 후에 중국, 일본, 독일 등에서 연구가 계속 진행되었다.

전기침 요법은 수술 후나 분만의 경우 등 급·만성 통증의 완화를 위해 응용되고 있으며, 자극량 조절이 가능하기 때문에 침술 마취에도 필수적으로 사용되고 있다.

1) 전극 연결 기본요령

① 마비가 온 쪽으로 (+)단자를 연결하고, 통증이 있는 쪽에 (−)단자를 연결한다.

② 음전기(−)는 검은색 클립으로서 억제기법(사법)이며, 경련이나 통증치료에 사용된다.

③ 양전기(+)는 빨간색 클립으로서 흥분기법(보법)으로 사용되며, 마비치료에 사용된다.

2) 전침 치료 시 꼭 알아야 될 것

(1) 통증(주로 신경통)과 경련(떠는 것, 수전증) 등에는

① (−)극 클립을 물린다. 반대편 아프지 않은 쪽에 (+)극

② 통전: 약간 강하게(환자가 참을 수 있을 때까지) 한다.

③ 주파수: 고빈도(50~100HZ)

④ 통전시간: 15~25분 정도(시술자의 재량에 따라 가감)로 하고, 양쪽이 다 아픈 경우는 15분 정도 전기자극을 준 다음, (+)와 (−)를 바꿔 물린다. 예: 어깨가 아프면 양 어깨 같은 지점에 자침한 다음, 전기만 연결하면 된다.

- 아픈 쪽 견우에 검은색(−), 곡지에 빨간색(+), 단 같은 경맥끼리 물린다.
- 아픈 쪽 견료에 검은색(−), 외관에 빨간색(+) 전극을 연결한다(삼초경).

(2) 마비(운동, 지각)

① (+)극 클립을 물린다. 반대편에는 (−)극

② 통전: 약하게 한다.

③ 주파수: 저빈도(2~5HZ).

④ 통전시간: 20~30분간

3) 지방분해전침

지방분해전침이란 서양의 전기생리학적 이론에 한방고유의 경혈, 경피의 개념을 도입하

여 만든 개념이다. 특정 주파수의 저주파를 지방세포에 직접 흘려보내는 것으로 첫째, 침을 통하여 침습적으로 지방조직에 직접 자극을 준다는 점, 둘째, 경혈을 이용한다는 점이 서양의 일반적인 저주파를 이용한 지방분해 치료와 다른 차별점이다.

프랑스에서 Dr. Dang Vu N'Guyen 등에 의해 최초로 알려진 저주파를 이용한 전침은 Dr. Rosell 등에 의해 전기 생리학적인 이론에 근거하여 많은 연구가 행해졌다. 특정 주파수의 저주파(3Hz, 4Hz)를 일정시간 시술했을 때, 실험대상의 혈중에 FFA(free fatty acids)가 증가한다는 사실이 밝혀졌다. 혈중 FFA(지방이 좀 더 분해된 상태)가 증가한다는 것은 체지방이 좀 더 분해되었거나, 소화기를 통해 지방이 흡수되었음을 의미할 수 있다. 이러한 사실을 근거로 많은 곳에서 저주파를 이용한 치료를 시행하고 있다. 식이요법과 침을 통하여 전신의 체중감량에 대한 연구가 다양하게 행하여졌지만, 아직까지 충분한 연구와 근거는 부족한 상태이다.

지방세포(adipose cell)은 FFA로 분해되기 위해서는 HSL(hormon stimulant lipase)의 작용이 필요하다. 침이 이 지방분해 효소 HSL의 작용을 촉진함으로서 동일한 식이요법에도 다른 부위의 지방에 비해 상대적으로 분해되지 않는 부위의 지방을 에너지화하는데 도움이 될 것이라는 생각, 전신적으로 교감신경을 촉진하여 에너지 대사를 증진시킨다는 생각 등 여러가지 근거가설이 존재한다. 저주파치료가 지방세포를 에너지화되기 쉬운 FFA로 분해되는 과정에 작용한다는 가설을 바탕으로 현재 부위별로 지방분해를 촉진시켜 해당 부위 사이즈 감소를 위해 많이 사용되고 있다.

지방분해전침은 특정 부위의 지방층을 제거하기 위해서 피하지방에 신체 부위에 따라 서로 다른 깊이로 90mm의 장침을 꽂은 후, 전기에 연결해 40~60분 정도의 전기자극을 주어 지방을 분해하는 전기침 요법이다.

이러한 지방분해전침은 한방의 전통 침술과 서양의 전기 침술을 결합한 최신의 침술요법이다.

마취나 수술이 필요 없고, 통증이 거의 없는 지방분해침은 두꺼운 지방층에 일정한 주파수와 열에너지를 가진 전기에너지를 지속적으로 흘려 보내서 지방세포 대사를 활발하게 하여 지방이 녹아 소변으로 배출되도록 한다.

CHAPTER 19

한방 광선치료

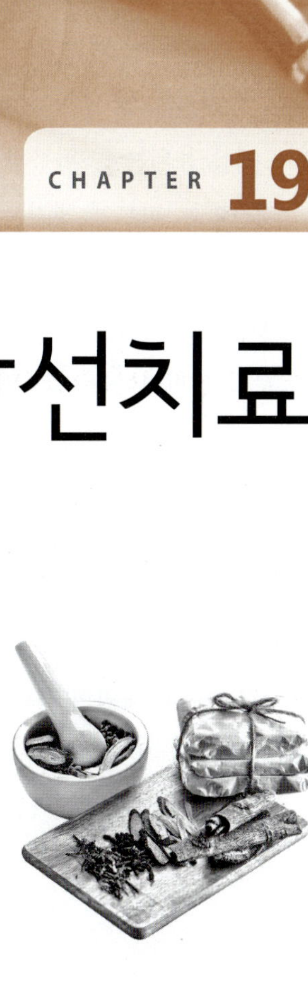

광선치료는 햇빛이나 인공적으로 만든 적외선, 가시광선, 자외선 등의 빛을 쬐어 질병 및 손상을 치료하는 방법이다.

태양광선을 의학에 처음 이용한 것은 고대 이집트에서 태양광선과 아미나주스(Ammi najus)라는 식물을 이용하여 백반증을 치료한 것에서부터 시작되었다. 이후 1899년 덴마크 의사인 핀센이 처음으로 태양광선을 이용하여 체계적이고 과학적인 방법으로 피부결핵에 자외선을 조사하여 치료함으로써 제1회 노벨 생리 · 의학상을 수상한 바 있다. 그 후 광선치료에 관한 연구는 더욱 활발하게 진행되었으며, 태양광선에서 나오는 자외선 · 가시광선 · 적외선 중에서 피부질환 치료에 탁월한 효과가 있는 자외선만을 방출하는 램프를 만들게 되었으며, 더욱이 자외선을 파장별로 구분하여 자외선 A램프(320~400 nm), 자외선 B램프(280~320 nm), 자외선 C램프(200~280 nm)를 만들어 사용하고 있다.

1974년 패리시가 새로이 개발한 강한 자외선 A램프(UVA lamp)를 이용하여 메톡시소랄렌(8-methoxysoralen)이라는 약물을 투여한 후, 자외선 A를 조사하여 건선환자를 치료한 이후, 피부과 분야에 본격적으로 이용되기 시작되었다. 그 후 광선치료는 계속 발전하여 건선뿐만 아니라 백반증, 아토피성 피부염, 소양성 결절, 유건선, 편평태선, 일광 두드러기 등의 질환치료 및 혈액투석, 복막투석시의 소양증, 다른 치료방법으로 잘 낫지 않는 소양증 치료에 응용되는 등 피부과 영역에서 새로운 치료법으로 각광받고 있다.

최근에는 피부에 생기는 질환뿐만 아니라 내부장기에 생기는 암도 치료하는 데까지 발전하였다. 이와 같이 광선치료가 피부병 치료뿐만 아니라 암치료 심지어는 후천성면역결핍증(AIDS) 바이러스나 간염 바이러스까지 파괴하는 연구도 진행되고 있어 광선치료법이 의학 분야에 기여하는 바가 매우 클 것으로 보인다.

경피 적외선 조사요법 Infrared therapy

1) 개요

파장 1mm 내외의 적외선을 조사하는 광선치료의 하나이다. 적외선은 생체를 수 mm에서 수 cm 정도 투과하지만, 생체에 미치는 작용은 열작용뿐이므로, 열선이라고도 한다. 적외선에 오래 쬐면 피부에 홍반이 생기는데, 이것은 화반(火斑)이라고 하는 일종의 피부반이다. 처음에는 적자색이고 후에 색소침착이 남지만, 수개월 후에는 완전히 소실된다. 강하게 조사하면 화상을 입고 수포나 궤양이 생긴다. 적당하게 조사하면 충혈을 일으켜 혈행을 좋게 하고, 또한 진통작용도 있으므로 신경통 · 류마티즘 · 신경마비 등에도 응용되고, 동상이나 만성염증에도 쓰인다. 급성염증인 경우에는 오히려 악화시키므로 조사하지 않는다.

사용법은 30cm 정도 떨어진 곳에서 10~30분씩 매일 화상을 일으키지 않도록 주의하면서 조사한다.

2) 적외선의 생리적 효과

① 순환에 미치는 효과: 홍반은 노출시간의 정도에 따라 지속(10분~1시간까지)되며, 반복되는 노출은 영구적인 색소침착을 일으킨다.
② 신진대사 증진
③ 혈관 확장
④ 색소 침착
⑤ 피부 신경말단에 미치는 영향
⑥ 근 조직의 효과
⑦ 조직 파괴
⑧ 체온의 전신적 상승
⑨ 혈압 강하
⑩ 땀샘의 활동성 증가
⑪ 식균작용
⑫ 전신적 효과

3) 적외선의 치료적 효과 및 적응증

(1) 치료효과

① 통증완화

경미한 열로 치료 시 진정효과로 통증이 완화되고, 강한 열로 치료시 반자극에 의해 통증이 완화된다.

② 근 이완

조직이 따뜻할 때 근육은 이완되며, 통증완화는 근 이완을 촉진한다.

③ 혈액순환증진

표피 상처나 감염치료에 자주 사용한다(수술, 출산 후에 사용).

④ 노폐물 제거

(2) 적응증

- 아급성 외상 및 염증, 만성 외상 및 염증
- 관절염이나 류마티즘, 신경염, 신경통
- 점막의 급성, 아급성 또는 만성 염증
- 사지의 순환장애
- 피부감염, 모낭염, 절창증, 피부의 농양
- 신체검사, 마사지, 운동치료, 전기자극 치료 전

경피 자외선 조사요법 Ultraviolet therapy

1) 개요

파장 100~400nm의 가시광선에서 짧은 전자파(자외선)를 이용한 광선요법이다. 자외선은 태양광선이나 인공태양 등의 광선 속에 소량 포함되며, 생체에 미치는 작용이 가장 강하고, 적외선과는 달리 열작용이 없으므로 냉선(冷線)이라고도 하며, 여러 가지 화학적 변화를 일으키기 때문에 화학선이라고도 한다. 특히 작용이 강한 280~320nm의 것을 도르노선(線)이라고 하며, 이것은 스위스의 기상요법학자인 도르노(1865~1942)가 발견하였다.

자외선을 인체에 조사하면 약2~7시간의 잠복기를 거쳐, 피부에 담홍색의 홍반(紅斑)이 생겨 수일 후에 색소침착이 나타난다. 자외선은 생체에 대하여 투과력이 적어 1mm 정도이지만, 파괴 작용이 있으므로 주의해야 한다. 작용을 받는 부위는 표면 피부와 눈 등에 국한된다. 피부는 색소침착이 생기면, 이것이 자외선을 흡수하여 홍반은 생기지 않지만, 조사가 너무 세면 홍반을 통과하여 화상을 일으켜 수포를 생성한다. 눈의 경우는 수시간 후에 결막염을 일으키므로 황색 또는 녹색의 보호안경을 써서 예방한다.

자외선은 에르고스테롤로부터 비타민 D를 형성하는 작용이 있고, 구루병을 예방한다. 우유 등에 조사하여도 비타민 D가 형성된다. 전신작용으로서 혈압이나 혈당을 저하시키고, 백혈구와 적혈구를 증가시킨다. 따라서 결핵성 질환 · 구루병 · 빈혈증 · 류마티즘 · 피부병 등에 효과가 있지만, 진행성의 결핵을 위시하여 급성질환 · 심장병 · 신장병 등에는 자극이 너무 세므로 금해야 한다.

조사에는 간편한 수은등이 많이 쓰인다. 0.5~1m의 거리에서 5~15분 조사하고, 조사량은 가벼운 홍반이 생길 정도에서 중지하며, 매일 혹은 격일로 하는 것이 좋다. 환자의 감수성이나 반응에는 개인차가 있지만, 보통 12~15회 조사하고 3~4주 동안 쉬는 것이 좋다.

2) 자외선의 생리적 효과

① 홍반

피부의 홍반은 염증반응 강도에 의해 구분된다.

- **최소 홍반용량:** 강장용량이라고도 함.
- **2도 홍반용량:** 경미한 그을리는 반응
- **3도 홍반용량:** 현저한 발적, 약간의 부종
- **4도 홍반용량:** 강한 발적, 물집, 괴사효과

② 색소침착

③ 비타민 D_3의 형성(항구루병성 효과)

④ 살균효과

⑤ 강장효과

3) 자외선의 임상적 응용

① 일반적 강장효과

② 결핵

③ 구루병 및 칼슘 부족질환

④ 공기의 소독

⑤ 피부병

- 좌창(여드름)
- 건선
- 종기, 부스럼과 옹
- 만성 궤양
- 동상
- 대상포진
- 심상성 낭창
- 피부상처

⑥ 류마토이드성 질병

환자와 치료사는 자외선으로부터 눈을 보호하기 위해 특수안경을 착용한다.

혈위 종합가시광선 조사요법 Carbon arc

1) 개요

우주에 존재하는 모든 생명체의 근본은 빛에 있다. 즉 태양광선의 에너지에 의하여 모든 생물은 에너지를 공급받고 있는 것이다.

식물은 빛이 없는 곳에서는 자라지 못하고, 빛을 받아서 자란 식물의 전환에너지를 동물이 먹고 산다. 이것이 자연법칙의 진리이다. 즉 인류는 옛부터 자연의 태양광선을 치료에 응용하는 방법을 익혀 왔으며, 일본에서는 약 100여년 전 부터 광선 연구가들에 의하여 태양광선과 가장 비슷한 파장을 가진 종합가시광선을 연구 · 개발하여 질병치료에 이용하여 왔다. 이 종합가시광선은 탄소봉 2개를 전극에 연결하여 전류(100V, 6A)를 통해 스파크형상에서 탄소봉을 연소함으로써 일어나는 빛(종합가시광선)을 이용하는 것으로 태양광선보다 자외선이 극히 적으며, 60W 전등에서 나오는 자외선보다도 적게 나오므로 몸에 부작용이 없는 매우 이상적인 광선이다.

탄소봉은 종류마다 조성성분을 조금씩 다르게 하여 광선의 파장에 변화를 가져와 이에 따라 질병치료의 용도가 다소 달라지고 있으며, 종합가시광선에 함유된 광선은 적외선 78%, 가시선 20%, 자외선 2%로 된 종합광선이기 때문에 종합가시광선이라고 하고, 이외에 다량의 열선도 함유되어 있다.

종합가시광선을 이용하여 우리 몸에 조사하면 피부 깊숙히 심층부의 내장에까지 에너지를 스며들게 할 수 있으므로 자율신경을 자극하여 자연치유능력을 향상시켜 치유능력을 높여 주는 것은 물론 함유된 20의 가시광선이 수천만 가지의 색을 통해서 생물의 유전과 성장 및 생식에 관여하게 되는 것과 같이 근본적인 눈의 망막에 있는 추체세포의 기능을 회복하여 준다고 생각하여 색각향사에 근본 역활이 된다고 본다. 즉 태양광선의 가시광선에 의하여 모든 생물의 성장 및 생식과 유전에 관여해 지구상의 모든 생물을 유지 · 번식하게 하는 것이라 생각한다(**그림 19-1**).

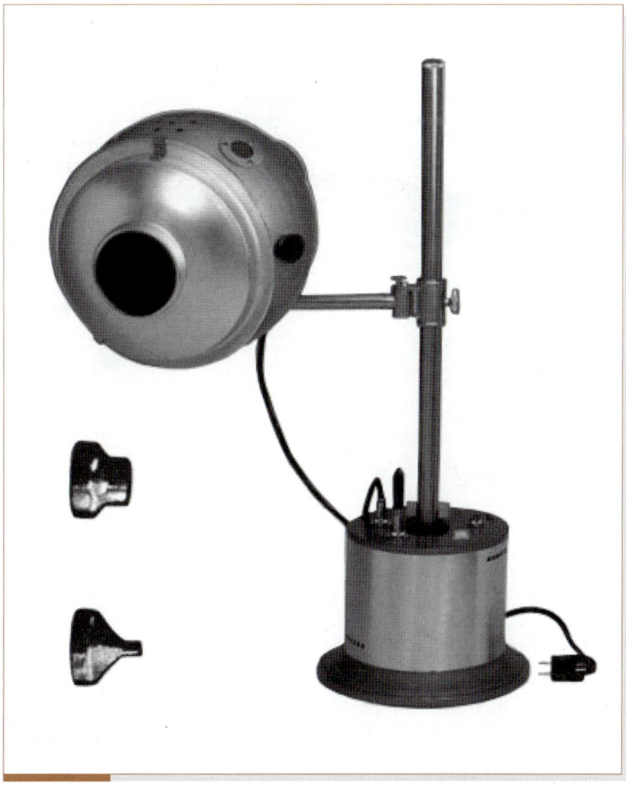

그림 19-1 가시광선치료기

2) 탄소봉의 원리

의료용 탄소봉은 순도 높은 탄소를 주원료로 하여 의학적으로 유효하고 필요한 파장을 적량(適量) 발광하기 때문에 극히 고도의 기술에 의하여 중심부에 각종의 금속원소가 배합되어 있다(**그림 19-2**).

탄소는 지상의 물질로는 가장 강한 열과 빛을 발생하는데 고열(3,600℃)로 중심부의 금속원소를 기화발광시켜서 인체의 국부에 조사하는 것이 의료용 탄소봉의 원리이다.

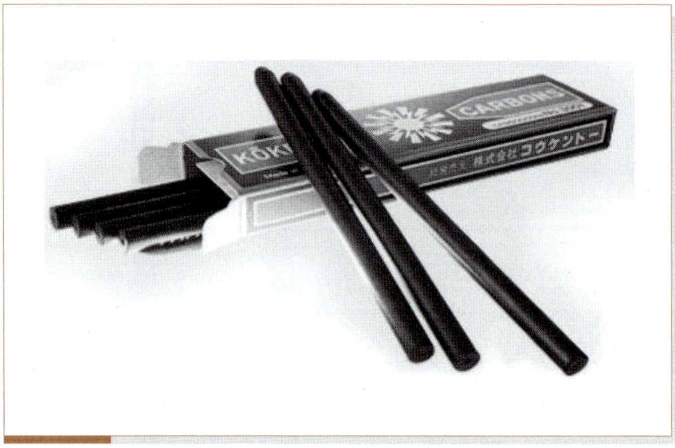

그림 19-2 탄소봉

3) 효능

(1) 진통효과

광선에 포함되어 있는 광열에너지가 항병력을 높여 통각의 원인을 제거한다.

(2) 육아발생작용

분비물이 많고 가피형성이 잘 되지 않는 욕창의 치료에 가장 좋은 치료법이다.

(3) 혈압강하작용

혈관확장, 혈액환류를 촉진하여 조직에 부족한 산소공급을 원활히 하여 말초영양상태를 개선함으로써 순환이 잘 되어 혈압이 강하한다.

(4) 최면작용

심신의 긴장을 풀어주어 불면치료에 활용한다.

(5) 대사촉진작용

조직대사를 높이고 피부 표천부의 혈관과 임파관을 확장하고, 순환을 원활하게 하여 병독소나 노폐물 배설을 촉진하여 병의 회복과 식욕을 항진시킨다.

(6) 종창흡수작용(발이 퉁퉁 붓는 경우에 다용)

① 종창 초기: 염증의 흡수작용 촉진

② 화농단계: 진통작용, 병소 확산 방지, 국소적으로 화농 촉진 → 자궤배농(自潰排膿) 되게 함, 육아조직 발생 촉진

4) 탄소봉의 사용법

- **5000번**: 모든 질병에 유효-다른 탄소봉과 병행하여 사용
- **3000번**: 피부병에 유효
- **3000번과 5000번 공용**: 급성 피부병, 기관지 질환, 습진 등에 유효
- **3001번**: 염증성 질환, 류마티스, 외상에 유효
- **3001번과 5000번 공용**: 눈병에 유효
- **3002번**: 습진, 신경통에 유효
- **3002번과 5000번 공용**: 마비성 질환에 유효
- **4008번**: 염증 및 통증성 질환에 유효
- **4008번과 3001번 공용**: 류마티스 염증성 질환에 유효

5) 임상실제

- 국소적인 진통과 소염 목적이 아닌, 내부장기의 기능조절을 목적으로 사용한다.
- 온열작용이 주된 목표가 아니므로 열감을 기준으로 해서는 안 된다.
- 조사시간 15~20분, 조사거리 20~30cm, 조사부 온도 40℃가 적당

6) 주의사항

- 위궤양, 십이지장궤양, 결핵 환자는 해당 병소에 직접적인 조사를 삼가는 편이 좋다.
- 안면 조사 시 개안한 상태는 삼간다(안대착용).
- 조사각도는 수직상하로 향하게 하는 것은 금물, 수평을 유지
- 조사부위에 따라 알맞은 집광기를 선별
- 조사 시 불쾌감을 호소하면, 그 부위는 조사 중지
- 탄소의 종류와 적응증이 맞는 것을 선택하여 사용

레이저 광선요법 Laser therapy

1) 정의

유도방출에 의한 광증폭 장치, 광선 혹은 전형적인 물리적 성질을 가지고 있는 확대된 빛으로 정의된다. 그러나 엄밀한 의미에서 레이저는 빛을 증폭하는 것이 아니라, 특이한 성격을 가진 빛을 발생시키는 것으로서 모든 분야의 과학자가 유익하게 쓸 수 있다. 많은 레이저가 가시광선이 아닌 적외선을 발생한다.

특히 의학분야에서는 체내의 특정 세포를 선택적으로 파괴함으로서 건강한 세포를 파괴하지 않으며, 어느 부위나 상처 없는 수술이 가능하며, 노쇠한 세포를 정상기능으로 변화시켜 세포의 기능이 활성화되면서 통증치료에 사용되고 있다.

2) 치료용 레이저 종류

- CO_2 LASER: 지혈과 동시에 수술이 가능
- He-Cd Laser: 파장 4416A(1~10mm만 침투, 온열효과로 인한 통증 완화)
- He-Ne Laser: 파장 6328A(한방의 침술, 온열자극효과, 물리치료에 이용함)

3) 레이저의 치료적 효과

① 미토콘드리아 막의 흥분과 핵산의 자극증대로 단백질 합성의 증가, 교원섬유의 생성, 모세혈관화 및 세포분열의 증대로 상흔조직이나 손상조직의 치유기간이 단축된다.

② 인체에 직접적인 생체자극(biostimulation)으로 원인치료가 가능하다.

③ 세포나 조직차원의 생체자극으로 인한 세포호흡 증대, 모세혈관화, 혈관 확대 등으로 신체의 영양 효과가 있다.

④ 급성 및 만성 통증을 감소시키는 진통효과가 있다.

⑤ 손상에 따른 말초신경 재생속도를 촉진시킨다.

⑥ 외상성 부종이나 혈종을 감소시킨다.

4) 레이저 치료의 주의 및 금기증

- 눈 주위 치료시 보안경 착용

- 임산부의 복부조사 시 자궁을 수축시킬 우려가 있음
- 악성 종양
- 바이러스: DNA 증가 우려
- 고환, 난소, 갑상선, 췌장, 부신선 등에는 직접적으로 조사하지 말 것
- 월경중
- 심장조혈기 착용자
- 이상조직(neoplasms) 주위
- 소아 성장 골단부위
- 심부전증, 갑상선 장애, 중증의 정맥성 질환자

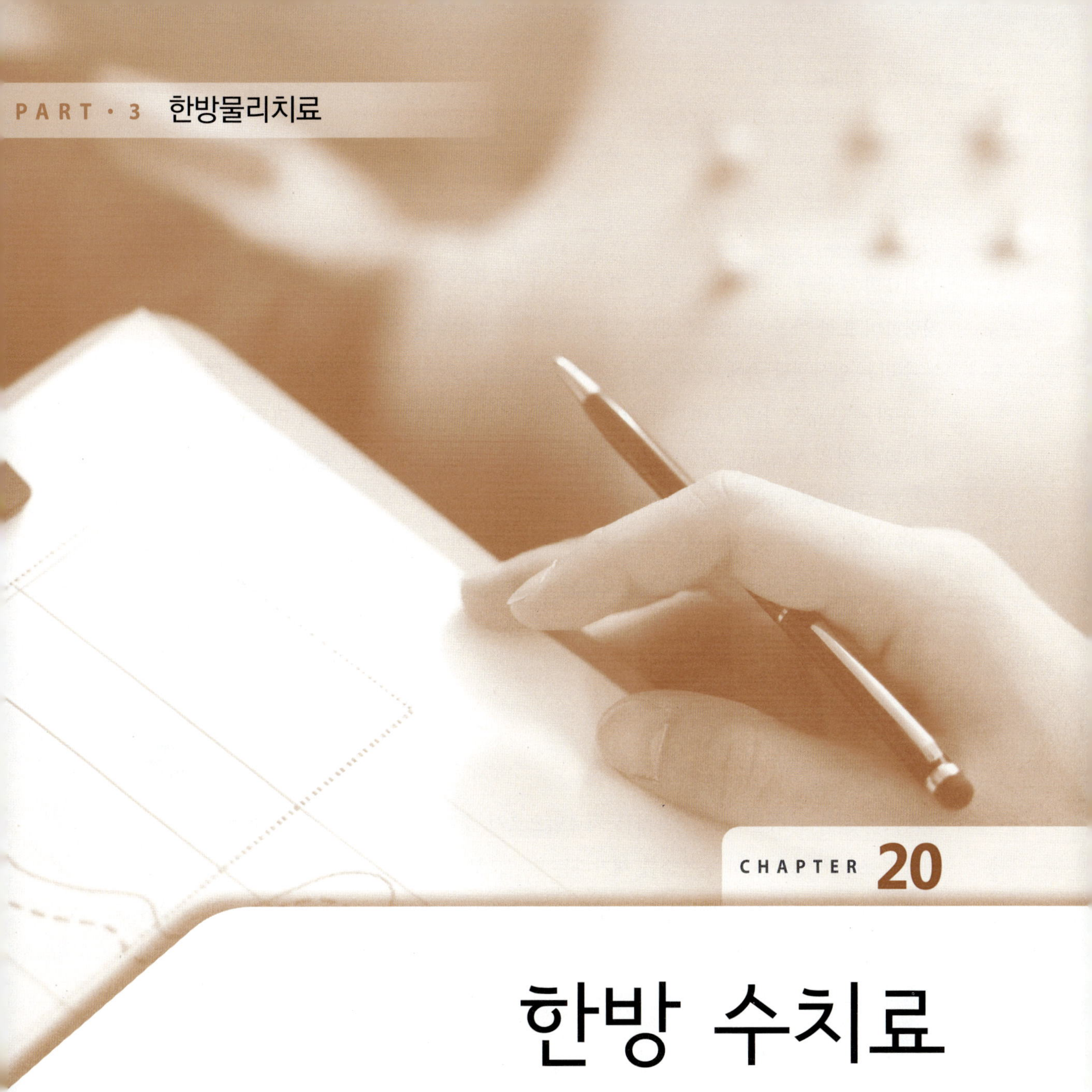

CHAPTER 20

한방 수치료

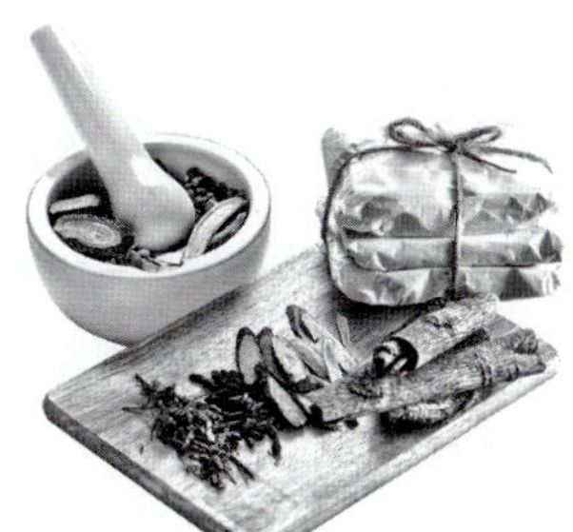

개요

수치료법은 물을 이용하여 질병을 치료하거나 예방하는 방법이다. 가장 오래되고 비용이 저렴하며 또한 가장 안전하게 거의 모든 질병에 대해 적용할 수 있는 치료법이다.

우리는 일상생활 속에서 물의 치료효과를 본능적으로 인식하고 있다. 예를 들면 가정에서 우리는 몸을 씻기 위해서 뿐만 아니라, 정원 일이나 격렬한 운동 후의 피로회복 및 몸이 경직되는 것을 예방하기 위해 목욕을 하고 샤워를 한다. 또한 천연 온천이나 샘물의 치료효능은 고대문명에서부터 깊이 인식되어 왔다.

16세기에 들어와서야 미네랄 광천수 및 우물 주변의 엄격한 관리 하에 개발된 '물 치료법'이 유럽에서 나타나게 되었으며, 오늘날 수치료법은 관주법, 분무법, 팩, 흡입, 캐비닛 증탕, 목욕 등의 방법으로 세분화되어 전 세계적으로 광범위하게 사용되고 있다.

정의

수치료는 물을 여러 가지로 사용하는 치료법으로서 순환활동을 도와주며 노폐물을 제거시키고 주로 땀구멍을 통하여 독소를 제거하는 방법으로 온천욕도 그 중의 한 방법이다.

그러나 수치료는 땀을 배출시키는 방법으로 격렬한 운동이나 사우나처럼 신체의 균형을 깨뜨리지 않는 부드러운 방법이다. 자가 치료를 위해서도 광범위한 수치료법의 시술과정이 일반적으로 쓰이고 있다.

원리 및 방법

수치료의 시행은 주로 풀(pool)을 이용하는데 물의 온도는 33~36℃ 정도이며, 이 온도는 혈액의 흐름을 증대시키는 최적의 범위이다. 치료는 환자의 상태에 알맞은 운동으로 구성되어 있다. 일반적으로 환자는 불가능하고 고통스러웠던 일련의 움직임이 물속에서는 전혀 문제가 되지 않는다는 사실에 일단은 심리적인 안정을 가지며, 적절한 온도의 풀에서 약해지고 손상된 근육을 재훈련시키고 강화해 주며 또 굳어진 관절을 부드럽게 풀어주는 등의 운동을 하게 된다.

보통 15~30분간에 걸쳐 한 과정을 마치면, 환자는 혈압과 심장박동 그리고 호흡을 정상으로 돌리기 위해 약 20분가량 휴식을 취해야 한다.

총체적인 치료시간이나 운동량, 방법 등은 환자의 상태에 따라 적절히 조절하게 된다. 또한 집에서의 목욕, 샤워, 팩 또는 습포의 형태로 몸의 특정 부위에 더운물, 찬물 또는 더운물과 찬물을 교대로 적용시키는 것도 수치료의 일련의 과정에 포함된다.

더운물을 사용하면 근육의 이완과 정신의 안정에 도움이 되며 고통도 경감된다. 더운물은 혈관을 확장시켜 혈액순환을 향상시키고, 몸의 자연 치유력을 강화시키며 증대된 혈액의 흐름을 통해서 노폐물의 제거를 촉진시킨다.

찬물을 사용하면 초기에 외부혈관의 수축으로 인해 내부의 혈관에서 수축된 만큼 혈액의 흐름이 증가된다. 이후에 찬물 사용을 중지하거나 찬물 팩을 제거하면 혈관은 다시 확장되어 피부의 혈액 흐름은 증가하게 된다.

더운물과 찬물을 교대로 사용하면 혈액순환을 촉진시킬 수 있다. 반복되는 확장과 수축은 혈관의 확장과 수축이 반복되면서 혈관에 문제가 있는 인체 부위에 한층 증대된 혈액흐름을 증가시켜 질환의 경감에 도움을 준다.

온천에서 받는 치료과정은 목욕 및 운동 뿐 아니라 갖가지 무기질이 녹아있는 물을 마시는 것도 포함된다.

물의 사용에 따른 효과

- 자극효과
- 진정효과(37.3~38.9℃)
- 강장효과
- 이뇨효과
- 발한효과
- 토제효과(구토유발)
- 하제효과(세장과 관장)
- 대사작용 증진효과
- 방부효과(증기나 끓는 물)

- 해열효과(35~37.8℃에 장시간 담갔을 때)
- 최면효과
- 발열효과
- 진통효과
- 국부마취효과(얼음)

기체를 이용한 치료

기체를 이용한 치료에는 열기욕, 증기욕, 터어키욕, 러시안욕, 핀란드욕 등이 있다. 다른 수치료에 비해 고온(120~280°F) 적용이 가능하다.

일반적 효과는 체온 상승, 진정작용, 발한, 내부 울혈 경감, 근 이완, 통증감소, 기타 열효과 등이 있다. 적응증에는 관절염, 근육과 관절의 경직, 통증을 수반한 질환, 신경통, 좌상이나 염좌, 통풍, 혈액순환 증진 등이 있다.

고혈압, 동맥경화증, 신장염, 갑상선 기능이상, 심장질환, 정신질환 및 신경쇠약 환자 등은 금기증이다.

액체를 이용한 치료

1) 물 자체를 이용하는 치료

몸을 물에 담그는 침수욕의 방법으로 온과 냉을 모두 이용한다. 좌욕은 항문이나 비뇨기 질환에 사용하고, 대비욕(찬물과 더운물을 교대로 적용)은 혈관의 능동적 이완과 수축을 목적으로 할 때 주로 사용한다.

(1) 한방욕탕

① 솔방울 목욕

치질에 효과가 있다. 솔방울 삶은 물을 섞어 목욕한다.

② 차조기(갈색 깻잎) 목욕

고혈압에 효과가 있는 목욕으로, 갈색 깻잎과 그 꽃을 삶은 물을 넣는다.

③ 인삼 목욕

몸의 활력을 높여주고 체온상승을 유지시켜주는 인삼은 피부를 젊고 건강하게 한다.

④ 천궁 목욕

향기가 좋은 천궁은 몸을 따뜻하게 하고 혈맥을 좋게 해줌으로서 냉한체질, 신경통, 타박상, 염좌 등에 좋다.

⑤ 영지 목욕

혈액순환과 소화기능을 도와주는 영지는 피부를 촉촉하게 해주고 냉한체질을 따뜻하게 보호해준다.

⑥ 계피 목욕

계피는 혈행을 원활하게 하고 냉증에도 효험이 있어 몸을 따뜻하게 보호해준다.

⑦ 알로에탕

극히 적은 양으로도 전신건강과 미용에 대단히 큰 효과를 체험할 수 있으며 습진, 무좀, 부인과의 질환이나 치질, 수족냉증에 좋은 아로인, 아로에메모딘 등 330여 가지에 이르는 우수한 유효성분이 가득한 신비의 약초탕이다.

⑧ 사과탕

사과에 함유된 각종 비타민A, B, C와 동화되기 쉬운 당류, 칼슘, 마그네슘, 철 등의 미네랄이 탕 속에 풍부하게 용해되어 피부미용과 신진대사를 활발하게 해주는 미용탕이다.

⑨ 녹차(쟈스민)탕

피부미용과 다이어트에 매우 좋으며 미네랄 공급, 노화방지, 혈압강하, 해독작용과 발암물질의 활동을 억제시키는데 효과가 있어 남녀노소 모두에게 좋은 건강탕이다.

⑩ 율무 목욕

피부가 거칠거나 트는 사람에게 율무목욕이 좋다. 율무는 유지방과 다당류가 풍부해 보습효과가 높다. 볶은 율무를 한두 주먹 가량 넣어 목욕물에 비벼 율무의 성분이 나오게 한다. 율무 목욕을 하면 윤기 있는 피부를 유지할 수 있다.

⑪ 자스민 목욕

자스민은 라벤더 등 천연식물에서 추출한 것으로 독소를 제거해 주는 효능이 있다. 피하지방층인 셀룰라이트를 관리하며, 모근형태의 독소제거를 돕고 피부탄력을 강화해 얼굴과 몸을 탱탱하게 해준다.

⑫ 맥반석 목욕

일종의 복사열을 내는 물체로 피부 깊숙이 침투해 미세혈관을 확장하고 신진대사를 촉진시켜 노화방지와 피부회복에 좋다. 인체 내 비활성 세포를 활성화해 면역력 등을 강하게 하고 유해 중금속을 땀으로 배설해 준다.

⑬ 레몬 목욕

욕조에 레몬을 썰어 넣거나 레몬즙을 넣고 탕 속에 있다가 나와서 샤워하는 것을 2~3회 반복한다. 피부를 부드럽고 탄력있게 해준다.

(2) 냉온욕

냉온욕이란 목욕을 할 때 냉탕과 온탕에 교대로 입욕하는 방법을 말한다. 올바른 냉온욕은 냉탕과 온탕의 두 개를 만들어 먼저 냉탕에 1분간, 온탕에 1분간 들어갔다 나오는 것을 말하는 것이다. 처음에 냉탕에 들어가는 것이 괴로울 경우, 익숙할 때까지는 온탕에 먼저 들어가 몸을 덥힌 뒤에 냉탕에 들어가도 좋다.

병약자로서 30세 이상인 사람은 먼저 손목과 발목의 끝 부분에 냉수를 끼얹는 정도로 시작하여, 이에 익숙해지면 다음에 무릎밑 부분까지 끼얹고 다음에 허벅다리의 끝까지 끼얹는다. 이 과정을 일주일쯤 하여 익숙해지면 목까지 탕에 넣어 냉온욕을 한다. 온탕의 온도는 41~43℃, 냉수의 온도는 14~15℃가 이상적이지만, 익숙해질 때까지는 냉수에 더운 물을 타서 적당히 온도를 조절하다가 익숙해지면 차차 온도를 내려 이상적인 온도로 해도 된다. 하반신까지만 하는 냉온욕법을 예시하면, 먼저 온욕을 한 후에 일단 나와서 상반신을 수건으로 닦고, 다음에 허벅다리 밑까지만 온탕 1분간, 냉탕 1분간, 이렇게 냉온 교대로 1분간 각 3회씩 되풀이하고, 끝에는 냉탕에서 나와 물기를 잘 닦고 몸을 공기에 말린 후 옷을 입는다.

동맥경화증의 염려가 있는 사람의 냉온욕은 온도차가 적은 범위에서 시작하여 차차로 이상적인 온도차인 30℃까지 되게 하여 실천하면 된다(**표 20-1**).

표 20-1 냉온욕법

온탕의 온도	냉탕의 온도	실행하는 일수
40℃	30℃	3~5일간
41℃	25℃	2~3일간
42℃	25℃	2~3일간
43℃	14~15℃	계속 실행하되 온탕의 온도는 41~42℃ 사이에서 멈추는 것이 좋다

건강한 사람이 건강을 목적으로 하는 냉온욕은 온탕의 온도가 41~43℃, 냉탕의 온도는 14~15℃로 하여 그 차이가 30℃에 가까운 것이 효과적이다. 처음 냉온욕을 할 때는 1의 방법으로 하다, 차츰 정규의 냉온욕으로 옮겨가는 것이 좋을 것이다. 처음에는 전신 냉욕 1분간, 다음에 전신온욕 1분간, 이것을 교대로 1분간씩하고 최후에는 언제나 냉욕에서 끝내야 한다. 냉탕부터 시작할 때는 5회 또는 7회 째에 끝내고, 처음 하는 사람이 냉수에서 할 수 없을 경우 온탕에서 시작해도 무방하다. 실행을 할 때는 가슴을 펴고 자세를 바르게 하여 충분히 폐포(肺胞)를 확장시키는 것이 좋다. 냉온욕을 하면 피부가 확대 수축을 하므로 때가 잘 떨어지니 비누를 사용할 필요가 없고 다만 외부에 노출된 부분과 가랑이, 발끝만 씻는 정도로 충분하다. 냉온욕에 익숙해지면 온욕만으로는 기분이 산뜻해지지 않는다. 감기 기미가 있을 때나 감기가 완전히 떨어지지 않았을 때 피로회복용으로 냉온욕을 하면 신통한 효과를 얻는다.

냉온욕은 온욕으로 혈관을 확장시키고, 냉욕으로 동 · 정맥과 임파관을 수축, 혈액순환 증진, 피부에 저항력을 부여하여 피로를 일소한다.

또한 신장의 작용을 좋게 하는데, 신장 안의 신사구체에서 요산과 혈액의 분류가 충분히 이루어져 몸에 해로운 요산은 소변이 되어 몸 밖으로 배설시키게 되는 것이다.

2) 물의 유동성(역학적 에너지)을 이용하는 치료

물의 유동성을 이용하는 치료에는 압주욕(물기둥을 적용), 분무욕(물줄기를 여러 갈래로 분산시켜 적용) 등이 있다.

(1) 효과

고온이나 한냉을 적용하는 경우 자극효과, 긴장된 근육이나 경직된 관절 완화, 혈관 자극

(2) 적응증

말초혈관과 임파관의 순환 증가, 신경통, 관절염, 통풍 등

3) 기구를 이용한 수치료

물 외에 다른 물질이나 기구를 사용하여 물의 효과를 증진시키는 방법으로 와류욕, 허버드 탱크, 엘리어트욕 등이 있다. 마찰 이용 방법으로 염마찰(소금을 물에 적셔 문지름), 수건욕, 솔욕, 스폰지욕 등이 있다.

(1) 적응증

외상 및 말초신경 손상, 말초혈관 장애, 유착증, 화상, 욕창, 관절염, 염좌 등

(2) 금기증

당뇨병, 동 · 정맥 경화증, 진행성 말초혈관증, 부종, 열성 질환 등

(3) 허버드 탱크

- 부력을 이용한 수중운동
- 적응증: 화상, 욕창, 관절염, 다발성 경화증, 혈액순환 증진 등

찜질을 이용한 치료

1) 경피경근 온열요법(온습포)

가장 많이 사용되는 표재열 치료법, 물 온도가 70~80℃인 탱크에 담가두었다가 치료 시에는 타올을 겹으로 싸서 20~30분간 환부에 대어준다. 값 싸고 쉽게 사용가능하다.

2) 파라핀욕

파라핀과 기름을 7:1 비율로 섞어 녹여서 사용한다. 물을 이용한 온열치료보다 온도가

높으나, 파라핀의 비열이 낮고 치료부위에 단열층이 형성되므로 환자가 견딜 수 있다는 장점이 있다. 류마토이드 관절염, 수부관절구축 등에 사용된다.

3) 모래찜질

모래를 데워 찜질함으로써 건강을 꾀하는 방법인 모래찜질은 몸의 피와 임파의 순환, 조직의 영양과정을 좋게 하여 물질대사를 촉진시키고 염증을 없애며 아픔을 멈추어 준다. 손상된 조직의 재생을 도와주고 땀과 함께 노폐물을 분비시켜 신장의 기능적 부담을 덜어준다. 또한 자율신경계통의 기능을 균형화하여 내분비샘의 기능이 능동화되면, 항체의 형성과 면역기능이 높아지면서 체력단련 효과를 나타낸다. 이와 함께 내장기능, 특히 소화기관의 분비와 운동이 조절되어 음식물의 소화와 흡수과정이 촉진된다. 피부의 기능이 개선되기도 한다.

가열된 모래를 온몸에 5~10cm 두께로 바르는 온몸 모래찜질과 부분적 찜질의 방법이 있다. 온몸 모래찜질의 경우 심장부위와 목, 얼굴 주위에는 모래를 바르지 않으며 얼굴과 머리는 그늘에 둔다. 모래를 덮고 15~30분 한다. 부분적 모래찜질은 팔과 다리만 하는 경우, 허리만 하는 경우 등 다양하다.

4) 진흙찜질

진흙을 이용한 찜질로 끓여 식힌 물로 진흙을 반죽한 후, 42~45℃로 덥혀 사용한다. 덥힌 진흙을 천에 싸 염증 부위에 댄다. 진흙찜질은 말초신경의 만성 염증, 관절, 근육 및 힘줄의 염증, 외상 후유증, 각종 침윤, 근경련 때 쓴다. 특히 통풍이나 버거씨병에 유효하다.

5) 소금찜질

프라이팬에 천일염을 담아 43~45℃로 데운다. 데운 소금을 무명이나 삼베자루에 담아서 환부에 찜질한다. 모든 종류의 신경통, 관절염, 어깨통증, 요통 등에 효과가 있다.

6) 돌찜질

맥반석이나 기왓장을 화롯불에 따끈따끈하게 달구어 물수건으로 싸서 환부에 얹는다. 모든 돌은 달구어지면 원적외선 치료효과를 낸다. 각종 통증이 심한 환부에 찜질하면 진통효과가 뛰어나다.

7) 해수찜질

천연바닷물을 43℃ 정도로 데워 온 몸을 20분간 담그면 신경통, 피부병, 비만증 등에 좋은 효과를 낸다.

8) 알코올 찜질

36~40%의 알코올을 솜에 적셔 염증 부위에 대준다. 알콜 찜질은 주로 생손앓이, 부스럼 등에 적용한다. 또한 알콜찜질은 통풍이나 버거스씨병에도 효과적이다.

9) 마고약 찜질

마고약은 마와 토란, 우리밀가루, 볶은 소금, 묵은 생강을 혼합해 만든 것으로 주로 종기, 통증, 근육염, 관절염, 육종, 각종 종양 등의 환부에 바르면 효과가 있다.

(1) 마고약

육종, 악성종양 등 각종 암, 간염, 간경화, 관절 염좌, 종기, 통증, 근염, 중이염, 충수염 등에 효과가 있다. 17~25세 사이의 남녀 모두 하루건너 한 번씩 잠자는 동안 양쪽 무릎에 마고약 찜질을 7회 하면 키가 커지고 20세 이후에는 결핵이 예방된다.

(2) 제조법

① 마 20g, 토란 20g, 우리밀가루 40g, 죽염 10g, 묵은 생강 10g을 준비한다.

② 마와 토란은 껍질째로 약간 실 뿌리가 그으를 정도로 숯불에 가볍게 구워 껍질을 벗긴다.

③ 약간 구운 마와 토란을 강판에 갈거나 녹즙기로 간다.

④ 같은 분량의 우리밀가루와 죽염에 껍질을 벗긴 생강을 잘 혼합하여 절구통에서 찧어 짓이긴다.

⑤ 잘 혼합된 마고약을 용기에 담아 보관한다. 단, 장기간 보관할 때는 보존재를 사용해야 한다.

(3) 활용법

① 환부의 크기만큼 거즈와 비닐을 잘라서 준비한다.

② 거즈 위에 마고약을 한 두 수저 덜어서 그 위에 비닐을 덮고 손으로 문질러 3mm 두께로 납작하게 만들어 거즈 쪽이 환부에 닿도록 하여 약 4~7시간 붙여둔다.

③ 만약 환부에 열이 있으면, 3~4시간 마다 바꿔 붙여야 한다. 마고약이 말랐을 때는 새로 갈아주어야 한다. 마르면 효과가 없다.

(4) 유의사항

마고약을 붙인 곳에 피부가 헐어서 가려운 것은 마와 토란이 덜 구워졌거나 피부가 약하기 때문이므로 일시 중지하고, 그 부위에 마그밀이나 죽염수를 바른다. 그러나 마와 토란을 너무 구워 버리면 효과가 없게 된다.

마고약 찜질을 하면 전체가 붉게 부어오르는 일이 있는데, 이것은 효과가 나타나기 시작한 것이므로 중지하지 말고 계속해야 한다.

종양의 경우, 흰 거품 같은 것이 나오는데 결국에는 종양이 분해되게 된다. 종기 등은 구멍이 나면 피가 나올 때까지 짜서 심을 빼고, 그 뒤에 다시 마고약 찜질을 계속한다. 마고약이 말라서 떨어지지 않을 때는 생강을 갈아서 즙을 만들어 닦으면 깨끗이 떨어진다.

인후에 이상이 있을 경우, 인후가 나쁜 쪽 무릎에 이상이 있는 것이므로 그 쪽 무릎에 마고약 찜질을 하면 좋다. 슬관절 약간 윗 부분을 양쪽에서 눌러서 아픈 쪽이 환부이다. 마고약은 무릎관절의 전면과 측면에 닿게 붙이고, 무릎관절 뒤의 오금에는 피한다.

경피경근 한랭요법(냉습포)

얼음, 냉습포 등을 이용하여 치료하는 요법이다. 마취작용, 해열, 지혈, 진통, 근경축 감소, 신진대사 감소, 부종 감소, 특수치료, 운동상해 치료 목적이다. 한랭요법의 효과는 혈류 감소, 신진대사 활동 감소, 근육의 긴장도 감소, 경련성과 클로누스 억제, 신경전도속도 감소, 진통 등이다.

방법은 다음과 같다.

- 얼음팩(국소염좌의 급성기)
- 화학냉수포
- 스프레이(클로플루오로메탄)
- 냉공기치료기
- 냉회전욕
- 냉동실(RA에 사용)

CHAPTER 21

경혈 지압요법

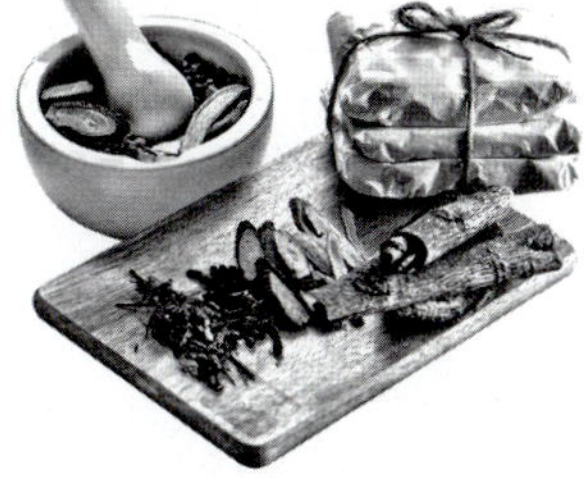

경혈 지압의 유래

경혈 지압이란 손으로 신체의 특정부위 즉 경혈, 압통점을 누름으로써 치료효과를 거두는 것이다. 인류가 출현함과 동시에 이루어져 온 치료법이다. 인간은 본능적으로 아프면 손으로 누르거나, 주무르거나, 문지르거나, 두드려서 하는 과정 중에 어떤 효과를 발견하게 되었다.

동양에서는 고대 중국의 음양오행설이 자연철학사상으로 의학에 응용되어 맨손요법으로 시작하여 손대신 기구 등을 사용하는 방법을 연구하여 침이란 도구를 사용하여 침구요법으로 집대성을 이뤘다. 이런 기구를 사용하는 요법이 아무리 발전하여도 문명이 발달할수록 사람의 따뜻한 체온이 담긴 맨손요법, 즉 수기의 가치는 크게 부각되고 있다.

지압이란 손가락으로 압력을 가하는 것이다. 누른다는 뜻으로 침술을 그대로 인용해 침 대신 손가락에 압력을 주어 치료하는 방식이다. 현재는 일본 명칭인 지압술이란 이름으로 널리 알려져 있다.

서양에서는 마사지란 이름으로 전해져오고, 동양에서는 정통적으로 침구나 탕약 외에 정골팔법에서 분화된 각종의 수기치료법 다시 말해서 접골, 안마, 추나 등의 한방 외치법이 전해져 왔다.

인체에서 기가 흐르는 경락이론을 바탕으로 경락 및 경혈에 물리적인 자극을 줌으로써 기의 흐름을 정상화시키거나 강화시켜 우리의 몸을 건강하게 만드는 수기요법이다.

지압이란 다쳤을 때 상처를 문질러 호전시키도록 만드는 반사작용으로 고통에 자연스럽게 대응하는 본능을 체계화한 수기요법이다.

어떤 형식으로든지 체계화된 요법으로 말하자면, 지압은 약 2,700년 전 진한시대의 한의학 고서인『황제내경』에서 찾을 수 있다.『황제내경』에는 "도인안교라 하여 도인이란 근골(筋骨)을 돌려주고 사지관절을 움직여 주는 것으로, 안(按)이란 피육(皮肉)을 눌러주는 것이고, 교(蹻)는 수족을 들어주는 것이다"라고 하여 안교라는 의료체계가 만들어졌다. 이후 안교 또는 안마라고 불리던 수기요법이 명나라에 이르러 주로 뼈의 정렬을 다스리는 추나로 이름이 바뀌었는데, 지압의 근거가 되는 안(按)은 청대에 발간된『의종금감』이란 의학총서에 기록된 정골심법요지의 정공팔법에 자세히 기록되었다.

지압이 인체에 미치는 영향

장압과 지압으로 신체의 여러 부위를 누르면 다음과 같은 효과를 얻을 수 있다.

① 인체를 형성하고 있는 수많은 근육의 경결을 이완시켜 주며, 경직상태에 있는 근육을 회복시켜 준다.
② 인체에 쉴 새 없이 흐르고 있는 혈액과 임파액, 즉 내분비액을 원활하게 순환시켜 신진대사를 완성하게 한다.
③ 내분비장애를 조절하며 피로감을 해소한다.
④ 뼈를 감싸고 보호하고 있는 인대근육과 힘줄 등을 지압으로서 골격의 이상 또는 변형된 것을 교정한다.
⑤ 인체의 자율신경의 실조를 조절하는 역할을 한다.
⑥ 내장기능의 반사점으로 체표에 나타나는 경혈들을 자극해 줌으로써 오장육부 기능을 조절한다.

위와 같이 인체가 지니는 자연치유능력을 조성하여 신체의 질병과 이상을 해소시켜 준다. 또한 이러한 작용들은 과학적으로도 해명되고 있다.

경혈 지압요법의 적용

경혈 지압요법(經穴指壓療法)은 동양의학의 병리관에 기초를 두고 있기 때문에 병의 근본을 알고 해당되는 경혈를 만져줘서 근본으로 다스리기 때문에 일상생활에서 흔히 겪는 가벼운 질환 등에는 아주 효과가 뛰어나다고 할 수 있다.

지압요법은 우리의 손을 사용하여 체온이 전해지고 정성이 옮겨가므로 진통제, 해열제, 소화제, 항생제 등 약물의 남용을 막을 수 있고, 아울러 약물부작용 같은 것을 근절할 수 있다. 의사병(醫師病)이란 말이 있듯이 어떤 병 한 가지를 치료하려고 현대의학에서는 약물로 그 병을 치료하겠지만, 그 약물로 인해 다른 장기손상으로 또 다른 병을 유발할 수 있다는 말이다. 의사의 지시 없이 약국처방으로 흔히 쉽게 먹을 수 있는 약은 특별한 경우를 제외하고, 장기복용하는 것은 몸에 이로울 것이 없고, 그 효능보다는 인체에 해를 주는 것이 많으므로 이런 면에서 지압요법은 아주 추천할만한 방법이다. 특별한 병을 제외하고 만성병에는 경혈지압요법을 사용해 보면 약물에 의지하는 사람들도 그 효능을 알아 쉽게 약물 섭취에서 지압요법으로 관심을 가지게 될 것이다. 수술을 요하는 응급상황을 제외하고 수술 후의 이후 치료법으로도 많이 활용된다.

경혈 지압의 원리

동양의학에서 활용하고 있는 약은 신농씨가 각종 초근목피를 인체에 유효한가 무해한가를 감별하고 경험하여 쓴 본초강목을 우리가 편하게 사용하는 것처럼 경혈 지압도 인류가 오랜 세월을 통하여 경험하며 체계 있게 연구 · 발전시켜 온 것이 경혈 지압의 원리가 되었다. 경혈 지압의 원리란, 오랜 세월 인류가 경험하여 동양의학 경전『황제내경』,『황제기백안마십권』등의 책에서 전해진 것처럼 그 경혈을 통하여 침이나 약을 못 쓰는 소외된 일반인들에 의하여 이론체계가 정립됐다고 볼 수 있으며, 그 수단으로 손가락, 손바닥, 주먹, 팔꿈치 등의 힘을 이용하여 경락의 유주방향과 압의 강약을 조절하여 사용하고 있다.

경혈 지압은 인체의 체표에 나타난 오장육부의 기능조절 역할을 하는 경혈을 눌러줌으로써 혈관을 확장시켜 혈액과 내분비액을 순환시키며, 근육이나 뼈의 신경 등을 활성화해준다.

현대의학에서도 지압요법의 치병효과를 크게 생각하여 현대의학적인 이론과 동양의학적인 지압요법을 접목시켜 현대의학적인 이론을 뒷받침하게 되었고, 누구나 수긍할 수 있는 과학적 치료요법으로 적용되면서 건강하게 사는 현대인들에게 굉장히 좋은 건강요법 중 하나가 되었다.

경혈 지압의 효과

1) 혈액순환 증진

경혈 지압요법은 피부의 혈액순환을 자극하고 근육을 이완시키는 효과를 나타냄과 동시에 피부의 혈액순환이 좋아지면서 각 조직의 신진대사가 왕성하여 불필요한 노폐물을 배출하는 효과가 있다.

파스칼은 "밀폐된 용기 내에 있는 액체의 일부에 압력이 가해지면, 그 압력이 액체의 각 부분에 동일한 강도로 고루 미친다."고 말했다.

인체에는 피부에 싸여있는 신체의 내부는 몇 가지 액체를 담은 주머니와 같아서 맥 관계도 하나의 밀폐된 주머니라 할 수 있고, 각 기관을 담고 있는 조직액도 피부라는 주머니 속에 들어 있다고 볼 때, 탄력 있는 주머니에 가해진 외부 압력은 조직액 전체에 압력을 고루 전하고 내부의 탄력 있는 주머니인 맥관과 각 기관에도 압력을 전하게 된다. 짧은 시간에 압력을 가할 경우는 탄력이 끝까지 전해지지 않고 원상태로 돌아가지만, 일정한 시간 약 3~5초 정도 지속했다가 손가락을 천천히 떼면 그 압력은 멀리까지 전달된다.

경혈 지압은 체표의 압력이 일정량의 지속을 유지해야 한다. 체표에 손가락으로 압을 가하게 되면 그 부위 정맥관과 동맥관, 임파액관이 압박되어 혈액이 상류 쪽에 일단 고였다가 누르고 있던 손가락을 떼 주면 가득 찼던 혈액은 일시 하류 쪽으로 세차게 흘러간다는 원리이다. 이런 원리를 되풀이하면 혈액순환이 왕성해지며 지압부위에 정체되어 있던 노폐물은 신속히 정맥에 흡수되어 배출되고 신진대사가 활발해진다. 혈행장애에 기인한 순환기계 관련 질병에서 지압요법이 많이 활용된다. 혈행에 장애가 없으면 순환이 좋아져서 노화방지가 되며 고혈압, 치매, 중풍 등을 예방할 수 있으며 건강증진에 크게 기여할 수 있다.

2) 흥분작용

기능이 감퇴하고 있는 신경이나 근육에 대해 지압요법을 실시하면, 그 흥분성을 높여 기능회복을 도와주는 작용을 말한다.

3) 진정

비정상적으로 신경이나 근육의 기능이 흥분되었을 때, 그 기능을 진정시켜주는 작용을 말한다. 통증을 동반하고 있는 경우는 압력에 주의해야 한다.

4) 반사작용

근육자체에 직접 지압하거나 그것을 지배하는 신경부에 지압을 하거나, 인대근육의 힘줄에 지압을 가함으로써 경결, 위축 등이 이완으로 회복될 수 있다.

운동이나 장시간 노동 등으로 하지근육이 경직되면 전신적인 내구성을 많이 요구하며, 하복부 근육이 경화되고 그 영향으로 소장, 대장 운동이 약화되어 소화 · 배설작용이 약화된다. 이때 인체는 등의 가운데나 허리 근육의 경결(응어리), 지각과민 등이 나타난다. 이때 등이나 허리의 지압점에 지압을 해주면 반사기전에 의해 내장기에 자극이 전달되는 작용이 나타난다.

엉덩 근육의 경결은 허리나 복부 근육의 경직을 초래하여 교감신경에 이상이 생기고 척추부전 탈구증과 목 근육 이상과 목뼈부전 탈구증 등의 원인이 된다.

복근의 경화가 미치는 영향은 소화기계와 비뇨기계의 병을 초래할 수 있다. 근육 형성에 있어서 세포조직의 신진대사가 원활하지 못하면 노폐물이 생겨 정체되고 세포의 활력이 감퇴되어 신경, 피부, 혈관 활동을 저해하게 되므로 근육의 이상을 조절해야 하고, 그러기 위해서는 지압요법을 해야 하며 이에 따른 효과도 크다.

5) 자연교정

지압요법은 직접적으로 골격을 조정하는 것은 아니다. 카이로프락틱(chiropractic)이나 정체요법처럼 척추, 골반, 견갑골 등의 부전탈구를 직접 교정하는 것은 아니나 골격에 이상이 생긴 경우 그와 관계있는 근육과 인대, 힘줄 등을 지압함으로써 그 골격이 정상위치로 복귀하여 자연적으로 교정이 된다. 양쪽 엄지손가락으로 척추 횡돌기(가로돌기) 부분에 적당한 압력을 가하면 '아다닥'하는 소리가 나며, 척추부전 탈구증이나 신경장애로 인한 여러 장기에 병적 이상을 초래한다는 이론과 같이 지압요법으로 골격이상이 자연교정된다. 교정된 것을 고정, 유지하려면 해당 장기치료도 같이 병행해야 한다.

6) 내장기능을 원활히 하는 효과

체표의 경혈을 자극하여 내장의 병을 치료한다는 생각은 수 천년 전부터 한방에서 사용하는 침술요법이나 뜸요법, 수기술 등으로 체계화되어 왔다. 현대에 이르러 각종 복잡한 문명과 환경에 의해 여러 질환이 생겼으며, 여기에 많은 효과를 거두고 있고 현대의학에서도 내장체표반사이론으로 과학적으로 설명되고 있다.

내장장애가 일어나면 후근신경세포에 이상흥분을 일으키므로 해당척추분절에서 피부세포에 이르는 신경에 흥분이 전달되어 지각과민, 압통, 근육경결, 발한, 혈관수축에 의한 냉감 등으로 표현된다. 이런 현상이 나타나는 반응점은 진단점도 되고 치료점도 된다.

내장기능을 조절하는 체표반사점에 나타나는 것은 상대의 체질이나 성격, 발병 원인 등을 잘 살펴서 압자극을 하게 되면, 내장의 이상 현상도 가라 앉아 그 기능이 정상화되며 많은 효과를 볼 수 있다. 그렇지 않고 함부로 압자극을 하게 되면, 오히려 그 흥분상태가 거꾸로 내장에 전달되어 역효과를 초래할 수 있다.

내장체표반사이론을 과학적으로 증명하기 위해 일본에서는 피전계라는 것을 만들었다. 이 피전계로 체표부를 검사하여 발견되는 반응점을 피전점(皮電點)이라 하는데, 피전점을 경혈 지압점과 거의 동일하게 반응된다는 것이 입증되었다. 오래전 선현들이 발견한 경혈 지압점의 신비성이 과학적으로 판명된 것을 볼 때, 선현들의 지혜가 정말 놀랍다.

7) 자율신경실조 조절

인체 오장육부에서 각 장기 오장의 활동은 어떤 의지에 좌우되는 것이 아니라, 자율신경에 의해 저절로 조절되고 있다. 자율신경에는 교감신경과 부교감신경이 있어 서로 대항작용을 하고 있다. 자율신경은 외계의 상태가 급하면 우리 몸은 거기에 적응하려고 긴장한다. 이때 내장을 지배하는 자율신경은 신체를 행동적 자세로 이끄는 교감신경 우위의 상태가 되어 동공은 확대되고 심장은 빨리 뛰며 모세혈관을 수축하여 혈압은 높아지고 기관은 확대되어 호흡량이 증대된다. 자율신경의 교감신경과 부교감신경은 서로 필요에 의해 한쪽이 우위가 되면, 다른 한쪽은 억제하도록 서로 반대되는 작용을 하고 있다. 자극이 너무 지나치게 강하거나 외계의 변화가 심하거나 또는 자주 되풀이되면, 이 조절이 원활하지 않아 자율신경실조증이란 병적 상태로 빠진다. 이런 외부 압박이나 자극을 받아 일어나는 스트레스에 의해 고혈압, 천식, 신경통, 소화장애, 노이로제, 불면, 피로감이 오게 된다. 현대인의 생활은 각가지 외부의 자극과 정신적 자극의 연속으로 이러한 병들이 잘 일어난다. 지압요법으로 일정한 체표에 경혈을 따라 압박을 계속하게 되면 감각신경은 경계심을 버리고 순응하게 되므로 신경실조로 인한 스트레스를 조절해 주는 효과가 있다.

수기진단의 기본개념

진나라 명의로 알려진 편작은 "모든 질병의 반응은 체표에서 나타난다."라고 했고, 서양의학의 명의로 알려진 캐나다의 쎄리에 박사는 "피부를 통하여 내부기관에 반영되고, 내부의 반응은 피부에 나타난다."고 했다.

동양의학에서 활용되고 있는 사진법(四診法)에도 진단요령이 기록되었다. 대상자의 체질과 발병원인, 나이, 성격, 건(腱), 환부근육 경결상태는 어느 정도이며 통증의 허와 실, 통증을 느끼는 시간대 등을 문진(問診)하고, 촉진으로 통증 중심으로부터 부위를 넓게 하여 압통점을 찾아 처음에는 손가락으로 가볍고 부드럽게 천천히 눌러주고, 그다음에 좀 더 강하게 눌러서 통증 정도를 살핀다.

근(筋)에는 폄근(伸筋)과 굽힘근(屈筋)이 있다. 우리 인체를 역학적으로 살펴보면, 인체는 만유인력의 법칙에 의해 지배를 받고 있어 중력을 받아 굽힘근은 위에서 아래로 굽히는 작용으로 쉬우나, 폄근은 아래에서 위로 치고 올라가는 작용으로 힘들다. 이런 것을 무리 없이 조절해 주는 것이 폄근이다. 폄근이 크게 발달하고 있는 것은 척추를 중심으로 하여 집중발달하고 있으며, 또 견갑골(어깨뼈) 부위에도 영향을 미친다. 폄근 쪽에 운동신경이 발달되어 있어 신경의 온감(溫感) 또한 폄근 쪽에 발달되어 있다.

영장류 중에 사람은 직립보행을 하므로 다른 동물에 비하여 폄근이 잘 발달되어 있다. 특히 횡격막(가로막)과 어깨, 허리부분은 단단히 발달되어 있다. 이런 폄근 작용이 내장질환과 그 밖의 원인에 의해 약해질 때에는 먼저 다리와 허리부분의 근육에 응결이 온 다음에 어깨근육에도 응결감이 수반되고 또한 목 뒷부분과 손끝이나 발끝까지도 그 영향이 오는 경우가 있다. 갱년기가 되면 허리, 어깨, 다리가 아프거나 뒷목이 당기는 듯한 느낌을 갖게 되는데, 폄근 근육에 응결이 되어 있다는 증거이다.

굽힘근(屈筋)은 질병 시에 인력(引力)에 따라 허리반응이 나타나게 되는데, 굽힘근은 폄근보다 지각신경이 발달되어 반응이 빨리 나타난다. 굽힘근과 폄근의 대항작용이 원활하지 못하면 노화가 빨리 오게 되고 나이가 들어감에 따라 굽힘근의 탄력이 약해지므로 굽혔다 폈다하는 힘을 잃고 몸의 체중에 눌려서 몸이 점차 위에서 아래로 자연히 굽게 된다.

동양의학에서는 음양론에 입각해서 펴지는 근을 양근(陽筋)이라 하고, 굽혀지는 근을 음근(陰筋)이라 하여 양근과 음근의 조화작용이라고 한다. 예를 들어 과로했을 때 느끼는 피로감은 뒷목부분의 근육이 응결되어 있거나, 내장의 위(胃)가 무력하여 소화장애가 왔을 때, 등 부위와 그 외에도 이에 해당하는 근육의 응결과 통증이 오게 되며, 변비가 심할 때는 허리근육(腰筋)에 경결과 허리 통증을 수반하는 것을 느낀다. 그 외에 장기 이상 장애가 있을 때에는 반드시 그 장기에 해당하는 척추에 영향이 온다. 이러한 것은 동양의학에서 주로 활용하는 경락선상에 있는 경혈에 나타나는 증상을 보고 진단하며 치료하는 요법에서 중요한 역할을 한다.

내장이나 뇌척수를 싸고 있는 막에 의해 각각의 골격이나 건(腱)에 붙어서 그 신경작용에 의해 연관되는 수의근(隨意筋)의 전부가 부착되어 있고, 수의근에 연결된 근막신경이 피부와 접착하여 있으므로 이런 것들이 생리적 작용에 의해 평형을 이루지 못할 때에는 내부와 연관된 영역의 체표부위에 어떤 이상이 오게 된다. 이런 것들이 경락선상에 표현된 진단점, 즉 경혈이기도 하다. 손가락으로 어떤 부위를 눌러보면 그곳에 통증을 느끼는 곳이 있다. 이런 압통점은 해당하는 장기에도 이상 장애가 있다고 본다. 다시 말해서 장기에 이상이 오면 반드시 체표에 반응이 나타나게 된다는 말인데, 이것을 현대 의학적으로 말하면 인체에 존재하고 있는 아교질과 같은 콜로이드(colloid)가 몸에서 침강하여 응결감이 생겨 어딘가에 근육이 경직되는 현상이 오고 근육에 함몰 상태 등이 생긴다. 응결감이란 대개 근육이 폄작용을 하는 곳에 나타나고, 함몰이란 근육이 굽힘작용을 할 때나 밸런스가 맞지 않을 때에 자주 일어난다. 흔히 근육에 쥐가 난다는 것은 여기에 속한다.

경혈 지압의 원칙

우리 인체는 여러 가지 신경선과 경락선에 부착되어 있는 경혈들이 있어 경혈점과 신경을 자극함으로써 오장육부의 기능이 조절된다. 또 경혈점을 자극하는 지압요법은 비교적 부작용이 없고 상쾌감을 주어 인체 건강을 증진시키는 데 큰 도움이 된다. 그러나 경혈점을 압통의 상태에 따라 자극해야 한다. 무조건 압자극을 강하게 한다고만 해서 효능이 따라 좋은 것은 아니다.

경혈 지압은 통처를 원활하게 하기 위해서는 반드시 지켜야 할 원칙이 있다. 지압 방법에는 수직압법, 조화압법, 지속압법의 세 가지가 있고, 압의 세기로는 경압, 쾌압, 강압의 세 가지 압도가 있다.

1) 지압의 방법

(1) 수직압법

수직압이란, 손가락을 사용하되 지문이 있는 곳의 위에서 아래로 압압(押壓)하여야 한다. 아래로 누를 때는 체중을 실어서 어깨의 불필요한 힘을 뺀 상태에서 수직으로 눌러줘야 한다.

경락과 경혈점을 충분히 숙지한 뒤에 행하여야 한다. 대상자가 어떤 부위에 통증을 호소하면, 그 부위에 손가락을 사용하여 적당한 압압(押壓)으로 눌러보면 개인차가 있지만 유난히 아프면서 손가락을 떼고 나면 시원해짐을 느낄 때까지 그 압통부위를 경혈로 보고 지압요법을 행하여도 좋다. 경락 경혈을 충분히 숙지하고 많은 임상을 경험한 사람이라면 느낌으로도 대상자를 간단히 진단할 수도 있다. 일단 경혈을 찾았으면 수직압으로 눌러준다. 이때 수직압을 제대로 활용하지 못하면, 대상자는 물론 시술자도 힘이 들고 피부가 밀리듯이 아프기만 할 뿐 압이 제대로 들어가지 않는다.

인체의 어느 부분이 부조화를 일으켜 건강하지 못하고 불만스럽고 짜증스럽게 되며 어떤 증상이 발병하게 된다. 이때 해당 경혈을 수직압으로 하여 압을 해주면 부조화된 부분이 조화롭게 되어 건강을 되찾게 된다.

(2) 조화압법

조화압이란 대상자와 시술자와의 관계가 기술적인 것이 아니고, 정신적인 관계에 있다는 것이다. 지압이란 과학적으로 입증되지 않은 기(氣)를 상대에게 주입시킬 수 있는 정신적인 것이다.

조화압은 시술 시에 대상자가 시술자를 신뢰하고 반드시 이 지압요법을 받으면 건강해지리라 하는 마음가짐이 중요하다. 이런 마음가짐으로 임했을 때 효과를 많이 볼 수 있다.

일본의 지압학교 표어에 “지압의 마음은 어머님 마음(指壓の心は母心)”이라는 말이 있듯이 시술자의 입장에서는 대상자도 내 몸과 같이 몸을 아껴주는 어머니 같은 마음으로 시술해야 한다. 시술자와 대상자의 마음이 자녀를 대하는 어머니마음과 같이 시술하면 서로의 조화는 잘 될 것이다. 이러한 조화관계에서는 지압으로 큰 효과를 볼 것이다. 정신적으로 신아일치(神我一致)의 자세로 시술해야 하는 것이 최고의 방법인데, 이런 마음가짐의 요령은 천(天)세(世)아(我)를 되새기게 되면, 시술의 도를

발견하게 된다. 이렇게 시술함으로써 상호간의 보이지 않는 정신적인 조화가 이루어진다. 지압방법 중에서 가장 효과적이지만 실행하기가 힘든 편이다.

(3) 지속압법

지속압법이란 단어에서 의미하는 그대로 손가락으로 눌러서 지속한다는 방법인데, 통증증세에 따라 차이가 있다. 통증증세를 허와 실로 나누어봤을 때, 허증인 경우는 지속을 가볍고 길게하는 방법과 실증인 경우는 지속을 짧고 강하게 하는 방법이 있다. 지속압은 약 3~6초 정도가 효과적이다. 약 3초 정도 신체에 손가락을 대고, 5초 정도 손가락으로 눌러주고, 5초 정도 천천히 떼 주는 이유는 인체 내의 모든 체액을 과부족 없이 골고루 분비시켜 주는 시간으로 보는 것이다.

기체와 액체와의 압력전달에 관하여 발견한 법칙인 파스칼의 원칙, 즉 밀폐된 그릇 속에 정지하고 있는 유체(流體)의 어느 한 곳에 압력을 가하면, 그 유체의 모든 부분에 같은 압력으로 골고루 전달되어 평평해진다는 원칙이다. 지압의 원리도 이와 같은 원리로 우리의 몸을 액체를 담은 그릇이라고 가정한다면, 그 안에 있는 건강에 필요한 모든 액체의 고르지 못한 흐름을 골고루 확산시켜주는데 필요한 시간을 3~6초로 보고 있다. 침은 경혈점에 심혈을 기울여 정확히 자침해야만 효과를 볼 수 있지만, 지압은 정확한 경혈점이 아니더라도 그 부근만 눌러주면 파스칼의 원리에 의해 압이 전달되어 효과를 볼 수 있다.

경혈점을 3초 정도 지긋이 지속압을 해주어야 신경이 뇌에서 말초신경까지 고루 전달되고, 이에 따른 혈액과 내분비액이 활발해지므로 지압만의 효과를 얻을 수 있다.

인체는 신경에 따라 혈액의 흐름이 조절되고 장기도 영향을 받는데, 경혈지압이 신경줄기 등을 깊숙이 부드럽게 자극해주므로 약물요법과 같이 부작용이 없는 좋은 물리요법이라고 볼 수 있다.

2) 지압의 압도(壓度)

지압에는 누르는 압도가 중요하다. 무턱대고 강하다고만 좋은 것이 아니고, 그렇다고 약한 것만이 나쁘다는 것도 아니고 대상자의 압통에 따라 누르는 압도도 달리해야 한다. 압의 세기로는 경압, 쾌압, 강압의 세 가지 압도가 있다.

(1) 경압

경압은 가볍고 부드럽게 누르는 방법으로 대상자가 편안하면서도 기분 좋은 느낌을 말하는데, 경압을 해야 하는 대상자로는 지압을 처음 받는 자, 어린이나 노약자, 오랜 병에 시달려 허약한 자에게 주로 효과적으로 시술된다.

(2) 쾌압

쾌압은 손가락으로 눌렀을 때 약간 통증을 느끼면서 상쾌감을 갖는 정도를 말하는데, 치료시나 피로를 풀 때 경혈부위를 누르는데 지압에서 가장 많이 사용되는 압도이다.

지압 시술 시에 중요한 것은 손가락으로 눌렀을 때, 대상자가 호흡을 입으로 길게 뱉으며 손가락을 뗄 때에는 코로 호흡을 들이마시면서 하는 호흡과 병행해야 한다. 몸의 힘을 쭉 빼고 긴장하지 않은 상태에서 시술자의 손의 감각을 느끼는 것이 중요하다.

(3) 강압

강압은 손가락으로 강하게 눌러주는 것으로 시술자의 체중과 전신의 힘을 시술자의 손가락에 집중시켜 대상자가 못 견딜 정도의 범위까지 강하게 눌러주는 압법이다. 이런 강압은 경압을 여러번 하고 난 뒤 점점 강하게 누르는 것이 요령인데, 아픈 부위가 만성으로 둔하거나 체질상 실증인 사람, 지압을 오래 받은 자들에게 많이 시술되는데 대상자의 상태에 따라 효과도 크지만 잘못하면 오히려 역효과를 가져오므로 주의해야 한다. 대상자가 더 세게 해달라는 요구에 따라 무조건 응해서는 안 되고, 시술자가 잘 판단해야 한다. 지압요법은 대상자에 따라 적당한 시간과 적당한 압도로 즉 경압, 쾌압, 강압의 삼압을 잘 활용하여야 좋은 효과를 볼 수 있다.

경혈 지압의 압법

대상자의 병이 어디서 왔는지 사진(四診)을 통해서 그 원인을 찾고, 그 원인을 찾았으면 그 증상에 맞게 압도에 따라서 지압의 효과가 좌우될 수 있다. 예를 들어 증상의 변증을 잘못하여 경압을 해야 할 사람에게 강압을 하게 되면 오히려 역반응이 올 수 있고, 강압을 필요로 하는 증상에 경압이나 쾌압으로 끝냈다면 효과가 없는 것처럼 압도의 중요성은 신경 써야 할 부분이다. 경혈 지압의 도구는 어떤 물리적인 도구가 필요한 것이 아니고, 말 그대로 손가락, 그리고 손가락이 붙어 있는 손, 손이 붙어 있는 팔 등이 활용된다. 손가락도 엄지만 쓰는 모지압법, 손가락 두 개인 검지와 중지만 사용하는 이지압법, 엄지를 뺀 네 손가락만 쓰는 사지압법, 다섯손가락 다 쓰는 파악법, 손가락 끝 부분을 사용하는 지단압법, 손바닥을 쓰는 장압법, 주먹을 쓰는 권압법, 팔꿈치를 사용하는 주관절압법, 발로 밟아주는 족압법 등이 있다.

1) 모지압법(母指壓法)

지압요법이란 손가락을 눌러서 활용하는 방법인데, 손가락 중에도 엄지손가락 모지는 중심 역할을 하고 있다고 봐도 과언이 아니다.

동양의학적인 견지에서 보면 엄지손가락으로 폐경락이 지나고 폐경락은 기를 주관하므로 인체에 기를 주입시켜 주는데, 손가락의 지문부위인 모지복을 이용한다. 엄지손가락은 지문부위가 넓어 압이 편편하고 넓게 들어가며 시술자의 힘 조절이 쉬우므로 효과가 좋다. 엄지손가락을 중심으로 하여 나머지 네 손가락은 힘을 뺀 상태에서 피부를 감아쥐듯 하면 된다. 모지압에는 두 손 다 쓰는 양모지압이 있고, 한 손만 쓰는 편모지압의 방법이 있다. 지압을 할 때는 엄지손가락의 지문이 있는 곳인 지복을 중심으로 하여 삼압법을 활용하여 지압하는 방법이다.

가장 강한 자극을 할 때 쓰이는 양모지압은 엄지손가락을 서로 포개어 누르는 방법으로 주로 만성으로 인해 신경이 둔화되어 강한 자극이 필요할 때, 어느 한 부위를 강하게 집중적으로 자극을 줄 때 쓰인다.

2) 이지압법

이지압법(二指壓法)은 손가락 둘을 활용하는 지압요법으로 검지와 중지를 사용한다. 이 방법은 지문이 있는 곳으로 주로 눌러주며 중지를 위로 하여 두 손가락을 포갠 상태로 하여 삼압법을 활용한다. 주로 척추진단 할 때 많이 사용되며, 특히 척추와 척추 사이에 간격을 진단할 때, 척추 뼈를 하나하나 압진하여 내려갈 때, 간격의 좁아지고 넓어진 상태를 진단할 때 많이 활용되며 안면지압 시에도 사용된다. 예를 들어 코의 양쪽 비골 부위를 삼압법으로 지압요법을 실행하면 감기로 막혔던 코가 뚫린다.

3) 사지압법

사지압법(四指壓法)이란 엄지손가락을 제외한 나머지 손가락을 활용하는 지압요법이다. 네 손가락을 가지런히 모아서 무엇을 집는 자세로 적당히 조작하여 사용한다. 네 손가락 끝에 약간의 힘을 주어 안쪽으로 당겨주듯이 지문부위를 사용하여 지압한다. 주로 복부 지압에 사용하며 복진 시와 소화기계통에 이상 장애가 있어 위무력증이나 소화불량 또는 복부팽만감, 변비증 등에 많이 활용된다. 이 요법도 삼압을 적당히 잘 활용하여야 하며, 지속압으로 유지시켜주는 것이 효과적이다.

4) 파악법

파악법(把握法)의 요령은 다섯 손가락을 다 활용하는 것으로 요령은 다섯 손가락 끝에 힘을 가하여 꽉 잡아 쥐는 것이다. 그래서 파악법을 전지압법(全指壓法)이라고도 한다. 이 요법은 주로 근육이 많은 부위에 시술하는데, 굽힘근과 폄근의 사이를 주물러준다. 예를 들어 팔근육 줄기를 따라 팔에 통증을 느낄 때, 어깨에 있는 승모근(등세모근)과 다리에 있는 대퇴근의 근육도 쥐가 나거나 저릴 때에 주로 사용되는데, 천천히 지속압을 활용하면서 파악법을 활용하는 것이 큰 효과를 얻을 수 있다. 때로는 물결치듯 빠른 동작으로 주물러 가기도 하고 한 곳을 지속하여 꽉 움켜쥐듯 엄지 끝을 시작으로 전체 손가락에 힘을 가하는 것이 요령이다.

5) 지단압법

지단이란 손톱 지조(指爪) 끝에 붙어 있는 근육부위를 말한다. 지단압법(指端壓法)은 지단, 즉 손가락 끝 부위를 활용하는 것으로 일반적인 지압요법은 지복부분 손가락의 지문부위를 많이 쓰지만, 지단압법은 특수부위(발바닥처럼 두꺼운 부위에 경혈점 자극이 필요할 때)에 침처럼 순간적으로 압이 필요한 곳에 활용된다. 지단압법의 요령은 엄지손가락을 주로 많이 활용한다.

6) 집중지압법

집중지압은 병증별로 분류하여 지압할 때 필요하다. 집중지압의 방법은 양 손의 손가락을 한 곳에 집중시켜 천천히 눌러주는 것이다. 양 엄지손가락만 모아서 눌러줄 수도 있고, 엄지손가락을 제외한 양쪽 네 손가락만을 집중시켜 눌러줄 수도 있다. 주로 복부팽만증으로 배에 가스가 차있을 때, 순간적으로 근육이 놀라서 결리거나 어깨뼈부위가 뻐근할 때, 이유 없는 피로감에 많이 활용된다.

7) 완압법

완압법이란 지압으로 손을 누르고 뗄 때 가볍고 천천히 피부로부터 압을 빼고 손가락을 떼는데 완전히 떼지 말고 삼압법의 순서에 따라 다시 그 지압점에 경압>쾌압>강압 순으로 눌러준다. 이 완압법은 어느 부위나 활용할 수 있지만, 특히 머리와 같이 신경이 집중된 곳에 활용하면 효과적이다.

8) 장압법

장압법(掌壓法)이란 단어 그대로 손바닥으로 누르는 지압요법으로 큰 기술을 요하지는 않는다. 우리는 몸에 이상이 있으면 거의 본능적으로 통처를 손바닥으로 만지거나 비벼주게 되므로 본능적 치료법이라고도 한다.

장압의 요령은 손바닥전체를 조작하는 것인데, 우선 온압적(溫壓的) 자세여야 하므로 지압의 3원칙 중에 조화압으로 다스려야 한다.

시술자의 온유한 마음으로 다정다감한 기운을 상대자에게 주입시키는 마음가짐으로 손바닥을 통증부위에 대고 적당한 압력을 가한다. 요령은 다섯 손가락을 가지런히 붙여서 손바닥 전체에 고루 힘을 주어 지그시 누른 다음, 완압법(頑壓法)으로 한 부위에 5~10초 동안 천천히 눌러 준다. 이런 방법으로 지속압을 하고 난 후 손바닥을 완전히 떼지 말고 흡인압으로 하여 약간 뗀 다음, 어느 경혈점을 찾아서 그 곳을 손바닥에 자리한 모지구, 수근, 소지구 등을 활용하여 좀 더 강한 압압을 해 주는 것이 요령이다. 주로 복부에 많이 활용된다.

두 손을 쓰는 쌍장압법도 있다. 이 요법은 지압 부위를 널리 차지하기 때문에 경혈만을 명중하여 시술하기 보다는 근육신경을 이완시켜 내분비순환에 도움을 주는 역할을 하는 것이다. 쌍장압이란 한 손바닥 위에 다른 손바닥을 올려 수근부위나 소지구 등을 활용하여 강압하여도 되는 자리(허리, 엉덩부분)에 주로 강한 충격압을 줄때에 활용된다. 요령은 밑에 있는 손바닥에는 수근에 중점을 두고, 위에 덮힌 손바닥과 동시에 순간충격을 주면 된다. 엉덩부위에 있는 엉치뼈를 늘여주면 생식기능에 좋은 효과와 엉덩 부분 피로가 풀리므로 전신피로감을 풀어 주는데 효과가 있다.

9) 권압법

권압법(拳壓法)은 장압법이나 쌍장압법과 같이 강압으로 이끌어 가는데 필요한 요법이다. 장압을 하고자 할 때는 권압으로 충격압이나 지속압을 하면 효과적이다. 허증인 대상자에게는 권압요법은 무리가 와서 역효과이다. 권압법을 활용하는 곳은 강압을 요하는 허리부위나 엉덩부위에 주로 많이 사용된다.

압을 무작정 대상자가 강압을 원한다고 권압 충격압을 하게 되면 근육신경이 경신(驚神)되어 결릴 수 있으므로 처음에는 가볍게 근육을 이완시킨 후에 시행하는 것이 중요하다.

양 주먹을 척추 사이에 두고 주먹을 지그시 누르면서 코로 숨을 들이쉬고 잠시 멈추고 다시 코로 내뱉으며 동시에 주먹에 힘을 주어 위에서 아래로 누른다. 예를 들어 허리부분에 권압 충격요법을 할 때 허리근육 쪽을 지압과 장압으로 강압을 한 다음, 주먹으로 충격압을 하는 것이 요령이다.

10) 주관절압법

지압요법이란 체표에 있는 경혈을 압압함으로써 흥분된 근육신경을 안정시켜주고 장기에도 영향을 주어 소정의 효과를 얻는 것이다. 체질에 따라서 또는 통증 부위에 따라서 주관절압도 지압의 효과를 얻게 된다. 주로 주관절압법(肘關節壓法)의 활용범위는 골반부위나 엉덩관절 부위 또는 강압을 해도 좋은 부위에 좋은 결과를 얻게 된다.

주관절압요법은 강한 압이므로 처음부터 강압을 하면 신경이 놀라서 결리므로 가벼운 지압이나 진동요법으로 근육을 이완시킨 후에 실행하는 것이 효과적이다.

11) 진동법

진동법이란 지압요법과는 달리 어느 경혈을 눌러 주는 것이 아니고 근육의 경결된 부위를 진동 · 이완시켜주는 것으로 일명 경찰요법이라고도 부르고, 경결된 근육을 이완시켜준다해서 이완법이라고도 부른다.

진동법은 한쪽 손바닥이나 양쪽손바닥을 활용하는 것으로 손바닥으로 지긋이 누른 다음, 1초에 10~15회 정도의 빠른 속도로 진동시켜 주는 방법이다. 손바닥 중에서도 수근부나 소지구를 이용하여 통처에 상쾌감을 주어 피로감을 없애준다. 근육이 많은 곳에 활용되는데, 근육이 많은 곳은 혈액순환에 지장을 많이 받아 피로증이 많이 쌓인다. 주로 엉덩부분이나 허리, 대퇴근(넙다리근), 장딴지근육 같은 곳에 활용된다.

사람은 직립동물이기도 하고, 중력에 의해서 근육이 위에서 아래로 쳐지기 때문에 혈행장애로 인한 피로감을 시술할 때는 아래에서 위로 강한 진동을 주고 아래로 내려오는 순간은 약진동으로 하여야 효과적이며, 시술자의 상체의 체중을 활용하여 몸자세를 바로 하고 어깨의 힘을 빼고 손목과 손바닥에만 압을 가하여 호흡은 코로 들이 쉬었다가 복부 쪽에서 지식(止息)하여준 상태에서 되도록이면 빠른 진동으로 상하로 흔들어 주면 시간은 1분 정도면 적합하다.

12) 족압법

족압법(足壓法)이란 발로 밟아주는 요법으로 엄격히 말하면, 지압은 아니지만 오래 활용되어 왔다.

오랜 보행 후라든지 오래 서 있다거나 하여 다리 근육에 혈액순환의 부조화로 피로감이 있을 때 주로 활용되며 요령 있는 자세로 답보압(踏步壓)하게 되면 좋은 효과를 보나 무리하게 밟거나 자세를 잘못하여 실행하면 역효과를 가져온다. 답보압 하는 곳은 발바닥, 대퇴부, 허리부위에 활용되고 관절 같은 곳도 활용되지만 무리하게 밟으면 역효과를 가져오므로 주의해야 한다. 답압은 지압보다는 짧게 2초 정도 해주는 것이 효과적이고 한번 답압하는 시간은 5분 정도가 효과적이다. 발바닥부위는 통처에 따라 달리해야 한다. 발 뒷꿈치로 하는 지압은 상대 발바닥에만 활용하는 것이 무리가 없다.

지압의 반응과 효과

운동요법을 할 때 그 부위에 뻐근함을 느끼면서 오히려 통증이 더하는 것은 운동으로 인한 근육통이 순간적으로 느껴질 수 있는데, 계속해서 적당한 운동을 하게 되면 통증은 자연스럽게 사라지고 효과를 보게 된다. 또한 운동요법이 좋다고 해도 허약한 사람이 무리한 운동을 하게 되었을 때는 역효과를 보고, 실한 사람이 운동이 싫어서 운동을 하지 않으면 아무런 효과도 얻지 못하는 것과 같이 지압도 마찬가지로 허증에 있는 사람을 지압요법이 좋다고 해서 무리한 압자극을 한다면 역효과가 오고, 또한 실증에 있는 사람을 가볍게 압압한다면 효과를 얻지 못한다. 그러므로 경혈 지압에는 허증인 자는 보를 해주고, 실증인 자는 강압지압을 해서 사해주는 요법을 활용하여야 한다.

시술자는 대상자를 자세히 사진법에 의한 진찰을 하여 허와 실을 구분할 줄 알아야 하고, 경혈을 눌러 치료하는 경혈지압은 더욱 허와 실을 구분하여 시술에 임해야 한다.

경혈지압을 하게 되면 지압을 처음 받는 사람은 대개 심한 몸살 같은 현상이 오며 열도 나는 명현반응을 보이는데, 이럴 땐 일시적인 현상이라 염려하지 않아도 된다.

1) 보와 사의 원리

동양의학에서는 개인차와 조건을 중요시 한다. 서양의학에서처럼 동일한 증상에서 동일한 처방약을 준다거나 동일한 압력의 지압을 가하는 것은 아니다. 동양의학에서는 음양이론에 따라 대상자의 증세에 따라 허증인 자와 실증인 자로 크게 두 가지로 분류해서 다루게 된다. 증세가 허증인 자는 보충해줘야 하고(虛則補), 실증인 자는 빼 줘야하는 것(實則瀉)이 원칙이다. 이 원칙을 이용한 침법이 사암선생이 만든 사암오행 침법이다. 그러나 허와 실을 일반 지압애호가들이 구분하기란 그리 쉽지만은 않다. 허하면 어느 정도 허한가, 실하면 어느 정도 실한가에 따라 양을 조절할 수 있는 실력을 키워 나가야 한다. 경락치료의 원칙과 윤곽만 자세히 살피게 되면 알 수 있다.

2) 실증과 사압법(瀉壓法)의 활용

실증이란 보통 체력의 여유가 있어 저항력이 강하고 증상의 동요가 많은 상태, 또한 강한 자극을 견딜만한 상태인 자를 말한다. 이런 실증인 자는 한방의 고유방법인 사를 해주어야 한다. 실이란 튼실하다는 뜻도 있지만, 나쁜 기운이 성하여 실하다는 뜻으로 사실(邪實)이란 단어의 줄임말이다. 경혈 지압은 이런 실한 증상에 강한 충격압이나 강압법을 사용하여 사기를 덜어주고 발산시켜 우리 몸을 바로 잡아주는 구실을 한다.

동양의학에서는 실증인 자에게 설사도 시키고, 토하게 하기도 하고, 발한시키기도 하고 사혈도 하고 단식시키기도 해서 나쁜 기운을 사하는 방법을 사용한다. 허를 보하는 방법은 상태에 따라 기간이 많이 걸릴 수 있지만, 실을 사하는 방법은 보하는 방법보다 용이한 편이다. 이처럼 보와 사는 인체에 지압을 조절하는데 중요한 요소가 되고 얼마나 정확하고 알맞게 보와 사의 균형을 조절하느냐에 따라 증상이 좋아지느냐 나빠지느냐의 판가름이 된다. 보와 사는 지압의 경우에는 압도의 조절에 달려 있다. 즉 사의 의미는 달리는 말에 채찍질을 가하는 정도로 치료의 묘를 더하는 방법이라고 하겠다.

이상과 같이 사의 수기법은 강압법이나 충격압법, 지속압법, 급감압법, 단속압법 등을 적절히 이용해서 사용하면 좋은 효과를 본다(**BOX 21-1**).

3) 허증과 보압법활용(補壓法活用)

허증이란 체질이 허약하고 영양상태가 나쁘며 무기력하고 저항력이 약하고 약물이나 자극에 과민한 상태를 말한다. 이러한 허증인 자에게는 원기를 돋구어주고 소화흡수를 도와서 영양상태를 좋게 하여 에너지를 보충해주는 방법으로 보해줘야 한다. 경혈 지압에서 대체로 허증인 자에게 보를 해줘야하는데, 과다한 자극감을 피하고 경압과 장압으로 불편하지 않게 지속압으로 해주는 것이 효과적이다. 이렇게 함으로써 허증인 자는 시원하고 상쾌한 쾌감을 공급받아 기능을 회복하게 된다.

합리적인 허실의 치료방법은 몸 전체에 적용할 수도 있고, 몸의 각 부분 특히 경락에 적용할 수도 있다. 예를 들어 간장이 나빠지면 간경에 이상이 나타나는데, 이것을 간허라고 하고 반대로 간경의 기능이 다른 경락과의 조화를 깨뜨릴 만큼 강한 상태를 간실이라고 한다. 또한 경락의 이상은 하나뿐만 아니라 둘, 셋에 동시에 나타날 수도 있다. 따라서 이 상태의 사람은 신이 허하고 심이 실해지니까 신을 보하고 심을 사하여야 한다는

BOX 21-1 사압법활용(瀉壓法活用)

① 기능적 장애가 있어서 압자극으로 흥분하여 쾌료(快療)를 느낄 때
② 대상자의 전신이 실증이어서 강한 압력으로 온 몸을 상쾌하게 흥분시킬 수 있을 때
③ 파악법의 경우는 신체의 바깥 쪽 양경락이 흐르는 부위를 바치고 안쪽 음경락이 흐르는 부위를 강하게 지압할 때
④ 심리적 긴장으로 피부표면에 가려움을 느낄 때나 피하경결에 탄력성이 있어서 거기에 대한 압자극이 주위에 방산되면서 쾌통을 느낄 때
⑤ 압자극에 의한 아픔이 소극적으로 강하더라도 깊숙이 또는 주위로 넓게 전할 때
⑥ 모지 끝을 세워 한 점에만 국부적으로 강한 압감을 느끼게 하는 지단압을 사용할 때
⑦ 경혈점을 두 점, 세 점 이상을 동시에 누르더라도 압력을 고르게 하지 않고, 한 점만을 강하게 눌러줌으로써 다른 한 점의 힘도 그 곳으로 집중하게 할 때
⑧ 장압법을 사용하는 경우라도 갑자기 충격을 주듯 누르는 충격압 또는 급히 손을 떼 주는 급감압법(急感壓法)을 쓰고, 두 세 번으로 동작을 중지하면서 누르는 단속압(斷續壓)을 쓸 때
⑨ 그 부위에는 저항력이 없어도 그 부위에 대한 압자극이 반사적으로 또는 유도적으로 다른 부위의 증상이나 긴장, 흥분을 가라앉힐 수 있을 때, 증상이 심하더라도 억압에 의해 흥분이 경감될 때, 누워있는 대상자의 체중을 이용할 경우라도 몸 밑에 손을 넣어 구부리면서 쳐들어 올릴 때

식의 치료방침을 계획하게 된다. 이런 방법은 사암오행법에서 허하면 모를 보하고(虛則補其母), 실하면 그 자를 사해줘야 한다(實則瀉其子)는 원리로 대입해서 경락치료의 원리로 꼭 알아두어야 할 부분이다.

경혈 지압에 있어서 보사는 어떤 경우에 어떠한 기법으로 적용하는지 살펴보자.

① 증상이 특히 심하게 나타나는 부위로서 그 부위에 대한 강한 압자극이 증세에 나쁘게 영향을 미칠 때
② (기질적)장애가 있어서 강한 압자극으로 그것을 조장시킬 우려가 있을 때
③ 대상자의 전신이 허약한 상태에 있어서 강한 압자극이 힘에 부치거나 체력을 소모시킬 우려가 있을 때
④ 근육이 방어태세를 취하거나 지각과민대를 이루어 내부를 보호하고 있는 상태일 때
⑤ 저항력이 약화된 부위로서 그 부위에 대한 압자극이 증세의 근원부에 동요나 자극을 전하기 쉬울 때
⑥ 자극이 대상자의 근육긴장을 일으켜 숨 막히는 것 같은 반응을 나타낼 때
⑦ 눌러도 전혀 탄력이 없어 생체반응의 저항을 느낄 수 없을 때

위와 같은 허한 증상을 나타낼 때는 그 부위에 따라서 보의 수기로 적당한 것을 활용하면 된다(**BOX 21-2**).

경락의 허와 실을 발견하여 보와 사의 기법으로 그에 대한 증상을 완화시키고, 실조된 곳을 회복시키는 경혈지압을 연구하고, 그에 따른 수기법을 자유자재로 구사할 수 있는 자만이 최고의 경지에 달한 자라 할 수 있다. 이런 경지에 도달할 때 어떤 증상의 대상자들도 진찰하는데 자신 있게 대할 수 있고 증상완화에도 만전을 기할 수 있다.

BOX 21-2 보압법활용(補壓法活用)

① 장압법에 의한 고른 압력의 지속압을 사용하되 누를 때와 뗄 때의 동작에 유의한다.
② 경혈점을 두 점, 세 점을 동시에 압력을 가함으로써 평면적으로 또는 경락의 유주방향을 따라 광범위하게 압력이 고루 미치도록 해 놓은 다음, 한 점에 대한 지압이라도 국부에 압감보다는 넓게 방산하는 느낌을 주도록 한다.
③ 누워있는 체중을 밑에서 받쳐 주는 식으로 손바닥을 넣어 대상자의 몸을 가볍게 쳐든 다음에 여유 있게 천천히 가벼운 압박을 해준다.

4) 자율신경과 명현반응

내장활동은 자율신경의 교감신경과 부교감신경의 두 가지가 있다. 교감신경은 내장기능을 흥분시키고 부교감신경은 억제하는 구실을 한다. 지압의 압반사는 인간의 의지와는 관계없이 직접 자율신경에 작용한다.

지압은 누르는 것이므로 억제하는 작용, 즉 부교감신경을 우위의 상태로 이끌며 안마나 마사지처럼 두드리거나 문지르는 것은 흥분과 긴장을 시키는 작용으로 교감신경을 우위의 상태로 이끌게 된다. 이와 반대로 부교감신경을 우위의 휴식상태로 이끄는 적합한 방법이 경혈지압이다.

그러나 대상자에 따라 틀리지만 지압을 받다보면 명현반응이 있을 수 있다. 날마다 지압을 계속하여 2, 3일이나 일주일 정도 지나면 경우에 따라 발열이 있거나 증세가 더 악화되는 느낌이 있거나 온몸이 나른해지거나 자꾸 졸음이 오는 경우도 있다. 그러면 그 대상자는 지압을 잘못하여 오히려 증세가 악화된 것이 아닌가 의심하는 사람도 있다. 그러나 어느 특정부위에 통증이 심해지지 않는 한 염려하지 않아도 된다. 이런 증세는 지압의 결과로 나타나는 일종의 반응으로 동양의학에서는 이를 명현반응(瞑眩反應)이라 한다. 여태까지 쌓여 있던 피로나 그 증세가 지압 덕분에 일시에 밖으로 표출되어서 급성상태를 보이는 것으로 지압을 계속해서 받으면 그 후로는 증세가 급속히 가벼워지고 완화되어 건강한 상태로 되돌아간다.

어떤 증세든 급성으로 오는 통감은 통감을 빨리 느끼기도 하지만 증세도 빨리 완화된다. 그러나 만성으로 느끼는 통감은 증세가 심하지는 않으면서도 좀처럼 나아지지도 안는다. 명현이란 만성상태가 급성상태로 변하는 것으로 볼 수 있으므로 오히려 명현반응이 나타나면 증세가 급속히 쾌유될 수 있다고 본다. 하지만 건강한 사람이나 그렇지 못한 사람의 피로회복, 건강증진 정도의 지압에는 명현반응은 나타나지 않는다. 예를 들어 기력이 쇠한 노인이나 허증인 자에게도 명현반응은 잘 나타나지 않고, 오히려 체력이 강해서 뚱뚱한 비만자들, 실해 보이는 실증인 자들에게 명현반응이 잘 나타나는 편이다.

경혈 지압의 금기사항

경혈 지압요법은 많은 장점을 가지고 있지만 만병통치는 아니다. 시술해서 효과가 있는 병과 시술해서는 안 되는 병으로 나누어 보자.

동양의학에서는 누구나의 개념보다 각각 다른 체질로 구분하여 개인대상으로 하는 것이므로 경혈 지압요법으로는 전염성 있는 세균성 질환 같은 것은 피해야 하고 수술이 필요한 질환도 피해야 한다. 고열, 염증을 동반하는 급성질환과 전염성질환, 피부질환 같은 것은 함부로 손을 대어 치료시기를 놓치게 하지 말고 전문 의사에게 보내야 한다.

예를 들어 급성맹장염, 복막염, 늑막염, 피부염, 암 등의 환자로 진단될 때는 즉시 전문가에게 보내야하며 뇌출혈 등으로 혼수상태에 빠진 자, 수술직후의 환자 그 밖에 안정을 요하는 중병환자도 손을 대지 말아야 한다. 어느 정도 안정된 다음은 경혈 지압점을 찾아 가볍게 지압을 해주면 회복이 빠를 수 있다. 결핵환자나 임산부들은 진상을 잘 살펴야 하므로 역시 손을 대지 않는 것이 좋다.

경혈 지압은 대상자가 감각 자극을 느낄 수 있어야 하고, 그 압력의 힘을 받아들일 수 있을 정도로 체력이 있을 때 행해야 한다.

경혈 지압과 마사지와의 다른 점

우리 인간은 자신의 몸에 통증이 있거나 피로감을 느낄 때에는 본능적으로 그 부위를 누른다거나 문지른다거나 두들기거나 하는 것은 거의 본능적인 자연치료법이다. 이 방법을 체계화 한 안마나 마사지로도 가정에서 간단하게 많이 활용되고 있다.

경혈지압은 이런 것을 좀 더 발전시켜 경혈을 찾아서 손가락으로 압압하여 통증을 완화시켜준다는 점이 마사지와 다르다. 경혈지압 중에 안마기법은 많이 활용되는 기법이고 안(按)이란 말은 눌러준다는 뜻이고, 마(摩)라고 하는 것은 쓰다듬는다는 뜻이다. 안마는 동양적인 것이고 마사지는 서양적인 것인데, 이 두 가지의 기법은 거의 비슷하나 다소의 차이가 있다. 그러나 안마나 마사지도 근육이완에는 다 같이 좋은 효과를 가져온다.

안마와 마사지 목적은 다 같이 정체된 혈행을 정상으로 하여 피로회복에 도움을 주는 것이다. 하지만 수기법상 마사지요법과 안마요법은 차이가 있다.

안마의 기법은 사람에 따라 다소 차이는 있지만 원칙으로는 심장에서부터 시작하여 말초부로 향하여 다루어 주는 것이고, 마사지의 기법은 이와 반대로 말초부위에서부터 심장부위로 향하여 다루어 주는 점이 다르다. 또 둘 다 주먹을 가볍게 쥐고 두들기는 것과 손가락 끝에 힘을 주어서 근육이나 관절부위를 주물러주는 것은 같은 요령이다.

CHAPTER 22

경락 마사지요법

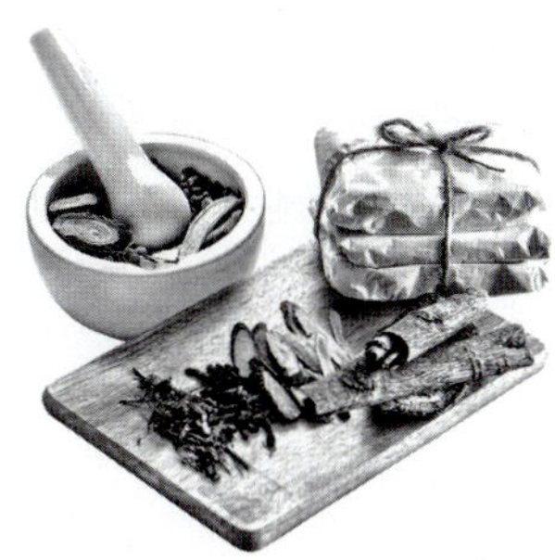

개요

인체는 전체가 바로 하나의 유기체이다. 우리 인체의 각 부분들은 독립적으로 움직이는 것이 아니라, 서로 유기적인 관계를 맺고 있다. 인체는 유기적인 관계로 이루어져 있다. 팔과 다리가 모두 몸통과 연결된 신체의 일부분으로 한 곳에 변화가 발생하면, 이 변화가 다른 부분에도 영향을 미친다는 것을 말한다.

이 같은 사실은 동양이나 서양의 구분 없이 모두 인정하는 개념이다. 단지 서양의학에서는 인체의 유기성이 혈액순환이나 신경계 · 임파계를 통하여 연관된다는 것인데 비해, 동양의학에서는 경락계를 통한 기의 흐름에 의해서라는 것이 차이라고 할 수 있다.

또, 서양의학에서 기존의 제도권의학과 대체의학의 관점 차이는 제도권의학에서는 특정부위의 질병에 대한 치료법이 특정 증상을 해결하는데 초점이 모아져 있다는 것이고, 대체의학에서는 특정부위의 질병을 초래한 원인이 유기적 관계를 맺고 있는 전혀 다른 부위로부터 온 것이라는 사실을 중요시한다는 점이다.

어쨌든 신체의 한 곳이 불균형을 이루면 그것이 또 다른 부분의 장애를 일으키는 원인으로 작용하게 된다는 논리에 입각해 원인을 해소하는 방법을 치료법으로 결정한다는 것이 바로 대체 의학적 접근 방식이다.

이 중에서 경락 마사지란, 이러한 기의 흐름을 통한 인체의 유기적 관계에 근거하여, 신체 겉면에 나타나는 부조화와 불균형의 상태를 경락을 이용한 마사지로 치유하는 한편, 골격의 교정을 통한 수기요법을 실행하면서 피부관리를 함께 실시하는 종합 수기법이라 할 수 있다.

경락과 경혈의 개념

동양의학의 바탕에는 기(氣)라는 개념이 전제가 된다. 동양철학적 관점에서 보면 세상만물의 '창조 → 성장 → 소멸'이라는 과정 자체가 기의 변화일 뿐이다. 그러나 그 범위를 인간의 몸으로 축소해서 생각한다면, 기는 근원적 생명에너지로서, 기의 건강한 순환이 곧 생명 그 자체의 특징이 된다.

따라서 모든 장기의 기능은 물론 장기와 장기 사이에 이루어지는 역할분담이 기의 흐름에 의해 좌우되고, 바로 기의 흐름은 경락이라는 시스템을 따라 이루어진다는 것이다.

인체를 사람이 사는 도시에 비교한다면 경락은 지하철이나 버스 같은 대중교통 노선을 말하고, 경혈은 정거장과 같다. 경락이론은 서양의학에서의 신경망이나 혈관체계이론과 비슷한데, 아직까지 그 실체가 증명되지 못하고 있다. 여하튼 건강한 도시라고 하는 것은 지하철이나 버스가 교통체증으로 막히거나 정체되지 않고 제대로 순환해야만 한다.

어느 한 곳이라도 끊기거나 정체되면 그 자체로서도 문제가 되지만, 대중교통을 이용하는 사람들이 목적지에 도착하지 못함으로써 발생되는 여러 가지 문제점들이 나타난다. 은행업무의 마비일 수도 있고, 또는 생필품 유통시장의 교란일 수도 있다. 이것이 도시의 질병이 될 수 있는 것처럼 인체에 이러한 증상이 나타나면 질병이 된다. 경락을 따라서 흐르는 기의 유동성이 신체의 모든 기능과 관련되어 있다는 철학이다.

이것을 서양 의학적 관점으로 설명하면, 인간의 몸은 내부의 특정 장기에 이상이 발생할 경우 신경뿐만 아니라 근육, 혈관, 혈액, 피부 등에 영향을 미치게 된다는 식의 설명으로 가능해진다.

경락 마사지란, 이 같은 동양의 경락이론에 바탕을 두고 발전한 수기요법의 일종으로 이론상으로는 지압과 같다. 하지만, 지압은 경혈 위주의 압박자극을 사용하는데 비해 경락마사지는 경혈은 물론 경락을 주 대상으로 하는 자극기술로 이루어져 있어, 일본지압에 더 가깝다고 할 수 있다.

주로 신체 겉면에 나타나는 이상이나 피부 안쪽에 위치하는 경혈을 자극했을 때 나타나는 반응 등을 종합해서 이상 유무를 판단한 다음, 해당 부위에 관련된 경락을 마사지함으로써 질병을 치유하는 동시에 건강을 관리하는 목적을 달성하게 되어 그 치유결과가 피부미용에 곧바로 나타난다는 것이다.

경락 마사지의 역사

마사지(massage)란, 동양의 지압과 마찬가지로 건강의 유지 증진과 질병의 예방 및 치료를 목적으로 시행하는 서양식 수기요법의 일종이다.

이 마사지는 주로 민간요법의 하나로 명맥을 이어오다, 16세기 후반 프랑스에서 그 효용에 대해 활발한 논쟁이 벌어지고 난 후 각광을 받게 되었다. 18~19세기, 스웨덴의 링이 치료 체조를 제창하고 마사지와 병용하는 것을 강조하고 나서부터 독일과 프랑스, 네덜란드 등 여러 나라에 보급되기 시작했다. 주로 질병 치료의 목적으로 사용되었던 지압과 달리 서양의 마사지는 스포츠 마사지의 형태, 즉 스포츠로 인한 손상과 장애를 맨손으로 조절하여 의학적인 치료효과를 올리는 방법으로 쓰였다.

"스포츠의 역사를 말하는 것은 스포츠 마사지의 역사를 말하는 것"이라는 말이 있을 정도로 마사지는 스포츠와 불가분의 관계를 가지고 발전해 왔으며, 여러 나라로 도입되는 과정에서 각국의 풍토와 특성에 맞게 독창적인 기법들로 발전하게 된다.

그러나 경락 마사지를 "경락을 이용한 지압의 형태"로 본다면, 이미 동양의 역사와 경험 속에서 그 기원을 찾아볼 수 있다. 약 3000여 년 전 중국의 도가 수행자들은 손가락이나 손바닥으로 경락을 자극함으로써 자연 치유력을 높이기 위한 건강법으로 경락 지압의 방식을 행해왔다.

또한 침, 뜸, 지압 등 동양의 수기요법은 경락과 경혈을 기준으로 시술하기 때문에 경락 마사지는 동양의 역사와 경험 속에서 그 기원을 찾아볼 수 있다고 할 수 있는 것이다.

스포츠 마사지나 동양의 경혈 지압이 질병 치유의 방식으로 사용되어 왔다면, 오늘날의 경락 미용 마사지는 미용의 측면을 부각시킨 방법이라고 할 수 있다. 요즘 들어, 미용에 대한 관심이 늘어나면서 각종 성형 방법들이 다양하게 시도되고 있는데, 경락을 이용한 마사지법은 건강관리의 측면과 자연 성형의 효과를 함께 누릴 수 있을 뿐만 아니라, 시술 방법도 비교적 쉬운 편이라 연예인을 비롯한 젊은 층 사이에서 적지 않은 호응을 불러일으키고 있다.

경락 미용 마사지요법은 비교적 최근에 만들어졌으면서 보안대체의학요법에 바탕을 둔 새로운 개념의 복합적인 마사지요법이라고 할 수 있다.

기존의 동양의학적 관점에서 시작된 지압, 서양식 개념의 마사지테크닉, 미용을 목적으로 하는 피부관리라는 3가지 개념이 하나로 합쳐진 것이라고 할 수 있다.

이 같은 개념은 각종 피부 트러블은 물론 얼굴 피부의 상태, 얼굴 골격을 비롯한 신체 골격의 균형성 여부가 곧 건강 상태와 직결된 것이라는 동양의학적 관점을 바탕으로, 피부에 대한 미용학적인 관리와 함께 신체 외부에 대한 자극을 통해 내부의 문제를 제거하면, 빠른 시간 안에 맑고 깨끗한 피부, 작은 얼굴, 균형 잡힌 몸매를 얻을 수 있게 된다는 논리에서 이루어진 것이다.

따라서 경락 미용 마사지의 기술적 테크닉은 각종의 마사지요법, 즉 동 · 서양에서 체계화된 손 기술을 다양하게 사용하고, 여기에 피부관리 차원의 각종 천연오일이나 천연 향뿐만 아니라 각종 기초 화장품을 첨가하는 형태를 띄고 있다.

여기에 마사지의 시술원리는 동양의학에서의 안마나 지압원리가 되는 경락이론이 바탕이 되는 것이라고 보면 된다.

경락 미용 마사지 또는 경락 마사지는 시술자에 따라 다양한 형태로 이루어진다. 그것은 시술자가 마사지 손 기술을 얼마나 다양하게 구사할 수 있는가, 경락이나 경혈에 대한 지식이 얼마나 심오한가, 더불어 피부나 근육 · 골격에 대한 미용성형학적인 지식의 풍부함 여하에 따라 시술형태가 조금씩 달라질 수 있기 때문이다.

경락 마사지의 의미

1) 건강관리의 의미

경락 마사지란, 근육이나 골격의 운동성을 보장하는 보장근육의 불균형을 바로 잡아줌으로써 골격의 균형성과 운동성을 회복시켜주게 되면, 기 순환이 원활해져 노화를 방지하고 신체의 자연 치유력을 높여주는 효과를 가져 온다.

2) 성형의 의미

사각턱이나 광대뼈가 두드러지는 이유는 일차적으로 뼈와 근육을 주관하는 오장육부에 이상에 있기 때문이라고 해석하고, 그에 따라 해당하는 인체 표면의 경락을 자극하는 마사지로 오장육부의 이상을 치료하는 것이 일차적인 대응방법이 된다.

그리고 얼굴의 사각 턱이나 광대뼈 역시 다른 뼈들과 마찬가지로 몇 개의 뼈 조각으로 이루어져 있기 때문에 바로 이 뼈 조각들의 연결 상태가 제대로 잘 맞물려 있지 못하기 때문이라는 논리에 근거해서 은근하고 지속적인 압력을 통해 제자리로 들어가도록 잡아주면 얼마든지 교정이 가능하다는 논리이다.

3) 미용의 의미

경락을 이용한 마사지와 결합된 피부관리 처리는 혈액과 임파의 흐름을 좋게 하고 세포를 활성화시키는 효과, 긴장으로 굳어진 표정근육을 풀어주고 마찰로 낡은 각질과 더러움을 제거하는 효과를 얻기 때문에 피부의 청결 및 영양공급이라는 측면의 관리가 더해진다.

4) 정신적 의미

시술자와 피시술자의 피부접촉으로 인해 마사지를 받는 사람은 정신적인 안정까지 얻을 수 있어 온화한 인상, 아름다운 얼굴, 균형잡힌 몸매를 유지하는데 커다란 도움을 줄 수 있다.

경락 마사지의 종류

가장 일반적이고 고유한 개념의 경락 마사지는 맨손 마사지이지만, 특수한 목적을 가지고 시술할 경우에는 솔, 부항뿐만 아니라 주걱, 각편(물소뿔), 숟가락 등의 다양한 도구들을 이용하기도 한다.

1) 맨손 경락 마사지

가장 일반적이고 정통적인 형태의 경락 마사지로, 각각의 경혈 및 경락에 맨손자극을 주어 특정의 효과를 보는 방법이다.

2) 브러싱(솔) 마사지

솔을 이용해 경락을 자극하는 마사지의 형태로, 라인을 따라 자극하기 편하다는 장점이 있다. 주로 굵은 솔과 부드러운 솔 등을 이용하여 다양한 효과를 볼 수 있지만, 포인트나 존(zone)에 대한 섬세한 기법을 적용하기 어렵다는 단점이 있다.

3) 부항 경락 마사지

부항기를 이용해 피부상의 라인을 자극하는 마사지 형태로, 자극 정도를 조절하는 것이 가능하다는 장점이 있다.

4) 경근(경락근육) 마사지

대개의 경락 마사지가 표피자극에 그치는 것에 반해, 경근 마사지(meridian muscular

massage)는 각각의 경락자극이 심층부에까지 영향을 미치도록 하는 방법이다. 이것은 경혈이 피부 표면뿐만 아니라 특정 깊이에도 위치하고 있기 때문인데, 시술 시에는 경혈이나 경락에 대한 이해는 물론 반드시 근육 구조에 대한 기본적인 이해가 뒤따라야 한다.

5) 경락 교정마사지

경락 마사지 개념에 신체교정 수기요법 개념이 접목된 형태의 마사지법으로 경락 마사지와 교정(스포츠교정, 정체, 조체법, 정골요법 등)이 적절하게 결합되어 있는 모습을 볼 수 있다.

경락 마사지 유의사항

서로가 상당한 기운이 소모되는 일이기 때문에 하는 사람이든 받는 사람이든 서로 편안한 자세를 취해야 하는 것이 무엇보다 중요하다.

1) 실시하는 사람

① 시술자는 복장을 편하게 해서 동작을 자유롭게 한다.

② 실시하는 사람의 손과 받는 사람의 몸이 직접 닿으므로 항상 손톱은 짧게 유지하며, 손을 깨끗이 해야 한다. 깨끗한 기운을 느껴야 그 효과를 극대화할 수 있다.

③ 압력의 강약을 잘 파악하면서 정성껏 한다. 우리 몸 전체를 좌우로 나누어서 마사지를 할 경우에는 왼쪽부터 실시하고 전신마사지를 하는 경우에는 똑바로 누워서 12경락의 순서대로 유주방향을 따라 하는 것을 원칙으로 한다.

④ 치료의 목적과 부위에 따라 여러 가지 다양한 방법들을 배합하여야 한다.

⑤ 일반적으로 처음에는 부드럽고 가볍게 시작하여 차츰 강하게 하고, 마지막에는 자극이 약한 쓰다듬기와 스트레칭으로 마무리하는 것이 좋다. 뜸으로 마무리해도 좋다.

2) 받는 사람

① 경락 마사지를 받는 사람은 실시하는 사람이 편하게 활동하도록 지시에 잘 따라주어야 한다.

② 최대한의 효과를 볼 수 있게 간편한 복장과 편안한 마음자세가 필요하다.

③ 화장실을 미리 다녀오시고 힘의 강약조절을 꼭 말해주어야 한다.

3) 경락 마사지 전 · 후 점검해야 할 사항

① 방안은 따뜻하고 편안함을 느낄 수 있도록 하고 가능하면 조용한 상태를 유지한다.

② 받는 사람이 선택하여 마사지 테이블, 침대나 바닥의 양탄자에 눕도록 한다. 중요한 것은 받는 사람이 평안함을 느낄 수 있어야 한다.

③ 마사지를 하기 전에 손을 씻고 손톱은 짧게, 시계와 반지, 팔찌 등을 풀고 피시술자도 이와 같이 하도록 요구한다.

④ 받는 사람이 시술하는 동안 완전히 긴장을 풀도록 하고 화장실을 다녀왔는지 확인한다.

⑤ 피시술자는 옷을 입지 않고 받을 수 있으며, 시술실이 공개되어 있는 경우에는 옷을 입고 받을 수 있도록 한다.

⑥ 마사지를 시술하는 동안 평안한 자세를 취하고, 시술하고자 하는 경혈에 쉽게 접근할 수 있는 자세를 취한다.

⑦ 마사지 단계가 끝날 때마다 손을 씻는다.

⑧ 마사지 한 후에는 온수를 마시게 한다. 마사지 후에 물을 마시면 신진대사 기능이 활성화되고 몸 안의 독소가 외부로 빠져나가 더욱 좋은 치료효과를 볼 수 있다.

CHAPTER 23

추나요법

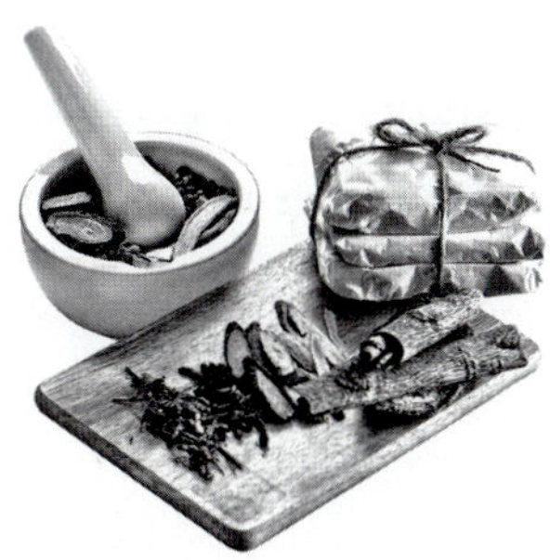

추나는 한의학의 치료 방법인 약, 침, 뜸과 함께 사용되어 온 수기치료법이다. 특히 중국에서 체계적으로 발전했으며, 손으로 하는 치료법이기에 약, 침, 뜸보다 먼저 치료에 응용되었다.

추나는 밀 추(推), 당길 나(拿)로서 밀고 당기면서 치료를 한다는 뜻인데, 추나 수기법은 파동류, 마찰류, 진동류, 제압류, 고격류, 관절운동류 등 6가지로 귀납되고, 오랜 세월이 흐르면서 발전을 거듭하여 손으로 할 수 있는 거의 모든 기술이 집약되어 있다.

1742년 중국 청시대의 오겸 등 당대 유명한 의가들에 의해 집필된 『의종금감』에 보면, 근의 불순상태로 근왜(筋歪: 인대박리-찢어짐), 근단(筋斷: 인대, 건의 단열-끊어짐), 근번(筋翻: 근의 완전뒤집힘), 근전(筋轉: 근의 반뒤집힘), 근주(筋走: 근, 건의 활탈-자리이탈), 관절착위(關節錯位) 등으로 분류해 놓고 각각의 치료방법을 기술했는데, 현대의학으로 보아도 조금도 손색이 없다.

현재 우리나라에서 상용되고 있는 추나는 서양의 수기법인 카이로프락틱이 많이 삽입되어 정골법에서는 보다 효율적으로 발전하였으나, 서근통락(舒筋通絡: 근을 펴서 경락을 통하게 한다)이나 활혈거어(活血祛瘀: 혈액순환을 좋게 하여 뭉친 어혈을 제거한다) 등 순수 정통 추나가 품고 있는 자연스런 치료법은 등한시 되고 있는 아쉬움이 있다.

추나의 역사

추나는 가장 오래된 질병 치료 방법 가운데 하나이다. 추나는 고대에는 안마, 안교, 안올 등으로 불리어 졌으며 명대에 와서 비교적 단순했던 안마의 수기요법이 다양해지고 소아추나가 체계화되면서, 그 명칭이 추나로 바꾸어 불러지게 된 것으로 추정할 수 있다.

기록에 의하면, 2천여 년 전 춘추전국시대에 추나요법(推拿療法)이 사용되었고, 그 시대의 유명한 의원인 편작은 안마와 침구를 사용하여 시궐(입을 악다물고 기절하고 손발이 차고 얼굴이 붉어지는 증상)을 치료하였다고 하며, 현재 존재하는 의서 중 최고의 의서인 주한시대의 『내경』에는 안마요법으로 비증, 위증, 구안와사 및 위통 등을 치료했다고 기록되어 있으며, 구침 중 원침(근육에 사용되며 끝이 달걀처럼 둥근 침)과 시침(기장이나 조처럼 끝이 둥근 침)은 안마를 시술하기 위한 기구라고 기록되어 있으니, 안마와 침구는 항상 같이 사용되었을 것으로 생각되어 진다.

『당육전』에서는 추나요법으로 풍(風), 한(寒), 서(暑), 습(濕), 기(飢), 포(飽), 로(勞), 일(逸)의 8가지 질환을 제거할 수 있다고 했으며……(중략)…………

이 시기에 상과질병을 추나수법으로 치료할 때에는 계통적으로 분류하여 치료하였는데, 『의종금람』에서는 막(幕), 안(按), 단(端), 제(提), 안(按), 마(摩), 추(推), 나(拿)의 상과(傷科) 팔법을 설명하고 있다. 이러한 저서는 추나의 임상적 경험의 축적일 뿐만 아니라, 추나의 활용과 치료법칙이 계통적이고 전면적으로 기술되어 있다.

추나의 기본원리

추나수법은 인체표면에 공(功)을 작용시켜 해부위치를 교정하거나, 인체내부에 연관된 계통내능(系統內能)을 개선시켜 각종 질병을 치료해주고 내장기관의 기능을 조정해준다.

1) 해부위치의 교정

관절 착위(錯位), 근건활탈(筋腱滑脫) 등 유관조직의 해부위치 이상에 의해 손상된 근골에 외력을 직접 작용하여 교정을 한다. 그러나 수기요법이 효과적으로 이루어지려면 골격과 연부조직의 구성관계를 잘 숙지하고 있어야 하며, 변위 방향을 정확히 진단할 수 있어야 복위시킬 수 있을 것이다.

2) 계통내능(系統內能)의 변화

공(功)이 침투하여 관련된 계통내능을 변화시키는 원리로써 인체의 일정부위에 추나요법을 시술하면 공이 생기는데, 이 공은 합리적인 정공(正功)이어야 한다. 이러한 공은 체내로 침투되어 치료하고자 하는 인체기관의 기능을 조절시키는 것인데, 이때 이 공의 양적인 면보다는 침투하는 에너지의 정교함을 필요로 한다. 즉, 병증에 대한 수기법의 속도 완급, 힘의 경중, 수법의 경공과 치료자의 정갈한 마음이 무엇보다 우선할 것이다.

추나의 효능

1) 장부 기능 조절

한방에서는 인체의 병리 변화를 장부 기능의 실조로 귀결한다. 추나는 손놀림 기교를 통하여 실조된 장부 기능을 새롭게 평형시켜 질병을 치료와 보건 강신의 목적에 도달하게 한다.

2) 경락 기혈 소통

기혈은 생명 유지의 주요 물질이며 경락은 인체 기혈의 운행, 전도, 연락의 통로이다. 경락 기혈이 실조되면 외부의 나쁜 기들이 장부에 들어와 질병을 유발한다. 장부에 병이 생기면 경락을 통하여 인체 표면에 나타나기도 한다. 추나는 손놀림 자극을 통하여 경락 기능과 기혈의 운행을 촉진하며 그로써 장부 기능이 조화를 이루고 외부로 부터의 나쁜 기를 막으며 병 치료의 목적에 도달하게 된다.

3) 근육과 골관절 정리

추나수법은 피부에 자극하여 피부를 완화시켜주며, 근육에 작용하여 살가죽을 소통시키고, 혈맥에 응용되어 어혈을 풀고 소통을 원할하게 한다. 때문에 추나수법은 외부로 부터 오는 병이든 아니면 내부로 부터 오는 병이든 모두 치료 효과를 볼 수 있다.

추나수법의 종류

추나수법(推拿手法)의 종류는 매우 많아 수법의 명칭 역시 통일되어 있지 않고, 안법(按法), 압법(壓法)과 같이 수법동작이 비슷하나 명칭만 다른 것도 있고, 일지선추법(一指禪推法), 추법(推法)같이 명칭이 같으면서 동작이 전혀 다른 것도 있다. 또한 두가지 수법이 결합하여 생긴 안마(按摩), 안유(按揉) 등과 같은 복합수법도 있다.

1) 수법의 분류

수법을 외형상으로 명명한 것들은 추(推), 나(拿), 안(按), 마(摩), 찰(擦), 박(拍)…… 등이고, 수법의 작용에 따라 명명한 것들은 순(順), 리(理), 소(疏), 화(和)…… 등이 있다.

그러나 추나수법은 동작형태에 따라 귀납적으로 파동류(擺動類), 마찰류(摩擦類), 진동류(振動類), 제압류(制壓類), 고격류(叩擊類) 및 관절운동류(關節運動類) 등 6가지의 수법으로 구성 되어지며, 각 류마다 몇 가지의 수법이 있다.

몇 가지 예를 들면, 파동을 일으켜 체내에 침투시키는 파동류에는 일지선추법(一指禪推法), 곤법(滾法) 및 유법(揉法) 등이 있으며, 체표에 직선 또는 환선(環旋) 이동을 통한 마찰을 일으켜 체표에 적용하는 마찰류에는 마법(摩法), 찰법(擦法), 추법(推法), 차법(搓法), 말법(抹法) 등이 있고, 비교적 높은 빈도의 율동성으로 경중(輕重)을 교체하며 인체에 자극을 지속적으로 주어 치료하는 진동류(振動類) 수법에는 두법(抖法)과 진법(振法)이 있다.

또한 손가락, 손바닥 또는 지체 기타부분으로 안압(按壓) 또는 체표를 대칭성으로 제압하여 치료하는 제압류(擠壓類) 수법에는 안법(按法), 점법(點法), 날법(捏法), 나법(拿法), 염법(捻法) 등이 있으며, 손바닥, 손등, 손가락, 손바닥 옆면, 뽕나무가지막대(桑枝棒) 등으로 체표를 가격하여 치료하는 고격류(叩擊類) 수법에는 박법(拍法), 격법(擊法), 탄법(彈法) 등이 있다.

마지막으로 관절을 피동적(被動的)으로 활동시키는 것을 관절운동류(關節運動類) 수법이라 하며, 이 관절운동류에는 요법(搖法), 배법(背法), 반법(扳法), 발신법(拔伸法) 등이 있다.

그 중 요법(搖法)은 인체의 관절을 회전, 회선, 굽힘, 폄으로 관절의 정상가동범위(ROM)를 확보하는 관절운동치료 수기법을 말하며, 반법(扳法)은 아탈구(subluxation)나 탈구(dislocation)된 관절부위의 골격계를 정상위치로 회복시켜주는 수기법으로 흔히 chiropracter 또는 척추교정사들이 순간적으로 짧고 빠른 힘을 주어 행하는 척추교정기법으로 이해하면 될 것이다.

(1) 파동(擺動)류 수법

① 정의

지(指), 장(掌) 또는 완(腕) 관절을 협조적이고 연속적인 파동을 이용하여 동작을 시행하는 수법을 파동류 수법이라 말한다.

인체에 일정한 파동을 주어 경락과 근육을 자극하는 수법으로 일지선추법, 곤법, 유법의 3가지 수법이 있다.

② 종류

- 일지선추법(一指禪推法)
- 곤법(滾法)
- 유법(揉法)

(2) 마찰(摩擦)류 수법

① 정의

지(指) · 장(掌) · 주(肘)를 체표의 치료 부위에 부착시킨 후, 직선 또는 원형으로 이동하면서 마찰시키는 수법을 마찰류 수법이라 말한다.

② 종류

- 마법(摩法)
- 찰법(擦法)
- 추법(推法)
- 차법(搓法)
- 말법(抹法)

(3) 진동(振動)류 수법

① 정의

비교적 높은 빈도율의 가볍고 중한 자극을 체표의 치료 부위에 교대로 절율성 있게 힘을 가하는 수법을 진동류 수법이라 말한다.

② 종류

- 두법(抖法)
- 진법(振法)

(4) 제압(擠压)류 수법

① 정의

지(指) · 장(掌) 또는 신체 일부분을 이용하여 치료 부위를 누르거나 대칭적으로 조여주는 동작을 제압류 수법이라 말한다.

② 종류

- 안법(按法)
- 점법(点法)
- 날법(捏法)
- 나법(拿法)
- 염법(捻法)

(5) 고격(叩击)류 수법

① 정의

수장(手掌) · 권배(拳背) · 수지(手指) · 장측면(掌側面) 또는 상지봉(桑支棒)으로 체표를 두드리는 수법을 고격류 수법이라 말한다.

② 종류

- 박법(拍法)
- 격법(击法)
- 탄법(彈法)

(6) 운동(運動)관절(關節)류 수법

① 정의

관절을 피동적으로 신전(伸展), 굴신(屈伸), 선전(旋轉) 운동시켜 주는 수법을 운동관절류 수법이라 말한다.

② 종류

- 발신법(拔伸法)
- 요법(搖法)
- 반법(扳法)

치료사의 양손이나 양팔꿈치를 반대 방향으로 힘을 주어 관절 부위를 늘리거나 돌려주는 방법이다. 이는 목, 허리, 사지의 관절에 사용된다. 이 방법은 근육을 풀어주어 피를 돌게 하고, 관절을 부드럽게 해주며 탈골된 부위를 맞추어 준다. 이 방법 사용 시 꼭 관절의 운동범위 만큼을 움직여야 하며, 치료 시 "투투"라는 소리가 나면 치료에 성공한 것이나 소리가 나지 않아도 무관하니 소리를 나게 하기 위해 무리한 힘을 가하면 관절부위가 다칠 수 있다.

2) 수기 동작법

추나는 인체를 자연적으로 회복시켜주는 치료법이며, 지구상에 현존하는 수기치료법 중 가장 다양하고 화려한 수기 동작을 구사한다고 단언할 수 있다.

손으로 접촉하여 치료하는 추나수기법은 침이나 약보다 먼저 인체에 적용 되었을 것이며, 수 천년간 명맥을 이어오며 발전을 거듭한 추나수기법은 동서양을 막론하고, 그 어떤 수기법보다도 많은 임상치료를 바탕에 축척하고 있다.

추나의 치료순서는 먼저 질환부위의 연부조직(근, 건, 인대, 관절낭 등을 통칭)을 곤법, 나법, 안유법, 찰법… 등으로 이완시켜 주어서 혈액, 임파 순환을 개선시켜 부종 등 병리적 산물의 흡수를 가속화시켜 종창의 축소를 촉진하고, 근육의 이완은 근육의 정체성(正體性)이 감소하여 말초혈관이 확장되면 혈액순환의 방해가 적어지고 산소의 수요량을 증가시키고, 질소와 이산화탄소의 배출을 증가시켜 준다.

이렇게 연부조직을 충분하게 이완시켜준 연후에 관절 골격부위를 교정해야 하는 부분은 반법으로 교정하는데, 이렇게 하게 되면 치료 후에 후유증이 남지 않으며, 재발률도 많이 줄어들게 되는 원리이다. 그러나 현대의학은 수술이 너무 남용되는 경우도 적지 않으며, 치료사들도 경제적인 시간의 제약이나 혹은 인체 생리기전의 이해 부족 등으로 처음부터 과격하게 골격계를 공격하듯이 다루기 때문에 더 큰 후유증을 낳는 경우도 많이 있는 실정이다.

CHAPTER 24

도인술

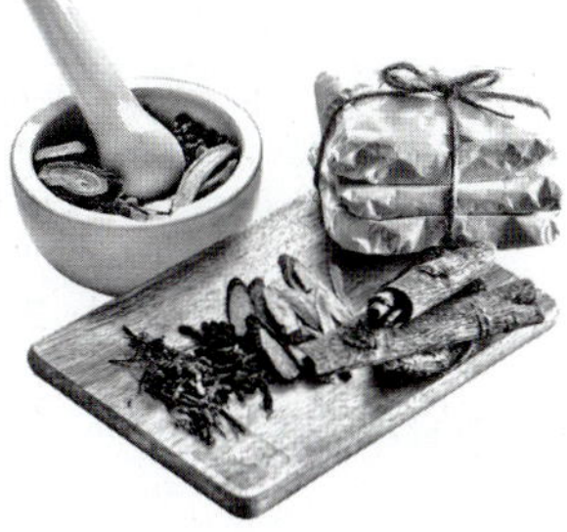

도인술의 개념

도인술(導引術)은 인간의 생명력을 유지하는데 없어서는 안 되는 신체의 동작이나 호흡과 직접적인 관계가 있다. 인간의 동작이나 호흡은 우리가 지상에서 존재하는 하나의 생물체로 존속하는 데 없어서는 안 되는 요소인 것이며, 합리적으로 운행하기에 따라서 체내에 상상할 수 없는 큰 힘을 발동시키기도 한다. 그런 의미에서 도인술은 건강증진법인 동시에 무공의 기본적인 문제가 되는 것이다.

인간이 살고 있는 것은 숨을 쉬고(호흡), 움직인다(동작)는 사실인 것이다. 인간의 호흡과 동작이 살아있는 생명의 표현으로 나타나게 된다. 이것이 도인술인 것이다. 우리는 도인술이라 하면 몸을 굽힘 및 폄으로 생각하기 쉽다. 그러나 인체를 움직이는 것은 도인술 뿐만 아니고 스포츠를 비롯하여 체조나 요가, 지압 등에서도 여러 가지 형태로 행하고 있으며 또 각자 그들 나름대로의 건강법을 개발하고 있다. 그러나 도인술은 간단한 인체를 굽힘 · 폄 작용만이 아니고 호흡을 동시에 행하면서 인체 내 기혈의 순환을 원활하게 촉진시키고 또 체내의 사기(邪氣)를 몸밖으로 배설해 내는 데 그 특징이 있다.

도인술에서 도(導)는 대기 속에 있는 기를 몸 안으로 끌어드린다는 뜻이다. 즉 호흡을 행한다는 것이다. 호흡은 우주에 있는 정(精), 기(氣), 신(神)과 인체 내에 있는 정(精), 기(氣), 신(神)의 관계를 이해하지 않으면 안 되기 때문이다. 이러한 인체 내의 요소와 우주가 상호작용하기 때문에 체내의 순환이 가능하며, 동시에 인체 내의 사기를 배설하며 신진대사가 이루어지기 때문이다.

인(引)은 신장시키는 것이며, 신장은 마치 활을 당기는 현상을 가리키는 것이다. 인은 인체의 굽힘 · 폄 작용을 하는 것이다. 뼈와 인대는 인체의 동작에 있어서 가장 기본이 되는 것으로 관절의 움직임이 가능해지는 것이다. 굽힘 · 폄은 기혈의 순환을 촉진시키고 인체내의 기혈의 촉진을 돕는다는 의미이다. 즉 도인술은 가볍게 체조를 하듯이 몸을 굽혔다 폈다 한 것이라면서 일정한 방법에 의해 호흡을 함께 행함으로써 인체 내 기혈의 순환을 활발해질 수 있게 촉진시키고 체내의 나쁜 기운을 몸밖으로 배설해야 하는 것이다.

도인술은 건강법 중에서도 가장 오래되었을 뿐만 아니라 그 이치 또한 심오한 것으로 시대를 따라 전해 내려오면서 갖가지 무술에 응용되어 온 것이다. 예를 들면 최근에 성행하고 있는 태극권, 소림권법, 팔단금 같은 것도 모두가 도인의 원리를 응용한 것이라 할 수 있다.

도인술을 시행할 때 주의해야 할 것이 있다. 첫째, 호흡이 혈액에 미치는 영향이다. 혈액의 출력은 호흡의 장단에 좌우된다. 즉 호흡을 길게 들이쉬면 혈액은 그만큼 순환 길이가 길어진다. 동시에 많은 양의 혈액을 공급해줄 수가 있다. 그러므로 호흡은 기혈의 유통을 촉진시키고 동시에 사기를 배설하는 방법이 된다. 그 방법에 따라서 건강이 좌우된다는 것을 쉽게 이해할 수 있을 것이다. 둘째, 그러한 호흡이 반복되는 과정에 맞추어서 인체 내의 기의 순환을 활발하게 촉진한다는 것이다. 인체에는 소위 경혈이란 것이 있다. 이것은 가시적인 것은 아니다. 이러한 경혈이 신체의 굽힘 · 폄 작용에 의하여 일정한 자극을 받게 되면, 그 부분의 기혈은 갑자기 활발해지기 시작한다. 이러한 호흡을 통한 기의 유통과 신체의 굽힘 · 폄 작용에서 이루어지는 경혈의 자극은 인간의 신체를 건강한 상태로 유지한다.

도인술의 방법

도인법의 기본적인 방법은 정좌법으로 이것은 조신, 조심, 조식의 세 가지가 있다.

1) 조신(調身)

몸을 반듯하도록 가다듬는 것으로 비뚤어지는 자세는 기혈의 통로와 신경을 압박하여 여러 가지 장애를 일으켜 고르고 깊은 호흡이 불가능하므로 연공의 목적을 이룰 수가 없으므로 조신을 제일로 삼도록 한다.

(1) 결가부좌(結跏趺坐) – 항마좌(降魔坐)

① 우선 다리를 튼다.
② 오른쪽 발을 왼쪽 넓적다리 위에 얹도록 한다.
③ 아래 왼발을 오른발과 교차로 오른쪽 위에 얹도록 한다.

(2) 결가부좌(結跏趺坐) – 길상좌(吉祥坐)

① 위의 항마좌와 좌우의 관계가 반대될지도 모를 것을 말한다.
② 왼발을 오른쪽 무릎 위에 얹도록 한다.
③ 그대로 오른발을 왼쪽 무릎 위에 얹는다.

(3) 반가부좌

① 항마반가부좌 – 왼쪽 발을 오른쪽 넓적다리 위에 얹어 준다.

② 길상반가부좌 – 오른쪽 발을 왼쪽 넓적다리 위에 얹어 준다.

(4) 법계정인(法界定印)

① 두 손바닥을 위로 겹쳐서 발 위에 놓아 준다.

② 엄지손가락을 세워서 가볍게 맞댄다.

③ 이것을 아랫배에 붙여 준다.

④ 항마좌 때는 오른쪽 손바닥을 밑으로 하고, 왼쪽 손바닥을 위로 한다.

⑤ 길상좌 때는 그와 반대로 왼손바닥을 아래로 하고, 오른 손바닥을 위로 한다.

2) 조심(調心)

마음이 흔들리는 것을 가라앉히는 것이라면 호흡을 조절하는 방법, 일정한 구절을 외우는 방법, 즉 모든 생각을 다 놓고, 잠잠하고 또렷해지게 자신을 비추는 방법이다. 일체유심조(一切唯心造)라는 말이 있다. 이는 모든 것이 마음의 한 생각에서 나오는 것이라는 말이다. 마음이 바뀌면 생각도 바뀌고 그러면서 주위를 보는 인식이 달라져서 이제까지 못 보던 새로운 면에 접하게 된다. 정신적으로 이런 저런 어려움을 받는 사람들에게 큰 도움이 될 것이다.

3) 조식(調息)

호흡법의 일종으로 정공과 동공으로 구분되며, 단순하게 산소의 섭취만이 아니라도 호흡 조정으로서 호흡을 주관해야 하는 자율신경을 직접적으로 조절하는 힘을 기르고 대자연의 리듬에 조화되려는 것이다.

(1) 정공(음)

조용히 대기속의 기를 호흡하는 것으로 활동 후 외향적인 양체질의 경우에 더욱 필요하다. 처음 수련이나 치료시에는 동공을 위주로 해서 시작을 하고 서서히 정공의 비율을 높여 나간다.

① 내양공(내기공)

자세, 호흡, 의식 조절 등의 연습을 통해 몸을 가볍게 하고 호흡을 조절하여 마음을 조용히 가라앉히는 등의 효과가 있다. 비위의 기능 조정에 중점을 두고 있기도 하며,

위 십이지장 궤양, 위하수 간염 등의 내장질환에 대한 탁월한 효과가 있다.

② 강장공

좌식 혹은 입식을 사용한다. 주로 기해단전에 의식을 보내며, 정신을 집중하고 잡념을 배제함으로써 고요한 상태에 들어간다. 또 아름다운 것에 대해 상상을 통하여 긍정적인 생각을 증가시킨다. 고혈압, 신경증, 심장병, 관절염 등에 효과가 있다.

③ 보건공

몸이 허약하게 되거나 노인들에게 좋다는 것으로 안마 박타공이라 하는데, 자신의 몸을 스스로 안마하게 되거나 두드려 단련해야 하는 방법이다. 경락의 소통을 원활히 하고 기혈을 조화시켜 건강을 증진시키면 된다. 위장병이나 심장병, 간장병, 신장병, 신경증 등의 만성질환에 효과가 있다.

④ 경혈기공

경혈기공(經穴氣功)은 의수법의 일종이다. 의수법(意守法)이란 의식을 신체의 한 부위, 경락과 경혈, 풍경이나 사물 등을 묵상함으로써 입정의 경지에 도달해야 하는 방법을 말하게 되는 것이다. 의식을 체내의 부위에 집중시킬 때, 체내의 특정 부위나 혈위가 묵상해지게 될 수 있는데, 보통 기해 단전(氣海丹田) 부위를 많이 하고 있다. 기해 단전은 생명의 뿌리라고 일컬어지는 바, 원기가 집합해야 하는 곳이며, 기가 발동하는 근원이기도 하다. 용천을 이용하기도 하는 것인데 발바닥의 중심에 위치하고 있어 신기의 근원이며, 신기가 하강하게 되는 곳이므로 육음(育陰), 잠양(潛陽)의 작용이 있다. 간과 신의 이상이나 고혈압이 있는 사람은 용천을 의수한다.

⑤ 심상기공

심상기공(心想氣功)은 상상을 통한 기공의 효과를 증진시키는 방법이다. 한의학적인 이론과 심리치료, 이완요법과 명상, 호흡법 및 암시요법 등이 가미된 것으로 꾸준하게 계속한다면 치료뿐 아닌 정신건강에도 좋을 것이다.

⑥ 명상

마음의 동요를 진정시킴으로 현실의 동적(動的)인 세계를 내적인 정(靜)의 세계로 의식을 바꾸는 것이다. 항상 외부에 집착했던 의식을 내부로 돌려주어 심신을 이완시킬 수 있는 방법이다.

⑦ 요가의 조식법

흡식, 지식, 호기의 세부분으로 된 특정한 리듬을 가지며, 이 조식법(pranayama)의 목적은 단순하게 산소의 섭취뿐만 아니라, 호흡을 조정함으로서 호흡을 주관하는 자율신경을 직접적으로 조절해야 하는 힘을 기르고, 자연의 리듬에 조화되려는 것이라고 할 수 있다.

(2) 동공(양)

몸을 움직이면서 일정한 동작에 맞추어서 호흡하는 방법으로 내성적이고 소극적인 음체질의 경우, 동공이 더 필요하나 시작 시에는 명상 위주가 중심이 되는 정공을 쓰면서 차츰 비율을 높여 나간다.

① 태극권

체력의 회복과 건강 유지에 많은 도움을 주고 있다.

② 팔단금

조선시대 의서인 의방유취(醫方維聚)에 여진인안락법(呂眞人安樂法)으로 소개가 되어있다. 피로를 없애주고 신체와 내장을 강하게 할 수 있다.

③ 오금희

전한대의 이름난 의사인 화타는 전해 내려온 도인의 이론 및 방법과 야생동물의 동작을 참고로 하여 오금희라는 다섯 종류의 건강법을 창안해 냈다. 즉 호희, 웅희, 녹희, 원희, 조희로서 호랑이, 곰 등 다섯 가지 동물들의 동작을 모방해 도인요법의 특징을 정리하고 실행하기 쉽게 하였다.

④ 요가의 기 체조법

간편하고 쉬우면서도 건강 회복에 도움을 준다. 몸과 마음의 균형을 잡아주는 데도 효과가 있다. 기혈이 울체되었을 때에는 요가를 하여 몸을 풀어주어야 한다.

조선시대의 도인술(이퇴계의 실내체조법)

① 불좌(佛座)해서 눈을 감고 정신을 집중시킨다.

② 위아래의 치아를 36번 마주쳐 정신을 집중하고, 양손으로 머리를 감싸고 후두를 중지로 24번 진타(振打)한다.

③ 양손을 마주잡고 시선을 양쪽 어깨에 두면서 머리를 좌우로 24번 돌린다.

④ 혀로 상치조(上齒槽)를 36번 마찰하고, 26번 양치질해 분비된 타액을 3회에 나누어 굳은 음식을 삼키듯이 삼킨다. 그러면 구강 내가 화끈하게 달아오른다.

⑤ 양손으로 허리(신수혈)를 36번 마찰한다.

⑥ 좌우로 몸통을 회전한다.

⑦ 좌우 협하(協下)를 상하로 36번 마찰한다.

⑧ 다시 양측 협배(協背)를 36번 문지른다.

⑨ 양다리를 풀어 서서히 신장한다.

⑩ 손을 맞잡고 위를 향해 올렸다가 하늘을 밀어올리듯 36번 한다.

⑪ 머리를 숙이며 손으로 발끝을 자주 끌어당긴다. 4번 반복한다.

⑫ 침을 삼킨 것이 체내에 흘러 내려가 백선(百腺)을 스스로 고르게 한다. 다시 어깨 펴기 운동을 24번, 등결 마찰을 24번 실시한다.

참고문헌

- 강효신(1981). 동양의학개론. 고문사.
- 고광석(1997). 경혈지압 소사전. 이화문화출판사.
- 기준성(2004). 동의부항 처방집. 태웅출판사.
- 김용남 외(2000). 한방물리치료학. 현문사.
- 김의성(1995). 실용추나도보. 상해중의약대학출판사.
- 대한경락사협회(2003). 추나요법 & 경락. 빛과향기.
- 모리시타저(2003). 자연의학의 기초. 태웅출판사.
- 무창통(1992). 침구학. 복건과학기술출판사.
- 민경옥(1995). SSP요법. 현문사.
- 배주한 외(1998). 한방물리치료학. 정담.
- 석원태(1982). 도인술과 양생법. 서림문화사.
- 송일병(1996). 알기 쉬운 사상의학. 사상사.
- 양장상(1985). 침구치료학. 상해과학기술출판사.
- 유대방(1995). 추나학. 상해과학기술출판사.
- 윤병한(2013). 추나임상학. 군자출판사.
- 이병국(1988). 부항요법. 현대침구원.
- 이병국(1988). 자석치료법. 현대침구원.
- 이병국(2000). 전침 놓는법. 현대침구원.
- 이정저(1993). 침구학. 인민위생출판사.
- 임준규(1977). 동의자연요법대전. 고문사.
- 장단복(1993). 중의학기초. 인민위생출판사.
- 전국한의과대학 침구경혈학교실(1988). 침구학(상). 집문당.
- 한상모 등(1993). 동의학 어떻게 배울 것인가. 여강출판사.
- 한청광(1991). 최신경혈 자극요법. 서화당.
- 황종찬(2002). 침구술. 태을출판사.

INDEX

찾아보기

ㅇ

ㅎ

기타